LEITFADEN DER KINDERHEILKUNDE

FÜR STUDIERENDE UND ÄRZTE

VON

DR. WALTER BIRK
O. Ö. PROFESSOR DER KINDERHEILKUNDE
AN DER UNIVERSITÄT TÜBINGEN

ERSTER TEIL

A. MARCUS & E. WEBER'S VERLAG / BERLIN 1943

SÄUGLINGS-KRANKHEITEN

VON

PROF. DR. WALTER BIRK
VORSTAND DER UNIVERSITÄTS-KINDERKLINIK ZU TÜBINGEN

NEUNTE, VERBESSERTE AUFLAGE
MIT 58 ABBILDUNGEN IM TEXT

A. MARCUS & E. WEBER'S VERLAG / BERLIN 1943

Druck von Metzger & Wittig in Leipzig
Printed in Germany

Vorwort zur ersten Auflage

Dieses Buch verfolgt rein praktische Ziele: es soll dem Studenten für das Studium und dem praktischen Arzt für die Behandlung der Säuglingskrankheiten als Leitfaden dienen. Gemäß dieser Bestimmung ist die Symptomatik und die Therapie ausführlich behandelt worden, während auf die Theorie nur so weit eingegangen wurde, als es zum Verständnis gewisser Krankheitsbilder unbedingt notwendig erschien.

Bei der Darstellung des Stoffes habe ich mich von den Anschauungen leiten lassen, die ich einst vor Jahren als Assistent auf Czernys Klinik gewonnen und seitdem auch selbst immer vertreten habe.

Kiel, November 1913

Birk

Vorwort zur neunten Auflage

Den im Vorwort zur ersten Auflage genannten Grundsätzen bin ich in allen späteren Auflagen getreu geblieben, und die Tatsache, daß jetzt die neunte Auflage erscheint, beweist, daß diese Grundsätze richtig waren. Damals — vor 30 Jahren — war die Stellung Czernys in der deutschen Kinderheilkunde noch umstritten. Wer die Tagesgeschichte verfolgt hat, weiß, daß ihm heute keiner mehr den Rang des größten deutschen Kinderklinikers streitig macht.

Die neue Auflage ist in allen Abschnitten auf den Stand unseres heutigen Wissens gebracht worden. Möge sie dazu beitragen, das heranwachsende Geschlecht, vor allem die Kinder der Kämpfer um unseres Vaterlandes Existenz, gesund zu erhalten.

Tübingen, März 1943

Birk

Inhaltsverzeichnis

I. Abschnitt
Die Ernährung des Säuglings

Einleitung

Als lebensfähig gilt nach dem Gesetz ein Kind dann, wenn es von der 26. Woche bzw. vom 181. Tag ab nach der Zeugung geboren wird.

Als reif gilt es, wenn es nach einer Schwangerschaftsdauer von rund 273 Tagen zur Welt gekommen ist. Es hat dann eine Körperlänge von etwa 50 cm und ein Gewicht von rund 3200 g, wobei Knaben meist schwerer sind als Mädchen und spätere Kinder einer Mutter gewöhnlich ein höheres Gewicht haben als die ersten und zweiten. Seine Schädelknochen sind hart und liegen eng aneinander — um dann in den nächsten Tagen nach der Geburt allerdings wieder so weit auseinanderzurücken, daß die Schädelnähte deutlich als Furchen tastbar werden. Dieser Befund ist physiologisch; er ist nicht als Zeichen beginnenden Wasserkopfes aufzufassen, sondern stellt sich her, um durch einen gewissen Druck von innen her etwaige unter dem Geburtsverlauf aufgetretene Verschiebungen der Schädelknochen wieder auszugleichen. Die Kopfhaare sind einige Zentimeter lang, die Nägel sind hornig und reichen bis zur Fingerkuppe, die Knorpel der Nase und des Ohres fühlen sich knorplig und nicht mehr häutig an, die Hoden liegen im Hodensack, der Leistenkanal ist geschlossen, und das Wollhaar findet sich nur noch an den Schultern und am Rücken.

Als gesund gilt das Kind, wenn es von gesunden Eltern in mittleren Jahren abstammt, ausgetragen und frei von Mißbildungen ist und seine Körperwärme unter dem Schutz der üblichen Kleidung und Bedeckung auf der Durchschnittshöhe von 36,8° am Morgen und 37,2° am Abend selbständig zu erhalten vermag.

Während der ersten Lebenstage bzw. solange das Kind noch die Zeichen seines bisherigen körperlichen Zusammenhanges mit der Mutter an sich trägt, bezeichnet man es als „Neugeborenes“. Wenn dann die Nabelwunde verheilt, das Kindspech ausgestoßen, die physiologische Abnahme ausgeglichen ist, auch die Nahrungsmengen so groß geworden sind, daß Gewichtszunahmen erfolgen können — ist das Neugeborene ein Säugling wie jeder andere.

Die Ernährung des gesunden Säuglings

Die natürliche Ernährung eines Säuglings ist die an der Brust seiner Mutter. Sie führt, von seltenen Ausnahmen abgesehen, immer zu einem guten und ungestörten Gedeihen des Kindes. Die künstliche oder unnatürliche Ernährung ist die mit Kuhmilch oder Ziegenmilch. Auch bei ihr entwickeln sich viele Kinder vortrefflich. Aber neben Erfolgen gibt es hier zahlreiche Mißerfolge. So ist z. B. das, was man als „große Säuglingssterblichkeit“ bezeichnet, in der Hauptsache eine Sterblichkeit der künslich genährten Säuglinge. Deshalb muß jeder Arzt, vor allem auch schon der Geburtshelfer (mit samt seinen Helferinnen) darauf dringen, daß bei jedem neugeborenen Kinde möglichst die Brusternährung eingeleitet wird, auch da, wo die Mutter voraussichtlich nur kurze Zeit wird stillen können. Die Erfahrung hat gelehrt, daß die spätere künstliche Ernährung in solchen Fällen sich leichter durchführen läßt, wenn das Kind wenigstens die ersten 2—3 Wochen lang Frauenmilch erhalten hat, als wenn es gleich vom ersten Tage an künstlich ernährt wurde.

Wird die natürliche Ernährung nicht ganz, sondern nur teilweise durch die künstliche ersetzt, so spricht man von Zwiemilchernährung. Auch sie zeitigt meist sehr gute Ergebnisse. Sie ist überall da angezeigt, wo die Milchmenge der Mutter nicht ganz ausreichend ist, also bei mangelhafter Ergiebigkeit der Brustdrüse, bei Zwillingskindern, bei einseitiger Brustdrüsenentzündung und dergleichen, vor allem da, wo die Mutter im Erwerbsleben steht und tagsüber von ihrem Kinde getrennt ist. Je nach dem Grund, der die Zwiemilchernährung bedingt, wird das Kind entweder bei jeder Mahlzeit erst an die Brust gelegt, und dann wird ihm die Flasche nachgefüttert, oder aber es wird morgens und abends, vielleicht auch mittags, gestillt, und vormittags und nachmittags erhält es die Flasche. Die erste Art kommt da in Betracht, wo die Milchmenge der Mutter unzureichend ist und man dadurch, daß man den Saugreiz des Kindes bei jeder Mahlzeit auf die Brustdrüse wirken läßt, eine Steigerung der Milchmenge erreichen bzw. wenigstens ein weiteres Absinken ihrer Menge verhindern will. Die zweite Art der Fütterung ist da angezeigt, wo die Mutter tagsüber dem Erwerb nachgehen muß. Die Gefahr der Zwiemilchernährung liegt darin, daß die Kinder, sobald sie mit der Flasche Bekanntschaft gemacht haben, an der Brust schlecht saugen, so daß die Absonderung derselben oft schnell zurückgeht.

Die natürliche Ernährung

Das neugeborene Kind äußert zunächst noch kein Nahrungsbedürfnis. Wenn es nach der Geburt in sein Bett gelegt wird, verfällt es gewöhnlich in einen stundenlangen Schlaf. Erwacht es, so genügt es, die Windeln zu wechseln, und es schläft wieder weiter. Erst am nächsten Tage pflegt sich das erwachende Hungergefühl mit mehr oder weniger lautem Geschrei anzukündigen. — Dieses in der Mehrzahl der Fälle zu beobachtende Verhalten hat dazu geführt, daß man nach Möglichkeit bei allen neugeborenen Kindern am ersten Lebenstag keine Nahrung zuführt.

Am zweiten Tag wird das Kind der Mutter angelegt. Das geschieht am besten so, daß die Mutter sich etwas auf die Seite dreht, während das Kind neben sie gelegt und sein Mund der Brustwarze genähert wird. Viele Kinder fassen sofort die Warze und saugen an, ohne die geringsten Schwierigkeiten zu machen. Bei anderen aber geht es nicht so leicht, und bei einzelnen ergeben sich sogar große Schwierigkeiten, indem die Kinder die Warze nicht richtig in den Mund nehmen bzw. sie wieder loslassen und schreien und herumtoben und um keinen Preis der Welt zu bewegen sind, wieder anzusaugen. Gerade in diesen Fällen muß mit zielbewußter Beharrlichkeit der Versuch des Anlegens fortgesetzt und das Kind regelmäßig alle 4 Stunden angelegt werden. Hat die Mutter später das Bett verlassen, so stillt sie das Kind im Sitzen: den einen Fuß setzt sie auf eine Fußbank, der Kopf des Kindes ruht auf dem entsprechenden Unterarm, die andere Hand reicht dem Kinde die Brust und zwar so, daß der Zeigefinger den Zutritt der Luft zur Nase des Kindes frei hält. Ist die Brust sehr stark gefüllt, so vermögen manche Kinder nicht recht anzusaugen — man muß dann mit den Fingern oder einer Milchpumpe erst etwas Milch entleeren.

In den ersten Tagen sind die Nahrungsmengen noch gering, 5—10—20 g bei einer Mahlzeit. Sie steigern sich aber langsam, bis dann am 3. oder 4. Tag die Milch „einschießt", und den Kindern ausreichende Nahrungsmengen zur Verfügung stehen. Überläßt man die Kinder sich selbst, so stellen sich die meisten von ihnen von ganz allein auf eine bestimmte Reihenfolge der Mahlzeiten ein, nämlich so, daß sie alle 4 Stunden Nahrung verlangen: morgens um 6 Uhr, um 10 Uhr, 2 Uhr, 6 Uhr nachmittags und 10 Uhr abends, also 5mal täglich. In der Nacht erhält das Kind keine Nahrung. Neugeborene Kinder melden sich natürlich zunächst auch in der Nacht;

manche beruhigen sich, wenn man ihnen frische, warme Windeln gibt, oder wenn man ihnen etwas schwachgesüßten Tee mit dem Löffel reicht. Andere aber schreien weiter — ihnen muß man dann zunächst noch eine Nachtmahlzeit bewilligen. Aber über kurz

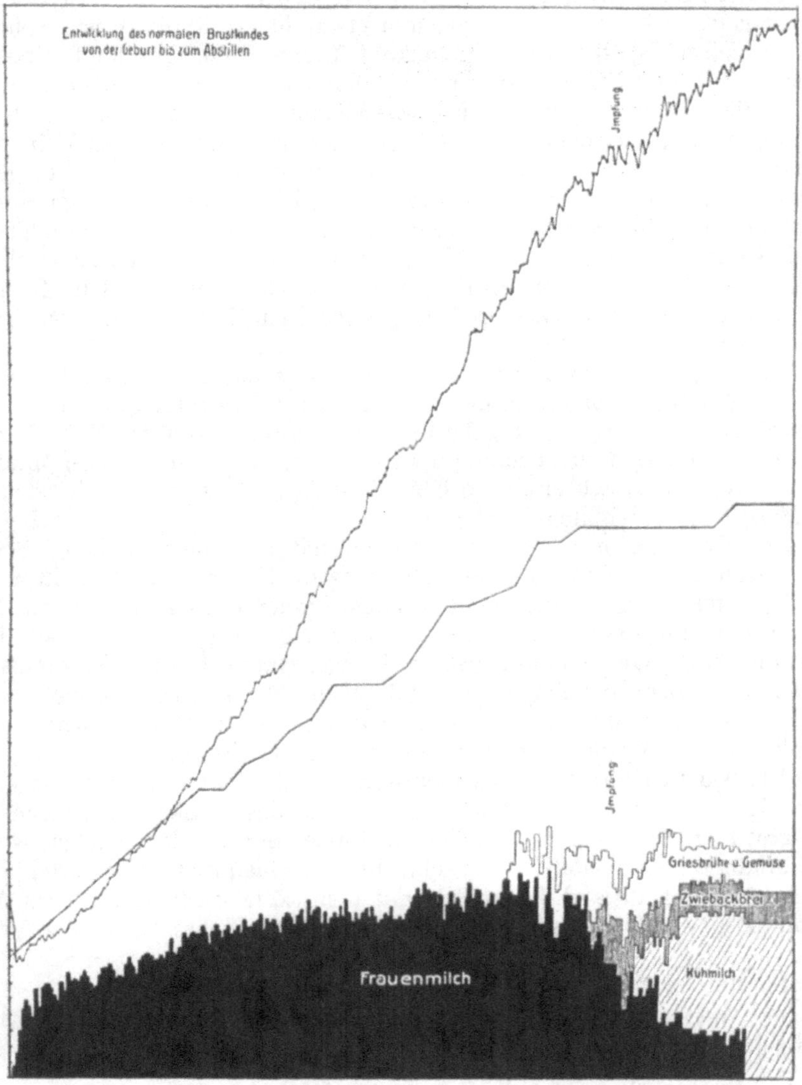

Abb. 1. **Entwicklung des normalen Brustkindes**
Die Nahrungsmengen sind am Fuße der Kurve in Grammen eingezeichnet. Man erkennt die täglichen Schwankungen der Nahrungsaufnahme. Die gestreckte Kurve gibt das Längenwachstum an, die gezackte ist die Gewichtskurve.
Es handelte sich um das Kind einer Amme der Klinik mit reichlich fließender Brust: infolgedessen waren die Nahrungsmengen des Kindes etwas groß

oder lang gewöhnen sich doch alle Kinder daran, die Nacht über durchzuschlafen. Die Größe der einzelnen Mahlzeit bleibt im allgemeinen der Selbstbestimmung des Kindes überlassen. Normale Kinder schlafen, wenn sie satt sind, an der Brust ein. Die Trinkdauer beträgt im Mittel 20 Minuten; sie soll nie über $^1/_2$ Stunde betragen, andernfalls läuft die Mutter Gefahr, daß ihr die Warzen wund gesaugt werden. Die Brust wird abwechselnd gereicht, erst die eine, bei der nächsten Mahlzeit die andere. Gibt man bei jeder Mahlzeit beide Brüste, so kommt es vor, daß dieselben ungenügend entleert werden und die Milchabsonderung sich verringert. — Bei dieser Ernährung läßt man das Kind, bis es 4 Monate alt geworden ist.

Im 5. Monat beginnt man mit der Zufütterung: Bevor das Kind des Mittags an die Brust gelegt wird, versucht man, ihm etwas feines Gemüse wie Spinat, gelbe Rüben, Kartoffelbrei, später auch Wirsingkohl, Blumenkohl, Grünkohl, Kohlrabi und dergleichen mit dem Löffel beizubringen. Man kann auch mit einer Grießbrühe beginnen, in die man nach einiger Zeit etwas Gemüse hineintut. Um die gleiche Zeit fängt man an, dem Kinde (bei der Vormittags- oder Abendmahlzeit) in kleinen Mengen rohes Obst oder Obstsäfte zu geben: im Frühjahr frische, feinzerdrückte, gezuckerte Erdbeeren oder Kirschen, im Sommer Himbeeren oder weiche Birnen, im Herbst rohe geriebene Äpfel oder durchgedrückte Weintrauben, im Winter Bananen oder Preßsaft aus gelben Rüben oder Tomaten[1]). Die meisten Kinder gewöhnen sich sehr schnell an diese Beifütterung, so daß sie also — spätestens vom Beginn des 6. Monats ab — erhalten: 4mal Frauenmilch, 1mal Beikost (Suppe oder Gemüse und Obst, zusammen etwa 200—250 g).

Im 6. oder 7. Monat wird das Kind weiter abgesetzt, indem man ihm am Abend an Stelle der Brustmahlzeit einen Zwiebackbrei oder Grießbrei gibt. (Über die Zubereitung vgl. S. 23). Gleichzeitig ändert man meist auch die Zeit der Fütterung: die Mittagsmahlzeit rückt man auf 13 Uhr vor, die vierte (Brust-) Mahlzeit gibt man um 16 Uhr, den Grießbrei um 19 Uhr. Von da ab läßt man die Kinder bis zum nächsten Morgen durchschlafen.

Im Laufe des 9. Monats ersetzt man nach und nach die restlichen 3 Brustmahlzeiten durch Kuhmilch. Nur wenn dieser Übergang zur Kuhmilch in die heißen Sommermonate fällt, wartet man ab und sucht so lange Frauenmilch zu geben, bis die heiße Jahreszeit in der Hauptsache vorüber ist. Am Ende des 9. Monats erhält das Kind also: 1mal (mittags) Gemüse in beliebiger Menge, 1mal (abends) Grieß als „Grießbrei" (in Wasser gekocht, mit Zugabe von Halbmilch) oder als „Grießbrühe" (in Fleischbrühe gekocht — ohne Milch). Außerdem bekommt es 3mal 200 g unverdünnte, mit gewöhnlichem Zucker gesüßte oder aber in Form von „Sauermilch" verabreichte Vollmilch, die am bequemsten zunächst durch die Flasche verabfolgt wird. Verweigern — wie nicht selten — die Kinder das Trinken durch den Gummisauger, so gibt man die Milch aus der Schnabeltasse oder aus dem Becher, wobei man dann bald anfängt 1—2 Teelöffel Zwiebackmehl oder einen grobzerkleinerten Zwieback in die Milch hinein zu tun und diesen Brei mit dem Löffel zu füttern. — Im Anschluß an die Vormittags- oder die Abendmahlzeit wird etwas rohes Obst oder Fruchtsaft verabfolgt.

Jenseits des ersten Lebensjahres — etwa mit $1^1/_4$—$1^1/_2$ Jahren — entwöhnt man das Kind von der Flasche und gibt ihm — wie eben schon erwähnt — die Milch aus dem Becher, zusammen mit Zwiebäcken oder auch mit Weißbrot oder Semmel.

Diesen Grundregeln müssen noch einige Erläuterungen hinzugefügt werden:

Wenn wir sagten, daß das Kind in den ersten 24 Stunden keine Nahrung haben solle, so ist das nicht so zu verstehen, daß ein Kind, das nachts um 3 Uhr geboren wurde, nun in der nächsten Nacht um 3 Uhr zum erstenmal angelegt werden müsse. In solchen Fällen gibt man selbstverständlich schon am Abend vorher die erste Mahlzeit. Ja, wenn das Kind schon am Mittag munter und wach daliegt, und seine Mutter sich kräftig genug zum ersten Stillversuch fühlt, so besteht kein Hinderungsgrund, schon nach 12 Stunden das Kind zum erstenmal anzulegen. Aber im allgemeinen soll man sich mit dem ersten Anlegen nicht allzusehr beeilen.

Es mag hierbei erwähnt sein, daß es Kinder gibt, die durch die Geburt so mitgenommen und der Ruhe und des Schlafes so bedürftig sind, daß es nicht gelingt, ihnen schon am 2. Tag 5 Mahlzeiten, sondern vielleicht nur 2 oder 3 beizubringen. Das ist kein Grund zu irgendwelchen Befürchtungen.

---

[1]) Für die Herstellung von Obst- und Gemüsesäften bedient man sich der Rohsaft- und Rohkostmaschine „Alexanderwerk" (Nr. 461 und 462).

Anders ist es, wenn sich die Schlafsüchtigkeit des Kindes länger als die ersten 3 Lebenstage über erhält. In solchen Fällen besteht der Verdacht, daß der Zustand durch eine leichte Geburtsschädigung des Gehirns bedingt sein könnte. Da darf dann nicht beliebig lange zugewartet werden; denn die Unterernährung macht die Kinder noch mehr trinkunlustig. Sie müssen deshalb regelmäßig angelegt werden, müssen, wenn sie zu saugen aufhören, durch leichtes Klopfen auf das Gesäß immer wieder ermuntert werden und müssen daneben noch mit dem Löffel oder mit einem Tropfröhrchen weiter Muttermilch erhalten, damit wenigstens ihr „Fristungsbedarf" gedeckt wird, also jene Nahrungsmenge erreicht wird, die gleich dem zehnten Teil des Körpergewichts ist, eine Menge, die eben hinreicht, ihr Leben zu fristen, d. h. Gewichtsabnahmen zu verhüten, ohne aber ausreichend zu sein, Gewichtszunahmen herbeizuführen. Nebenher muß noch Sorge getragen werden, daß nach jedem Anlegen die Brust der Mutter entleert wird, damit nicht die Milchabsonderung zum Versiegen kommt.

Was die Fütterung in der Nacht anbetrifft, so wurde schon gesagt, daß grundsätzlich das Kind von vornherein daran gewöhnt werden solle, durchzuschlafen, schon damit die Mutter ihre Nachtruhe habe. Aber wenn das Kind so schreit, daß die Mutter doch nicht schlafen kann, so soll man ihm ruhig eine (sechste) Nachtmahlzeit bewilligen — vorausgesetzt, daß es nach dieser dann ruhig wird. Nach einigen Wochen gelingt es immer, ihm diese Mahlzeit wieder abzugewöhnen, nötigenfalls unter Zuhilfenahme eines, vor der letzten Mahlzeit verabfolgten, 20 Minuten langen warmen Bades, nach dem die Kinder tief und lange zu schlafen pflegen.

Was den Zeitpunkt der Beifütterung anbetrifft, so soll man grundsätzlich mit letzterer nicht zu früh beginnen. Das muß besonders deswegen betont werden, weil unter dem Einfluß der gegenwärtigen Modeströmung die allzufrühe Verabfolgung von Fruchtsäften und Obst an junge Säuglinge zu einem wahren Unfug ausgeartet ist. Gibt es doch — wenigstens hierzulande — Hebammen und Säuglingspflegerinnen, die ihren Schutzbefohlenen schon von der 3. Lebenswoche an Mohrrübensaft verabfolgen lassen — oft in solchen Mengen, daß Gesicht und Körper der Kinder einen karotingesättigten orangenen Farbton annehmen. Das ist eine Übertreibung und zugleich eine Vergeudung von wertvollen Nahrungsstoffen, gegen die wir Ärzte Front machen müssen. Mit der **Vitaminversorgung des Brustkindes** verhält es sich so, daß das Neugeborene einen gewissen Vorrat von Vitaminen von seiner Mutter her ins Leben mitbekommt und außerdem noch in der Muttermilch die Mengen, die es an Vitaminen braucht, weiterhin zugeführt erhält. Dies ist der physiologische Weg der Vitaminzufuhr beim Brustkind. Er hat zur Voraussetzung, daß in der Nahrung der Mutter genügend Vitaminträger wie Gemüse, Salate, Obst sowie Frischmilch und Butter enthalten sind, und daß die Mutter auch alle Tage im Sommer in die Sonne geht. Erst um die Wende des ersten Lebenshalbjahres herum wird es notwendig, dem Kind vitaminhaltige Beikost zuzuführen. Daher die althergebrachte Sitte, von diesem Zeitpunkt an mit der Zufütterung von Gemüse zur Frauenmilch zu beginnen. Tut man dies nicht, so stellt sich nach einiger Zeit als erstes Zeichen des (C-)Vitaminmangels eine gewisse leichte Blutarmut beim Kind her.

Nun muß sich der Arzt aber auch etwas nach den jeweiligen Verhältnissen richten. Im allgemeinen soll er mit dem 5. Monat Gemüse, Obst und Fruchtsaft zufüttern lassen. Aber da, wo es sich um sehr große, kräftige, glänzend gediehene Brustkinder handelt, besteht kein Grund, daß man nicht zur Befriedigung des entsprechend großen Nahrungsbedürfnisses schon mal mit 4 Monaten mit der Zufütterung von Früchten oder Fruchtsaft beginnt. Vor allem dann, wenn dieser Zeitpunkt in die Frühjahrsmonate fällt, wo die ersten frischen Früchte (Erdbeeren usw.) reif sind. Der Arzt darf also von Fall zu Fall von der allgemeinen Regel abweichen. Aber er sollte sich von allen Übertreibungen fern halten. Denn jede Beifütterung erweckt in der jungen Mutter den Gedanken, daß ihre Muttermilch doch vielleicht nicht ganz ausreichend für ihr Kind sei und läßt sie um so leichter das Opfer der Anpreisungen der Kindermehlfabriken und dergleichen werden.

Überraschend groß ist die Zahl der Mütter, die (hinterher) dem Arzt berichten, daß sie zu wenig Milch gehabt hätten, um ihr Kind zu stillen, und daß sie deshalb gleich von Anfang an die Flasche hätten zufüttern müssen. Gewöhnlich werden diese Angaben dann gemacht, wenn das Kind infolge der künstlichen Ernährung mit der Flasche krank geworden ist, und trotz aller ärztlichen Behandlung — auch trotz nunmehriger Verabreichung von Frauenmilch — stirbt. In einzelnen Fällen beruhen die Angaben der Mütter auf Wahrheit. In der Mehrzahl der Fälle treffen sie aber nicht zu; man hat vielmehr in solchen Fällen schon am 2. oder 3. Tage nach der Entbindung, wo normalerweise noch gar nicht genügend Milch in der Brust der Mutter ist, die Flasche zugefüttert und — was die Hauptsache ist: mit dem Anlegen der Kinder aufgehört, weil man entweder nicht Bescheid wußte oder weil man zu bequem war, sich etwas Mühe mit dem Anlegen zu machen, und hat damit den ersten Anlaß zum späteren Sterben des Kindes gegeben. Die richtige Einleitung der Brusternährung ist also eine Frage, die oftmals über Leben und Tod des Säuglings entscheidet. Dessen muß sich jeder Arzt, der als Geburtshelfer tätig ist, bewußt bleiben, und diesen Standpunkt muß er in jesem Fall gegenüber der jungen unerfahrenen Mutter wie auch vor allem gegenüber manchen Hebammen zur Geltung bringen.

Eine viel geübte, namentlich von „erfahrenen" alten Kinderpflegerinnen weiter vererbte Unsitte ist es, den Säugling nach dem Stillen so lange herumzutragen bis er „aufgestoßen" hat. Es gibt einzelne Brustkinder, die beim Saugen an der Brust so viel Luft schlucken, daß sich — wovon man sich vorm Röntgenschirm leicht überzeugen kann — eine große Luftblase in ihrem Magen bildet, durch die das Zwerchfell nach aufwärts gedrängt und den Kindern offenbar eine Art „Albdrücken" bereitet wird, so daß sie, wenn sie nach der Mahlzeit ins Bett gelegt werden, sehr unruhig sind. Erst wenn mit dem „Aufstoßen" diese

Luft den Magen verlassen hat, werden sie ruhiger und schlafen ein. Diese „Aerophagie" kommt vor. Aber sie ist sehr selten. Jedenfalls ist sie kein Grund, daß nun jede Mutter meint: sie müsse nach jedem Anlegen erst so lange mit ihrem Säugling in der Stube herumwandern bis er aufgestoßen hat.

Ist die Absonderung der Milch bei der Mutter so überreich, daß das Kind die Brust nicht leertrinkt, oder handelt es sich um ein schwächliches Kind mit geringer Saugkraft oder um eine Frühgeburt mit geringem Nahrungsbedürfnis, so ist nach jeder Mahlzeit die **künstliche Entleerung der Brust** nötig. Das geschieht am besten so, daß die Mutter die Brust in beide Hände nimmt und, mit den Daumen nach der Warze zu zu hinuntergleitend, durch gleichmäßigen Druck die Milch herausdrückt — oder auch so, daß sie nur die Gegend des Schließmuskels, also etwa den Ansatz der Warze am Warzenhof, zwischen Daumen und Zeigefinger nimmt und durch rhythmischen Druck die Milch abspritzt. Wird die Milch von einer zweiten Person entleert, so setzt sich diese vor die Mutter, nimmt die Brust so in die Hand, daß der Daumen unter der Warze, die übrigen Finger auf der Brustdrüse liegen und entleert durch einen Druck, der vom kleinen Finger begonnen und von den anderen weitergegeben wird, die Brust, bis nichts mehr drinnen ist.

Demselben Zweck dienen die **Milchpumpen.** Die einfachste und billigste Form derselben besteht aus einem Glasstück, dessen eines Ende trichterförmig erweitert ist und der Warze aufgesetzt wird, während das andere Ende einen Gummiball trägt, mit dem durch Zusammendrücken und Wiederloslassen die Saugbewegungen des Kindes nachgeahmt werden. Die herausgesaugte Milch sammelt sich in einem am Mittelstück der Pumpe angebrachten kugelförmigen Behälter. Die Säuberung der Milchpumpe geschieht mit warmem Sodawasser, mit dem sie so lange durchgespült wird, bis das Spülwasser klar bleibt. Dann legt man sie zum Trocknen hin, welch letzteres am besten etwaige in den Gummiball hineingelangte Keime abtötet.

Im klinischen Gebrauch verwenden wir die elektrische Milchpumpe der Firma Traugott Golde A.-G. Gera (Preis RM. 260).

Die Frage, ob eine Mutter ihr Kind werde ausreichend stillen können, ist weder vor der Geburt — wo diese Frage oft schon an den Arzt gerichtet wird — noch gleich nach derselben mit Sicherheit zu beantworten. Schon aus Gründen der seelischen Beeinflussung der Mutter ist es zu empfehlen, sich auf den Standpunkt des unbedingten Optimismus zu stellen. Vor allem aber ist es sehr wichtig, daß man über das

Ingangkommen der Milchabsonderung

in den ersten Tagen genau Bescheid weiß: Bis zum 4. Tage erfolgt die Milchabsonderung hauptsächlich unter der Wirkung des aus dem Hypophysenvorderlappen stammenden und im Blut der Mutter kreisenden Prolaktins (wobei zu einem gewissen, von Fall zu Fall verschiedenen, im allgemeinen aber wohl zunächst geringen Anteil auch der Reiz des Saugens des Kindes mitwirken dürfte), vgl. S. 12. Die Milchabsonderung ist unter der Wirkung dieses „Hormonstoßes" in den ersten Tagen sehr bescheiden und oftmals unzureichend, so daß man genötigt ist, etwas Tee (oder aber von anderen Müttern stammende Frauenmilch) mit dem Teelöffel zuzufüttern. Etwa vom 5. Tage an ändert sich das: bis dahin ist eine etwaige Beeinträchtigung des Befindens des Kindes durch den Geburtsakt meist überwunden. Es kann jetzt also kräftig saugen, auch das Hungergefühl stellt sich regelmäßig ein, und so tritt denn nunmehr an die Stelle der hormonalen Beeinflussung der Milchabsonderung die durch den Saugreiz des Kindes gesetzte. Jetzt steigern sich die Milchmengen — bei manchen Frauen in riesigem Ausmaß — jedenfalls aber so weit, daß sie zur Sättigung des Kindes und zur Gewichtszunahme ausreichen. Über diese Einzelheiten sollte jeder Geburtshelfer (und auf dem Weg über ihn auch jede Hebamme) Bescheid wissen, um die unnötige Angst vorm Hungern des Kindes und um den allzufrühen Übergang von der Brustmilch zur Flaschenernährung zu verhüten.

Nun gibt es aber zuweilen Störungen bei dem Zusammenarbeiten von Hormonstoß und Saugwirkung, vor allem in den allerersten Tagen, z. B. dann, wenn das Kind eine muskelschwache, saugUntüchtige Frühgeburt oder ein schlafsüchtiges, vom Geburtsakt stark mitgenommenes Neugeborenes ist. In einem solchen Fall kann dann das normale Hochgehen der Milchmenge vom 4. Tage ab ausbleiben. Um dem entgegenzuwirken, sollte man grundsätzlich in jedem Fall und von vornherein die Milchpumpe gebrauchen und vormittags nach der zweiten und abends nach der letzten Mahlzeit beide Brüste restlos von Milch entleeren lassen, um bei unzureichenden Milchmengen auf diesem Wege eine Anregung der Milchbildung herbeizuführen bzw. um bei überreichlicher Absonderung einer Milchstauung vorzubeugen. Wenn dann im weiteren Verlauf des Stillens die Absonderung sich auf eine bestimmte, gleichbleibende Höhe eingestellt hat, kann man mit dem Gebrauch der Milchpumpe langsam wieder aufhören — sofern man sie nicht weiter gebraucht, um die auf diese Weise gewonnene überschüssige Frauenmilch an eine **„Frauenmilchsammelstelle"** zu schicken, wo sie zum Gebrauch bei Frühgeburten oder kranken Säuglingen anderer Familien eine sehr segensreiche Wirkung zu entfalten pflegt.

Die künstliche Ernährung

Ist man genötigt, das neugeborene Kind mit Kuhmilch aufzuziehen, so beginnt man ähnlich wie beim Brustkind: während der ersten 24 Stunden gibt man gar keine Nahrung. Nur bei außergewöhnlich unruhigen Kindern pflegt man etwas schwach gesüßten Tee (schwarzen Tee, Fenchel-, Lindenblüten- oder dergleichen Tee) in der Flasche zu geben.

Am 2. Tag wird dem Kind die erste Nahrung gereicht: $^1/_2$ Milch, $^1/_2$ Haferschleim oder Reisschleim und einen $^1/_2$ Teelöffel Zucker, im ganzen vielleicht 30 g. Hiervon läßt man es trinken, soviel es mag. Die Nahrungsmengen sind wie beim Brustkind anfangs sehr klein und betragen in den ersten Tagen vielleicht 10—20 g bei einer Mahlzeit. Sie steigern sich aber stetig, so daß sie am Ende der 2. Woche schon etwa 80—100—120 g bei einer Mahlzeit betragen. Entsprechend diesem steigenden Nahrungsbedürfnis vergrößert man von Zeit zu Zeit die Menge der dem Kinde angebotenen Nahrung und erhöht auch allmählich den Zuckerzusatz auf einen gestrichenen und schließlich auf einen gehäuften Teelöffel für jede Flasche (5—6%). Die Zahl der Mahlzeiten beträgt wie beim Brustkind: 5. Hieran halte man unter allen Umständen fest, während man sich hinsichtlich der Größe der einzelnen Mahlzeit nach dem Kind richten, d. h. es so viel trinken lassen kann, als es mit Appetit und ohne hinterher zu erbrechen zu sich nimmt. Die erste Mahlzeit gibt man morgens zwischen 6 und 7 Uhr, die weiteren um 10, 2, 6 und 10 Uhr abends.

Im 5. Monat ersetzt man auch beim künstlich ernährten Säugling die eine Kuhmilchmahlzeit durch eine des Mittags verabreichte Gemüsemahlzeit. Da das Weglassen der einen Flasche aber einer Herabsetzung der Milchmenge gleichkäme, die nicht beabsichtigt ist, so erhöht man dafür in den verbleibenden Flaschen den Anteil der Milch. Das Kind erhält also vom 5. Monat ab: 1 mal Gemüse und 4 mal $^2/_3$ Milch und $^1/_3$ Haferschleim und einen gehäuften Teelöffel Zucker. Dazu etwas rohes geschabtes oder geriebenes Obst oder frischen Obstsaft oder gelben Rübensaft.

Im 7. Monat erfolgt die Zufütterung von Grießbrei oder Zwiebackbrei (in Wasser gekocht mit Zugabe von Milch [vgl. S. 24), im 9. Monat der Übergang zu unverdünnter Kuhmilch, so daß die Ernährung des künstlich ernährten Kindes nunmehr vollkommen der des Brustkindes gleicht: 1 mal Gemüse, 1 mal Zwieback- oder Grießbrei, 3 mal 200 g Vollmilch.

Plan zur Ernährung des Säuglings

	Bei Frauenmilch	Bei Kuhmilch
1. Tag	Keine Nahrung (ausnahmsweise etwas schwach gesüßten Tee)	Ebenso
Vom 2. Tag ab	5 mal Frauenmilch	5 mal $^1/_2$ Milch, $^1/_2$ Schleim und 1 Teelöffel Zucker
Vom 5. Monat ab	1 mal Gemüse, auch Fruchtsaft oder Obst; 4 mal Frauenmilch	1 mal Gemüse (Fruchtsaft, Obst); 4 mal $^2/_3$ Milch, $^1/_3$ Haferschleim und 1 Teelöffel Zucker
Vom 7. Monat ab	1 mal Gemüse, 1 mal Grießbrühe oder Grießbrei mit Obst oder Fruchtsaft; 3 mal Frauenmilch	1 mal Gemüse, 1 mal Grießbrühe oder Grießbrei mit Obst oder Fruchtsaft; 3 mal $^2/_3$ Milch, $^1/_3$ Schleim und Zucker
Vom 9. Monat ab	1 mal Gemüse; 1 mal Brei mit Obst oder Fruchtsaft; 3 mal 200 g Vollmilch	
Vom 15. Monat ab	1 mal Mittagessen; 1 mal Abendessen; 3 mal einen Becher Milch mit Gebäck, dazu vormittags Obst	

Hinsichtlich der Menge der Nahrung ergeben sich nicht selten Meinungsverschiedenheiten zwischen Arzt und Eltern in dem Sinne, daß den letzteren eine Nahrung, die nach ärztlicher Erfahrung wie auch den Gewichtszunahmen des Kindes nach als ausreichend zu betrachten ist, nicht als genügend erscheint. Diese Meinung rührt daher, daß die meisten mit der Flasche ernährten Kinder zu schreien anfangen, wenn die Flasche leer ist. Die Eltern ziehen daraus den Schluß, daß das Kind noch nicht satt sei. Brustkinder sind zwar auch manchmal unruhig nach dem Trinken, aber doch nur ausnahmsweise; die Regel ist, daß sie an der Brust am Ende der Mahlzeit einschlafen. Sie leisten eben mit dem Saugen eine gewisse Arbeit, die sie ermüdet. Das Trinken des künstlich genährten Säuglings aus der Flasche hingegen ist ein ziemlich müheloser Genuß, der nur den Wunsch nach mehr entstehen läßt — einen Wunsch, dem man aber nicht nach dem Belieben des Kindes willfahren darf.

Im allgemeinen kann man sich zwar auch bei künstlicher Ernährung nach dem Kinde richten. Aber eine knappe Ernährung ist immer besser als eine übermäßige. Die Gesamtmenge der Flüssigkeit sollte im 1. Lebensjahr die von 1 Liter tunlichst nicht überschreiten. Hat wirklich einmal ein Kind ein besonders großes Nahrungsbedürfnis, so bemesse man ihm lieber das Gemüse und das Obst etwas reichlicher, als daß man es an zu große Milchmengen gewöhnt.

Will man berechnen, wieviel ein Kind an Nahrung erhalten muß, so richtet man sich nach der — aus der praktischen Erfahrung heraus gewonnenen — sogenannten **Budinschen Zahl,** welche besagt, daß das normale Brustkind im Durchschnitt innerhalb 24 Stunden eine Nahrungsmenge braucht, die etwa = $^1/_6$ seines Körpergewichts ist (bei 3600 g Körpergewicht ist der Nahrungsbedarf also = 600 g Frauenmilch). Beim künstlich genährten Kind ist der Bedarf an Milch = $^1/_{10}$ des Körpergewichts, während die Gesamtnahrungsmenge wieder = $^1/_6$ des Körpergewichts ist (bei 3600 g Körpergewicht sind also nötig 360 g Milch [= $^1/_{10}$ des Körpergewichts], die mit Schleim auf 600 g [= $^1/_6$ des Körpergewichts] aufzufüllen und dann auf 5 Mahlzeiten zu verteilen sind). Diese etwas genauere Berechnung des Nahrungsbedarfs spielt bei Verdacht der Unterernährung durch Frauenmilch, ferner in Fällen von schlechten Gewichtszunahmen infolge exsudativ-diathetischer Veranlagung usw. eine praktische Rolle.

Für die Ernährung mit der auf S. 10 genannten gesäuerten Vollmilch hat die Budinsche Zahl natürlich keine Gültigkeit.

Die Verwendung von Ziegenmilch für die Säuglingsernährung ist in manchen Gegenden Deutschlands üblich. Sie birgt aber die Gefahr der „Ziegenmilch-Blutarmut" (vgl. S. 98) und sollte deshalb bei Säuglingen des ersten Lebenshalbjahres nicht gebraucht werden. Bei älteren Kindern ist die Verwendung der Ziegenmilch nicht zu beanstanden — im Gegenteil: die Ziegenzucht und der Gebrauch der Ziegenmilch, auch bei Kindern, liegt durchaus im Interesse der Volksgesundheit.

Mangelhaftes Gedeihen bei normaler Durchschnittsernährung und andere Arten künstlicher Säuglingsernährung

Die vorstehend geschilderte Form der künstlichen Säuglingsernährung mit einfachen Milchverdünnungen ist von altersher in unserem Volke üblich gewesen, und hat sich seit Jahrzehnten als im großen und ganzen erfolgreich und verhältnismäßig gefahrlos bewährt. Sie führt aber nicht immer zum Erfolg, manchmal sogar zum ausgesprochenen Mißerfolg. Das kommt, wie wir später sehen werden, aber auch bei Frauenmilchernährung vor und ist keineswegs immer nur durch die Art der Nahrung bedingt, sondern kann auch an der Art des Kindes liegen (vgl. S. 154).

Die Meinung der Mütter freilich geht in solchen Fällen immer zuerst dahin, daß das Kind zu wenig Nahrung bekomme. Es wird daher dem ärztlichen Praktiker nichts übrig bleiben als zunächst einmal dem Versuch einer Erhöhung der Nahrungsmengen zuzustimmen, damit die Mutter sich selber überzeugt, daß das schlechte Gedeihen des Kindes nicht durch einen Mangel an Nahrung bedingt ist. Sieht sie, daß die Nahrungssteigerung ohne Erfolg bleibt, so wird sie nunmehr geneigt sein, den Vorschlägen des Arztes ihr Ohr zu leihen.

Die Säuglinge sind eben — sozusagen — nicht über einen Leisten gemacht. Sie zeigen vielmehr gewisse Eigenarten, die in ihrer erbbedingten Körperverfassung, ihrer „Konstitution", begründet liegen. Letztere spielt eine außerordentlich große Rolle in der Medizin, und alle Anschauungen über „Konstitutionsfehler" haben in ihrer jetzigen Form ihren Ausgang von der Kinderheilkunde genommen. Gerade mit solchen Säuglingen hat es der Arzt meistens zu tun. Denn das gesunde Durchschnittskind bekommt er, wenn er nicht zufällig auch Fürsorgearzt ist, nur selten zu sehen, weil kein Grund vorliegt, diese Kinder in die ärztliche Sprechstunde zu bringen. Aber die Kinder mit Konstitutionsfehlern werden ihm immer wieder gebracht, wenn nicht aus anderen Gründen, dann oftmals deshalb, weil sie bei der üblichen Durchschnittsernährung nicht befriedigend gedeihen.

Eine zweite Art von Kindern, bei denen das gleiche der Fall ist, sind die mit gröberen, greifbaren, anatomischen Fehlern: mit angeborenem Herzfehler, mit mongoloider oder andersartiger Idiotie, mit Wasserkopf und dergleichen. Auch sie gedeihen meist schlechter als Durchschnittskinder, obwohl sich nachweisen läßt, daß ihre Nahrung brennwertmäßig ausreichend ist, und auch die Vorgänge im Darmrohr keinen Anhalt geben, das schlechte Gedeihen zu erklären. Auch hier ist es wieder der Fehler im Bau des Körpers in seiner Ganzheit, der sich in dem Zurückbleiben der Entwicklung auswirkt. Letztgenannte Fälle sind jedoch selten, die erstgenannten hingegen sind sehr häufig.

Man hat sich deshalb von jeher bemüht, hier mit

anderen Arten künstlicher Ernährung

weiterzukommen.

Das früheste Bemühen in dieser Richtung ging dahin, die künstliche Ernährung dadurch zu verbessern, daß man den Fettgehalt oder die Eiweißmengen oder die Molkensalze der Kuhmilch dem Gehalt der Frauenmilch an solchen anzunähern versuchte (Biederts Rahmgemenge, Lahmanns vegetabilische Milch usw.).

Später kam die Anreicherung der Milchverdünnungen mit Kohlehydraten auf. Sie knüpften an die alte, in unserem Volk wohl von jeher geübte und ja auch von uns empfohlene Zugabe von Schleim- und Mehlabkochungen zur Milch des Säuglings an, von der wir auch noch jetzt sowohl zu Ernährungs- wie auch zu Behandlungszwecken Gebrauch machen. Diese alte Übung ist insofern entartet, als man fabrikmäßig **„Kindermehle"** herstellt. Sie werden mit einer großen Reklame — in jüngster Zeit sogar mit Hilfe des Films — ins Volk getragen und schaffen sich so ein weitausgedehntes Anwendungsgebiet. Mein eigenes Urteil, dem sich wohl die meisten Kinderkliniker anschließen werden, geht dahin, daß — wenn heute die Kindermehle restlos verboten würden — keinem einzigen deutschen Kinde daraus ein Nachteil erwüchse. Der Sinn der Kindermehle soll darin liegen, daß sie „aufgeschlossen" — dextriniert — seien und deshalb besser zur Aufsaugung kämen als die gewöhnlichen Mehle und Schleime. Dieser angebliche Vorteil ist aber für das Gedeihen des Kindes belanglos. Die besseren Gewichtszunahmen bei Verfütterung von Kindermehl als Milchzusatz beruhen meist nicht auf normalem Wachstum, also auf Zellneubildung oder auf Fettansatz, sondern sind zu einem großen Teil durch Wasseransatz bedingt. Nur geschieht diese Verwässerung des Gewebes nicht in Form des Ödems, sondern mehr unsichtbar: als einfache Gewichtszunahme oder aber in Gestalt des sogenannten „pastösen Zustandes", also eines gedunsenen Aussehens des Kindes. Durch die Verwässerung des Gewebes wird der Körper leichter empfänglich für Infektionen und gibt außerdem sein Wasser bei Gelegenheit von Grippe oder anderen Fieberzuständen oder Ernährungsstörungen, aber auch oft schon bei bloßer Nahrungsänderung, in Form von großen Gewichtsstürzen ab, so daß die Kinder immer schwerer krank werden und eher sterben als normal ernährte Kinder. Diese Zusammenhänge werden von den Eltern nicht erkannt und stets falsch gedeutet. Sie erzählen dann dem Arzt: das Kind sei zuerst — dank dem Kindermehl — glänzend gediehen und habe ausgezeichnet zugenommen, aber dann sei die Grippe oder dergleichen gekommen, und an dieser sei das Kind zugrunde gegangen. In Wahrheit verhält es sich immer so, daß der tödliche Ausgang weniger durch die Grippe als vielmehr durch die vorausgegangene Kindermehlernährung verursacht wurde. — Hierzu kommt noch als weiterer Nachteil, daß die großzügigen Anpreisungen der Kindermehlfabriken immer noch manche Mütter veranlassen, ihr Kind nur mit Kindermehlabkochungen — ohne Milchzugabe — zu ernähren. Das liefert dann das typische Bild des Mehlnährschadens, einer Mangelkrankheit schwersten Grades (vgl. S. 75).

Die seit Jahren ergehenden ärztlichen Warnungen vor dem Gebrauch der Kindermehle, dazu auf der anderen Seite die derzeitigen Bemühungen des Staates um die Verhütung der Rachitis durch Vitaminverabreichung, ferner die gegenwärtige Modeströmung, die zur Rohkost und damit auch zur frühzeitigen Zugabe von Obst und Gemüse zur Säuglingskost neigt, haben einzelne Kindermehlfabriken veranlaßt, sich dem anzupassen. So gibt es Kindermehle (und Kinderzwiebäcke), in die Kalk oder Eisen hineingemischt ist. Derartige Zugaben werden zwar aufgesaugt, werden aber zum allergrößten Teil wieder unverwertet im Harn und Stuhlgang des Kindes ausgeschieden. Auch Gemüse wird hineingebacken, ebenso ultraviolettbestrahlte Hefe. Beides beruht auf völlig falschen Vorstellungen, denn beim Trocknen des Gemüses und bei der Zermahlung desselben zu Gemüsepulver sowie bei dem Backprozeß und dem späteren Lagern gehen das C-Vitamin des Gemüses und das D- und B-Vitamin der bestrahlten Hefe restlos zugrunde. So sind also die Kindermehle eine einesteils überflüssige und andernteils durchaus unerwünschte Bereicherung der Säuglingsernährung.

Unter der Milchnot der Zeit nach dem Weltkrieg hat man dann wieder auf die Fettanreicherung der Milch zurückgegriffen, aber diesmal das Fett nicht wie früher als Rahm der Milch hinzugefügt, sondern in Form einer aus Butter und Mehl hergestellten „Einbrenne". Auf diese Weise ist die „Buttermehlnahrung" und die „Buttermilchfettnahrung" entstanden (s. S. 19). Schließlich ist man dazu gekommen, den Säuglingen unverdünnte Kuhmilch zu geben, aber diese vorher anzusäuern. Um diesen Entwicklungsvorgang zu verstehen, muß man sich folgendes vor Augen halten:

Wo man Säuglinge in der bisher üblichen, auf S. 7 angegebenen Art und Weise mit Kohlehydratverdünnungen der Milch ernährt hat, ist das Ergebnis selbst im besten Fall und bei ungestörtem Verlauf der Ernährung doch nur ausnahmsweise so gut gewesen wie bei Ernährung mit Frauenmilch. Brustkinder sind unter allen Umständen den Flaschenkindern hinsichtlich Fettpolster, Muskelbeschaffenheit, Durchblutung der Haut und Unverletzlichkeit derselben (sofern das Kind nicht mit einer angeborenen Veranlagung zu Hauterkrankungen behaftet ist), Fähigkeit des Sitzens und Stehens, Stimmungslage usw. überlegen. Woher kommt das?

Es liegt erstens daran, daß in der Frauenmilch der Hauptkalorienträger das Fett ist. Diesem haftet der Vorteil an, daß es, genau wie beim Erwachsenen, so auch beim Säugling ein großes Sättigungsgefühl schafft — ein viel größeres, als es die mit Haferschleim oder Hafermehlsuppe verdünnte Milchmischung liefert. Infolgedessen halten sich die bei Frauenmilchernährung getrunkenen Milchmengen — von vereinzelten Fällen von Milchüberfütterung an der Brust abgesehen — innerhalb physiologischer Grenzen. Hingegen bei der Ernährung des Säuglings mit Kohlehydrat = verdünnter Milch muß der Arzt immer hören: das Kind werde nicht satt. Künstlich genährte Kinder sind deshalb immer unzufriedener und unruhiger als Brustkinder. Sie bekommen daher auch fast immer größere Nahrungsmengen als Brustkinder; und so ergibt sich die merkwürdige Tatsache: daß bei Verabreichung unverdünnter Milch die Gefahr der Überfütterung weniger zu befürchten ist als bei verdünnter Milch. Das gilt sowohl für die Frauenmilch wie auch für die unverdünnte Kuhmilch.

Ferner: die großen Flüssigkeitsmengen, die die mit Kohlehydratverdünnungen genährten Säuglinge trinken, werden teils durch den Harn und teils durch den Schweiß wieder ausgeschieden, was zur Folge hat, daß die Kinder einerseits immer naß liegen und andererseits sehr viel schwitzen und infolgedessen leicht wund werden — Nachteile, die sich bei Gebrauch einer unverdünnten Milch nicht zeigen.

Drittens: das Fett ist der Träger der Vitamine A und D sowohl in der Frauenmilch wie in der Kuhmilch. Der Vitaminschutz, den ein mit unverdünnter Milch ernährter Säugling erhält, ist also ein viel größerer als bei einem mit verdünnter Milch ernährten Kind.

Viertens: die Gesamtentwicklung eines Kindes, das mit einem fettreichen Nahrungsgemisch aufgezogen wird, ist unter allen Umständen besser als der Zustand eines mit Kohlehydratmischungen aufgezogenen Säuglings. Auf die Überlegenheit der mit Frauenmilch (mit ihrem hohen Fettgehalt) aufgezogenen Säuglinge gegenüber den künstlich ernährten wurde oben schon hingewiesen. Was für die Brustkinder gilt, trifft weitgehend auch für die mit fettreicher Nahrung gefütterten künstlich genährten Säuglinge zu. Hingegen die mit Kohlehydratmischungen aufgezogenen Säuglinge zeigen zwar auch eine gute Muskulatur, aber eine oft leichtverletzliche, trockene, abschilfernde Haut, mangelhaften Fettansatz, dünne Gliedmaßen und einen großen Bauch.

Zu diesen Beobachtungen hat man dann noch eine weitere Erfahrung hinzugenommen, die man aus der Verwendung der Buttermilch in der Säuglingsernährung gewonnen hat: daß nämlich eine Säuerung der Milch — so wie sie in der Buttermilch vorhanden ist — von Nutzen für die feinflockige Gerinnung des Eiweißes und dessen Verdauung ist.

So kam man zur

künstlichen Ernährung mit gesäuerter Vollmilch.

Diese ist seit Jahren in den Kliniken erprobt worden. Sie hat so viele Vorzüge und so wenig Nachteile, daß sie zweifelsohne einen Fortschritt darstellt, der für die Anwendung in der allgemeinen ärztlichen Praxis reif ist. Denn es ist immer schon so gewesen, daß der praktische Arzt, der Säuglinge zu behandeln hatte, außer der Ernährung mit den einfachen Milch-Schleimverdünnungen noch ein zweites Verfahren zur Hand haben mußte, zu dem er greifen konnte, wenn bei den herkömmlichen Milchverdünnungen der gewünschte Erfolg ausblieb. Für die breite Masse des Volkes wird ja wohl schon aus Gründen der vorläufig noch fest im Volk sitzenden Überlieferung die alte Milch-Schleimernährung die Ernährung der Wahl bleiben.

Gedeiht der Säugling dabei nicht, so kann der ärztliche Praktiker zunächst versuchen, durch leichte Korrekturen: Ersetzen des Haferschleims durch Reisschleim und durch Austausch des gewöhnlichen Rübenzuckers durch Nährzucker (Malzzucker) oder Traubenzucker (Dextropur), die beide in etwas größerer Menge als der Rübenzucker gegeben werden können — bessere Zunahmen herbeizuführen und etwas häufigere Stuhlentleerungen seltener zu machen. Bleibt hierbei der Erfolg aus, so soll man nicht weiter herumprobieren, sondern zur gesäuerten Vollmilch übergehen.

Die Anzeigen für Säuremilch sind:

1. Die künstliche Ernährung schlechtweg. Es kann dem Säugling also von der ersten Lebenswoche an gesäuerte Vollmilch gereicht werden — gleichgültig, ob es sich um ein ausgetragenes oder ein frühgeborenes Kind handelt.

2. Sie ist ferner angezeigt bei jenen Säuglingen, die bei den Milch-Schleimmischungen schlecht gediehen sind, ohne daß ein besonderer Nährschaden oder eine akute Ernährungsstörung vorläge, und

3. bei denjenigen Säuglingen, die nach einer akuten Ernährungsstörung auf eine Heilnahrung (z. B. Buttermilch) gebracht wurden und nun nach Ausheilung der Störung auf eine normale Dauerernährung übergeführt werden müssen.

Gegenanzeigen gegen die gesäuerte Vollmilch gibt es eigentlich nicht. Auch Kinder mit gewohnheitsgemäßem Erbrechen zeigen bei gesäuerter Vollmilch keine Verschlimmerung ihres Leidens. Ebensowenig bildet der Milchschorf eine Gegenanzeige.

Zur Säuerung der Milch diente früher die Milchsäure (Aziletten). Heute gebraucht man Zitronensäure (Zitretten) oder Zitrotibinnährzucker (kristallisierte Zitronensäure + Nährzucker) oder reinen Zitronensaft. Wir selbst verwenden ein Säurepulver, das aus Kulturen des Bacillus acidophilus hergestellt wird, der zusammen mit dem Bacillus bifidus der Hauptsäurebildner im Darmkanal des Brustkindes ist (Edelweißmilchwerke).

Herstellung der Säuremilch aus Zitretten: Auf je 100 g Vollmilch gebraucht man:

2 g (= 1 gestrichenen Teelöffel) Mondamin, 1 Zitrette.
5 g (= 1 gehäuften Teelöffel) Nährzucker. $^1/_2$ Tablette Süßstoff.

500 g Vollmilch werden mit 10 g Mondamin, das man vorher mit etwas Milch glatt gerührt hat, vermischt, aufgekocht und 2 Minuten im Kochen gehalten; dann werden 25 g Nährzucker hinzugegeben, und nunmehr wird die Milch unter fließendem kaltem Wasser tief gekühlt.

Alsdann löst man 5 Zitretten in etwas Wasser auf und gibt diese leicht milchig aussehende Lösung tropfenweise und unter ständigem starkem Schlagen der Milch mit einem Schneebesen in dieselbe hinein. Alsdann fügt man jeder Flasche $^1/_2$ Tablette Süßstoff hinzu.

Bequemer noch ist die Herstellung der Sauermilch aus Zitrotibinnährzucker. Hierbei gibt man zu der abgekochten und mit Mondamin versetzten Milch unter ständigem Umrühren ein (dem Zucker beigefügtes) Meßgefäß voll Zitrotibinnährzucker hinzu. Bei der Herstellung der Säuremilch aus Azidophiluskulturen kommt auf je 100 g der abgekochten und mit Mondamin und Nährzucker versetzten Milch nach ihrem Abkühlen 1 Meßgefäß des Säurepulvers (1 g dieses Pulvers enthält 70 Millionen lebender Azidophiluskeime). Bei Säuerung der Milch durch Zitronensaft nimmt man den Saft einer halben Zitrone für jede Flasche. In jedem Fall ist die Milch kräftig zu schütteln, um eine möglichst feinflockige Gerinnung zu erhalten.

Der Erfolg der Säuremilchernährung ist sehr augenfällig. Die Kinder nehmen gleichmäßig zu, finden sich mit den verhältnismäßig kleinen Nahrungsmengen gut ab, haben täglich nur 1, höchstens 2 salbenförmige oder pastenartige, etwas helle, säuerlich oder ganz leicht faulig riechende, gute Stühle. Manchmal werden die Stühle selten, in solchen Fällen nehme man — statt Mondamin — Weizenmehl und statt Nährzucker gewöhnlichen Kochzucker. Worauf der Nutzen der Säuremilch beruht, ist nicht sicher zu sagen. Es ist anzunehmen, daß die Eiweißverdauung durch die feinflockige Gerinnung günstig beeinflußt wird. Zum anderen Teil beruht die gute Wirkung auf dem hohen Fettgehalt. Ein wesentlicher Vorteil liegt wohl auch in der Art der Säuerung, durch welche die — später im Darmrohr vor sich gehende Säuerung — von vornherein in die Richtung der normalen, alle krankhaften Abweichungen ausschaltenden Darmgärung gebracht wird.

Die Nährmittelindustrie hat auch Säuremilchpräparate in den Handel gebracht (Pelargon = $^2/_3$ Milchsäuremilch, Aletemilch = Zitronensäure-Vollmilch). Wo die Milchverhältnisse schlecht sind, kann man zu diesen greifen. Für die Regel bleibe man bei der Frischmilch.

Die Verwendung von Büchsenmilch in Form der „Schweizer Milch" oder der kondensierten Milch oder der Gebrauch des im offenen Handel befindlichen gewöhnlichen Milchpulvers (Trockenmilch) kommt für die Säuglingsernährung nicht in Betracht.

Ist man genötigt, bei längeren Reisen, namentlich bei Reisen ins Ausland oder über See zu einer Milchkonserve zu greifen, so lasse man sich für diesen Zweck von den Edelweiß-Milchwerken in Kempten (Allgäu) Trockenmilch herstellen, die dank des bei ihrer Herstellung verwendeten besonderen Verfahrens ihren vollen Vitamingehalt besitzt und sich ausgezeichnet bewährt hat.

Das Stillen

Das in den Entwicklungsjahren einsetzende Wachstum der weiblichen Brust wird durch das aus den Eierstöcken kommende Follikel-Hormon veranlaßt. Das Wachstum der Brust in der Schwangerschaft dagegen erfolgt durch das Zusammenwirken von Follikelhormon und Corpus luteum. Das erstere führt das Aufsprießen der Milchgänge herbei, das zweite bewirkt die Vergrößerung der Alveolen. Das Ingangkommen der Milchabsonderung erfolgt durch das aus dem Hypophysenvorderlappen kommende Laktationshormon, das Prolaktin. Letzteres wird anfangs durch Hormone, die aus dem Mutterkuchen kommen, gebremst. Daher die spärliche Milchabsonderung vor und in den ersten 3—4 Tagen nach der Entbindung mit ihrer Kolostralbildung. Mit dem Ausstoßen des Mutterkuchens aus dem mütterlichen Körper und der Ausscheidung der hemmenden Wirkstoffe hört die Drosselung des Prolaktins auf, und die Milchabsonderung bekommt freie Bahn; zugleich gesellt sich — etwa vom 4. Lebenstag des Kindes an — die durch den Saugreiz herbeigeführte reflektorische Anregung der Milchabsonderung zu dem innersekretorischen Reiz hinzu. Dadurch steigt die Milchmenge mächtig an, namentlich dann, wenn stets für eine regelmäßige völlige Entleerung der Drüse gesorgt wird.

Das Saugen des Kindes an der Brust der Mutter ist ein Instinkt, also eine Fähigkeit, die das Kind mit auf die Welt bringt. Es wird von einem doppelseitigen nervösen Zentrum aus geleitet, das, benachbart dem Atemzentrum, im verlängerten Mark liegt. Sein tiefer Sitz erklärt, weshalb auch Mißgeburten mit fehlendem Großhirn (Anenzephalie) gewöhnlich ganz gut saugen können. Das Saugen des Kindes besteht darin, daß durch Abwärtsbewegen des Unterkiefers und Zurückziehen der Zunge ein luftverdünnter Raum in der Mundhöhle hergestellt und dadurch Warze mitsamt Warzenhof angesaugt werden, daß dann weiter durch das Wiederzusammenführen der Kiefer der im Warzenhof liegenden Schließmuskel der Brustdrüse geöffnet wird, so daß die Milch hervortreten kann. Die Zunge wirkt beim Saugen sehr wenig mit. Das sogenannte „zu kurze" Zungenbändchen, die „angewachsene" Zunge, stellt deshalb niemals ein Saughindernis dar. — Bei manchen Frauen wirkt das Saugen des Kindes an der einen Brust reflektorisch auch auf die andere, so daß von selbst Milch von letzterer abtropft.

Da während der Geburt eine größere Menge der obengenannten Reizkörper auch in die Blutbahn des Kindes gelangt, wirken sie bei diesem gleichfalls auf die Milchdrüse und veranlassen die sogenannte Hexenmilchabsonderung — bei Knaben sowohl wie bei Mädchen.

Ein **Stillverbot** kennen wir nur bei Lungen- und Kehlkopftuberkulose der Mutter, ferner bei schwerem, erschöpfendem Wochenbettfieber, bei Geisteskrankheiten, die im Wochenbett ausbrechen, bei der Neuritis retrobulbaris lactantium und bei Epilepsie, sofern diese mit häufigen Krampfanfällen verläuft. Hingegen bei allen anderen Erkrankungen der Mutter: stärkerer Nervosität, Hysterie, Zuckerkrankheit, Basedow, bei Herzfehlern und Nierenleiden lege man das Kind zunächst ruhig der Mutter an. Zeigt sich, daß ihr das Stillen gesundheitlich oder seelisch nicht bekommt, so gehe man zur Zwiemilchernährung und nach weiteren 2—3 Wochen zur künstlichen Ernährung über. Auch bei Syphilis läßt man das Kind der Mutter anlegen. Hat doch die Wassermannsche Probe dargelegt, daß die Mütter luetischer Kinder auch selber immer luetisch sind. Dagegen darf nie ein luetisches Kind einer anderen Frau, z. B. einer Amme, angelegt werden (vgl. S. 17). Blutungen im Wochenbett geben im allgemeinen keinen Anlaß zum Absetzen des Kindes. Man stellt sich im Gegenteil vor, daß das Saugen an der Brust zusammenziehend auf die Muskeln der Gebärmutter und daher günstig auf den Verlauf der Blutungen wirke. Bei Erkrankung der Wöchnerin an ansteckenden Krankheiten ist von Fall zu Fall zu entscheiden: bei Keuchhusten, Pocken oder Genickstarre entferne man das Kind, lasse es künstlich oder durch eine Amme oder mit der, der Mutter abgepumpten und kurz aufgekochten Frauenmilch ernähren oder gebe es in ein Säuglingsheim; bei Erkrankung an Masern, Scharlach, Typhus hingegen darf die Mutter das Kind stillen, da die dem Neugeborenen aus der etwaigen Ansteckung mit diesen Krankheiten erwachsenden Gefahren geringer einzuschätzen sind als diejenigen, die ihm bei künstlicher Ernährung drohen. Vorsicht ist bei Wundrose der Mutter geboten, solange beim Kinde die Nabelwunde noch nicht verheilt ist. Auch bei Diphtherie der Mutter darf das Kind weiter gestillt werden, nur muß die Mutter beim Anlegen eine Mundbinde tragen und das Kind muß — außer beim Trinken — in einem anderen Zimmer als die Mutter liegen. Es kann außerdem mit 1000 Einheiten Serum gespritzt werden.

Stillbeschwerden wie sie sich im weiteren Verlauf des Wochenbettes gelegentlich einstellen, also Seitenstechen, Ziehen in den Brüsten, Rückenschmerzen ohne weiteren Befund geben keinen Anlaß zum Abstillen. Dasselbe gilt vom Wieder-Unwohlwerden, das sich bei rund der Hälfte der Frauen im Verlauf des Stillens wieder einstellt. Erhebt sich der Verdacht, daß die Stillbeschwerden der Mutter durch eine Tuberkulose bedingt sein könnten, so ist so schnell wie möglich (durch eine Röntgenplatte usw.) Klarheit zu schaffen. Bis dies geschehen ist, hat die Mutter beim Anlegen (wie auch beim sonstigen Versorgen) des Kindes sich ein Tuch vor Mund und Nase zu binden, um das Kind bei einem unerwarteten Hustenstoß vor ihrer Ausatmungsluft zu schützen. Bestätigt sich der Verdacht auf Tuberkulose, so ist das Kind abzusetzen und möglichst weitgehend von der Mutter zu trennen, indem es in ein Säuglingsheim gegeben und die Mutter in eine Heilstätte überführt wird.

Eine **Stillunfähigkeit** infolge völligen Milchmangels (Agalaktie) gibt es nicht. Jede Mutter liefert nach der Entbindung Milch. Aber viele Frauen können ihre Kinder nicht ausreichend stillen, sei es, daß die vorhandene Milchmenge von vornherein nicht hinreicht, oder daß die Absonderung der Milch schon nach 2 oder 3 Monaten ein vorzeitiges Ende findet. Man spricht dann von **Stillschwäche** (Hypogalaktie). Diese stillschwachen Frauen sind von den stillkräftigen zunächst nicht zu unterscheiden, um so weniger als die Größe der Brüste keinerlei Anhaltspunkt für ihre Ergiebigkeit liefert. Unter diesen Umständen ist es müßig, sich schon vor der Geburt des Kindes Gedanken darüber zu machen, wie sich die spätere Stillfähigkeit der jungen Mutter gestalten werde. Der Arzt hat sich jedenfalls auf den Standpunkt zu stellen, der sich aus der allgemeinen Erfahrung ergibt: daß nämlich mit größter Wahrscheinlichkeit die Milchleistung der Brust dem Nahrungsbedürfnis des Kindes Genüge leisten werde. Auf diese Weise beugt man zugleich dem vor, daß die jungen Mütter schon mit unzureichendem Selbstvertrauen an das Stillgeschäft herangehen. Ergibt sich dann später, daß tatsächlich eine Stillschwäche vorliegt, so gibt es eine „Heilung" dieses Zustandes nicht. Die Verabreichung von Laktationshormon versagt in diesen Fällen. Ebenso haben alle sogenannten „Laktagoga" keine andere als nur suggestive Wirkung. Sie können angewendet werden — um so mehr, als ja Frauen im Wochenbett sich immer im Zustand erhöhter suggestiver Beeinflußbarkeit befinden. Man kann sie also sowohl in jenen Fällen empfehlen, wo im Beginn des Stillens die Absonderung nicht recht im Gang kommt, sei es, weil das Kind schlecht saugt, sei es, weil die Mutter es ungeschickt anlegt, also die Beanspruchung der Drüse zu gering ist, als daß sich die Milchmenge steigern könnte — wie auch in jenen Fällen, in denen nach anfangs ausreichender Absonderung die Milch spärlicher zu fließen beginnt, und die Mutter sich darüber so aufregt, daß ihr Stillwille überhaupt nachläßt. In solchen Fällen läßt sich das Selbstvertrauen oft wieder heben, wenn man der Mutter mit einem Laktagogum Mut macht, z. B. durch Laktagol oder Plasmon oder durch Höhensonnenbestrahlungen oder — im klinischen Betrieb — durch eine elektrische Milchpumpe. Die Hauptsache aber ist immer, daß man nebenher die nötige „Verbalsuggestion" wirken läßt, also das Vertrauen der jungen Mutter auf die Behandlung nach Kräften stärkt und — was die Hauptsache ist: daß man durch gründliches Abspritzen der Milch die Brustdrüse immer restlos entleert (vgl. hierzu auch S. 6).

Stillhindernisse werden durch tiefe Hohlwarzen bei der Mutter (Mamilla invertita) und durch Hasenscharten mit Wolfsrachen beim Kinde gebildet. Bloße Lippenspalten, namentlich einseitige, sind dagegen kein Stillhindernis. Aber man mache auch bei der schweren Form der Hohlwarzen einen Versuch, das Kind anzulegen; man ist oft überrascht, in wie vielen Fällen man doch Erfolg hat. Die Kinder trinken nämlich nicht eigentlich an der Warze, sondern am ganzen Warzenhof, sie saugen ähnlich wie an einem Schwamm. Hat man keinen Erfolg, so mache man den weiteren Versuch, die Kinder vermittels eines Saughütchens trinken zu lassen. Gelingt auch das nicht, so muß die Milch abgepumpt werden und meistens muß nach einiger Zeit zur künstlichen Ernährung übergegangen werden. Immerhin haben die Kinder dann wenigstens die ersten Lebenstage über Frauenmilch bekommen.

Stillschwierigkeiten sind sehr viel häufiger als Stillhindernisse. Ihre Kenntnis ist von um so größerer praktischer Bedeutung, als sie für den Laien oft den Anlaß geben, mit der Brusternährung aufzuhören und zur künstlichen Nahrung überzugehen, ohne daß es eigentlich nötig wäre. Wenn Säuglinge Schwierigkeiten beim Trinken machen oder die Brust gar verweigern, so untersuche man vor allem Mundhöhle und Nase: Absonderheiten der Zunge (Makroglossie bei Mongolismus oder angeborenem Myxödem), angeborene Geschwülste des Mundbodens (Ranula), Verletzungen der Mundschleimhaut bei der Geburt, schmerzhafte Geschwüre nach Art der Bednarschen Aphthen infolge unvorsichtigen Mundauswischens (S. 64) können die Ursache der Nahrungsverweigerung sein. Starker Soorbelag kann die Erregbarkeit der in der Schleimhaut liegenden nervösen Endapparate herabsetzen und dadurch das Saugen beeinträchtigen. Die Nasenatmung kann durch Schnupfen, durch diphtherische Beläge oder durch katarrhalische Schwellungszustände im Nasen-Rachenraum verlegt sein — alles Schwierigkeiten, die durch geeignete Behandlung oft leicht beseitigt werden können. Schwerer zu behandeln ist die „Brustscheu“ nervöser zappliger Säuglinge, die gierig ansaugen, aber dann die Brust loslassen und schreien und nicht zu bewegen sind, die Warze wieder zu nehmen. Als Teilerscheinung allgemeiner nervöser Unterempfindlichkeit treten Stillschwierigkeiten besonders häufig bei frühgeborenen Kindern auf, ferner bei Neugeborenen, die durch die Geburt stark mitgenommen sind oder gar Verletzungen des Schädelinhalts oder Geburtsblutungen in oder auf das Gehirn davongetragen haben, schließlich auch bei schwerkranken Neugeborenen, die an fieberhaften septischen Erkrankungen oder an sehr schweren Ernährungsstörungen leiden. Auch hier führt die Behandlung des Grundübels, sofern sich dasselbe überhaupt mit Erfolg angehen läßt, zur Besserung der Nahrungsaufnahme.

Auch von seiten der Mutter können sich Stillschwierigkeiten ergeben, vor allem wieder durch Absonderheiten der Form der Brustwarze, aber solche leichterer Art, also z. B. durch geringere Grade von Hohlwarzen (Mam. fissa, Spaltwarze) oder durch sogenannte „flache“ Warzen (M. plana), die sich nur wenig über den Warzenhof erheben und deshalb schlecht faßbar sind. Ein ungewöhnlich fester Verschluß des Schließmuskels der Drüse schafft die sogenannte „schwergehende Brust“ — im Gegensatz zur „leichtgehenden“, bei der schon ein geringer Kieferdruck des Kindes hinreichend ist, den Widerstand des Schließmuskels zu überwinden; nicht selten genügt der Innendruck der in der Brust sich sammelnden Milch, um den Schließmuskelverschluß zu lösen und ständig Milch in größerer Menge heraussickern zu lassen (Galaktorhoe).

Die schwergehenden Brüste (eigentlich schwergebenden) beanspruchen wohl die meiste Aufmerksamkeit, besonders wenn sie sich bei Frauen mit reichlichem Drüsengewebe und anfänglich starker Milchbildung finden, und wenn andererseits die Kinder klein und muskelschwach sind. Dann werden die Brüste nicht leergetrunken, infolgedessen staut sich die Milch und geht schnell zurück, wenn es nicht gar, begünstigt durch die Stauung, zur Brustdrüsenentzündung kommt. So ist man denn gerade bei diesen Frauen, die zum Stillgeschäft besonders veranlagt und geeignet erscheinen, nicht selten gezwungen, zur Zwiemilchernährung oder gar zur ausschließlichen Kuhmilchernährung überzugehen, weil ihre Milchabsonderung vorzeitig versiegt. — Das späte Einschießen der Milch in Beginn des Stillens und schließlich auch die unzureichend gebildete Menge der Milch, die schon genannte Hypogalaktie, sind hier gleichfalls aufzuführen. Die Folge all dieser Zustände ist die Unterernährung des Säuglings mit Muttermilch. Über die Behandlung vgl. S. 67.

Bei nervös veranlagten oder durch die Erlebnisse in der Schwangerschaft und bei der Entbindung nervös gewordenen Frauen beobachtet man gelegentlich in der ersten Zeit des Stillens eine **Überempfindlichkeit der Brustwarze.** Meistens beruht diese wohl darauf, daß feine Einrisse, die man mit bloßem Auge nicht sieht, in der zarten Haut der Warze entstanden sind. Gröbere Einrisse werden als **Schrunden** (Rhagaden) bezeichnet. Gleich, ob groß oder klein — sie entstehen dann, wenn die mütterliche Brust eine besondere Neigung zum Sprödewerden besitzt, wie bei blonden oder rothaarigen Frauen, oder wenn man die Kinder allzulange an der Brust liegen oder sie nur an der Warze, nicht am Warzenhof, saugen läßt. Dann kommt es zu feinen Verletzungen der Haut oder zu kleinen Blutblasen, die aufplatzen und dann nässen, oder zu flächenhaftem Wundsein oder zu größeren Einrissen, die die Warze quer durchziehen oder sie ringförmig umgreifen, jedenfalls zu Veränderungen, die vielen Frauen außerordentliche Schmerzen bereiten — zuweilen so unerträgliche, daß man die Kinder absetzen muß — während andere Frauen selbst durch tiefe, bei jedem Anlegen des Kindes blutende Einrisse merkwürdig wenig belästigt werden. Die Blutung aus diesen Schrunden kann beim Saugen des Kindes so stark sein, daß der Stuhlgang davon schwarz gefärbt erscheint (Melaena spuria). Die **Behandlung** aller dieser Zustände besteht in dem Einschränken der Trinkdauer auf 10 Minuten, Betupfen der Schrunden mit 1‰iger Höllensteinlösung nach jedem Trinken, nachfolgendem Bestreichen mit Perulenicetsalbe und Entlasten der Brustdrüse durch Hochbinden derselben. Vor dem Anlegen des Kindes ist die Salbe vorsichtig mit Öl zu entfernen. Halten die Schmerzen nach dem Anlegen des Kindes noch lange Zeit an und bringt der ganze Zustand die Mutter herunter, so ist ihr mindestens eine ausgiebige Nachtruhe durch Verabreichung von Gelonid. antineuralgica oder Phanodormkalzium zu verschaffen.

Die Brustdrüsenentzündung der stillenden Frau tritt oft schon in der ersten Woche nach der Entbindung auf, indem sich unter Fieber und Kopfweh Schmerzen an umschriebener Stelle in der Brustdrüse einstellen, meist in einem der beiden unteren Viertel. Druckschmerzhaftigkeit, Rötung der äußeren Haut, Knotenbildung, dazu allgemeines schweres Krankheitsgefühl gesellen sich hinzu. Diese Frühformen der Brustdrüsenentzündung sind meist „parenchymatöse", die Drüsengänge entlang kriechende Entzündungen. Sofern die Schmerzhaftigkeit der Brust es nicht verbietet, wird das Kind wie bisher weiter angelegt. Denn die regelmäßige und möglichst ausgiebige Entleerung der Drüse schafft die beste Entlastung. Außerdem wird nach jedem Anlegen die Brust mit der Bierschen Saugglocke gestaut, je 3mal 5 Minuten lang mit ebenso langen Zwischenpausen. Hinterher wird sie straff hochgebunden. Der Ausgang dieser Art von Brustdrüsenentzündungen ist meist günstig. Nach Besserung der Schmerzen wird das Stauen noch mehrere Tage lang fortgesetzt. Besitzt man keine Saugglocke, so legt man der Mutter, die ja meist noch nicht aufgestanden ist, eine Eisblase auf die entzündete Brust — andernfalls muß sie sich hierzu wieder aufs neue zu Bett legen. Auch hier ist es nötig, schmerzstillende Mittel, wie oben genannt, zu verabreichen, namentlich für die Nacht. Gefährlicher sind die sogenannten interstitiellen Brustdrüsenentzündungen, die später, etwa von der 3. Woche nach der Entbindung an, auftreten. Sie gehen von kleinen Schrunden aus und verbreiten sich auf dem Lymphweg, also nicht im Innern der Drüsenausführungsgänge, sondern außerhalb derselben und entlang deren Verlauf. Sie beginnen viel stürmischer: mit hohem Fieber, Schüttelfrost, Kopfschmerzen, Erbrechen, mit Rötung der Haut und Lymphstrangzeichnung, Geschwulstbildung, Schmerzhaftigkeit an der befallenen Stelle und in der Achselhöhle. In nicht wenigen Fällen kommt es schnell zum Vereitern. Die Behandlung ist dieselbe wie bei den „parenchymatösen": sofern die Schmerzhaftigkeit nicht zu groß ist, wird das Kind weiter angelegt, andernfalls erhält es nur die gesunde Brust und im übrigen die Flasche. Die kranke Drüse wird gestaut und hinterher durch einen feuchten, kunstgerechten Verband (mit Borwasser, nicht mit essigsaurer Tonerde, da dann oft die Kinder nicht gut trinken) möglichst hochgebunden. Kommt es trotzdem zur Abszeßbildung, so ist durch Einstich der Eiter zu entleeren und ein Gummiröhrchen einzulegen. Im Eiter findet sich meistens der Staphylococcus pyogenes aureus. — Die

Ergiebigkeit der befallenen Brust läßt während der Erkrankung stets nach, stellt sich aber späterhin doch größtenteils oder wenigstens immer etwas wieder ein. Leider hinterläßt die Brustdrüsenentzündung eine Anlage zu neuen Entzündungen. Es gibt sogar Frauen, die während der Stillzeit allmonatlich ein paar Tage lang Schmerzen in der Brust, sogar Knotenbildung und etwas Fieber haben, bei denen es aber doch durch rechtzeitiges Stauen immer wieder gelingt, die entzündlichen Erscheinungen zum Rückgang zu bringen.

Eine besondere **Pflege der Brüste** vor der Entbindung zur Verhütung von Schrundenbildung oder Brustdrüsenentzündungen wie auch zur Erzielung einer genügenden Milchabsonderung ist überflüssig. Waschen mit Alkohol oder Franzbranntwein macht die Haut nur spröde und empfindlich und begünstigt sogar die Entstehung von Brustdrüsenentzündungen. Sie haben also zu unterbleiben. Es genügt, die Brüste täglich mit Wasser und Seife zu waschen, was auch für die Zeit nach der Entbindung als ausreichend erscheint. — Ehe das Kind angelegt wird, ist die Warze mit einem weichen Läppchen und warmem Wasser abzuwischen. Nach dem Anlegen wird sie auf dieselbe Weise gesäubert, sorgfältig abgetrocknet, bei Neigung zum Wundwerden mit Glyzerin betupft oder mit einem Hautcreme (Fissan- oder Niveacreme, Kaloderma) in weitem Umkreis bestrichen und dann mit einem mehrfach zusammengelegten Leintuch bedeckt, um die etwa von allein absickernde Milch aufzufangen.

Sehr wichtig für die Verhütung von Brustdrüsenentzündungen ist das von vornherein zu übende zweimalige Absaugen aller Milch aus beiden Brüsten nach dem Anlegen am Vormittag und am Abend (S. 6).

Die **Kost der stillenden Frau** ist ausreichend und abwechslungsreich zu gestalten. Jede einseitige Bevorzugung bestimmter Nahrungsmittel, namentlich von Mehl- und Milchsuppen, wie sie früher geübt wurde, ist gefährlich, weil sie einerseits zum Appetitverlust und andererseits zum unnötigen Dickwerden der jungen Mutter führen kann. Unnötig ist auch die — der heutigen Mode folgende — Überfütterung der schwangeren und stillenden Frauen mit Rohkost, Obst und Obstsäften, durch die ein Mangel an Ergänzungsstoffen (Vitaminen) vermieden werden soll. Es ist nur nötig, daß regelmäßig die üblichen vitaminhaltigen Speisen: frische Kuhmilch, Butter, rohes Obst, Salate, Gemüse und Kartoffeln genossen werden. Im übrigen genügt allein schon der Hinweis, daß frühere Geschlechter nichts von Ergänzungsstoffen gewußt haben und doch keine Mangelkrankheiten bekommen haben, um etwaige Sorgen der Mütter zu beseitigen. Eine stillende Frau braucht nicht mehr von den genannten Nahrungsmitteln zu genießen, als sie sonst genossen hat. Es ist ihr auch erlaubt, alle Speisen, die sie sonst vertragen hat, also auch saure, zu genießen. Sie kann versichert sein, daß ihr Kind keine „Skrofulose" davon bekommen wird, wie der Altweiberklatsch behauptet. Das stärkere Flüssigkeitsbedürfnis der Wöchnerin wird durch Milch ($^1/_2$—1 Liter täglich) gestillt; magere Frauen, bei denen die Befürchtung auftaucht, daß sie unter dem Stillen noch mehr abmagern könnten, mögen darauf hingewiesen werden, daß der Nährstoffgehalt der Nahrung sich dadurch erhöhen läßt, daß man Sahne, Kakao, Zucker, Malzextrakt, Eier und dergleichen in geringer Menge alle Tage der Nahrung zufügt. Im allgemeinen jedoch zeigt sich bei stillenden Frauen unter dem Einfluß der durch das fünfmalige Anlegen des Kindes geregelten, ruhigen Lebensweise mehr eine Neigung zum Fettansatz als zum Abmagern.

Ein Übergang von körperfremden Stoffen in die Frauenmilch und eine Schädigung des Säuglings durch diese ist nicht zu befürchten. Weder durch Nahrungsstoffe noch durch Arzneien, die die Mutter gebraucht, wird die Milch wesentlich beeinflußt. Nur Jod, Brom, Salizylsäure und Arsen (Salvarsan) werden wahrscheinlich mit der Milch ausgeschieden, aber nur in Spuren. Chloroform- und Äthernarkosen, Morphium und Belladonna, auch Alkohol und Zigarettenrauchen in mäßiger Menge sind für das Kind bedeutungslos. Auch Farbstoffe der Nahrung können in die Muttermilch übergehen; so hat z. B. Feer eine Grünfärbung nach Genuß von Leber beschrieben. Nach Prontosilverabreichung an die Mutter wird die Frauenmilch gelblich gefärbt. Blutbeimengungen zur Frauenmilch, die nicht aus Schrunden stammen und auch nicht die Folgeerscheinung bösartiger Veränderungen darstellen, kommen aus psychischen Gründen vor — sozusagen als eine Flucht in die Krankheit infolge Widerwillens gegen das Stillen — und sollten Anlaß sein, langsam abzustillen, um schwereren nervösen Erscheinungen bei der Mutter aus dem Wege zu gehen.

Das **Abstillen des Kindes** führt, wenn es langsam und in der früher erwähnten Weise (vgl. S. 4) vorgenommen wird, nie zu Beschwerden der Mutter. Wohl aber können solche eintreten, wenn — z. B. beim Tod des Kindes — das Stillen plötzlich beendet werden muß. In solchen Fällen ist die Flüssigkeitszufuhr bei der Mutter auf ein Mindestmaß einzuschränken und außerdem die Brust durch einen festen Verband hochzubinden. Die Spannung der Haut ist durch Einfetten, möglichst aber nicht durch Abspritzen der Milch, zu lindern. Durch Karlsbader Salz oder Sennatee in größeren Mengen wird zugleich dünner, öfterer Stuhlgang erzeugt und dadurch dem Körper reichlich Wasser entzogen. Auf diese Weise läßt sich die Absonderung der Brustdrüse schnell zum Rückgang bringen. Ist die Brust einmal versiegt, so läßt sie sich nicht wieder in Gang bringen. Nur wenn in den ersten Wochen nach der Entbindung mit dem Stillen ausgesetzt wurde, z. B. wegen einer schweren Blutung oder einer Lungenentzündung der Mutter oder wegen deren Erkrankung an Typhus oder ähnlichen Krankheiten, gelingt es zuweilen, selbst nach 8—14 Tage langem Aussetzen der Brusternährung durch erneutes Anlegen des Kindes die Milchabsonderung wieder in Gang zu bringen und sie sogar bis zu einer beträchtlichen Höhe zu steigern. — Am Schluß des Stillens nimmt (gleichwie beim Beginn desselben) die Milch die Beschaffenheit des Kolostrums an — ein Hinweis darauf, daß Kolostralbildung nichts anderes ist als der Ausdruck einer Stauung der Milch.

Ammenhaltung

Die Ernährung des Säuglings durch eine Amme ist — soweit das körperliche Gedeihen in Frage kommt — der Ernährung durch die Mutter als gleichwertig zu erachten. Bei der Einstellung einer Amme sind die folgenden Vorschriften des „Gesetzes zur Bekämpfung der Geschlechtskrankheiten" zu beachten:

§ 14. Mit Gefängnis bis zu einem Jahr und mit Geldstrafe oder einer dieser Strafen wird bestraft, sofern nicht nach den Vorschriften des Strafgesetzbuchs eine härtere Strafe verwirkt ist,

1. eine weibliche Person, die ein fremdes Kind stillt, obwohl sie an einer Geschlechtskrankheit leidet und dies weiß oder den Umständen nach annehmen muß;
2. wer ein syphilitisches Kind, für dessen Pflege er zu sorgen hat, von einer anderen Person als der Mutter stillen läßt, obwohl er die Krankheit des Kindes kennt oder den Umständen nach kennen muß;
3. wer ein sonst geschlechtskrankes Kind, für dessen Pflege er zu sorgen hat, von einer anderen Person als der Mutter, ohne sie vorher über die Krankheit und die gebotenen Vorsichtsmaßnahmen durch einen Arzt mündlich unterweisen zu lassen, stillen läßt, obwohl er die Krankheit des Kindes kennt oder den Umständen nach kennen muß.

Straflos ist das Stillen oder Stillenlassen eines syphilitischen Kindes durch eine weibliche Person, die selbst an Syphilis leidet.

§ 15. Mit Geldstrafe bis zu einhundertfünfzig Reichsmark oder mit Haft wird bestraft:

1. eine Amme, die ein fremdes Kind stillt, ohne im Besitz eines unmittelbar vor Antritt der Stellung ausgestellten ärztlichen Zeugnisses darüber zu sein, daß an ihr keine Geschlechtskrankheit nachweisbar ist;
2. wer zum Stillen eines Kindes eine Amme in Dienst nimmt, ohne sich davon überzeugt zu haben, daß sie im Besitz des in Nr. 1 bezeichneten Zeugnisses ist;
3. wer, abgesehen von Notfällen, ein Kind, für dessen Pflege er zu sorgen hat, von einer anderen Person als von der Mutter stillen läßt, ohne vorher im Besitz eines ärztlichen Zeugnisses darüber zu sein, daß eine gesundheitliche Gefahr für die Stillende nicht besteht.

Jede Amme ist also einer eingehenden Untersuchung auf Syphilis, vor allem der Wassermannschen Probe zu unterziehen. Außerdem ist sie auf Tuberkulose (Röntgenbild! nicht bloß Durchleuchtung), Tripper, Krätze, Kopf- und Filzläuse zu untersuchen.

Auch das Ammenkind ist auf körperliches Gedeihen wie auf Erscheinungen von Erbsyphilis anzusehen. Was die voraussichtliche Leistungsfähigkeit einer Amme anbetrifft, so läßt sich diese schlecht beurteilen: weiche, sich warm anfühlende Brustdrüsen mit gutem, tastbarem Drüsengewebe, mit ausgesprochener Venenzeichnung in der Haut, mit gut faßbarer Warze, aus der sich durch geringen Fingerdruck die Milch im Strahl entleeren läßt — gelten als milchreiche Brüste. Die jeweilige Füllung der Brust ist wenig maßgebend, da sie durch absichtlich herbeigeführte Stauung der Milch bewirkt sein kann. Einen gewissen Hinweis auf die Leistungsfähigkeit der Brust gibt das Gedeihen des Ammenkindes ab. Will man jedoch einen einigermaßen sicheren Anhalt über die Größe der voraussichtlichen Milchmenge gewinnen, so ist es nötig, durch Abdrücken mit der Hand oder Absaugen mit einer Milchpumpe oder durch Anlegen eines Kindes die Brust gänzlich zu entleeren, dann nach 4 Stunden die Amme wieder zu sich zu bestellen und die Menge der nunmehr vorhandenen Milch wieder durch Abziehen zu bestimmen. Die chemische Untersuchung der Ammenmilch ist unnütz, die mikroskopische kann höchstens die Anwesenheit oder das Fehlen von Kolostrumkörperchen ergeben. Sie erübrigt sich deshalb auch. Das Lebensalter der Amme ist gleichgültig, auch die seit der Entbindung verflossene Zeit ist nebensächlich. Man bevorzugt jedoch solche, die etwa am Anfang des 2. Monats nach der Entbindung stehen, weil bei ihnen die Milchabsonderung meist gut im Gange ist, und weil um diese Zeit herum etwaige Zeichen einer Lues congenita beim Ammenkind feststellbar geworden sind. In allen Fällen, namentlich aber da, wo eine Amme ein neugeborenes oder ein frühgeborenes Kind stillt, ist darauf zu sehen, daß sie sich nach jedem Anlegen des Kindes die noch in der Brust befindliche Milch abspritzt. Denn gerade milchreiche Ammen verlieren sehr häufig die Milch, wenn ihre Brüste ungenügend entleert werden. Nach 2—3 Wochen hat sich ihre Absonderung dann meist dem Nahrungsbedürfnis des Kindes angepaßt. Gedeiht ein Kind bei einer Amme trotz ausreichender Milchmenge nicht, so ist nicht der Amme, sondern dem Kind die Schuld beizumessen. Ein Ammenwechsel ist daher unnötig, es ist vielmehr nach S. 160 zu verfahren. Die Ernährung der Amme ist dieselbe wie die der übrigen Hausangestellten, vermehrt um 1 Liter Flüssigkeit (Milch).

* * *

Als Ersatz für Ammen dienen Frauen, die ihr eigenes Kind stillen, nebenher aber noch um Geld einbis zwei- bis dreimal täglich ein fremdes Kind anlegen, meist in Krankheitsfällen und für kürzere Zeit. Derartige „**Stillfrauen**" stiften oft sehr Gutes, indem sie gefährdete junge Kinder über die schlimmste Zeit hinwegbringen. Auf eine genaue Untersuchung und namentlich auf die Anstellung der Wassermannschen Probe, muß man allerdings meist verzichten. Es liegt hier der Notfall vor, der in § 15, 3 des Gesetzes vorgesehen ist.

Praktische Kinderärzte und einzelne Frauenärzte haben sich in lobenswerter Weise bemüht, den Überschuß an Muttermilch, der bei vielen Frauen vorhanden ist, für kranke Säuglinge nutzbar zu machen. Man hat zu diesem Zweck „**Frauenmilchsammelstellen**" gegründet und macht hier die Milch durch Erhitzen haltbar. Ich kann diese „käufliche Frauenmilch" nur empfehlen. Ich habe nie einen Unterschied gegenüber der rohen, frischen Frauenmilch gesehen. Es ist möglich, daß sich bei reiner Ernährung mit erhitzter Frauenmilch Nachteile gegenüber der frischen Frauenmilch zeigen, aber praktisch spielt das schon deswegen keine Rolle, weil die abgekochte Frauenmilch meist nur bei der Zwiemilchernährung kranker oder frühgeborener Säuglinge verwendet wird. Für die Dauerernährung eines Säuglings kommt sie schon deswegen meist nicht in Betracht, weil sie zu teuer ist. Jedenfalls wird man da, wo man bei einem schwerkranken Säugling, den man über einen Gefahrenabschnitt hinwegbringen soll, vor die Wahl gestellt ist: konservierte Frauenmilch oder Kuhmilch — unter allen Umständen die erstere zu wählen haben.

In der Klinik erhitzen wir die Frauenmilch 10 Minuten auf 100° C in 500-g-Weckflaschen (mit Drahtbügel für das Erhitzen) und bewahren diese im Dunkeln auf. Die Erhitzung gewährleistet die Keimfreiheit der Milch. Ein Umschlagen der weißen Farbe der Milch in einen grauen Farbton hat nichts zu sagen. Will man sterilisierte Frauenmilch von anderswoher beziehen, so wende man sich an die „Frauenmilchsammelstellen" in Erfurt, Berlin-Charlottenburg (Frankstraße 3), Pforzheim (Krankenhaus Siloah). Der Preis des Liters beträgt 5—6 RM., wovon die Milchspenderinnen etwa 3 RM. erhalten, während der Rest für Botenlohn und Unkosten aufgeht.

Es besteht — genau so wie bei den Ammen und Stillfrauen — auch hier natürlich die Gefahr einer Verfälschung der Frauenmilch durch Zusatz von Kuhmilch. Ein unbedingt zuverlässiges Verfahren, solche Verfälschungen festzustellen, gibt es nicht. Am einfachsten ist die Morosche Neutralrotreaktion: 2 Tropfen einer 1%igen Neutralrotlösung (in physiologischer Kochsalzlösung) färben 5 ccm Kuhmilch rotviolett, Frauenmilch dagegen gelb. Die Probe läßt noch einen Kuhmilchzusatz von 1 : 10 Frauenmilch erkennen (Münch. med. Wschr. 1912, Nr. 47). Näheres über die Frauenmilchsammelstellen siehe in „Richtlinien für die Einrichtung und den Betrieb einer Frauenmilchsammelstelle", Berlin W 62, Einemstr. 11, Reichsarbeitsgemeinschaft Mutter und Kind.

Die Nahrung des Säuglings

Die charakteristischen Bestandteile der Milch sind das Kasein, der Milchzucker und das Milchfett. Alle drei kommen nirgendwo im Körper vorgebildet vor, sondern sind das eigenste Erzeugnis der Milchdrüsenzellen.

Die von der Brustdrüse vor und kurz nach der Geburt des Kindes abgesonderte Milch führt den Namen **Erstmilch** oder Kolostrum. Von der eigentlichen Frauenmilch unterscheidet sie sich 1. durch ihre eigenartige, besonders im Anfang ausgeprägte, zitronengelbe Färbung; 2. durch ihren Gehalt an „Kolostrumkörperchen" — rundlichen, mit feinsten Fetttröpfchen besetzten kleineren Zellen sowie großen, unregelmäßig gestalteten, mit halbmondförmigen oder „kappenartigen" Gebilden ausgestalteten, ebenfalls mit (großen) Fetttropfen beladenen Zellen; diese Kolostrumkörperchen sind weiße Blutzellen, deren Aufgabe darin besteht, das Fett aus der sich vorläufig noch stauenden Milch in den Körper zurückzuschaffen; 3. dadurch, daß sie beim Kochen gerinnt (infolge ihres erhöhten Gehaltes an Globulin, dessen Gerinnungswärme bei 72° C liegt); 4. dadurch, daß sie mehr Stickstoff und Fett, auch mehr Asche, Phosphorsäure und Natrium, aber weniger Milchzucker als die fertige Frauenmilch enthält. Die Bedeutung des Kolostrums liegt darin, daß es dem Kinde, seinem anfangs geringen Nahrungsbedürfnis entsprechend, in beschränkter Menge einen verhältnismäßig hohen Gehalt an Eiweiß, Fett und Salzen darbietet. Seine eigentümliche Zusammensetzung rührt daher, daß in der ersten Zeit der Milchbildung neben der Absonderung von Milch auch ständig eine Wiederaufsaugung von solcher statthat. Deshalb wandern die weißen Blutzellen ein, um nach Art von Phagozyten das Fett wegzuschaffen. Etwa vom dritten Tage an nach der Geburt des Kindes — also vom Tag des erfolgten „Einschießens" an, nimmt die Milch die Beschaffenheit der fertigen Frauenmilch an. Kolostralmilch ist also gestaute Milch. Alle Stauungszustände in der Brustdrüse, auch das Abstillen, führen zur Kolostralbildung. Auch die Hexenmilch der Neugeborenen nimmt nach einigen Tagen die Beschaffenheit von Kolostrum an.

Die **Frauenmilch** ist eine dünne, zuweilen bläulich schimmernde Flüssigkeit. Mikroskopisch stellt sie eine gleichförmige Aufschwemmung kleinerer und größerer Fetttröpfchen dar. Bakteriologisch ist sie eine meist vollkommen keimfreie Nahrung. In ihrer chemischen Zusammensetzung schwankt sie physiologisch innerhalb weiter Grenzen. Die Zahlen der folgenden Zusammenstellung sind daher nicht als feststehende Werte aufzufassen, sondern geben nur einen ungefähren Anhalt.

	Eiweiß	Fett	Zucker	Salze
Frauenmilch	1,0	4,0	7,0	0,2
Kuhmilch	3,0	3,5	4,0	0,7
Ziegenmilch	4,5	4,0	4,0	0,8

Der Brennwertgehalt der Frauenmilch beträgt rund 700 Kalorien im Liter, der der Kuhmilch ist etwas geringer. Die Reaktion gegen Lackmus ist alkalisch. Der Gesamtstickstoff beträgt 0,15—0,25 (in der Kuhmilch ist er höher: 0,55). Die Hauptmenge des Eiweißes wird vom Kasein (dem „ungelösten" Eiweiß), nächstdem vom Laktalbumin, Laktoglobulin usw. („gelöstem" Eiweiß) gebildet. Das Kasein, der Käsestoff, ist das eigentliche Milcheiweiß. Was die Herkunft der Milcheiweißkörper anbetrifft, so stammen Albumin und Globulin wohl aus dem Serumalbumin usw. des Blutes. Das Kasein dagegen wird wahrscheinlich aus Bausteinen des Eiweißes (Nahrungseiweiß, im Hunger auch Körpereiweiß) unter Zuhilfenahme von Phosphorsäure (entweder anorganischer, aus der Nahrung stammender oder von abgebauter Nukleinsäure oder Phosphaten herrührender) gebildet. Der Zucker der Milch ist Milchzucker, ein Disaccharid (Glukose + Galaktose). Er wird nirgendwo als nur in der Milchdrüse gebildet. Er entsteht wahrscheinlich so, daß sich ein Teil des Traubenzuckers des Blutes in Galaktose umwandelt, und daß diese mit dem nichtumgewandelten Teil des Traubenzuckers den Milchzucker bildet. Das Fett der Frauenmilch zeigt geringe, bedeutungslose Unterschiede von dem der Kuhmilch. Praktisch von Bedeutung ist das Schwanken des Fettgehaltes der Milch bei der einzelnen Mahlzeit: die ersten Milchmengen, die das Kind trinkt, sind fettarm (etwa 1%). Mit der Dauer des Trinkens steigt der Fettgehalt immer mehr und beträgt am Ende der Mahlzeit etwa 6—7—10%. Die Mineralzusammensetzung der Frauenmilch unterscheidet sich von der der Kuhmilch: der Aschegehalt beträgt bei ersterer 0,2, bei letzterer 0,7 g in 100 g Milch. Man darf eben nicht aus dem Auge verlieren, daß die Natur die Kuhmilch mit ihrem hohen Mineralstoff- und Eiweißgehalt eigentlich für das rasch wachsende Kalb bestimmt hat und nicht für den menschlichen Säugling. Über die Verteilung der einzelnen Salze gibt die folgende Zusammenstellung Aufschluß:

Auf 100 g Asche kommen:

in der	K_2O	Na_2O	CaO	MgO	Fe_2O_2	P_2O_2	Cl	
Frauenmilch	30,1	13,7	13,5	1,7	0,17	12,7	21,8	nach Söldner, Bunge
Kuhmilch	22,14	15,9	20,05	2,63	0,04	24,7	21,27	

Die Frauenmilch enthält ferner noch biologisch wichtige Stoffe wie Vitamine, Fermente usw.

Von den Tiermilchen kommt in unseren Gegenden nur die Kuhmilch in Betracht. Die Ziegenmilch stellt bei älteren Säuglingen einen ganz brauchbaren Ersatz der Kuhmilch dar, führt bei jungen Kindern aber leicht zur sogenannten Ziegenmilch-Blutarmut (s. dort).

Die **Kuhmilch** zeigt nicht die feine Verteilung der Fettkügelchen wie die Frauenmilch, sondern sie neigt zum „Aufrahmen", d. h. zum Zusammenfließen des Fettes und zu einer mit bloßem Auge erkennbaren Schichtung in Sahne und darunterstehende Magermilch. Bakteriologisch ist sie streng genommen immer als verunreinigt zu betrachten, denn beim Melken, Umfüllen und dergleichen gelangen Milchschmutz und Keime, meist Saprophyten, gelegentlich aber auch krankmachende Keime wie Typhus- und Tuberkelbazillen hinein. Besonders hoch steigt die Zahl der Keime im Sommer an; auch im Frühjahr, wenn beim Beginn des Weideganges die Tiere an Ernährungsstörungen erkranken, kann sie sehr hoch sein. Auf die früher vielfach geforderte Trockenfütterung der Kühe wird heute kein Wert mehr gelegt, weil Trockenfütterung gleichbedeutend ist mit Vitaminarmut der Milch.

Hinsichtlich ihrer chemischen Zusammensetzung zeigt die Kuhmilch ähnliche Schwankungen wie die Frauenmilch. Praktisch fallen diese jedoch weniger ins Gewicht, weil die käufliche Kuhmilch mehr oder weniger eine Mischmilch ist, bei der sich die Unterschiede ausgleichen. Ihr Brennwertgehalt ist gleich rund 680 Kalorien im Liter. Von den Unterschieden der Kuhmilch gegenüber der Frauenmilch wurde hauptsächlich immer der durch das Kuhmilcheiweiß geschaffene hoch bewertet. Das Kind bekommt im Kuhmilcheiweiß „artfremdes". Außerdem enthält die Kuhmilch mehr Kasein als die Frauenmilch. Dasselbe fällt ferner bei der Labfällung in gröberen, festeren Flocken aus. Aus diesem Verhalten hat man früher den Schluß einer Schwerverdaulichkeit des Kuhmilchkaseins gezogen. Das Verdünnen der Kuhmilch schafft weitere Unterschiede: der Zusatz von Wasser erniedrigt das Säurebindungsvermögen und verlangsamt die Labgerinnung. Erhitzen führt zum Sinken der Azidität und zur Verzögerung der Labgerinnung, bei 50°C erfolgt die Hautbildung, bei 60° beginnt die Zerstörung der Fermente und Immunkörper. Man sieht also, daß tiefgreifende Unterschiede zwischen Frauenmilch und Kuhmilch vorhanden sind. Aber auf der anderen Seite darf man nicht vergessen, daß die praktische Erfahrung alltäglich aufs neue den Beweis liefert, daß trotzdem Säuglinge mit der Kuhmilch ausgezeichnet gedeihen können — freilich: mit Ausnahmen. Ferner ist bei den hier genannten Unterschieden zwischen Frauenmilch und Kuhmilch immer zu bedenken, daß Kuhmilch verhältnismäßig selten (als Säure-Vollmilch) rein, sondern meistens verdünnt und vermischt und mit Zucker versetzt gegeben wird.

Lange Zeit gingen die Bemühungen dahin, die **Milchzusätze** so zu gestalten, daß die Zusammensetzung der künstlichen Nahrung grob-chemisch derjenigen der Frauenmilch glich. Diese Bestrebungen haben aber keinen Erfolg gehabt. Die Verdünnung der Milch geschieht heute ausschließlich durch Kohlehydratabkochungen. Namentlich der Haferschleim, bei älteren Säuglingen auch die Hafermehlabkochung, sind im Volke üblich. Bei Kindern mit Ernährungsstörungen oder überhaupt mit empfindlichem Magen-Darmkanal gebraucht man dafür besser den Reisschleim (aus Trockenreisschleim oder aus Reismehl bereitet), der auch als dicker Schleim gegeben werden kann, als solcher stärker sättigt und im Darmrohr weniger leicht zu Gärungen führt als der Haferschleim. „Kindermehle" haben wir nie gebraucht und sehen deren Nutzen auch nicht ein (vgl. S. 27). Von den Zuckern wird vom Volke durchweg der Rübenzucker gebraucht, weil er der billigste ist. Milchzucker hat sich — obwohl er der von der Natur in die Milch hineingegebene Zucker ist — nicht bewährt, weil er leicht zu Gärungen führt. Bei ernährungsgestörten Kindern ist er deshalb überhaupt zu vermeiden. Auch die verschiedenen Malzzucker sind in den Hintergrund getreten, seitdem es gelungen ist, den Traubenzucker (Dextropur, Maizena-Traubenzucker) in die Säuglingsernährung einzuführen. Er hat den großen Vorteil, daß er bei der Verdauung nicht gespalten zu werden braucht, sondern wahrscheinlich sofort durch die Darmwand hindurch in das Blut geht und somit keinerlei Stoff zur Vergärung durch die Darmbakterien liefert. Der Malzzucker kommt hauptsächlich in Form von Malzsuppenextrakt und von Nährzucker zur Verwendung.

Mit der Verabreichung von Gebäck wird im 2. Lebenshalbjahr begonnen, wo den Säuglingen Zwiebäcke in die Milch eingebrockt werden oder Zwiebackmehl unter das Obst gemischt wird. In den Zwiebäcken ist die Stärke durch den Röstprozeß zum Teil dextrinisiert. Sie sind ein sehr gutes Nahrungsmittel für Säuglinge. Man gebraucht die gewöhnlichen gerösteten Milchzwiebäcke. Die „Nährzwiebäcke", die allerhand Zusätze führen, sind nicht besser als die erstgenannten. In den letzten Jahren sind auch „Gemüsezwiebäcke" in den Handel gebracht worden. Wenn sich mit ihrer Empfehlung der Gedanke verbindet, daß man in ihnen den Kindern Ergänzungsstoffe zuführen könne, so ist dieser Gedanke irrig; denn beim Trocknen und Zerkleinern des Gemüses zu Gemüsepulver und bei dem nachfolgenden zweimaligen Rösten des Zwiebacks werden etwaige Ergänzungsstoffe restlos vernichtet.

Zur Herstellung des Säuglingsgemüses wird meist Spinat verwendet, aber auch neue Kartoffeln, gelbe Rüben, Schwarzwurzeln, Blumenkohl usw. werden viel gebraucht; im Winter sollte hauptsächlich von den, an Ergänzungsstoffen besonders reichen Grünkohl, Mohrrüben und Steckrüben, auch von Wirsingkohl und Rosenkohl Gebrauch gemacht werden. Wenn die Kinder auf die ersten Gemüsemahlzeiten mit beschleunigtem Stuhlgang antworten, so macht das nichts aus. Sie gewöhnen sich bald daran. Es kommt auch vor, daß zeitweise einmal ein starker Widerwille gegen Gemüse sich einstellt. Dann läßt man am besten für 2—3 Wochen das Gemüse ganz weg, gibt dafür nur Suppe mit Grieß oder einen Brei aus Zwiebäcken oder Grieß mit Milch, also jedenfalls etwas, was ganz anders schmeckt als Gemüse und fängt nach der angegebenen Zeit an, langsam wieder kleine Mengen Gemüse in die Suppe usw. hinzutun. Einen vollwertigen Ersatz des Gemüses stellt das Obst dar, das anfangs fein zerteilt in Form von Apfelmus oder von durchs Sieb gestrichenen Erdbeeren, Kirschen usw. gegeben wird, um dann später in etwas gröberer Form, als geriebene Äpfel und geschabte Birnen, gereicht zu werden. Bei ganz kleinen Kindern, z. B. bei Frühgeburten, muß man Obst und Gemüse in Form von Preßsaft aus Apfelsinen, gelben Rüben oder als durchs Sieb gestrichenen Spinat geben. Bei Spinatfütterung wird der Stuhl grün, bei Möhren rötlich usw. Die Mütter meinen dann oft, daß ihr Kind das Gemüse gar nicht ausnütze. Das stimmt aber nicht. Was das Kind braucht — Salze und Ergänzungsstoffe — holt es sich schon aus dem Gemüse heraus. Was im Stuhlgang erscheint, ist die Rohfaser (Zellulose), die auch für den Erwachsenen unverdaulich ist. Daß im Säuglingsstuhl das Gemüse seine ursprüngliche Farbe bewahrt, hängt damit zusammen, daß im Säuglingsdarm noch nicht jene starken Fäulnisvorgänge herrschen, die im Darm des Erwachsenen das Gemüse entfärben.

Die **Zubereitung der Nahrung für den Säugling** gestaltet sich verschieden, je nach der Art der Milch, die zur Verfügung steht. Nach dem deutschen Milchgesetz (vgl. unten) gibt es Vollmilch, die „pasteurisiert" verkauft werden muß. Markenmilch, eine bessere Milch als die erste, die teils roh, teils pasteurisiert im Handel ist, und Vorzugsmilch, die nur roh abgegeben wird. Letztere ist die teuerste, aber leider nicht immer die beste Milch. Das Pasteurisieren, das nach dem Gesetz erst im Verlauf von 24 Stunden nach dem Melken vorgenommen zu werden braucht, bewirkt, daß die so behandelte Milch eine gewisse Herabsetzung ihres Gehaltes an Ergänzungsstoffen erfährt.

Verwendet man rohe Milch, so wird diese in einem Topf, der ausschließlich diesem einen Zweck dient, gekocht, aber nur so, daß sie ein- oder zweimal aufwallt. Dann wird sie vom Feuer weggezogen und unter ständigem Rühren (um die Hautbildung zu vermeiden) etwas abgekühlt. Nebenher wird die Verdünnungsflüssigkeit (Reisschleim, Haferschleim, Mehlsuppe) bereitet. Beides wird dann in dem gewünschten Verhältnis gemischt, auf 5 Flaschen mit Patentverschluß verteilt und im Eisschrank oder in einem mit kaltem Leitungswasser, das im Sommer häufig erneuert werden muß, gefüllten Eimer aufbewahrt. Muß man dem Säugling pasteurisierte Milch geben, so braucht diese nicht wieder erhitzt zu werden, sondern wird kalt in die Verdünnungsflüssigkeit hineingegossen und dann ebenfalls auf 5 Flaschen verteilt.

Zur Stunde der Mahlzeit setzt man den Sauger auf die Flasche und stellt sie in warmes Wasser. Die trinkfertige Milch soll etwa Körperwärme besitzen. Ob sie warm genug ist, prüft man, indem man durch das Loch des Saugers sich einige Tropfen auf den Handrücken spritzt und kostet. Vielfach ist es auch üblich, die erwärmte Flasche gegen das Augenlid zu halten: wird sie ertragen, so ist die Wärme recht. Beim Trinken liegt das Kind im Bett. Die Flasche wird ihm gehalten und darf nicht aus der Hand gegeben werden.

Handelt es sich um Bevölkerungskreise, die nicht nach dem Milchgesetz versorgt werden (z. B. Bauern), so ist denselben zu raten: eine möglichst einwandfreie Rohmilch zu verwenden, dieselbe kurz 1—2mal aufkochen zu lassen und hinterher sofort tief zu kühlen. Das Erhitzen hat den Zweck, die in jeder Kuhmilch enthaltenen Keime (namentlich die Koli) abzutöten, die Tiefkühlung soll den Sporen, die durch die Hitze nicht angegriffen werden, die Möglichkeit nehmen, auszukeimen. Die Forderung einer möglichst einwandfreien Ausgangsmilch gründet sich darauf, daß etwaige, durch die Einwirkung von Keimen vor dem Gebrauch der Milch gesetzte Veränderungen derselben auch durch alles nachfolgende Kochen und Kalthalten nicht wieder getilgt werden.

Das kurze, 1—2 Minuten dauernde Erhitzen der Milch auf 100° C, also das „Sterilisieren", ist besser als das $^1/_2$ Stunde und länger dauernde „Pasteurisieren" bei 55—70° C. Kuhmilch kann, z. B. in der Form der „Vorzugsmilch", auch roh verfüttert werden. Aber einen besonderen Vorteil für das Kind bietet das nicht; es birgt sogar die Gefahr, daß durch einen unglücklichen Zufall mal eine ganz schwere Darminfektion hervorgerufen wird. Vor allem besteht zur Zeit eine große Gefahr der Übertragung von Tuberkulose durch rohe Kuhmilch.

Als Trinkflaschen für Säuglinge eignen sich alle Formen, die eine glatte Innenfläche haben und gut zu reinigen sind. Man wählt besser solche mit Grammeinteilung als solche mit „Strichen". Das Säubern der Flaschen geschieht durch Ausspülen mit heißem Wasser unter Benützung einer Flaschenbürste und Nachspülen mit abgekochtem Wasser. Angetrocknete Milchreste werden entfernt, indem man die Flasche mit ausgekochtem Sand oder rohen Kartoffelstückchen und Wasser ausschüttelt. Als Sauger dienen die einfachen Gummisauger (Kristallsauger), die an der Spitze mit einer heißen Stopfnadel durchbohrt werden. Solche mit langem Schlauch oder mit Glasrohr sind zu verwerfen, da sie sich nicht ordentlich reinigen lassen. Der Sauger wird nach dem Gebrauch ausgekocht oder mit Salz abgerieben (auch umgestülpt und an der Innenseite gesäubert) und dann trocken aufbewahrt. Über „Trockenmilch" s. S. 108.

Aus den Bestimmungen des deutschen Milchgesetzes

Das Reichsgesetz (Juli 1930) bestimmt, daß Milch von Kühen, deren Gesundheitszustand die Beschaffenheit der Milch nachteilig beeinflussen könnte, weder in den Verkehr gebracht noch als Lebensmittel verwendet werden darf. Dieses Verbot bezieht sich insbesondere auf die Milch von Kühen, die mit äußerlich erkennbarer Tuberkulose, die sich in der Lunge in fortgeschrittenem Zustand befindet oder Euter, Gebärmutter oder Darm ergriffen hat, behaftet sind. Hingegen Milch von Tieren mit anderweitiger Tuberkulose, auch die von solchen mit Maul- und Klauenseuche, darf verwendet werden, wenn durch ausreichende Erhitzung jede Gefahr für die Gesundheit beseitigt ist. Personen, die an Typhus, Paratyphus, Ruhr oder offener Tuberkulose leiden oder dessen verdächtig oder Keimträger dieser Krankheiten sind, dürfen weder bei der Gewinnung von Milch noch im Verkehr mit Milch tätig sein. Letzteres gilt auch für Leute mit Geschwüren, eiternden Wunden oder Ausschlägen.

Die Ausführungsverordnung des Reiches und die Durchführungsverordnungen der einzelnen deutschen Länder enthalten weitere Bestimmungen:

Sie erweitern das Verbot der Milchgewinnung und des Handels mit derselben auf die Milch, die von Kühen mit Bang-Infektion, Enteritisinfektion und Kuhpocken stammt, soweit sie nicht erhitzt wird.

Das Gesetz kennzeichnet ferner die schon oben genannten Milcharten noch näher: die gewöhnliche Vollmilch (die den ärmeren Volkskreisen zur Verfügung steht und aus den Milchsammelstellen oder Molkereien bezogen wird), darf nach der Preußischen Durchführungsverordnung mit ihrem Fettgehalt den Wert von 2,7% nicht unterschreiten. (Die Württembergische Verordnung verlangt mindestens 3,4%; hat die Milch weniger Fett, so ist sie als fettärmere Milch ausdrücklich zu kennzeichnen.) Vollmilch darf nur pasteurisiert abgegeben werden — also nach einer mindestens 1/2 Stunde fortgeführten Erhitzung auf etwa 65°C. Vorher ist sie einem Reinigungsverfahren und hinterher einer Tiefkühlung unter 15°C zu unterwerfen.

Für die Markenmilch ist vorgeschrieben, daß sie von Kühen gewonnen sein muß, die dem staatlichen Tuberkulosetilgungsverfahren unterworfen und alle 3 Monate durch einen beamteten Tierarzt klinisch und bakteriologisch untersucht werden. Stammt sie aus einem einzigen Betrieb, so kann sie roh (in Flaschen) abgegeben werden; ist sie eine aus mehreren Betrieben gewonnene Mischmilch, so muß sie pasteurisiert werden.

Hinsichtlich der Vorzugsmilch wird bestimmt, daß sie bei Abgabe an die Verbraucher nicht mehr als 150000 Keime, darunter nicht mehr als 30 Kolibazillen, im Kubikzentimeter haben darf, daß sie einen Fettgehalt von mindestens 3% haben muß, daß sie nicht früher als am Tag vor dem In-den-Verkehr-kommen gewonnen sein darf, daß sie bis zur Abgabe an den Verbraucher die Temperatur von 15°C nicht überschreiten darf usw.; die Viehbestände, aus denen sie gewonnen wird, müssen dem Tuberkulosetilgungsverfahren angeschlossen sein, die Tiere müssen allmonatlich durch einen beamteten Tierarzt klinisch und bakteriologisch untersucht werden; auch ein bestimmtes Futter ist vorgeschrieben usw. Vor allem muß Vorzugsmilch roh und in Flaschen geliefert werden.

Weiteres s. bei Köstlin „Das Milchgesetz" (2 Bände). Kohlhammer Verlag, Stuttgart.

Kochvorschriften

Haferschleim: 30 g Hafergrütze (2 schwach gehäufte Eßlöffel) werden mit heißem Wasser abgewaschen, dann mit 1/2 Liter Wasser kalt angesetzt und 3/4 Stunde lang auf kleinem Feuer gekocht. Man fügt eine Prise Salz (0,3 g) hinzu und schüttet das Ganze durch ein feines Sieb. Was durchfließt, ist der Haferschleim. Nimmt man Haferflocken zur Bereitung des Schleims, so braucht man nur 10 g Haferflocken (einen schwach gehäuften Eßlöffel) auf 1/2 Liter Wasser und braucht auch nur 20 Minuten zu kochen.

Hafermehlsuppe: Bei Kindern um die Wende des ersten Lebenshalbjahres wird vielfach an Stelle des Schleimes eine Mehlsuppe verwendet: 10 g (Knorrsches) Hafermehl werden mit 1/4 Liter kalten Wassers angerührt. Ein anderes 1/4 Liter Wasser wird mit einer Prise Salz zum Kochen aufgesetzt und wird, sobald es kocht, mit der ersten Lösung vereinigt. Beides läßt man dann noch 5 Minuten kochen und gießt es durch ein Sieb.

Reisschleim: Zur Herstellung von 1 Liter trinkfertigen Reisschleims nimmt man 100 Teile Reisschleimpulver (Firma Töpfer, Böhlen bei Rötha i. S.) und 900 Teile Wasser. Das Trockenreisschleimpulver wird unter kräftigem Schlagen mit dem Schneebesen mit der Hälfte des Wassers kalt angerührt, während die andere Hälfte des Wassers zum Kochen gebracht wird. Die angerührte Masse wird in das kochende Wasser hineingeschüttet, das Ganze weiter mit dem Schneebesen kräftig geschlagen, kurz aufgekocht und in Flaschen gefüllt. Sehr viel billiger und im Gebrauch von der gleichen Wirkung ist die Reismehlabkochung: 300 g Wasser werden mit 50 g Reismehl kalt verrührt, dann in 700 g kochendes Wassers gegeben, kräftig mit dem Schneebesen geschlagen, 3 Minuten aufgekocht, dann durchgeseiht und in Flaschen gefüllt.

Trockenreisschleim wie auch Reismehlabkochung sollen möglichst dick verabreicht werden.

Zwiebackbrei (10%): Man benutzt entweder das bei einem guten Bäcker käufliche Zwiebackmehl oder zerstößt im Mörser Zwiebäcke und nimmt 20 g Zwieback, 100 g Wasser, 100 g Milch und 10 g Kochzucker, setzt das Ganze aufs Feuer und hält es vom Augenblick des Kochens an noch 5 Minuten im Kochen.

Fleischbrühe: 250 g fettfreies Rindfleisch oder Kalbfleisch werden in Würfel zerschnitten, mit etwas Wurzelwerk (1 Mohrrübe, etwas Petersilienwurzel, Sellerie) und $1^1/_2$ Liter kalten Wassers und 0,3 g Salz aufgesetzt, sodann langsam zum Kochen gebracht und 2 Stunden gut zugedeckt in leichtem Ziehen erhalten. Es bleibt dann etwa $^1/_4$ Liter Fleischbrühe übrig. Diese wird durch ein feines Haarsieb gegossen und abkühlen gelassen, dann wird etwaiges Fett mit flachem Löffel abgeschöpft. Diese ziemlich kräftige Brühe kann nach Belieben verdünnt werden.

Es hindert nichts, die „Fleischbrühe" für den Säugling aus Wasser, dem man etwas „Maggi" hinzugegeben hat, herzustellen.

Gemüsebrühe: Man nimmt dazu eine Sellerieknolle, eine Möhre, eine große Kartoffel, einen Kohlrabi, im Sommer auch eine Tomate (an Stelle der genannten aber auch etwas Blumenkohl, Wirsing- oder Weißkohl), wäscht dies alles sauber und schneidet es in kleine Stückchen. Sodann nimmt man zwei Zwiebeln, hackt sie fein, röstet sie im Tiegel in 30 g Butter und löscht sie mit Wasser, tut das Ganze in einen großen Topf mit 2—3 Liter Wasser, fügt eine Prise (s. oben) Salz und zwei Stengel Lauch hinzu und kocht eine Stunde. Alsdann wird diese Gemüsesuppe durchs Sieb gestrichen und entweder in dieser Form verfüttert, oder aber es wird noch Grieß hinein gekocht. — In ähnlicher Weise kann der Grieß für Säuglinge auch in etwa vorhandenem Gemüsekochwasser von Blumenkohl, Spargel usw. gekocht werden.

Grießbrühe: Ein gehäufter Eßlöffel feinen Grießes (etwa 20 g) wird in $^1/_4$ Liter Fleischbrühe oder Gemüsebrühe unter stetem Umrühren 20 Minuten lang gekocht.

Grießbrei: 15—20 g feinen Grießes (ein gehäufter Eßlöffel) werden mit 150 g Wasser angesetzt und bis zum Quellen des Grießes erhitzt, dann werden 100 g warme Vollmich nebst einer Prise Salz und 10 g Zucker dazu gesetzt. Diese Mischung wird unter ständigem Umrühren weiter gekocht, im ganzen 10 Minuten.

Spinat: $^1/_2$ Pfund junger Spinat wird in kaltem Wasser gewaschen, dann mit $^1/_2$ Liter kalten Wassers und einer Prise Salz angesetzt und 20—30 Minuten gekocht. Ist der Spinat weich, so wird er gewiegt. Während dieser Zeit wird das Wasser, in dem er gekocht wurde, nochmals aufs Feuer gesetzt und möglichst eingekocht. In dieses eingekochte Wasser gibt man den Spinat hinein und setzt kurz vor dem Anrichten eine Wenigkeit Butter oder eine Mehlschwitze und anfangs etwas Zucker zu.

Gelbe Rüben: 200 g Mohrrüben werden in kaltem Wasser gut gewaschen, abgeschrapt, in Scheiben geschnitten und in $^1/_4$ Liter kochenden Wassers mit einer Prise Salz angesetzt und $^3/_4$ Stunden langsam gekocht. Dann wird das Kochwasser abgegossen und eingekocht, die Rüben durch ein Haarsieb gestrichen, das Kochwasser dazugefügt und außerdem etwas Butter und Zucker hinzugegeben.

Kartoffelbrei: Die rohen, geschälten Kartoffeln werden in Scheiben geschnitten und mit Wassers und etwas Salz zum dicken Brei verkocht. Sie werden dann noch durch ein Sieb gedrückt und mit 10 g Butter oder mit einer Einbrenne versetzt.

Die schwierigste Zeit für die Versorgung mit Gemüse und Obst ist das Spätfrühjahr, wo das Eingelagerte zu Ende und das Frische noch nicht reif ist. Es ist dann daran zu denken, daß Obst und Gemüse ja hauptsächlich wegen ihres Gehaltes an Ergänzungsstoffen gebraucht werden, dass von diesen aber einerseits nur kleine Mengen nötig sind, andererseits der Gehalt daran in rohem Obst und Gemüse erheblich höher ist als in gekochtem. Man kann daher leicht die Gemüsemahlzeiten des Säuglings dadurch ersetzen, daß man ihm rohes Gemüse oder rohe Salate zuführt. Man gibt ihm also anstatt der Gemüsemahlzeit 1—2 Teelöffel Rohgemüse in seine Grießsuppe, wobei man namentlich jene jungen, zarten Salate verwendet, die das Frühjahr als erste Gartenfrüchte liefert. Aber es ist nötig, daß man Salate, bei denen man Gefahr läuft, daß sie mit Kopfdüngung behandelt und deshalb mit Wurmeiern verschmutzt sein könnten, erst 1 Stunde lang in Salzwasser legt. Danach werden sie mehrmals in Wasser geschwenkt, Blatt für Blatt verlesen, gehackt, durch ein Sieb gestrichen und roh in die Grießsuppe des Kindes hineingerührt. Es kommen in Betracht: Kopfsalat, Lattich, Kresse, Schnittlauch, Löwenzahn, Ackersalat (Rapünzchen), Endivien, Spinat, Mangold. Von überwinterten Gemüsen, die sehr reich an Ergänzungsstoffen sind, kommen außer Kartoffeln noch Rotkohl und Grünkohl in Betracht, ebenso Möhren, ferner Blumenkohl und Schwarzwurzeln, die auf der Glasraffel fein gerieben und der Grießsuppe zugesetzt werden. Aus Möhren läßt sich auch leicht ein Preßsaft herstellen, indem sie auf der Raffel zerrieben werden und der Brei in einem leinenen Tuch oder vermittels einer Fruchtpresse (Rohkostpresse „Rocosa", Alexanderwerk-Remscheid) ausgedrückt und im Löffel verabfolgt oder in die Grießsuppe getan wird. An Stelle von Mohrrüben können auch die weißen Pferderüben verwendet werden.

Stoffwechsel und Verdauung

Die Nahrung hat beim Kinde die laufenden Ausgaben des Stoffwechsels für Wärmebildung, Kraftleistungen und Abnutzung zu decken und außerdem im Unterschied zum Erwachsenen auch den Ansprüchen des Wachstums Genüge zu leisten. Die Wärmebildung richtet sich nach der Wärmeabgabe, und diese ist wieder abhängig von der Körperoberfläche. Der Säugling besitzt im Vergleich zum Erwachsenen eine zu große Oberfläche; sie ist im Verhältnis 2—3mal so groß als die des Erwachsenen. Deshalb ist seine Wärmeabgabe eine verhältnismäßig größere und mithin auch sein Bedarf an Brennwerteinheiten ein erheblich höherer.

Für praktische Zwecke ist die Berechnung des Nahrungsbedarfs nach der Körperoberfläche zu umständlich. In der Regel genügt die Berechnung nach der Budinschen Zahl (s. S. 6). Will man wirklich den Nahrungsbedarf nach dem Brennwert berechnen, so benützt man den „Energiequotienten". Dieser gibt an, wie hoch der Bedarf an Brennwerteinheiten für 1 kg Körpergewicht ist. Der Energiequotient beträgt im ersten Lebensvierteljahr (etwa) 100 Kalorien, im zweiten 90, im dritten 80 und im vierten 70.

Um den Brennwertgehalt der Nahrung zu berechnen, wird die Verbrennungswärme von 1 g Eiweiß = 4,1, 1 g Fett = 9,3 und 1 g Zucker = 4,1 Kalorien gesetzt.

Hiernach berechnet sich der Brennwertgehalt der gebräuchlichsten Nahrungsgemische für Säuglinge auf je 100 g:

bei Frauenmilch	auf etwa 70 Kalorien
bei Kuhmilch	auf etwa 68 Kalorien
bei $^1/_2$ Milch und $^1/_2$ Schleim und 5% Zucker	auf etwa 62 Kalorien
bei $^2/_3$ Milch und Schleim und Zucker	auf etwa 73 Kalorien
bei abgerahmter Frauenmilch	auf etwa 38 Kalorien
bei abgerahmter Kuhmilch (Magermilch, zusatzfreier Buttermilch)	auf etwa 41 Kalorien
bei Molke	auf etwa 23 Kalorien
bei Eiweißmilch	auf etwa 40 Kalorien
bei Malzsuppe	auf etwa 80 Kalorien
bei Buttermehlnahrung	auf etwa 84 Kalorien

Was die Verdauung der Nahrung anbetrifft, so muß vorausgeschickt werden, daß irgendeine Rückständigkeit, sei es in bezug auf den Bau des Magen-Darmkanals, sei es hinsichtlich der Leistungen desselben, beim Säugling nicht besteht. — Die Verdauung vollzieht sich, allgemein betrachtet, so, daß das Eiweiß unter dem Einfluß der entsprechenden Fermente nach und nach bis zu den Aminosäuren und Komplexen derselben (Peptiden) abgebaut wird. Dabei macht es keinen Unterschied, ob der Säugling mit arteigenem (Frauenmilch-) oder artfremden (Kuhmilch-) Eiweiß gefüttert wird. In beiden Fällen kommt es erst zu einer weitgehenden Spaltung des Eiweißmoleküls, ehe die Umprägung zu Körpereiweiß vor sich geht. — Die Endergebnisse des Eiweißstoffwechsels finden sich im Harn hauptsächlich (zu etwa 70%) als Harnstoff, ferner als Ammoniak, Harnsäure, Kreatinin usw. wieder. Der im Kot enthaltene Stickstoff entstammt den Darmsäften und den Bakterien, weniger der Nahrung.

Von den Kohlehydraten kommen in der Nahrung des Säuglings vor: a) die Monosaccharide: Traubenzucker (als Dextropur) und Fruchtzucker, letzterer jedoch selten (im Obst, Honig, also nur bei älteren Säuglingen); b) die Disaccharide: Milchzucker, Rohrzucker (Rübenzucker) und Malzzucker; c) die Polysaccharide: Mehle, Dextrine, Zellulose (in den Mehlsuppen, Zwiebäcken, Gemüsen). — Von den Zuckern wird der Traubenzucker unverändert — und wahrscheinlich sehr schnell — aufgesaugt; die anderen Zucker werden zu einem Teil durch die entsprechenden Fermente (Ptyalin, Laktase, Maltase, Invertin) gespalten, als Monosaccharide aufgenommen und jenseits der Darmwand (nach Umwandlung in Glykogen) aufgespeichert bzw. verbrannt. Zum anderen Teil fallen sie den Darmbakterien zum Opfer, werden vergoren und spielen in Form von Gärungsfettsäuren eine bedeutsame Rolle bei der Aufrechterhaltung der normalen (und noch mehr der krankhaften) Darmbewegung. Der Blutzuckergehalt des Säuglings beträgt 0,07—0,11%.

Die Fettverdauung geht so vor sich, daß das Nahrungsfett durch die Galle zerstäubt und dann in Glyzerin und Fettsäuren gespalten wird. Das Glyzerin ist wasserlöslich und wird sofort aufgesaugt. Was das Schicksal der Fettsäuren anbetrifft, so gingen unsere früheren Anschauungen von der — von dem alten Physiologen Pflüger begründeten — Annahme aus, daß die oberen Dünndarmabschnitte mit alkalischer Reaktion ausgestattet seien, daß sich die Fettsäuren mit dem Alkali verbänden und daß die entstehenden Seifen, soweit es sich um wasserlösliche Kalium- und Natriumseifen handelte, aufgesaugt würden, während die wasserunlöslichen Kalk- und Magnesiaseifen im Stuhlgang verlorengingen. Jenseits der Darmwand, so nahm man an, gäben die aufgesaugten Seifen ihr Alkali wieder ab und die freiwerdenden Fettsäuren gingen mit dem Glyzerin eine neue Vereinigung zu Neutralfett ein. Diese alte Vorstellung trifft aber wohl nicht zu, denn die oberen Dünndarmabschnitte haben noch eine saure Reaktion, und eine Seifenbildung ist nicht möglich. Die Aufsaugung der Fettsäuren vollzieht sich infolgedessen wahrscheinlich so, daß sie mit den Gallensäuren Additionsverbindungen eingehen und dadurch wasserlöslich und aufsaugbar werden. Diejenigen, die in den Dickdarm geraten, stoßen hier zwar auf eine alkalische Reaktion, und unter diesen Bedingungen kommt es dann auch zur Seifenbildung. Aber eine Aufsaugung findet nicht mehr statt.

Für die Salze bildet der Verdauungsweg nicht nur den Ort der Aufnahme, sondern teilweise auch den der Wiederausscheidung. So werden z. B. Kalk, Magnesia und Eisen zum größten Teil wieder im Kot ausgeschieden.

Auch die Ergänzungsstoffe oder Vitamine spielen in der Säuglingsernährung eine große Rolle. Das Neugeborene bringt von seiner Mutter her einen Vorrat von Ergänzungsstoffen mit auf die Welt und bekommt dieselben in der Frauenmilch fortlaufend in hinreichender Menge weiter zugeführt, vorausgesetzt, daß die jeweilige Milchspenderin selber wieder genügend Ergänzungsstoffe in ihrer Nahrung genießt. Erschöpft sich der Vorrat im Körper des Kindes oder ist die Zufuhr in der Nahrung unzureichend oder entsteht, z. B. aus Anlaß langdauernder, hoher Fieberzustände bei gleichbleibender Zufuhr, ein Mehrverbrauch von Ergänzungsstoffen im Körper des Säuglings, so kommt es zu den Mangelkrankheiten oder Avitaminosen oder wenigstens zu Hypovitaminosen. Bei der naturgemäßen Ernährung mit Frauenmilch kommt das im allgemeinen nicht vor. Bei der — eigentlich — naturwidrigen Ernährung des Säuglings mit Kuhmilch dagegen ist es beinahe die Regel, wenigstens insofern, als wohl jedes künstlich genährte Kind im Winter an der D-Avitaminose: der Rachitis — erkrankt. Es spielen im Säuglingsalter eine Rolle:

1. Das fettlösliche antixerophthalmische Vitamin A. Der Zusammenhang der Xerophthalmie mit einer Fehlernährung des Säuglings war den Kinderärzten schon bekannt, ehe es überhaupt den Begriff und den Namen „Vitamin“ gab. Denn zu dem von Czerny und Keller aufgestellten Krankheitsbild „Mehlnährschaden“ gehörte das Symptom „Xerophthalmie“. Das Vitamin A entsteht in der Leber aus dem Provitamin „Karotin“, das sich in Pflanzen wie Spinat, Mohrrüben, Kohlarten, Tomaten und anderen findet, in der Butter als deren gelber Farbstoff enthalten ist, sich in der Milch sowohl als Vitamin wie als Karotin findet, am reichlichsten aber im Lebertran (besonders des Heilbutts) enthalten ist. Ausfallserscheinungen durch Mangel an A-Vitamin finden sich an den Augen als Xerophthalmie, auf der äußeren Haut als braune, schmutzige Pigmentierung, bei älteren Kindern als Nachtblindheit, angeblich auch in Form von Mitessern, Gerstenkörnern am Lidrand, auf den Schleimhäuten als Herabsetzung der Drüsentätigkeit (Verminderung von Speichel- und Magensaftabsonderung). Bemerkenswert ist, daß sich das A-Vitamin nur in den Drüsenfetten wie Milch, Lebertran, Eigelb, aber nicht in den Depotfetten wie Schmalz, Margarine, Speck, auch nicht in den Pflanzenfetten wie Olivenöl oder Sesamöl findet. Die natürlichen — ölliefernden — Früchte enthalten zwar das Vitamin, beim Auspressen des Öls bleibt dasselbe aber in den Preßrückständen zurück. Für Behandlungszwecke (bei Mehlnährschaden, Schleimhauterkrankungen usw.) benutzt man am besten den Lebertran (nicht die Lebertranpräparate oder Emulsionen). In Form des Vogans ist das A-Vitamin wenig wirksam (3mal täglich 5—10 Tropfen).

2. Das beriberiverhütende Vitamin B_1=Aneurin, das in den äußeren Zellschichten von Reis, Weizen und anderen Körnerfrüchten und Hülsenfrüchten sowie in der Hefe enthalten ist und sich im Körper in den Nieren, im Gehirn sowie im Eigelb, in der Milch usw. findet. Sein Fehlen ruft in Ostasien Beriberi hervor. In unseren Gegenden sind sichere klinische Ausfallserscheinungen nicht bekannt. Um so größer ist die Zahl

der vermuteten Schäden: alimentäre Ödeme, Mehlnährschaden, Spasmophilie und andere. Je reicher eine Nahrung an Kohlehydraten ist, um so höher soll der Bedarf an B_1 sein. Angeblich soll im Dickdarm des Brustkindes unter der Wirkung des Bac. bifidus eine B_1-Bildung stattfinden. Gebrauchsformen: Betaxin, Betabion.

Die durch das Fehlen von Aneurin hervorgerufenen Krankheitserscheinungen waren es, die erstmalig die Vermutung erweckten, daß es neben Eiweiß, Fett, Kohlehydraten, Wasser und Salzen noch andere Nahrungsstoffe (Ergänzungsstoffe) geben könnte, für die 1911 Funk den Namen „Vitamin" prägte. (Vita = Leben, amin = aminhaltige Basen.)

Von den weiteren 5 Formen des B-Vitamins spielt vorläufig nur noch das Laktoflavin (B_2) eine gewisse praktische Rolle, weil sein Fehlen zum intestinalen Infantilismus (einheimischen Sprue, Coeliacie) führen soll, einem Krankheitsbild, das zuweilen schon im späteren Säuglingsalter beginnt.

Die übrigen B-Vitamine (Adermin = B_6, Nikotinsäureamid und andere) sind praktisch für die Kinderheilkunde noch ohne Bedeutung.

Laktoflavin wird aus Leber, Hefe, Eiereiweiß und Molke dargestellt.

3. Das skorbutverhütende Vitamin C (Askorbinsäure), das besonders reichlich im Zitronensaft, auch im Spinat, Obst, im Preßsaft der Mohrrüben, der Steckrüben, des Kohls, in den Apfelsinen und Tomaten, in den Hagebutten und im Saft der schwarzen Johannisbeeren, stets auch hinreichend in der rohen wie abgekochten Milch enthalten ist. Sein Fehlen ruft die Erscheinungen des Skorbuts der Säuglinge hervor. Es fehlt in länger oder wiederholt gekochter oder zum Schutz vor dem Sauerwerden mit Natr. bicarbonic. versetzter Milch, auch in der Büchsenmilch, in Dörrgemüse sowie in den sogenannten Kindermehlen.

4. Das rachitisverhütende fettlösliche Vitamin D. Es ist vor allem im Lebertran vorhanden, auch in der Milch ist es in ausreichender Menge enthalten, vorausgesetzt, daß die Milchtiere mit Grünfutter gefüttert werden und im Sommer nicht im Stall stehen. Es fehlt infolgedessen in der Wintermilch. In den Pflanzen ist der Ergänzungsstoff nicht als D-Vitamin, sondern wieder nur als dessen Provitamin, als Ergosterin, enthalten. Hieraus entsteht unter der Wirkung der Ultraviolettstrahlen des Sonnenlichts das Vitamin selbst. Der D-Avitaminose, der englischen Krankheit, kommt unter allen Mangelkrankheiten die überragende Bedeutung zu. Auch das D-Vitamin ist kein einheitlicher Körper. Als D-Vitamin ist es im Lebertran enthalten, als Vitamin D_2 wird es bezeichnet, wenn es aus bestrahltem Ergosterin hergestellt ist. Daneben gibt es noch ein Vitamin D_3, das durch Ultraviolettstrahlen aus Dehydrocholesterin entsteht. In allzu großer, das 100—200fache des Normalen betragender Menge gegeben, entfaltet das D-Vitamin toxische Wirkungen, die einem „Kalzinosefaktor" zugeschrieben werden (beim Versuchstier Hyperkalzämie, Gewichtsabnahmen, Durchfälle usw.). Bei Kindern kommen derartige Überdosierungen aber wohl nie vor; außerdem vertragen rachitische Kinder weit mehr Vigantol als gesunde. Da der normale Weg der D-Vitaminversorgung des Kindes über die mütterliche Brust führt, ist es ratsam, schwangeren und stillenden Frauen im Herbst und Winter 2 Teelöffel Lebertran oder 15 Tropfen Vigantol am Tag zuzulegen.

Von den andern Vitaminen seien noch das Vitamin K in Form des Karan-Merk (Synkavit) und das Citrin (Bayer), das sogenannte Permeabilitätsvitamin (Faktor P), genannt. Die Ausfallserscheinungen bei K-Avitaminose sind Blutungen, z. B. bei Neugeborenen, vgl. S. 47, Blutarmut, verlängerte Gerinnungszeit und Herabsetzung des Prothrombingehaltes des Blutes. P-Mangel führt zur Durchlässigkeit der Haargefäße (vasogene Purpura, hämorrhagische Diathese usw.).

* * *

Im besonderen verläuft die **Verdauung** folgendermaßen:

1. Im Mund findet eine nennenswerte Beeinflussung der Nahrung nicht statt. Der Aufenthalt hier ist viel zu kurz. Nur bei älteren Säuglingen, die mit fester Nahrung (Zwiebackbrei und dergleichen) genährt werden, kann das Ptyalin des Mundspeichels wirken. Immerhin sondert der Säugling sowohl beim Saugen wie auch in der Zwischenzeit reichlich Speichel ab, offenbar zum Zweck der Reinigung der Mundhöhle wie zur Feuchterhaltung der Schleimhaut.

2. Im Magen wird die Milch gelabt, d. h. es kommt durch Fermentwirkung zur Bildung des sogenannten Kaseingerinnsels und zur Scheidung desselben von der Molke. Die Labung setzt sofort, nachdem die Milch in den Magen gelangt ist, ein und hat nach 10 Minuten bereits ihren Höhepunkt erreicht. Die Molke ist eine dünne, milchig getrübte Flüssigkeit, die den einen Eiweißkörper der Milch, das Molkenalbumin, ferner den Milchzucker und die Hauptmenge der Salze enthält. Sie geht schnell durch den Magenpförtner. Das Kaseingerinnsel dagegen wird vom Fett und von dem Haupteiweißkörper, dem Kasein, mitsamt dem Kalk gebildet. Es unterliegt der Einwirkung der Magenverdauung: auf das Fett wirkt die Magenlipase spaltend ein, während das Eiweiß durch die Magensalzsäure und das Pepsin angegriffen und zu Albuminosen und Peptonen verdaut wird.

Allerdings ist die Pepsinwirkung des Magensaftes nicht ganz unbestritten. Viele sehen das Pepsin und das Labferment für die gleiche Substanz an, von der beim Säugling nur die Labwirkung zur Entfaltung komme, während umgekehrt beim Erwachsenen sich nur die Pepsinwirkung äußere.

Man kann sich den Vorgang der Labung künstlich zur Darstellung bringen, wenn man erwärmte Kuhmilch mit etwas käuflicher Labessenz versetzt und sie eine Zeitlang an einem warmen Ort stehen läßt. Dann gerinnt sie zu einem derben Käsegerinnsel, das die Molke als dünne, milchige Flüssigkeit auspreßt.

Bei der Labung der Frauenmilch bildet sich kein solch fester Käseklumpen wie bei der Kuhmilch, sondern nur ein lockeres Gerinnsel. Man kann sich von diesem — früher sehr hochbewertetem — Unterschied zwischen Frauenmilch und Kuhmilch überzeugen, wenn man Gelegenheit hat, einmal das Erbrochene eines Säuglings zu sehen: bei der Frauenmilch sind es feine Flöckchen, bei der Kuhmilch grobe Gerinnsel.

Die Entleerung des Magens wird durch den Pförtnerreflex geregelt: solange sich noch Speisebrei im Zwölffingerdarm befindet, bleibt der Magenpförtner geschlossen; sobald der Darm geleert ist, läßt der Pförtner Mageninhalt übertreten. Nach 2 Stunden ist beim Brustkind und nach 3 Stunden beim künstlich ernährten Kind der Magen leer.

3. Im Dünndarm nimmt der Speisebrei ein gelbliches Aussehen an. Er unterliegt dem Einfluß der aus der Darmwand, der Bauchspeicheldrüse und der Leber stammenden Verdauungssäfte. Die Eiweißkörper werden durch das Trypsin der Bauchspeicheldrüse bis zu den Aminosäuren gespalten, während zugleich das Erepsin der Dünndarmschleimhaut die Peptone weiter abbaut. Auf die Kohlehydrate wirken eine ganze Reihe von Fermenten ein: die Diastase verwandelt die Stärke in Maltosebestandteile, die Maltase spaltet wieder die Maltose, die Laktase den Milchzucker, das Invertin den Rohrzucker. Das Fett wird durch die Galle zerstäubt, vom Steapsin in Glyzerin und Fettsäuren gespalten. Das Glyzerin wird sofort aufgesaugt, während die Fettsäuren sich erst mit den Gallensäuren vereinigen und danach ebenfalls aufgesaugt werden.

4. Im Dickdarm geht die Aufsaugung des Wassers weiter. Was nunmehr noch den Inhalt des Darmes ausmacht, sind die geringen Mengen der der Aufsaugung entgangenen Nahrung, vor allem des Fettes, ferner große Mengen von Bakterien, Darmschleim, Darmzellen, die abgeschilfert sind, und Salze, die vom Körper wieder abgegeben werden.

Dem fermentativen Abbau der Nahrungsstoffe läuft ein bakterieller nebenher. Der erste vollzieht sich beim gesunden Kind hauptsächlich im Dünndarm, der zweite im Dickdarm. Letzterer spielt beim kranken, ernährungsgestörten Säugling eine große Rolle.

Der Dickdarminhalt wird in mehr oder weniger regelmäßigen Zwischenräumen als **Stuhlgang des Kindes** aus dem Darmrohr ausgestoßen. Die Stuhlentleerung erfolgt

1—2—3mal am Tage. Von der Art des Stuhles hat man sich bei jeder Untersuchung eines Kindes durch Augenschein zu überzeugen.

Die Beschaffenheit des Stuhles ist wechselnd: im allgemeinen ist er beim Brustkind von eigelber Färbung, breiig, von saurer Reaktion, von leicht säuerlichem, nicht unangenehmem Geruch. Öfters enthält er kleine, weißliche Stückchen — Fettseifenflöckchen —, nicht selten ist er so damit durchgemengt, daß er wie „gehackt" aussieht. Die gelbe Farbe schlägt oft, wenn der Stuhl einige Zeit in der Windel gelegen hat, in grün um oder aber der Stuhl wird gleich grün entleert. Zuweilen sind die Stühle von Brustkindern ausgesprochen mißfarben, grün, zerfahren, durchsetzt mit einer Menge zähen Darmschleims. An diesen „schlechten" Stühlen ist zum Teil die Frauenmilch mit ihrem bald höheren, bald niederen Fettgehalt schuld, zum Teil aber liegt die Schuld auch an den Kindern, die zu solchen schlechten Stuhlentleerungen neigen. Jedenfalls ist es nicht nötig, derartige Stühle als krankhaft anzusehen. Die Grünfärbung wird dadurch veranlaßt, daß in dem — den Stühlen beigemischten — Darmschleim sich zahlreiche Leukozyten finden, die ein Ferment enthalten, das Bilirubin zu Biliverdin oxydiert. Auf die Stuhluntersuchung braucht bei Brustkindern nicht allzuviel Wert gelegt werden. Wenn ein Kind nichts anderes als nur Frauenmilch bekommt und dabei zunimmt, ist die Zahl wie die Beschaffenheit seiner Stühle ziemlich gleichgültig.

Anders dagegen beim künstlich genährten Kind: Eine Vermehrung der Stuhlentleerungen über die Zahl von 4 in 24 Stunden dürfte wohl immer als nicht normal anzusehen sein. Die Beschaffenheit des Stuhlganges ist ähnlich wie beim Brustmilchstuhl: von gelber oder brauner Farbe, bald sauer, bald alkalisch reagierend, sowohl von der Art der Nahrung wie auch vom Zustand des Magen-Darmkanals des Kindes abhängig: bei fettarmer Nahrung (Magermilch, Molke) grünlich, zerfahren, bei fettreicher Kost (gesäuerter Vollmilch) hellgelb oder grau, salbenförmig oder pastenartig, bei Malzsuppe dunkelbraun. Ein besonders kennzeichnendes Aussehen trägt der sogenannte „Seifenstuhl"; er ist geformt, trocken, wasserarm, hellgrau, fast kalkfarben. Ein Flüssigwerden des Stuhles deutet auf krankhafte Vorgänge hin. Verstopfung tritt ein, wenn Kinder an Milchnährschaden oder Hirschsprungscher Krankheit leiden oder wenn die Nahrungsaufnahme so gering ist, daß nicht genügend Kot zur Stuhlbildung übrigbleibt (Pseudoobstipation bei Pförtnerkrampf, Unterernährung an der Brust). Auch dem Kuhmilchstuhl können weiße Fettseifenflöckchen beigefügt sein. Früher hielt man sie für unverdautes Kasein. Indessen trifft das nicht zu. Kaseinreste in Form großer gelblicher Bröckel kommen nur bei Rohmilchernährung vor.

Die Harnentleerung erfolgt beim Säugling unverhältnismäßig häufiger als beim Erwachsenen, etwa 20—25mal innerhalb 24 Stunden. Der Harn ist nahezu farblos, sein spezifisches Gewicht niedrig; er ist unter normalen Verhältnissen frei von Eiweiß und Zucker.

II. Abschnitt

Die Besonderheiten des neugeborenen Kindes

Die **physiologische Gewichtsabnahme** ist keine Eigentümlichkeit des neugeborenen Menschen, sondern findet sich auch bei Tieren als ein offenbar gesetzmäßiges Vorkommnis, das mit Recht als „physiologisch“ bezeichnet wird. Ihre Ursache liegt darin, daß infolge der anfangs geringen Nahrungsaufnahme die Ausgaben des Körpers die Einnahmen bei weitem überschreiten. In der Hauptsache ist die physiologische Abnahme ein Verlust an Wasser, das von der Haut und den Lungen abgegeben wird.

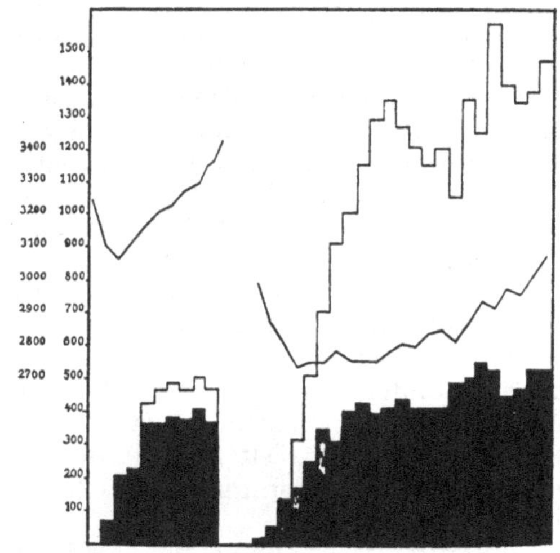

Abb. 2. **Der Ausgleich der physiologischen Abnahme des Neugeborenen**

Die schwarzen Felder entsprechen den Trinkmengen der Kinder, während die umrandeten weißen die Milchmengen angeben, die von den Müttern außerdem noch abgegeben wurden. Die Linien geben den Körpergewichtsverlauf wieder

Bei dem 1. Kind ist die physiologische Abnahme am 8. Tage wieder ausgeglichen. Es wurde am 2. Tage nach der Geburt zum ersten Male angelegt, die Milchmengen der Mutter waren nicht sehr groß, die berechnete Kalorienzufuhr betrug zwischen 80 und 90 auf 1 kg Körpergewicht des Kindes

Das 2. Kind war kleiner, es wurde schon am 1. Tag angelegt, die Milchmengen der Mutter waren überreich, bereits am 6. Tag wurde die Menge von 100 Kal. überschritten. Trotzdem wurde das Geburtsgewicht erst am 22. Tage wieder erreicht

Zum kleineren Teil sind Kindspech, Nabelschnurrest und eingeschmolzene Körpersubstanz (Eiweiß und Fett) daran beteiligt. Die Größe der Abnahme richtet sich nach dem Gewicht des Kindes. Je höher das Geburtsgewicht, desto größer der Gewichtsverlust. Sie beträgt (nach Pies) bei erstgeborenen Kindern rund 300 g (= etwa 9% des Körpergewichtes), bei Kindern mehrgebärender Mütter rund 250 g (7—8%). Ihre Dauer währt 2—5 Tage. Dann macht die Gewichtskurve halt und biegt in mehr oder weniger steilem Verlauf nach oben um. Die ersten Gewichtszunahmen können bei sehr geringen Nahrungsmengen vor sich gehen. Sie sind hauptsächlich Wasseransatz bzw. Ersatz des in den vorhergehenden Tagen verlorengegangenen Wassers.

Sind die Nahrungsmengen gänzlich ungenügend oder erkrankt das Kind an einer Infektion oder einer Ernährungsstörung, so biegt die Gewichtskurve nicht um, sondern nach kurzem Hin- und Herschwanken des Gewichts kommt es zu einer zweiten Gewichtsabnahme, die nun nicht mehr als physiologisch aufzufassen, auch keine bloße Wasserabgabe mehr ist, sondern eine Einschmelzung von Körpergewebe darstellt, deshalb gewöhnlich auch viel schwerer auszugleichen ist.

Die Zeit, innerhalb der das Geburtsgewicht wieder erreicht wird, ist verschieden. Der Verlust kann bis zum 10. Tage wieder ersetzt sein. In der Mehrzahl der Fälle trifft das aber nicht zu, namentlich bei den erstgeborenen Kindern junger Mütter wird das Anfangsgewicht erst in der Zeit vom 10.—30. Lebenstage des Kindes wieder erreicht. Was für Ursachen bei diesem wechselnden Verhalten mitspielen, ist noch unklar. Jedenfalls weisen aber die Fälle, in denen trotz überreicher Milchabsonderung der Mutter die Kinder nur sehr langsam zunehmen, darauf hin, daß die Schuld wahrscheinlich vielfach an den Kindern liegt.

Der **Stuhl des Neugeborenen** wird in den ersten Tagen vom Mekonium gebildet, einer, wie der Name „Kindspech" besagt, schwarzen, zähen Masse, die sich aus abgeschilferten Darmzellen, Hautschuppen, Wollhaaren, aus Schleim, Galle, Cholesterin- und Hämatoidinkristallen zusammensetzt. Die Ausstoßung des Kindspechs beginnt schon in der Geburt und ist am Ende des zweiten Lebenstages meist vollendet. Es folgen danach gewöhnlich einige sogenannte Übergangsstühle, die von weicherer Beschaffenheit, aber noch dunkelgrün gefärbt und schleimig sind, und danach erst erfolgen die eigentlichen Milchstühle. Der erste Mekoniumstuhl trägt zuweilen einen grauweißen, glasigen, kleinen Pfropf aus Darmschleim, den sogenannten Mekoniumpfropf.

Der Harn des Neugeborenen ist spärlich, oft stark getrübt. Im mikroskopischen Präparat finden sich normalerweise zahllose, den Harnwegen entstammende Zellen, deren Anwesenheit bewirkt, daß der Harn bei Zusatz von Essigsäure-Ferrozyankalium eine leichte Trübung gibt — sogenannte **physiologische Albuminurie.** Finden sich Zylinder im Harn, so liegen keine normalen Verhältnisse mehr vor.

In mehr als der Hälfte der Fälle enthält der Harn neugeborener Kinder Harnsäurekristalle. Sie sind der Ausdruck des **Harnsäureinfarktes** der Nieren, dessen Wesen darin besteht, daß schon während des fötalen Lebens die geraden Harnkanälchen sich mit Harnsäurekristallen anfüllen, die in hyaline Massen eingebettet und denen Bilirubinkörnchen beigemischt sind. Die Ausscheidung dieses Infarktes erfolgt bei manchen Kindern allmählich, bei andern auf einmal. In diesem Falle setzen sich die Kristalle bei klarem Harn als rotbrauner Bodensatz im Harnfänger ab, finden sich auch als kleine Kristalle auf der Windel oder färben die letztere braunrot oder orangefarben, so daß ängstliche Mütter meinen, ihr Kind habe blutigen Harn entleert. — Die Entstehung des Infarktes ist unklar. Die einen nehmen an, daß es sich um eine vermehrte Harnsäurebildung handele, die durch das Zugrundegehen von Leukozyten (die ja in den Nukleoproteiden ihrer Kerne die Muttersubstanz der Harnsäure, die Purinbasen, führen) oder durch Einschmelzung von Körpereiweiß während der physiologischen Abnahme oder durch die Ernährung mit Erstmilch (purinreiche Nahrung infolge ihres Gehaltes an Kolostrumkörperchen) bedingt sei; andere meinen, daß es sich nur um eine scheinbare Vermehrung handle, die dadurch vorgetäuscht werde, daß die Harnsäure nicht in täglich gleichem Maße, sondern auf einmal in größerer Menge abgegeben werde, wobei sie durch den spärlichen Harn nicht in Lösung gehalten werde, sondern kristallinisch ausfalle und damit makroskopisch sichtbar werde.

Auch bei älteren Säuglingen findet sich gelegentlich ein Harnsäureinfarkt, doch nur bei schweren, zum Tode führenden Ernährungsstörungen; auch Kinder, die an Leukämie sterben, können einen Harnsäureinfarkt zeigen.

Auf der äußeren Haut beginnen nach ein paar Tagen die obersten Hautschichten abzublättern — sogenannte **physiologische Dermatitis** der Neugeborenen. Auf der Brust lösen sich zuweilen ganze Hautfetzen los. Mit dem Abfall der Hauptschuppen verschwindet auch das Wollhaar. Die Kopfhaare fallen aus, manchmal bleibt nur ein Schopf von Haaren im Nacken. Wo sie vollkommen schwinden, können die neuen Haare einen ganz anderen Farbton haben als die alten; waren letztere schwarz, so können die neuen, nunmehr bleibenden, blond sein.

Bei Mädchen zeigt sich oft Ausfluß aus der Scheide, in manchen Fällen deutlich blutig gefärbt. Diese **Scheiden- bzw. Gebärmutterblutungen** werden der bei der Mutter im Wochenfluß vor sich gehenden Abstoßung der Schleimhaut der Geburtswege gleichgesetzt und als „Schwangerschaftsreaktionen" angesehen.

Dieselbe Erklärung finden die derben wassersüchtigen Hautschwellungen, die sich manchmal bei Mädchen in der Gegend des Schambergs und des Scheideneingangs, bei Knaben am Hodensack finden (vgl. S. 52). Eine Behandlung ist bei keinem dieser Vorgänge erforderlich. Zu den Schwangerschaftsreaktionen wird auch die **Brustdrüsenschwellung** gerechnet. Bei vielen neugeborenen Kindern — Knaben sowohl wie Mädchen — kommt es zur Anschwellung der Brustdrüse und zur Absonderung einer Flüssigkeit, die der Volksmund als Hexenmilch bezeichnet (vgl. S. 12). Nach einigen Tagen geht die Schwellung der Drüse von selbst zurück. Es genügt, durch Auflegen von Watte die Drüse vor dem Wundreiben durch die frische Wäsche zu schützen. Das Ausdrücken der Hexenmilch seitens der Hebamme oder Pflegerin ist zu verbieten. Kommt es trotzdem zur Brustdrüsenentzündung, so suche man durch einen kunstgerechten feuchten Verband mit essigsaurer Tonerde die Entzündung zum Rückgang zu bringen. Tritt Vereiterung ein, so entleere man den Eiter durch einen Einstich. In jedem Fall ist große Sorgfalt geboten, da sich aus einer Brustdrüsenentzündung leicht eine Zellgewebsentzündung der ganzen Brustwand oder gar eine Sepsis entwickeln kann.

Eine leichte **Gelbsucht der Neugeborenen** ist physiologisch, während schwere Gelbsucht etwas Krankhaftes ist (vgl. S. 48). Die erstere findet sich bei rund 80% der Neugeborenen, und auch bei den übrigen 20% läßt sich, wenn man die Haut (mit einem Glasspatel) künstlich blutleer macht, eine feine, nur durch die Blutfülle der äußeren Haut verdeckte Gelbtönung nachweisen. In der Regel zeigt sie sich vom dritten Tage ab. Sie beschränkt sich auf Gesicht, Rumpf, Oberarme und Oberschenkel. Die Augenbindehäute bleiben frei, ebenso behält der Harn seine helle Farbe und gibt keine Gmelinsche Probe. Auch der Stuhlgang bleibt gallig gefärbt. Allgemeinbefinden und Körperwärme bleiben unbeeinflußt. Nach 4—6tägigem Bestehen schwindet sie wieder. Nur bei frühgeborenen Kindern erhält sich zuweilen längere Zeit über ein „Icterus prolongatus".

Die Entstehung dieser Gelbsucht erklärt man sich so, daß bereits im fötalen Leben Galle erzeugt wird, die aber — da der entsprechende Verdauungsreiz noch fehlt — nur zum kleinen Teil in den Darm gelangt und zum größten Teil wieder aufgesaugt wird und ins Blut übergeht. Daher der erhöhte Gallenfarbstoff des Blutes beim Fötus und beim Neugeborenen. Nach der Geburt, insbesondere nach dem Ingangkommen der Nahrungsaufnahme und der Verdauung (3.—10. Tag) steigt die Bildung des Gallenfarbstoffes stärker an. Ein Teil davon gelangt jetzt in den Darm, während ein anderer in gewohnter Weise, nur in entsprechend erhöhter Menge, zunächst noch ins Blut abfließt. Sobald der Gehalt des Blutes daran eine gewisse Grenze übersteigt, kommt es auch zur Durchtränkung des Gewebes mit Gallenfarbstoff und damit zur erkennbaren Gelbsucht.

Es ist hier aber zu bemerken, daß die Anschauungen über die Entstehung der Gelbsucht der Neugeborenen genau so wechseln wie bei der des Erwachsenen. Infolgedessen ist auch die obige Erklärung nicht unbestritten.

Es läßt sich nämlich mit Hilfe der Diazoreaktion feststellen, ob ein Bilirubin schon einmal durch die Leber gegangen ist oder nicht. Und es hat sich ergeben, daß das Bilirubin bei der Neugeborenengelbsucht kein „hepatisches", d. h. Stauungsbilirubin ist, sondern ein „anhepatisches", das noch gar nicht in der Leber war. Es kann somit nicht von einer Gallenfarbstoffstauung herrühren, sondern muß von einem Blutzerfall herstammen, der entweder kurz vor der Geburt im Körper des Kindes oder aber im Mutterkuchen der Schwangeren vor sich gegangen sein muß.

Als **Durstfieber** oder transitorisches Fieber der Neugeborenen werden Steigerungen der Körperwärme bezeichnet, die in der Mitte der ersten Lebenswoche auftreten, eine Höhe von 38—39° erreichen und nach einigen Tagen von allein verschwinden. Der Höhepunkt des Fiebers fällt jeweils mit dem tiefsten Stand der Gewichtskurve zusammen. Da die Gewichtsabnahme der Neugeborenen in der Hauptsache ein Wasserverlust ist, so hat man dieses Fieber mit der Wasserverarmung des Körpers in Zusammenhang gebracht: weil dem Körper das zur Wärmeabgabe bzw. zur Schweißbildung nötige Wasser fehlt, muß er seine Wärme behalten und fängt daher an zu fiebern. Es handelt sich also nicht um ein infektiöses Fieber, sondern um eine Wärmestauung aus physikalischen Gründen, eine Anschauung, die noch dadurch eine Stütze erhält, daß sich durch reichliches Trinkenlassen von Wasser die Temperatur sofort zur Norm herabsetzen läßt. Darmeinläufe und Kochsalzinfusionen dagegen bleiben ohne Wirkung. Diese prompte Besserung durch Wasserzufuhr ist von diagnostischer Bedeutung gegenüber septischen Fieberzuständen (vgl. S. 146, Fieber bei operiertem Pförtnerkrampf).

Die Nabelwunde

Die Nabelschnur enthält die zur Leber führende und sauerstoffreiches Blut enthaltende Nabelvene und die zwei aus der Harnblasengegend kommenden, venöses Blut enthaltenden Nabelarterien. Mit dem Einsetzen des Lungenkreislaufes erlischt die Bestimmung der Nabelgefäße, und nach der Durchschneidung der Nabelschnur bleibt nur ein handbreiter Rest derselben am Körper des Kindes hängen. Eine Ernährung dieses Stumpfes ist, da die Nabelschnur keine Vasa vasorum enthält, unmöglich, und so stirbt er ab, trocknet ein und wird etwa am 6.—10. Tage abgestoßen. Die im Inneren des Körpers sich fortsetzenden Nabelschnurgefäße thrombosieren. An der Stelle, wo sie in den Körper eintreten, bildet sich in ihrem Innern ein mächtiger Leukozytenwall, der etwa eindringenden Krankheitskeimen den Durchtritt verwehrt. In der Folgezeit wandeln sich die Nabelschnurgefäße zu Bindegewebssträngen um. Das zur Leber ziehende Gefäß wird zum Lig. teres hepatis, die beiden Nabelarterien zu Ligg. vesico-umbilicalia. Durch Schrumpfung dieser Bänder erscheint der Nabel im späteren Leben eingezogen. Die nach dem Abfall des Nabelschnurrestes zurückbleibende Nabelwunde zeigt einige Tage hindurch noch eine spärliche Absonderung. Nach Aufhören derselben — etwa vom 15. Lebenstage des Kindes ab — ist der Nabel als geheilt anzusehen. Die Versorgung des Nabelschnurrestes hat mit größter Sauberkeit zu geschehen: er wird in einem trockenen, keimfreien Gazetupfer eingehüllt und dieser mit einer um den Leib des Kindes geführten Gazebinde festgehalten. So oft die Binde beschmutzt gefunden wird, ist sie in derselben Weise zu erneuern. Bis zum Abfall des Nabelschnurrestes wird das Baden des Kindes ausgesetzt. Die Wundfläche, die nach dem Abfall des Nabelstranges zurückbleibt, wird mit Dermatol bestreut und so lange mit der Binde bedeckt gehalten, bis sie trocken ist.

Im Gegensatz zu früher, wo die Erkrankungen des Nabels sowohl als örtliche Erkrankungen wie auch als Eintrittspforte der Erreger der septischen Allgemeininfektion eine große Rolle spielten, kommen heute eigentlich nur noch die harmloseren Formen des „nässenden" Nabels, des Nabelschwammes und des Nabelgeschwürs zur Beobachtung. Alle übrigen Formen sind so selten geworden, daß ein einzelner Arzt sie kaum je zu Gesicht bekommt. — Auch die Ansichten über die Rolle des Nabels beim Zustandekommen der Sepsis haben eine Wandlung erfahren. Er gilt nicht mehr als Haupteintrittsstätte der Keime. Die Möglichkeit, daß von der Nabelwunde eine Sepsis ausgeht, ist natürlich nicht von der Hand zu weisen, aber sie ist keineswegs groß. Viel näher liegt jedenfalls die Annahme, daß es sich in denjenigen Fällen von Sepsis neonatorum, in denen der Nabel sich als miterkrankt erweist, mehr um eine sekundäre Ansiedlung von Keimen handelt in dem Sinne, daß die — meist vom Magen-Darmkanal her eingedrungenen und im Körper kreisenden — Bakterien sich vorzugsweise da festsetzen, wo durch eine Störung im Blutkreislauf ein Locus minoris resistentiae geschaffen ist, eben in der Umgebung der Nabelgefäße.

Erkrankungen des Nabels

Absonderheiten der Nabelwunde. Normalerweise setzt sich die Bauchhaut ein kurzes Stück auf den Nabelstrang fort. Durch die spätere Schrumpfung der Nabelschnurgefäße wird dieses Stück einwärts gezogen und so die Nabelfalte gebildet. Ist die Fortsetzung der Bauchhaut auf die Nabelschnur ungewöhnlich lang, so genügt die Schrumpfung nicht, den Nabel vollkommen einzustülpen, und es bleibt eine zylindrische Erhebung bestehen, der sogenannte Hautnabel (Kutisnabel). Im umgekehrten Fall, wenn die Fortsetzung abnorm kurz ist und das Amnion sogar auf die Bauchhaut übergreift, entsteht der Amnionnabel. Beides sind harmlose Erscheinungen. Seltenheiten und mehr von chirurgischem Interesse sind Nabelschnurbrüche, in denen ganze Körperteile, wie z. B. die Leber liegen können, ferner das offene Meckelsche Divertikel (Duct. omphalomesenteric. persist., mit Entleerung von Kot durch den Nabel infolge Bestehenbleibens eines fötalen Kanals zwischen Dünndarm und Nabel), ferner die Urachusfistel, aus der sich Harn entleert. Letztere beiden lassen sich oft schon durch bloße Verätzung ihrer Mündung mit dem Höllensteinstift und einem Druckverband zum Verschluß bringen. Bei dem Meckelschen Divertikel bleibt aber die Gefahr bestehen, daß es später mal zur Darmverschlingung führt. — Wenn die Abstoßung der eingetrockneten Nabelschnur sich einmal verzögern sollte, so wartet man 2—3 Wochen ab und dann unterbindet man den Nabelstrang dicht am Bauchende mit einem starken Seidenfaden zum zweitenmal, trägt mit der Schere den größten Teil ab und wartet, bis der Stumpf schließlich von selbst abfällt.

Sieht man von diesen Seltenheiten ab, so werden die Störungen im Verlauf der Abheilung des Nabels am häufigsten von **Infektionen** gebildet. Die normale Eintrocknung des Nabelstrangrestes macht dem sogenannten feuchten Brand (Sphacelus) Platz, wenn Fäulniserreger Gelegenheit haben, sich einzunisten. Er macht sich dadurch bemerkbar, daß der Nabel zu „riechen“ beginnt. Zuweilen ist auch leichtes Fieber vorhanden. Behandlung: Aussetzen des täglichen Bades und Umhüllen des Nabelschnurrestes mit Alkohollàppchen. Tritt danach keine Besserung ein, so unterbindet man den Nabel dicht am Bauch nochmals und trägt das übrige mit der Schere oder dem Glühbrenner ab.

Wenn nach dem zur rechten Zeit erfolgten Abfall der Nabelschnur die Ansatzstelle nicht nach 4 oder 5 Tagen trocken ist, so spricht man von nässendem Nabel oder von der „Blennorrhöe“ des Nabels. Durch das ständige Nässen entsteht an der Nabelfalte ein Wundsein, welches bei gewissen Kindern zum Ausgangspunkt eines allgemeinen Hautausschlags werden kann. Behandlung: Ausgiebige, nötigenfalls wiederholte Verätzung des Nabelgrundes mit dem Höllensteinstift und Verband mit einem Borsalbenläppchen.

Besteht das Nässen schon längere Zeit, so ist die Ursache meist ein Nabelschwamm, d. h. ein kleines, gestieltes, auf dem Nabelgrund sitzendes und beim Auseinanderziehen der Nabelfalte sichtbar werdendes, feuchtglänzendes Granulom von rötlicher Farbe. Behandlung: Unterbindung des Granuloms oder — wenn es beim Unterbinden abreißt — Verätzung mit dem Höllensteinstift wie oben. Bleibt das Granulom unbehandelt, so überhäutet es nach Wochen und Monaten und bleibt als kleines, gestieltes, pilzförmiges Anhängsel in der Nabelfalte sitzen.

Besteht eine stärkere Absonderung aus der Nabelfalte, so ergibt die Besichtigung des Nabelgrundes oft das Vorhandensein eines Nabelgeschwürs (Ulcus umbilici), d. h. eines umschriebenen, speckig belegten Geschwürsgrundes mit stärkerer Reizung der Umgebung, zuweilen mit kleineren Abklatschgeschwüren an der Nabelfalte, auch mit leichten Temperaturbewegungen, aber ohne sonstige Begleiterscheinungen. In einigen Fällen hat die bakteriologische Untersuchung ergeben, daß das Geschwür eine Nabeldiphtherie war oder eine luetische Ursache hatte; die Heilung erfolgte in diesen Fällen erst dann, als die entsprechende Behandlung eingeleitet wurde. Behandlung: Durch Einführen eines Gazestreifens und häufiges Wechseln desselben sorgt man für Abfluß des Eiters und wartet ruhig ab, bis sich die Geschwürsfläche gereinigt hat. Ist die Umgebung des Nabels stärker gerötet, so verbindet man ihn feucht mit 2—3%iger essigsaurer Tonerde oder Spiritusglyzerin zu gleichen Teilen und Billrothbattist. Ist die akute Entzündung beseitigt, so befördert man durch Betupfen mit dem Höllensteinstift und Verbände mit Borsalbe die Heilung.

Eine seltenere, zugleich aber auch schwerere Erkrankung ist die Zellgewebsentzündung der Nabelgegend — Omphalitis. Bei ihr ist das Allgemeinbefinden erheblich gestört, es besteht Unruhe des Kindes, verminderte Nahrungsaufnahme, Fieber. Der Nabel ist vorgewölbt, die Umgebung stark gerötet und etwas wassersüchtig durchtränkt. Hängt der Nabelstrangrest noch daran oder ist die Nabelwunde mit Borken verklebt, so besteht Verhaltung des Eiters. Ist der Abfluß dagegen frei, so findet sich immer eine reichliche, eitrige Absonderung. Behandlung: Abtragen des Nabelstranges mit dem Thermokauter, Entfernung der Borken, Einführung von Gazestreifen in die Nabelfalte, um einen ungehinderten Abfluß des Eiters zu schaffen. Gleichzeitig feuchte Verbände (s. oben).

Die Nabelgangrän geht aus der eben geschilderten Zellgewebsentzündung hervor, oder sie entsteht so, daß eines Tages sich eine eitergefüllte Blase am Nabelring bildet, von der man nicht sagen kann, woher sie kommt, die sich aber öffnet und immer weiterschreitet. Durch Ausbreiten nach den Seiten hin wie in die Tiefe kommt es zu einem kraterförmigen Geschwür, das oft über Talergröße gewinnt und ständig abgestorbene Gewebsfetzen abstößt. Das Allgemeinbefinden ist stark gestört, die Kinder blassen ab und schreien wenig, sie verlieren an Körpergewicht, ihre Bauchdecken sind entweder gebläht oder sie fallen ein, die Mundhöhle rötet sich, es erscheint Soor. Der Appetit liegt darnieder, Fieber ist meist vorhanden, wenigstens im Anfang; öfters verschwindet es mit der Verschlechterung des Allgemeinbefindens. Häufig kommt es zu Begleiterscheinungen: zu parenteral bedingten Durchfällen, zu Eiterherdbildungen in den Gelenken und im Rippenfellraum, zu umschriebener Bauchfellentzündung und zum Durchbruch des Geschwürs in eine Darmschlinge. Die Heilungsaussichten sind schlecht. Deshalb gebe man von vornherein Frauenmilch, um der Gefahr parenteraler Ernährungsstörungen zu begegnen. Doch schützt auch Frauenmilch oft nicht davor. Die örtliche Behandlung beschränkt sich darauf, durch öfters gewechselte, feuchte Verbände mit Spiritus-Glyzerin āā oder essigsaurer Tonerde die Abstoßung der abgestorbenen Gewebsfetzen und den Abfluß des Eiters zu fördern. Gleichzeitig mache man eine intrasinöse Blutüberpflanzung von 50 ccm Elternblut und an den folgenden Tagen je eine Einspritzung von menschlichem Serum (10 ccm in die Gesäßmuskeln), um dem Kinde eine erhöhte Widerstandskraft zu geben, damit es die Eiterung von selbst überwinde.

Von den Erkrankungen der Nabelgefäße ist die Arteriitis die häufigere Erkrankung. Sie beginnt meist als Periarteriitis umbilic. in dem perivaskulären Gewebe, seltener im Thrombus der Gefäßlichtung (Thromboarteriitis) — was darauf hinweist, daß die Entzündungserreger in der Regel nicht von außen, d. h. vom Nabel, sondern vom Körperinnern herkommen. Der Nabel kann ganz normal aussehen. Nur eine Rötung und eine geringe wassersüchtige Durchtränkung der Haut mit durchschimmernden Gefäßen zwischen Schambein und Nabel läßt den Sitz der Eiterung vermuten. Ist die Nabelwunde offen, so gelingt es, durch Streichen in der Richtung des Verlaufs der Gefäße nach dem Nabel hin ein Tröpfchen Eiter aus ihnen herauszudrücken. Führt man eine Sonde ein, so gleitet diese immer in der Richtung nach dem Kreuzbein hin, also in eine der Nabelarterien. Die Entzündung der zur Leber führenden Nabelvene ist sehr viel seltener. Die Voraussage ist zweifelhaft zu stellen. Brustkinder kommen meist durch. Künstlich genährte und frühgeborene gehen in der Regel zugrunde. Behandlung: Feuchte Verbände über die ganze Gegend zwischen Nabel und Schambein. Entweder geht die Entzündung zurück oder es kommt zum Durchbruch zwischen Nabel und Schambein bzw. zu der Möglichkeit, ebendort einzustechen und den Eiter abzuleiten. Ist die Nabelwunde offen, so führt man dünne Gazestreifen ein, um eine Eiterverhaltung zu verhindern, und wartet ebenfalls ab.

In allen Fällen, in denen die Heilung der Nabelwunde nicht per primam erfolgt, ist eine Anlage zur Entstehung eines Nabelbruches geschaffen, der denn auch ein sehr häufiges Vorkommnis bei Säuglingen ist. Bei unruhigen, viel schreienden Kindern, bei Gasauftreibung, beim Husten, namentlich beim Keuchhusten, ausnahmsweise auch beim Pressen infolge Verstopfung — jedoch niemals bei der Phimose der Säuglinge — gibt die Nabelnarbe nach, und an die Stelle der Nabelfalte tritt eine mehr oder minder große Vorwölbung: der Nabelbruch. Er vergesellschaftet sich bei manchen Kindern mit Brüchen in der Linea alba und mit einer Diastase der Rekti. Keins von diesen hat krankhafte Erscheinungen im Gefolge. — Wenn Nabelbrüche sofort behandelt werden, heilen sie meist aus. Es genügt, durch ein 3 Finger breites und etwa 20 cm langes Heftpflaster den Bruch zurückzuhalten, damit er nicht größer wird. Sobald das Kind laufen lernt und die überwiegend waagerechte Körperhaltung aufgibt, der Druck der Bauchpresse sich also nicht mehr gegen die vordere Bauchwand, sondern gegen die Beckenknochen richtet, je mehr Fett sich außerdem in den Bauchdecken ablagert, um so eher verschwindet der Bruch. Heilt der Nabelbruch trotz aller Behandlung nicht, so ist er im 2. Lebensjahr — spätestens vorm In-die-Schule-kommen — zu operieren.

Krankhafte Besonderheiten des neugeborenen Kindes

Mißbildungen

Nach der Geburt des Kindes ist stets nach etwaigen Mißbildungen zu fahnden. — Sofort in die Augen fallend sind die Hasenscharten. Bald einseitig, bald beidseitig vorhanden, im letzten Fall zuweilen schon mit Zähnen auf dem mittleren Oberkieferfortsatz, bestehen sie entweder in einer bloßen Einkerbung der Oberlippe oder sie verbinden sich mit einem Spalt des Oberkiefers und des Gaumens, dem sogenannten Wolfsrachen. Ein Saugen an der Brust oder aus der Flasche ist bei den bloßen Hasenscharten meist möglich (vgl. S. 13), beim Wolfsrachen aber nicht. Die Kinder müssen dann mit der Pipette und später mit dem Löffel gefüttert werden. Der Verschluß der Hasenscharte hat bald, schon im ersten Lebensvierteljahr, sobald die Ernährung geregelt ist, zu geschehen. Die Beseitigung des Wolfsrachens kann dagegen bis in die Zeit, da die Kinder zu sprechen anfangen, verschoben werden.

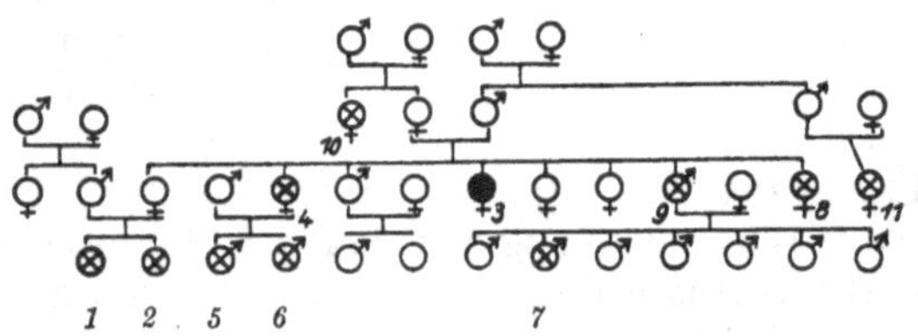

1 Spina bifida
2 Abort
3 Hasenscharte
4 Geisteskrank
5 u. 7 Stinknase
6 hochgradige Kurzsichtigkeit, Bettnässer
8 Krämpfe
9 Trinker
10 Epilepsie
11 manisch depressiv

Abb. 3. **Hasenscharte im Rahmen schwerer Familienentartung**
Eigene Beobachtung

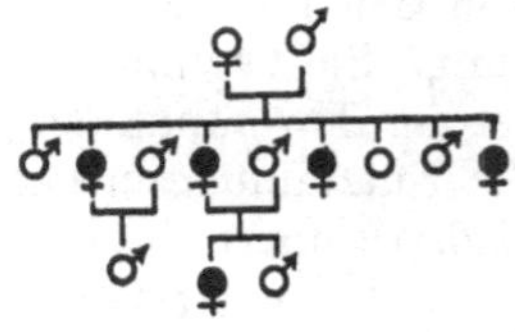

Abb. 4. **Hasenscharte als Einzelerscheinung**
Nach Lenz

Treten Hasenscharten (mit oder ohne Wolfsrachen) einzeln oder gehäuft im Rahmen einer schweren Entartung der ganzen Sippe auf wie in Abb. 3, so ist wegen „schwerer körperlicher Mißbildung" im Sinne des Erbgesetzes der Träger der Krankheit unfruchtbar zu machen. Bei Einzelfällen oder bei erheblichem Auftreten der Erkrankung (Abb. 4) in sonst gesunden Familien kommt meines Erachtens das Erbgesetz nicht in Betracht.

Wenn Kinder vom ersten Lebenstage an bei jedem Trinken erbrechen und dabei Anfälle von Blauwerden bekommen, denke man an angeborenen Verschluß der Speiseröhre. Diese endet in einer Tiefe von etwa 10 cm unterhalb des Kieferrandes als Blindsack. Ihr unterstes Ende pflegt wieder erhalten zu sein, führt aber vom Magenmund aufwärts zur Teilungsstelle der Luftröhre und mündet in diese. Durch Sondierung und Röntgenbild ist die Diagnose zu sichern. Behandlung unmöglich. Tod an Lungenentzündung, durch Verschlucken oder an Hunger.

Eine andere Form von Mißbildung gibt die Abb. 5 wieder — den angeborenen Zwerchfellbruch. Er führt zu zeitweiliger Atemnot und Hustenanfällen, liefert bei der üblichen klinischen Untersuchung wie auch im Röntgenbild nur einen unklaren und

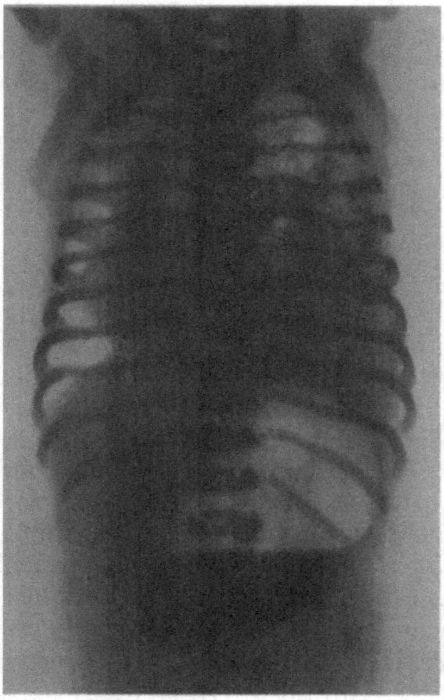

Abb. 5. **Angeborener Zwerchfellbruch**

Nach einer Citobariummahlzeit zeigt das Röntgenbild einen Teil des Breis im Magen liegend, während ein anderer Teil sich schon in den Dünndarmschlingen befindet, die durch eine Lücke im Zwerchfell im Brustkorb liegen. Durch sie ist das Herz stark nach rechts verschoben

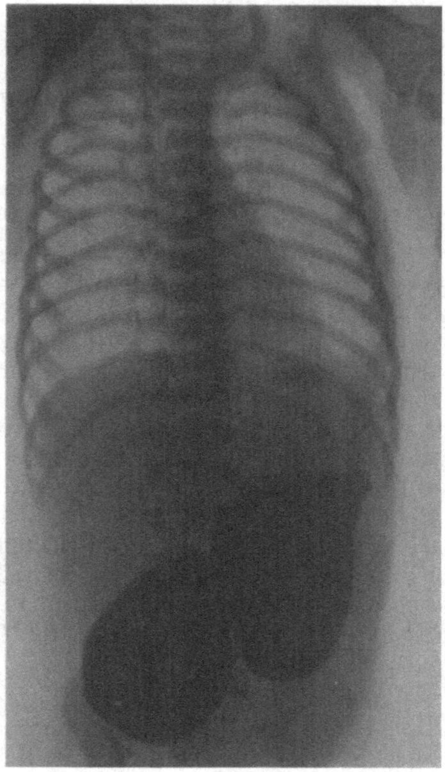

Abb. 6. **Angeborener Verschluß des Zwölffingerdarms**

wechselnden Befund, gibt aber nach Verabreichung von Citobariumbrei ein sehr eindeutiges Bild bei der Röntgenaufnahme. Behandlung: Operation.

Zu den Mißbildungen gehört auch die Verengung oder der Verschluß des Zwölffingerdarms (während die des Magenpförtners, da nur durch einen Krampf bedingt, nicht dazu gehört und an anderer Stelle besprochen wird). Das Krankheitsbild der Zwölffingerdarmverengung erinnert an das des Pförtnerkrampfes: es besteht heftiges Erbrechen, ferner Auftreibung des Oberbauches mit deutlicher Steifung des Magens. Hingegen fehlen — im Unterschied zum Pförtnerkrampf — die Magenbewegungen, außerdem ist das Erbrochene gallig gefärbt. Im Röntgenbild sieht man eine Art Sanduhrmagen mit einer Einschnürung in der Mitte. Nur die linke Hälfte davon ist Magen, die rechte Hälfte ist der stark erweiterte Zwölffingerdarm, während die Einschnürung in der Mitte vom Magenpförtner gebildet wird. Die Flüssigkeit in den beiden Hohlräumen steht ungleich hoch und läßt sich durch Seitlichneigen des Körpers zum

Überlaufen von einem in den anderen Raum bringen. Schlechte Heilungsaussichten, auch bei Operation.

Die Verengungen oder Verschlüsse im Bereich des Verdauungskanals kommen dadurch zustande, daß in frühester Fötalzeit der als Rohr angelegte Darmkanal seine Lichtung verliert und zum Strang wird. Später stellt sich die Lichtung wieder her. Aber infolge entwicklungsgeschichtlicher Störungen kann es vorkommen, daß an einer oder mehreren Stellen der Darm verschlossen bleibt. In solchen Fällen kommt es dann schon im fötalen Leben zur Kotstauung, zur Sprengung der Darmwand, zum Austritt von Kindspech in die Bauchhöhle, zur fötalen Bauchfellentzündung (aseptischen Fremdkörperperitonitis), die ihrerseits mit einer Abkapselung des Kotabszesses heilen kann, so daß das Kind lebendig zur Welt kommt. Aber nach der Geburt stirbt es dann gewöhnlich bald. Die Kinder werden mit einem stark aufgetriebenen Bauch geboren und entleeren kein Kindspech. Hierauf gründet sich die Diagnose. Es kommt auch vor, daß kein völliger Verschluß, sondern nur eine oder mehrere Verengungen des Darmrohres zurückbleiben. Auch hier werden die Kinder mit auffallend großem Bauch geboren. Es zeigen sich eine verlangsamte Entleerung des Kindspechs, Koterbrechen, sich steifende Dünndarmschlingen, aber auch Entleerung von normalem Stuhlgang. Im Laufe der nächsten Wochen nimmt der Bauch den Umfang an wie bei Hirschsprungscher Krankheit. Bei der Operation, die meist vom Tod des Kindes gefolgt ist, findet sich dann die Verengung des Darmrohres.

Dieselben Vorgänge liegen den angeborenen Verschlüssen der Gallengänge zugrunde. Denn die Leber sproßt im fötalen Leben aus dem Darm hervor, und, gleich wie der Darm, verliert auch der Gallenausführungsgang zeitweilig seine Durchgängigkeit (vgl. S. 152).

Ein bevorzugter Sitz von Mißbildungen ist der Enddarm. Hier findet sich die Atresia recti, bei der die fötale Membran zwischen Mastdarm und After erhalten geblieben ist. Sie läßt sich mit der Sonde leicht durchstoßen und durch Metallsonden von steigender Dicke bis zur Norm erweitern. Von Atresia ani spricht man, wenn das kleine Aftergrübchen fehlt oder nur angedeutet ist. Bei Atresia ani et recti — der schwersten dieser Mißbildungen — mündet der Enddarm blind in die Höhe des Kreuzbeines. Die Eigenart der fötalen Entwicklung dieses Körperabschnittes bedingt es, daß sich mit Mißbildungen am Enddarm häufig solche an den Harnwegen verbinden. Die embryonale Kloake wird dadurch, daß sich das Bauchfell in sie einstülpt, in einen vorderen Teil (Blase usw.) und einen hinteren (Mastdarm usw.) geschieden. Infolgedessen kommt es bei Entwicklungsstörungen am Darm auch leicht zum Bestehenbleiben von Verbindungen zwischen Darm und Harnwegen — also zur Atresia ani vesicalis, vestibularis, vaginalis oder urethralis. Das Kind entleert in diesen Fällen seinen Stuhlgang aus der Harnröhre bzw. Scheide. Behandlung: erst jenseits des Säuglingsalters.

Auch die Behandlung der Epispadie, Hypospadie und der Ektopie der Harnblase hat erst im Kleinkindesalter zu geschehen. Bei Blasenektopie liefert die besten Ergebnisse die Einpflanzung der Harnleiter in den Darm. Der Kryptorchismus, d. h. das Steckenbleiben der Hoden in der Bauchhöhle, bei Frühgeburten besonders häufig, bedarf vorläufig keiner Behandlung; später spritzt man Prolan (4—6—8mal 500 R.E.) oder Testoviron (je 5—10 mg R.M.) oder Anertan (die gleiche Dosis) den Kindern ein. Operative Eingriffe erübrigen sich.

Über die Hirschsprungsche Krankheit vgl. S. 149, über das Meckelsche Divertikel und die Urachusfistel vgl. S. 34.

Im Bereich des Zentralnervensystems finden sich alle möglichen Mißbildungen des Hirns mit Fehlen ganzer Teile desselben. Sie sind aber so selten, daß sie nicht weiter erwähnt zu werden brauchen. Verhältnismäßig häufig sind dagegen Spaltbildungen am Schädel und im Wirbelkanal, durch die Teile des Gehirns oder der Hirnhäute mitsamt Gehirnflüssigkeit austreten können: Enzephalozelen bzw. Meningozelen. Ihr Sitz ist die Stirngegend über der Nasenwurzel, der Nacken und namentlich die Kreuzbeingegend (Spina bifida). Die von dünner Haut überspannten Bruchsäcke platzen leicht und fisteln dann monatelang. Bei einzelnen Kindern kommt es dadurch zur eitrigen Hirnhautentzündung und zum Tode. Bei anderen überhäutet sich der Bruchsack allmählich mit Narbengewebe, wieder andere werden operiert und bekommen dann meist einen Wasserkopf. In jedem Falle ist eine Spina bifida ein Unglück für das Kind wie für seine Familie. Die Überlebenden zeigen außer dem Wasserkopf noch häufig andere Mißbildungen: Klumpfüße, Hasenscharten und anderes. Sie leiden an ständigem Harnträufeln und Stuhlverhaltung infolge Lähmung der entsprechenden Nerven (vgl. Abb. 3). Die leichtesten Fälle dieser Art sind die von sogenannter Spina bifida occulta, bei der nur eine Vertiefung oder eine auffallende Behaarung oder eine Lipombildung in der Kreuzbeingegend auf die (röntgenologisch dann meist gut erkennbare) Knochenlücke aufmerksam machen. Auch hier finden sich oft Klumpfüße, zusammengewachsene Finger, Hasenscharten, fehlende Kniereflexe usw.

Bloße — bei Gelegenheit von Röntgenaufnahmen des Beckens entdeckte — Wirbelbogenlücken sind nicht als Spina bifida occulta anzusehen, auch dann nicht, wenn ihre Träger später an Bettnässen leiden. Kinder haben vielmehr öfters als Erwachsene Wirbelbogenlücken, die sich größtenteils im Laufe des Wachstums noch schließen.

Auf der Haut beanspruchen die verschiedenen Arten angeborener Muttermäler und Pigmentflecken mit und ohne Behaarung die größte Bedeutung. Kleine Gefäßerweiterungen finden sich normalerweise bei jedem Kind am Nacken und über der Nasenwurzel (der „Storchenbiß" des Volksmundes) und verschwinden ohne Behandlung. Sitzen sie aber an anderen Stellen, an der Nase, den Lippen oder Ohren, so sind sie sobald wie möglich mit Kohlensäureschnee zu beseitigen. Ebenso sind Blutschwämme (Naevi), sobald man merkt, daß sie sich vergrößern, sofort mit dem Glühbrenner oder besser noch mit Kohlensäureschnee zu zerstören, da sie manchmal unter der Haut gefährlich weiter wuchern.

Verwachsungen der Haut mit dem Amnion, die bei der Geburt zerreißen, führen dazu, daß manche Kinder mit blutenden Wunden auf der Haut geboren werden. Manchmal heilen diese Wunden schon in utero, und die Kinder kommen dann mit großen, flächenhaften Narben zur Welt. Bei anderen Kindern finden sich tiefe, narbige, amniotische Schnürringe um die Gliedmaßen, die durch Blut- und Lymphstauung später zum Riesenwuchs des betreffenden Körperteils führen. Die Behandlung vermag daran nichts zu bessern. Das schlimmste Ereignis sind amniotische Abschnürungen ganzer Gliedmaßen.

Die angeborenen Mißbildungen der Knochen haben neben dem chirurgischen Interesse meist auch noch ein erhebliches vererbungswissenschaftliches. Sie sollten deshalb genauer als bisher beachtet werden. Hinter zusammengewachsenen Fingern kann sich z. B. eine Laurenze-Biedl-Bardetsche Krankheit mit späterer Entwicklung zum Turmschädel, Fettsucht und Retinitis pigmentosa, hinter einem auffallend kurzen Hals eine Klippel-Feilsche Erkrankung mit Verwachsung der Halswirbel und Schulterblatthochstand verbergen usw. — Über die Mißbildungen des Herzens vgl. S. 196.

Geburtsschädigungen

Die unmittelbar bei der Geburt eintretenden Atemstörungen haben ihren Grund in Besonderheiten des Geburtsverlaufes wie vorzeitiger Plazentalösung, Druck auf die Nabelschnur usw. In allen diesen Fällen kommt es zunächst zur Störung des plazentaren Kreislaufes und zur Reizung des Atemzentrums, dadurch zu vorzeitigen Atembewegungen des Kindes, zur Ansaugung von Fruchtwasser und weiterhin zur Asphyxie. In leichteren Fällen besteht blauer, in schwereren weißer Scheintod — also völlig totenähnliche Blässe der Haut und der Schleimhäute. Die Behandlung dieser Zustände ist Aufgabe des Geburtshelfers.

Wiederholen sich bei neugeborenen Kindern die **Atemstörungen** oder treten sie erst im Laufe der folgenden Tage (vgl. Abb. 7) auf, so kann ihr Vorkommen auf mannigfachen Gründen beruhen: am häufigsten finden sie sich bei Frühgeburten als Ausdruck der noch mangelhaften Reflexerregbarkeit des Atemzentrums oder auch als Folge von Gehirnschädigungen. Auch bei ausgetragenen Kindern kommen sie vor, besonders wieder bei Gehirnblutungen, bei Halsmarkverletzungen, aber auch bei Mißbildungen des Herzens, des Zwerchfells (vgl. Abb. 5), der Lunge, der Luftröhre, der Speiseröhre, bei angeborenem Kropf und Thymusvergrößerung, bei „weißer Pneumonie" (Lues) usw. Der Feststellung sind die ursächlichen Erkrankungen oft nicht zugänglich.

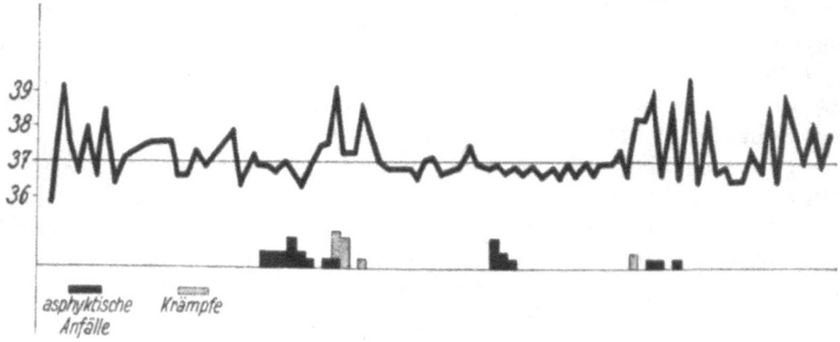

Abb. 7. **Geburtsverletzung**
Asphyktische Anfälle und Krämpfe beim Neugeborenen, in typischer Weise erst in der 3. Lebenswoche einsetzend. Gleichzeitig Störungen der Wärmeregulierung

Wo es sich um Gehirnverletzungen oder Mißbildungen handelt, verlaufen die asphyktischen Anfälle meist so, daß unbemerkt — ohne eigentliche Erschwerung der Atmung — das Kind immer oberflächlicher atmet, bis es schließlich gar keine Atemzüge mehr macht, sondern nur ab und zu ein krampfhaftes Schnappen zeigt. Zugleich tritt ein Abblassen und dann eine zunehmende bläuliche Verfärbung der Haut auf, bis die Kinder nach und nach ganz schwarzblau werden. Das Herz ist zunächst noch ganz gut hörbar. Wird das Blauwerden bemerkt, solange das Herz noch regelmäßig, wenn auch langsam, schlägt, so gelingt es meist, den Anfall zu beenden und die Atmung wieder in Gang zu bringen. Treten nachher Krämpfe auf, so ist die Annahme einer Geburtsverletzung am wahrscheinlichsten. Hinsichtlich des Sitzes der Gehirnschädigung vgl. S. 44.

Bei allen Atemstörungen neugeborener Kinder ist auch an die Möglichkeit eines angeborenen Kropfes (besonders in Kropfgegenden) und an die einer Thymusvergrößerung zu denken. In diesen Fällen besteht im Gegensatz zu den erstgenannten auch außerhalb der eigentlichen Anfälle eine hörbare, rauhe, röchelnde Atmung, stets mit Zwerchfelleinziehungen, fast immer auch mit reichlichen Schleimabsonderungen einhergehend. Die Atmung wird erschwert, wenn man das Kinn der Brust nähert, erleichtert, wenn der Hals gestreckt wird (vgl. S. 168).

Treten die Anfälle gleich beim ersten Versuch der Nahrungszufuhr auf, so ist an die Möglichkeit einer Mißbildung der Speiseröhre: angeborenen Verengung, Verschluß oder Einmündung derselben in die Luftröhre, zu denken. In diesen Fällen bleibt eine eingeführte Magensonde in einer Höhe von 10—12 cm stecken.

Die Voraussage ist bei scheintot zur Welt kommenden Kindern immer schwer zu stellen, weil man nicht weiß, ob die Anfälle sich wiederholen werden oder nicht und ob leichte und unbedeutende oder ob schwere und bleibende Schädigungen die Ursache der Atemstörungen sind. Im allgemeinen ist eine gewisse Vorsicht bei der Beurteilung des Zustandes am Platze, nicht zum mindesten deswegen, weil die Atmungsstörungen ja nur die Teilerscheinung einer im Gehirn befindlichen schlimmeren, d. h. räumlich ausgedehnteren Grundursache sein können. Das ist vor allem für die Behandlung von größter Bedeutung. Denn es kann nicht Aufgabe des Arztes sein, ein Kind, bei dem die Atemnotsanfälle Ausdruck einer schweren, später vielleicht zur Idiotie führenden Gehirnverletzung sind, am Leben zu erhalten. Auf der anderen Seite darf man sich aber dessen erinnern, daß auch Goethe scheintot zur Welt kam und trotzdem — Goethe wurde.

Behandlung: Findet man das Kind im Beginn eines Anfalls vor, so nimmt man es hoch, sucht durch kräftige Reize: durch Rütteln und Kneifen, auch durch Schläge auf das Gesäß ein Schreien und damit ein tieferes Luftholen hervorzurufen. Hat man aber damit nicht sofort Erfolg, so läßt man die Mutter schnell ein warmes Bad richten und übt so lange, bis warmes Wasser hergestellt ist, **künstliche Atmung** aus — indem man entweder wie beim Erwachsenen beide Arme im Rhythmus nach oben schlägt und wieder an den Brustkorb preßt oder indem man mit den flachen Händen den Brustkorb des Kindes umgreift, die Daumen entlang dem Brustbein liegend, ihn mit leichtem Druck zusammenpreßt, dann schnell loslöst, so daß die Rippen wieder voneinander weichen und die Lunge Luft ansaugt. Ist das Bad gerichtet, so hebt man das Kind hinein (35—38° C). Nach den Angaben erfahrener Geburtshelfer (z. B. Ahlfeld) bedürfen alle asphyktischen Kinder, die überhaupt imstande sind, weiter zu leben, nur des Aufenthalts im warmen Wasser, um nach und nach zum ausgiebigen Atmen zu kommen, Es ist jedoch nötig, die Luftwege frei zu machen, wenn sie durch Schleim verlegt sind, und es ist weiterhin empfehlenswert, durch Hautreize wie kurze Übergießungen mit kühlerem Wasser die Zeit der unvollkommenen Atmung abzukürzen. Geht der Zustand vorüber und atmet das Kind wieder gut, so wird es herausgenommen, im Badetuch tüchtig abgerieben, bis es laut schreit und warm eingewickelt ins Bett gelegt. Die nächsten 24 Stunden über erhält es 2stündig Cormed (je 5 Tropfen).

Das althergebrachte Mittel sind die Schultzeschen Schwingungen. Doch sind gegen diese in den letzten Jahren so viele Gründe von den Geburtshelfern geltend gemacht worden, daß man gut tut, sie nicht anzuwenden. Auch Herzmassage kann man versuchen: Man umgreift mit der rechten Hand die linke Brusthälfte des Kindes und übt ruckweise mit dem Daumen in schneller Folge einen Druck auf die Herzgegend aus.

Wichtig ist, zu wissen, daß, wenn erst einmal ein asphyktischer Anfall aufgetreten ist, meist noch weitere folgen. Deshalb überweise man solche Kinder am besten sofort einer Klinik, wo die Möglichkeit besteht, eine erfahrene Pflegerin Tag und Nacht an das Bett des Kindes zu setzen. Auch ist hier stets Sauerstoff vorhanden, den man beim leisesten Verdacht auf einen beginnenden Anfall vermittels eines kleinen Glastrichters in schwachem Strom gegen Nase und Mund des Kindes richtet.

Von größter Bedeutung für den Erfolg der Wiederbelebungsversuche ist die Aufrechterhaltung der Herzkraft. Deshalb spritze man sofort, wenn man das Kind im beginnenden oder entwickelten Anfall vorfindet, eine halbe Ampulle Cormed in die Muskeln oder in den Sinus sagittalis. Vor allem ist hier Lobelin angezeigt, das auf das Atemzentrum reizend wirkt. Man gibt 0,003 (= 1 Ampulle) in Abständen von $^1/_4$ Stunde in den Sinus oder auch unmittelbar ins Herz, wobei man mit feinster Nadel in der Mitte zwischen linkem Brustbeinrand und Brustwarzenlinie im 3. oder 4. Zwischenrippenraum einsticht und zunächst ansaugt, bis man Blut in die Spritze bekommt und dann das Lobelin einspritzt.

Die Gewalteinwirkungen beim Geburtsakt führen zu mannigfachen **Geburtsverletzungen,** von denen sich manche erst mehrere Tage nach der Geburt heraustellen (z. B. Schlüsselbeinbrüche oder Plexuslähmungen). Am häufigsten finden sich kleine Blutungen in die Augenbindehaut, die nach einigen Tagen von selbst aufgesaugt werden; seltener sind Druckstellen oder Hautabschürfungen am Schädel, hervorgerufen durch Andrücken des Kopfes gegen das Promontorium oder durch den Druck der Zangenlöffel. Frische oder schon heilende Wunden rühren oft von der Zerreißung amniotischer Verwachsungen her (vgl. S. 39). Schlimmere Folgeerscheinungen von Zangengeburten sind Eindrücke des Schädels. Sie verunstalten denselben oft sehr stark und können auch den Schädelinhalt erheblich schädigen. Die Behandlung dieser Eindrücke erfolgt so, daß man durch Fingerdruck vom Rande her die eingedrückte Stelle abflacht. Führt das nicht zum Ziel, so soll es möglich sein, mit einem vernickelten kleinen Korkenzieher den Knochen durch die Haut anzubohren und ihn hochzuheben. Vielfach gelingt das aber nicht und die Kinder behalten für ihre Lebenszeit einen verunstalteten Schädel. Mit Rücksicht auf diese etwaigen Folgen tut man gut, den Rat des Chirurgen einzuholen. Beim Durchpressen des Schädels durch den Geburtskanal kann es zu Verschiebungen der Kopfschwarte gegen den Knochen, zur Zerreißung von kleinen Gefäßen und zum Bluterguß zwischen Kopfschwarte und Knochen, d. h. zum Kephalhaematoma ext. kommen. Es entsteht nicht sofort nach der Geburt, sondern erst am zweiten oder dritten Tag und bildet dann eine weiche Geschwulst von Eigröße mit deutlichem Knochenwall. Es sitzt meist auf einem der Scheitelbeine, tritt gelegentlich doppelt auf, greift nie über den Rand des Knochens hinweg, sitzt auch nie auf der Fontanelle oder über einer Naht. Es saugt sich nach 8—10 Tagen, manchmal noch später, von selbst auf. Bei längerem Bestehen bildet sich über dem Bluterguß eine dünne, knitternde Knochenschale, die im Laufe der nächsten Monate meist wieder aufgesaugt wird. Die Diagnose hat zu berücksichtigen: die Meningozele, die über den Knochenlücken sitzt, ferner das Caput succedaneum, die Kopfgeschwulst.

Letztere kann im Unterschied zum Kephalhämatom auch über den Fontanellen und Nähten, gelegentlich auch mal im Gesicht sitzen und sich dann beim Trinken störend auswirken; sie ist aber in der Regel nach 24 Stunden schon geschwunden.

Die Behandlung der Kopfblutgeschwulst ist überflüssig, sie besteht höchstens in einem „Druck“-Verband. Ist ausnahmsweise nach 4 Wochen der Bluterguß noch nicht aufgesaugt, so sticht man ein und entleert das Blut.

Zeigen sich bei einem Kephalhaematoma ext. nervöse Reizerscheinungen: gespannte Fontanelle, verlangsamter Puls, fehlender Würgreflex, Atemstörungen, Fazialislähmungen, Zuckungen im Fazialisgebiet oder in einer Hand oder einem Fuß oder Schläfrigkeit, so liegt die Vergesellschaftung mit einem Kephalhaematoma internum, also einem innerhalb der Schädelkapsel sitzenden, zwischen Knochen und Dura gelegenen Bluterguß vor, der durch gleichzeitige (zuweilen im Röntgenbild erkennbare) Sprünge des Schädelknochens zustande gekommen ist.

Jede, auch die leichteste Geburt kann **Verletzungen des Gehirns** nach sich ziehen. Schädigend wirkt ferner die Veränderung der Druckverhältnisse im Blutkreislauf, die dadurch zustande kommt, daß nach erfolgtem Blasensprung der „vorliegende“ Teil des Schädels von der Umklammerung durch die Gebärmutterwand befreit wird und nun alles Blut dorthin strömt und einzelne Blutgefäße sprengt. Die Gefahr steigert sich, wenn es sich um unreife Kinder oder solche mit besonders leicht zerreißlichen Blutgefäßen handelt (Frühgeburten, luetische Kinder) oder wenn die Geburt durch Kunsthilfe beendet werden muß. Am gefährlichsten sind jäh einsetzende Druckwirkungen: Zangenanwendung, Veit-Smelliescher Handgriff, Entbindung durch vaginalen Kaiserschnitt, ferner ungeschickter Dammschutz, bei dem der Schädel von den Seiten her zusammengepreßt wird. Indessen muß betont werden, daß auch bei den leichtesten Geburten Gehirnschädigungen vorkommen, die offenbar durch die Druckschwankungen im Gefäßsystem veranlaßt sind. Sie sind sogar bei Entbindungen durch Kaiserschnitt beobachtet worden.

Die anatomischen Veränderungen sind zum Teil so gering, daß sie bei der Leichenöffnung mit dem bloßen Auge oft gar nicht erkennbar sind. In anderen Fällen bestehen kleine, die ganze Hirnmasse durchsetzende Blutpunkte, die aber ohne klinisches Interesse sind, weil sie aufgesaugt werden. Blutungen über Linsengröße hinaus dagegen werden nicht aufgesaugt, sondern führen zur Narben- oder Höhlenbildung (Porenzephalie). Noch größere Blutungen, solche, die ganze Hirnabschnitte zerstören sowie auch Quetschungen der Gehirnmasse, führen zum Tod oder zu späterer schwerer Verblödung, Lähmung, Wasserkopf, Littlescher Krankheit oder symptomatischer Epilepsie. Die schwersten Schädigungen werden durch Tentoriumrisse und Blutungen aus dem Sinus geschaffen (s. unten).

Die sogenannte Encephalitis interstitialis (Virchow) dagegen ist kein Restzustand nach Geburtsschädigung des Gehirns, wie früher angenommen wurde. Sie ist vielmehr etwas normales, ist der Übergangszustand, in dem der Umbau des fötalen Gehirns: die Ausbildung der Nervenbahnen, die Umkleidung derselben mit Markscheiden, die Entwicklung der Rindenbezirke, das Entstehen der Assoziationsfasern usw. zum Ausdruck kommt (vgl. S. 44).

Wo ein einfacher, längerer Druck von geringer Stärke und ohne Verletzung im Schädelinnern selbst einwirkte, sind die klinischen Erscheinungen gering: die Kinder haben einen Tag lang oder über einige Stunden hin gewisse Hirndruckerscheinungen wie oberflächliche Atmung, Pulsverlangsamung, gestörte Nahrungsaufnahme, starke Schläfrigkeit. Diese Zustände sind nicht selten. Nach kurzer Zeit ist aber alles wieder gut. In den schwereren Fällen werden die Kinder scheintot geboren und gehen schnell zugrunde oder werden zunächst wieder belebt, zeigen aber dauernd Hirndruckerscheinungen wie Schlafsucht, Scheintodanfälle, Pulsverlangsamung, Lähmungen, Zuckungen oder Streckkrämpfe und sterben schließlich zum größten Teil im Laufe der ersten Lebenswoche. Zwischen diesen beiden Formen gibt es auch Übergänge: Kinder, die die ausgesprochenen Erscheinungen einer Hirnschädigung zeigen, die aber am Leben bleiben und von denen ein gewisser Teil an Spätfolgen (Epilepsie, Idiotie usw.) erkrankt, während andere merkwürdigerweise später ganz gesund bleiben, wenigstens im Kindesalter.

In denjenigen Fällen, in denen **Gehirnblutungen** erfolgt sind, sind diese teilweise durch grobe Gewalteinwirkungen veranlaßt und demgemäß nicht selten mit Brüchen oder Eindrücken der Schädelknochen verbunden; sie treten aber auch ohne nachweisbare äußere Verletzungen auf und erfolgen sogar bei glatt und schnell verlaufenden Geburten. Die Blutung selbst stammt aus kleinen Gefäßen, die bei der Anpassung des Schädels an die Gestaltung des Geburtskanals durch die sich übereinander schiebenden Kopfknochen zerrissen werden oder sie kommt aus einem **Tentoriumriß.** Von letzteren unterscheidet man solche, die zu supratentorialen Blutungen führen, also aus dem Sinus sagittalis stammen, sich über das Großhirn ausbreiten und mit Unruhe des Kindes, Schreien, Spannung der großen Fontanelle, Blässe der Haut, Lähmung des Hypoglossus usw. einhergehen; 2. solche, die zu infratentorialen Blutungen führen. Diese stammen aus dem Sinus transversus und ihr Ausbreitungsgebiet ist das Kleinhirn und die Medulla oblongata. Sie verlaufen mit einer eigentümlichen Ruhe des Kindes, mit Atemstörungen, mit stark blutig gefärbtem Liquor, mit spinalen Symptomen: Nackenstarre, doppelseitigen Zuckungen, Lähmungen oder Krämpfen im Okulomotoriusgebiet; 3. finden sich auch Mischformen der beiden genannten Arten oder eine Vergesellschaftung der Blutungen mit solchen in die Hirnhöhlen oder in den Rückenmarkskanal hinein. Neben den bereits erwähnten klinischen Erscheinungen hat man bei allen Formen der Gehirnblutungen starke Veränderungen der Körperwärme beobachtet, entweder ungewöhnlich tiefe Werte oder wochenlanges Fieber oder einen jähen, ständigen Wechsel von tiefen Temperaturen mit hohen Fiebersteigerungen (Pathothermie) (vgl. Abb. 7).

Die Lebensaussichten sind bei den infratentorialen Blutungen wegen der Nachbarschaft des Atemzentrums schlecht, bei den supratentorialen sind sie besser, weil diese unter Umständen chirurgisch angreifbar sind. Was die Frage anbelangt, was im späteren Leben aus diesen Kindern wird, so weiß man, daß es Kinder gibt, die trotz offenkundiger Geburtsschädigungen am Leben geblieben sind und sich normal entwickelt haben. Jeder Arzt kennt aber auch genügend viele Kinder, bei denen sich später eine Idiotie, Epilepsie oder ein Wasserkopf entwickelt hat. Gerade wegen dieser Entwicklungsmöglichkeiten sollte sich jeder Arzt überlegen, ob er die Hand dazu bieten soll, solche Kinder unter allen Umständen am Leben zu erhalten.

Die Diagnose der Gehirnblutungen an sich wie auch ihres jeweiligen Sitzes ist sehr schwer, denn die Gehirnrinde ist in diesem Alter noch nicht entwickelt, so daß selbst umschriebene Krämpfe keinen Hinweis auf die Stelle des Sitzes der etwaigen Blutung geben (vgl. S. 51). Außerdem wird man beim lebenden Kind oftmals nicht unterscheiden können, ob eine Gehirnblutung oder eine bloße Druckschädigung des Gehirns oder vielleicht beides vorliegt. Auch die Lumbalpunktion gibt nicht immer Aufschluß. Trotzdem ist sie in jedem Falle vorzunehmen. Aber man entleere nicht zu viel Lumbalflüssigkeit, da durch starke Herabsetzung des Druckes in der Schädelhöhle neue Blutungen veranlaßt werden können. Eine gelblich gefärbte Lumbalflüssigkeit deutet auf eine stattgehabte Blutung hin. Ist die Punktionsflüssigkeit selber blutig, so zentrifugiere man sie sofort: ist das über den Blutkörperchen stehende Serum klar, so stammt die Blutbeimengung von einem bei der Punktion angestochenen Gefäß, ist sie gelblich, so stammt das Blut aus einer Gehirnblutung.

Die Behandlung muß sich einerseits auf die Bekämpfung der Scheintodanfälle beschränken (S. 41), andererseits versuchen, das Weiterbluten aus den zerrissenen Gefäßen zu verhindern. Schon vorbeugend sollte man allen Neugeborenen, die eine Gefäßverletzung im Schädelinnern bei der Geburt erlitten haben könnten, K-Vitamin (Karan-Merck) und P-Vitamin (Permeabilitätsvitamin=Citrin Bayer) geben. Liegt eine sichere Gehirnblutung vor, so wird es nur in besonders günstig gelegenen Fällen, nämlich dann, wenn der Bluterguß auf der Gehirnoberfläche liegt und sein Sitz durch Punktion von den Fontanellen oder von den Nähten her festgestellt ist — möglich sein, ihn selbst anzugehen. In der Regel wird man sich auf eine abwartende Behandlung mit Auflegen einer Eisblase auf den Schädel, Verabfolgung von Chloralhydrat bei Unruhe und Krämpfen, wiederholte kleine Lumbalpunktionen zur Verminderung des Hirndrucks und Verabfolgung von Karan oder Citrin zur Verhütung des Weiterblutens beschränken müssen.

Wenn in der Zeit jenseits des Neugeborenenalters Erscheinungen auftreten, die auf eine Gehirnblutung bezogen werden müssen, so ist daran zu denken, daß außer der geburtstraumatischen auch noch eine auf avitaminotischer Grundlage beruhende „**Pachymeningosis haemorrhag. int.**" vorkommt. (Früher sprach man von Pachymeningitis haemorrhag. Virchow; aber diese Bezeichnung ist unzutreffend, denn es handelt sich nicht um entzündliche Vorgänge.) Die Pachymeningose der frühen Kindheit ist wieder abzutrennen von der im späteren Kindesalter vorkommenden Leptomeningose. Die klinischen Erscheinungen der Pachymeningose sind: plötzlicher oder langsamer Beginn, Wachstum des Schädels, Netzhautblutungen, klare Lumbal-, aber blutige oder gelblich oder rötlich gefärbte Fontanellenflüssigkeit. Auch in diesen Fällen ist als Behandlung einerseits Cebion, andererseits Karan und vor allem Citrin angezeigt.

Verletzungen der Wirbelsäule und des Rückenmarks betreffen gewöhnlich den Halsteil und führen, wenn sie nicht gleich tödlich wirken, zu Atemstörungen der Kinder und nach einigen Tagen meist auch zum Tod. Sitzen die Schädigungen in den etwas tieferen Abschnitten, so rufen sie eine schlaffe Lähmung der Arme und der Beine mit Blasen- und Mastdarmstörungen hervor. In diesem Fall bleiben die Kinder manchmal am Leben, behalten aber ihre Lähmungen.

Was die **Spätfolgen der Geburtsschädigungen** anbetrifft, so machen sie jenseits des Säuglingsalters zuweilen Schwierigkeiten bei ihrer Deutung. Bei den Kindern mit Schädigungen des Rückenmarks, namentlich im oberen Teil desselben, entwickelt sich infolge ihrer Regungslosigkeit stets eine starke Fettsucht. Auf der anderen Seite besteht eine hochgradige Muskelschwäche. Sie können nicht stehen, nicht sitzen, oft noch nicht mal greifen, und es taucht dann später die Frage auf, ob nicht — anstatt einer Geburtsschädigung — vielleicht eine Myatonia congen. Oppenheim oder eine progr. spinale Muskelatrophie nach Werdnig-Hoffmann oder vielleicht eine in frühesten Lebensmonaten durchgemachte spinale Kinderlähmung vorliegt. Praktisch freilich ist die Entscheidung nach dieser oder jener Richtung gleichgültig, weil keine dieser Krankheiten besserungsfähig ist.

Auffallend ist immer, wie oft es vorkommt, daß bei den Eltern die Erinnerung an die Schwierigkeiten der Geburt so schnell erlischt. Das zeigt sich auch bei den Geburtsschädigungen des Gehirns. Selbst Zuckungen im Fazialis oder in einem Arm nach der Geburt usw. werden schnell vergessen. Infolgedessen besteht eine bedauerliche Unsicherheit bezüglich der Frage, wozu diese Geburtsschädigungen später führen können. Sicher ist auf der einen Seite, daß sie keine Folgeerscheinungen nach sich zu ziehen brauchen. Ebenso sicher ist aber auf der anderen Seite, daß solche Kinder, nicht zu wenigsten auch solche mit starker Schlafsucht, schlechtem Trinken usw. in den ersten Tagen des Lebens, später an Epilepsie oder Idiotie erkranken können, vor allem dann, wenn das Kind zugleich noch der Träger einer gleichgerichteten Erbveranlagung ist.

Von den **Geburtslähmungen** führt die Fazialislähmung des neugeborenen Kindes — meist durch den Druck des Zangenlöffels auf den Fazialisstamm veranlaßt — zu den Merkmalen der peripheren Lähmung mit Befallensein des Mund- und Augenfazialis. Sie kann das Saugen des Kindes manchmal stark behindern. Bei Zangengeburten kommen aber auch zentrale Fazialislähmungen durch intrakraniellen Bluterguß vor. In diesem Fall bleibt der Augenfazialis verschont. Die Lähmung heilt mit und ohne Behandlung innerhalb einiger Wochen. Es ist üblich, bald nach der Geburt zunächst täglich, später 2- oder 3mal in der Woche mit schwachen Strömen zu faradisieren. Das Auge, das auf der befallenen Seite nicht völlig geschlossen werden kann, ist mit einem feuchten Läppchen zu bedecken, damit es nicht zum Bindehautkatarrh kommt.

Die häufigste Entbindungslähmung ist die **Erb'sche Lähmung.** Sie kommt in manchen Fällen dadurch zustande, daß durch fehlerhafte Lage in der Gebärmutter Kinn und Unterkieferwinkel des Kindes seitwärts auf die Austrittsgegend der Nerven gepreßt und letztere dadurch geschädigt werden — nicht selten findet sich hier sogar eine Delle auf der Schulter des Kindes. In anderen Fällen entsteht sie durch Druck und Zug beim Entwickeln der Schultern und des Kopfes und dadurch bedingter Schädigung des Plexus brachialis etwa an der Austrittsstelle des 6. Halsnerven zwischen den Musculi scaleni. Es werden befallen: der Deltoides, Bizeps und Supinator brevis (6.—7. Halswurzel). Der befallene Arm hängt schlaff herunter, die Schulter steht tiefer als die der anderen Seite, der Arm ist nach einwärts gerollt, die Handfläche schaut nach hinten und außen. Handgelenk- und Fingerbewegungen sind frei. Die seltenere Form ist die sog. untere Plexuslähmung (Klumpkesche Form, 7.—8. Wurzel), bei der die Unterarm-, Hand- und Fingermuskeln befallen sind, außerdem durch Beteiligung der Rami communicantes des Sympathikus noch der Hornersche Symptomenkomplex: Verengung der Lidspalte, Miosis der Pupille bei erhaltener Lichtreaktion und Zurücksinken des Augapfels — hervorgerufen wird. Die Berührungsempfindlichkeit der befallenen Körpergegenden ist nicht gestört, Schmerzen werden nicht geäußert, die elektrische Untersuchung ergibt beim Neugeborenen noch keine zuverlässigen Werte.

In besonders schlimmen Fällen ist die Lähmung beiderseitig vorhanden. Ausnahmsweise ist der Phrenikus mit beteiligt (4. Zervikalwurzel), wodurch es zur Zwerchfelllähmung der betroffenen Seite kommt (Kurzatmigkeit, Verweigerung der Nahrung, eingesunkener Leib, starke Verlagerung des Herzens nach links, Hochstand der Leber und des Zwerchfells). Zuweilen ist im Röntgenbild das Querkolon oberhalb der Leber sichtbar. Beim Schreien der Kinder sieht man ein Zwerchfellschaukeln: beim Einatmen geht die linke Zwerchfellhälfte abwärts, die rechte aufwärts.

Die Heilungsaussichten sind entweder sehr schlecht oder überraschend gut — je nach der Art der Behandlung. Schlecht sind sie, wenn die Behandlung vernachlässigt wird, d. h. wenn irgendeine Person, die weder Interesse am Kind noch eine Ahnung von den anatomischen Verhältnissen an Hals und Schulter des Kindes hat, das Elektrisieren übernimmt und dieses nur sozusagen „symbolisch" ausführt; dann versteifen schnell Schulter-, Ellenbogen- und Handgelenk, der Arm stellt sich in Streckstellung und die Finger bilden eine Krallenhand. Damit ist das Kind für sein ganzes Leben verkrüppelt. Wo hingegen der Arzt selber täglich elektrisiert — gleichgültig ob faradisch oder galvanisch: wenn nur Zuckungen der Muskeln zunächst erzielt werden — stellt sich die Beweglichkeit des Armes weitgehend wieder her, der Muskelschwund wird verhütet und die Kinder lernen die Hände bis ins Gesicht zu bringen und sich später den Lutscher in den Mund zu stecken sowie — jenseits des Säuglingsalters — selbständig zu essen. Die

Deltoidesgruppe büßt zwar immer etwas von ihrer Leistungsfähigkeit ein, aber dafür treten dann jeweils die Schulterblattmuskeln in Tätigkeit.

Bei der Diagnose ist an Brüche des Oberarmknochens und des Schlüsselbeins, an Epiphysenlösung am Oberarmkopf infolge Lues (Röntgenbild), an Gelenkentzündung (Fieber) im Schultergelenk und vor allem an Schädigungen des Schultergelenks bei der Entbindung durch Verrenkung oder Zerrung oder Bluterguß zu denken.

Behandlung: Zunächst Ruhigstellung des Armes am Rumpf durch Anstecken des Ärmels an das Jäckchen mit einer Sicherheitsnadel, aber tägliche Bewegungen des Armes im Bade, öfteres Beugen in den Gelenken und vor allem Elektrisieren: die eine Elektrode auf die Plexusgegend, die andere auf die Brust, täglich 2mal je 5 Minuten bei schwachem, eben noch Zuckungen auslösendem Strom. Erhält man mit dem faradischen Strom keine Zuckungen, so rufe man solche mit dem galvanischen Strom hervor. Bei Neugeborenen sind große Stromstärken nötig. Später, wenn die Gefahr eines Auskugelns des Schultergelenks nicht mehr besteht, läßt man den Arm frei, damit die Kinder ihn bewegen können bzw. steckt den gesunden Arm fest, damit die Kinder beim Greifen den gelähmten Arm benützen müssen.

Das „**Hämatom" des Sternokleidomastoideus** entsteht oft schon in utero durch starke Abknickung des Kopfes nach der Seite durch allzuwenig Fruchtwasser. Zuweilen ist in diesen Fällen die ganze Schultergegend muldenförmig ausgehöhlt. Auch die übrigen Fälle entstehen fast sämtlich durch bzw. bei fehlerhafter Lage des Kindes: bei Beckenendlage oder Querlage, die die Wendung und das Herausziehen des Kopfes notwendig machen. Bei letzterem kommt es dann leicht zur Überdehnung des Kopfnickers, zur Zerreißung von Muskelfasern und zu einem Bluterguß, der — mit irgendwelchen Bakterien infiziert — dann mit einer Muskelnarbe ausheilt, die zur Schrumpfung neigt. Eine bloße Muskelzerreißung führt nicht zu dem Bild des Hämatoms, vielmehr entspricht dieses pathologisch-anatomisch immer dem Bild einer infizierten Muskelwunde. Die klinischen Erscheinungen sind die sichtbare spindelförmige, harte Anschwellung am Brustbeinende des Kopfnickers, die abnorme Härte des Muskels, das scharfe Vorspringen der Muskelumrisse und die Neigung zum Schiefhalten des Kopfes; die Spätfolge ist der Schiefhals. Um diesen zu verhüten, ist der Muskel täglich mehrmalig und ausgiebig nach Art einer Massage zu kneten; ferner ist der Kopf so auf einen kleinen Sandsack zu legen, daß der Muskel ständig gedehnt wird. Gleich wie bei der Erbschen Lähmung, vermag auch hier die sorgfältige, stete, pflichtgetreue, tägliche Massage und Lagerung einen schweren und entstellenden körperlichen Schaden zu verhüten.

Die septischen Erkrankungen des Neugeborenen

Die Sepsis der Neugeborenen bildet ein Krankheitsbild, wie es vielgestaltiger nicht gedacht werden kann. Sie ist, gleich wie die Entzündung der Nabelwunde, unter dem Einfluß der neuzeitlichen Geburtshilfe eine verhältnismäßig seltene Erkrankung geworden, so daß wir — von Ausnahmen abgesehen — meist nur noch ihre Anfänge bzw. ihre leichtesten Formen zu sehen bekommen. Die Erreger sind Streptokokken, Pyocyaneus und andere, die Eintrittspforten sind die Nabelwunde, Hautverletzungen, Schleimhautverletzungen im Mund, die bei der Geburt erfolgen, vor allem aber die — scheinbar — unverletzte Schleimhaut der Luftwege und des Darmkanals. Auch beim Erwachsenen und älteren Kind kann von jeder infizierten Wunde auf der Haut oder Schleimhaut mal eine Allgemeininfektion ausgehen; aber beim Neugeborenen ist das unverhältnismäßig viel häufiger der Fall.

Was den Darmkanal beim neugeborenen Kind anbetrifft, so ist derselbe bei der Geburt vollkommen keimfrei. Erst in den nächsten Stunden findet die **Besiedlung des Darmkanals mit Bakterien** statt, indem vom Mund her, später auch vom After aus Keime in den Verdauungskanal einwandern, um diesen nunmehr bei Lebzeiten des Menschen nie wieder zu verlassen. Die Anwesenheit von Keimen im Darm ist für das Leben von unerläßlicher Bedeutung. Versuche, Tiere keimfrei aufzuziehen, sind im allgemeinen ergebnislos verlaufen. Die „erste Darmbakterienflora" des Neugeborenen ist ganz willkürlich zusammengesetzt, ein Abbild derjenigen in der Umgebung des Kindes. Ihr Aussehen ändert sich in ganz bestimmter Weise, sobald dem Kind Nahrung zugeführt wird: das bis dahin regellose Stuhlbild wird einheitlich, es erscheinen bei Frauenmilchernährung grampositive Bakterien, so daß das mikroskopische Präparat, mit dem bloßen Auge betrachtet, durchweg blau gefärbt erscheint. Von diesen Bakterien ist der Bacillus bifidus comm. derjenige, der für die physiologische Stuhlform der Brustkinder kennzeichnend ist. Er stammt aus dem mütterlichen Körper, ist im Fruchtwasser nachweisbar und gelangt beim Durchtritt durch die Scheide während der Geburt in den kindlichen Körper. Bei Kuhmilchernährung dagegen ist das Grampräparat des Stuhles überwiegend rot gefärbt, weil in diesem Falle die Kolibazillen vorwiegen (vgl. auch S. 102). Im allgemeinen setzt sich die erste Stuhlflora des neugeborenen Kindes aus nicht-krankmachenden Keimen zusammen. Aber wenn bei der Pflege und Besorgung des Kindes wenig Sauberkeit geübt wird oder wenn es sich um Kinder handelt, die sich in der gefährlichen Nähe einer an Kindbettfieber erkrankten Mutter befinden, so können auch schädliche Keime einwandern. Hinzu kommt noch eine zweite Besonderheit des Neugeborenenzustandes, daß nämlich die Darmwand des neugeborenen Kindes durchlässiger ist als die des älteren Säuglings. Infolgedessen macht eine etwaige Infektion im Darm nicht halt, sondern schreitet schnell durch die Darmwand hindurch und führt zur Allgemeininfektion.

Eine weitere wichtige Rolle spielen die Darmbakterien bei der Blutgerinnung: Das für den Gerinnungsvorgang wichtige „Prothrombin" wird in der Leber gebildet, aber nur bei gleichzeitigem Vorhandensein von K-Vitamin. Letzteres stammt teils von der Nahrung, teils von den Darmbakterien her. Normalerweise haben die Neugeborenen in der ersten Lebenswoche einen herabgesetzten Prothrombingehalt im Blut; sie neigen infolgedessen in erhöhtem Maße zu Blutungen, die sich durch Verabreichung von K-Vitamin prompt beseitigen lassen. Bei septischen Infektionen der Neugeborenen tritt diese Blutungsneigung in besonders gefährlichem Ausmaß in Erscheinung. Es ist deshalb von der größten Wichtigkeit, die Ernährung der Neugeborenen mit Frauenmilch einzuleiten, um auf diese Weise die physiologische Darmflora und vermittels dieser wieder die Versorgung des kindlichen Körpers mit K-Vitamin herzustellen, um auf diese Weise möglichst bald den Zustand der „Hypothrombinämie" zu beseitigen.

* * *

Der Wert einer zielbewußten **Verhütung** wird durch nichts besser gekennzeichnet als durch die bereits erwähnte Tatsache, daß seit der Einführung der Asepsis in die Geburtshilfe die Zahl der septischen Erkrankungen wie bei den Müttern, so auch bei den Kindern stark zurückgegangen ist. Demgemäß ist zu verlangen, daß bei der Besorgung und Pflege des neugeborenen Kindes vom Augenblick der Geburt an mit der größten Sorgfalt und Sauberkeit vorgegangen wird. Die Nabelwunde ist sauber zu behandeln. Das Auswischen des Mundes zur Reinigung desselben vom Fruchtwasser ist möglichst schonend vorzunehmen, nicht mit einem Lappen, der um den Finger gedreht ist, sondern mit einer Klemme, die mit Watte umwickelt ist. Hinterher ist jegliches Mundauswischen streng zu verbieten. Sobald sich bei der Mutter krankhafte Erscheinungen zeigen, ist das neugeborene Kind räumlich von ihr zu trennen und ihr nur zum Anlegen zu reichen. Die Pflegerin hat sich stets, ehe sie das Kind anfaßt, die Hände zu waschen, bei regelwidrigen Verhältnissen beschäftigt sie sich am besten nur mit dem Kind oder nur mit der Mutter. Personen mit eiternden Wunden („schlimmen" Fingern) oder Schnupfen, Rachenkatarrh haben nichts mit einem neugeborenen Kind zu schaffen. Vorsicht ist besonders auch bei Besuchern geboten. Am besten werden alle sogenannten Wochenbesuche verboten, da durch diese nur Grippe eingeschleppt wird.

Große Bedeutung für den Ausgang einer Sepsis hat die Ernährung der Kinder. Meist fällt oder steht die Prognose mit der Möglichkeit, dem Kinde Frauenmilch verabreichen zu können — ein Grund mehr, in jedem Fall wenigstens über die ersten Lebenswochen das Kind an der Brust der Mutter ernähren zu lassen. Die Annahme, die wir heute machen, daß nämlich die septische Infektion in der Regel ihren Ausgang vom Darmkanal nimmt, könnte daran denken lassen, dem neugeborenen Kinde so rechtzeitig wie möglich Frauenmilch zuzuführen, um dadurch die physiologische Bakterienflora möglichst bald herzustellen und zu bewirken, daß im Gegengewicht zu dieser etwaige krankmachende Keime vernichtet werden. Dieser Schluß stimmt aber nicht. Denn einmal dauert es wenigstens 4—5 Tage, ehe sich die physiologische Flora hergestellt hat, und zweitens schafft man durch Nahrungszufuhr nur den krankmachenden Keimen die Möglichkeit, sich weiter zu entwickeln. Sie wuchern ja hauptsächlich in den Darmsäften, die bei der Nahrungsaufnahme abgesondert werden. Die klinischen Beobachtungen haben vielmehr ergeben, daß eine späte Zufuhr von Nahrung eine bessere

Gewähr für das Ausbleiben krankhafter Erscheinungen gibt als ein frühzeitiger Beginn der Ernährung. Aber wenn dann Nahrung verabfolgt wird, so sollte es nur Frauenmilch sein.

Ist die Gelegenheit zur Einleitung der Brusternährung versäumt worden und das Kind unter septischen Erscheinungen erkrankt, so erhebt sich für den praktischen Arzt die Frage, ob er das Kind weiter behandeln oder ins Krankenhaus geben soll. Die Entscheidung muß früh fallen, denn aussichtslose Fälle bessern sich auch in der Klinik nicht. Nach unserer Meinung gebe man wenigstens alle künstlich genährten Kinder mit — auf Sepsis verdächtigen — Erscheinungen ins Krankenhaus, vorausgesetzt, daß sie dort Frauenmilch erhalten können.

Das klinische Bild der Sepsis der Neugeborenen ist außerordentlich wechselnd: bald beginnt sie stürmisch mit schweren Erscheinungen seitens des Magen-Darmkanals, bald schleichend mit immer stärker werdender Gelbsucht, bald stehen nervöse Erscheinungen im Vordergrund, bald schwere unstillbare Blutungen. Wohl die häufigste Erscheinungsform der septischen Infektion ist der **Icterus gravis.** Während eine leichte Gelbfärbung des Gesichtes und des Rumpfes beim Neugeborenen eine physiologische Erscheinung bildet (s. S. 32), sind die schweren Formen als etwas Krankhaftes und Unheilverkündendes anzusehen. Freilich — es ist daran festzuhalten, daß der Ikterus in diesen Fällen nicht eigentlich eine Krankheit für sich, sondern nur ein Symptom — das in diesen Fällen hervorstechendste — ist. Bei den davon befallenen Kindern sind nicht nur die Hautdecken, sondern auch die Nägel, die Hornhaut, die Schleimhäute, die Handteller und Fußsohlen, ferner die Tränen, der Nasenschleim sowie der Herzbeutelinhalt gelblich gefärbt. Regelmäßig besteht eine Beeinträchtigung des Allgemeinbefindens, insbesondere fällt eine abnorme Schlafsucht der Kinder auf. Die Nahrungsaufnahme ist infolgedessen erschwert, die physiologische Abnahme größer als sonst; das Kindspech wird schneller ausgestoßen, die dann folgenden Milchstühle sind oft dünn, vermehrt und von durchfälligem Aussehen. Im Harn finden sich Zylinder und Schollen, die mit Gallenfarbstoff gefärbt sind. — Von diesen Fällen bis zu den schwersten ist nur noch ein Schritt: die Haut nimmt hier eine fahlgelbe Farbe an, oft mit einem Stich ins Grünliche. Das Allgemeinbefinden ist außerordentlich schwer gestört, die Kinder oft benommen, regungslos, abgemagert durch große Gewichtsverluste, die Zunge braunrot gefärbt, klebrig, trocken oder bedeckt mit Soor, die Stühle vermehrt, flüssig-schleimig, grün, der Harn spärlich und die schwere Mitbeteiligung der Nieren durch Eiweißgehalt, Ausscheidung von roten und weißen Blutkörperchen wie auch Zylindern erkennen lassend. Die Körperwärme wird teils erhöht, teils normal, teils erniedrigt befunden. Gegen Ende kommen oft noch andere septische Erscheinungen: Eiterungen, Darmblutungen, Krämpfe, stärkere Durchfälle hinzu.

Pathologisch-anatomisch ist bemerkenswert, daß sich in einigen dieser Fälle ein „Kernikterus" im Gehirn findet, d. h. eine besonders deutliche Gelbfärbung gewisser Nervenkerne, nämlich des Linsenkerns, Ammonshorns, des Luysschen Körpers, des Nucleus dentatus, der Olive und der sensiblen Nervenkerne des verlängerten Marks.

Hinsichtlich der Feststellung dieser ungünstigen Form der Gelbsucht ist zu beachten, daß, wenn sich schon am zweiten oder dritten Lebenstag des Kindes eine stärkere Gelbsucht zeigt, immer der Verdacht auf sich entwickelnden Ict. gravis gerechtfertigt ist, ebenso dann, wenn an anderer Stelle des Körpers etwaige septische Veränderungen herauskommen.

In ganz seltenen Fällen ist die Gelbsucht durch eine Mißbildung der Gallenwege (S. 38 und 152) bedingt. Auch bei Lues congenita kommt schwere Gelbsucht vor, die in diesen Fällen jedoch gewöhnlich noch mit weiteren luetischen Veränderungen: Milzvergrößerung, Schnupfen, Sattelnase, Ausschlägen an Handtellern und Fußsohlen oder Resten davon einhergeht.

Eine besondere Form des Icterus gravis ist der **familiäre Ikterus.** Es handelt sich hier um eine Häufung von Erkrankungen und Todesfällen bei Neugeborenen derselben Familie unter den Erscheinungen der schweren Gelbsucht. Es sind mit Vorliebe kräftige Neugeborene, die davon befallen werden. Schon am 1. oder 2. Lebenstag fängt die Gelbsucht an, kleine Hautblutungen, Bluterbrechen, Milzvergrößerung, wassersüchtige Anschwellungen und schließlich Krämpfe kommen hinzu; so gehen die Kinder schnell zugrunde. Die Unterscheidung vom gewöhnlichen Ict. grav. läßt sich aus dem Blutbefund führen: man findet eine starke Blutarmut, starkes Absinken des Blutfarbstoffs mit gleichzeitiger Erythroblastose, d. h. massenhaftem Auftreten von Normoblasten und Megaloblasten. Behandlung: Es hilft die intrasinöse Blutübertragung (50—70 ccm). Hingegen Bluteinspritzungen in die Muskeln sind nutzlos. Auch nach dem Genuß von täglich 100 g gekochter Leber über 10 Wochen lang in der Schwangerschaft durch die Mutter wird ein Verschontbleiben des Neugeborenen von der Krankheit berichtet. Angesichts der über diese Fälle noch waltenden Unklarheit ist ihre genaue Beobachtung notwendig. Sie sind — als Erbkrankheit — in mehreren Geschlechterfolgen vorgekommen. Neben Icterus gravis kann bei anderen, der gleichen Familie entstammenden Kindern **angeborene Wassersucht (Hydrops foetus univers.)** sowie auch eine bloße **Neugeborenenanämie** vorkommen. Infolgedessen faßt man diese 3 Krankheiten als **fötale Erythroblastosen** zusammen. In anderen Fällen fand sich in der Verwandtschaft hämolytischer Ikterus (Kugelzellenanämie — Nägeli) oder Hyperbilirubinämie der Mutter (Schrifttum s. bei Weitz, Vererbung innerer Krankheiten, Enke-Stuttgart).

Die Lebens- und Heilungsaussichten richten sich beim septischen Icterus gravis nach der Schwere der Allgemeinerscheinungen: halten sich letztere in mäßigen Grenzen, so sind die Aussichten gut, andernfalls zweifelhaft oder schlecht. Die Behandlung ist dieselbe wie bei der folgenden Gruppe.

Bei **septischen Durchfällen**, also bei der „gastrointestinalen" Form der Neugeborenen-Sepsis, findet sich als erste Erscheinung Erbrechen. Doch ist Erbrechen beim neugeborenen Kind mit Vorsicht zu deuten. Viele, im übrigen ganz normale Kinder, erbrechen in den ersten Stunden schwärzliche, aus verschlucktem Fruchtwasser bestehende Massen. Bedenklicher ist es, wenn galliges oder gar kotiges Erbrechen sich einstellt und sich noch weitere Erscheinungen von seiten des Darmes hinzugesellen. Das Kindspech ist in solchen Fällen flüssiger als sonst. Es riecht nach Fäulnisvorgängen, wird schnell entleert, und ehe noch die Kinder Nahrung erhalten haben, kommt es zu Durchfällen, bei denen die Stuhlgänge ausschließlich aus Darmschleim bestehen. Wird Nahrung verabfolgt, so fällt sie sofort der Zersetzung zum Opfer, und die Stühle sind dann stark vermehrt bis zu 10 oder 20 Entleerungen am Tage. Schnell stellen sich auch Fieber, starke Gelbsucht, Gewichtsstürze, Soor, Schlafsucht, Wundsein und schwerer Verfall des Kindes ein. Der Harn ist spärlich bis zur Harnverhaltung. Neben Harnsäurekristallen finden sich Zylinder, rote und weiße Blutkörperchen, Eiweiß und Bakterien. Diese Erscheinungen sind aber Folge der septischen Durchfälle, nicht etwa deren (parenterale) Ursache.

Zuweilen kommt es zum Übergreifen der Infektion auf das Bauchfell. Die Bauchhaut ist dann durch Gasaufblähung gespannt, erscheint bläulichrot und ihre Blutgefäße schimmern durch. Wenn es nicht bereits vorhanden war, so tritt nunmehr Koterbrechen auf, der Nabel ist vorgetrieben, auch wundroseartige, wandernde Flecke, sogenannte Erysipeloide, treten auf der Bauchhaut auf. Die Stuhlentleerung hört entweder ganz auf oder bleibt durchfällig. Das ist das Bild der — trockenen oder von einem Erguß begleiteten — **eitrigen Bauchfellentzündung.**

In diesen Fällen ist die Voraussage ganz schlecht. In den übrigen ist sie zweifelhaft; sie neigt nach der günstigen Seite hin, wenn die Diagnose schnell gestellt und die Behandlung sofort eingeleitet wird. Sobald sich Erscheinungen von seiten des Magen-Darmkanals zeigen, zögere man nicht, die Nahrung sofort wegzulassen und 24 Stunden hindurch nur Tee mit Saccharin zu geben. Die Brust der Mutter ist währenddessen alle 4 Stunden durch Abdrücken der Milch zu entleeren, um einer Milchstauung vorzubeugen. Am nächsten Tage beginnt man wieder Nahrung zuzuführen, zunächst vorsichtig: am ersten Tage etwa 5mal 20 g, am zweiten 5mal 30 g usw., um durch die Frauenmilch die physiologische Bifidusflora im Darm wieder zur Entwicklung zu bringen. Nebenher bekommt das Kind Tee oder Darmeinläufe. Erst wenn die Menge von 5mal 100 g Frauenmilch am Tage erreicht ist, legt man das Kind wieder an die Brust an.

Besteht das Erbrechen weiter, so ist der Magen gründlich auszuspülen, zuerst mit körperwarmem, dann mit kaltem Wasser. Nach Bedarf sind die Spülungen mehrmals am Tage zu wiederholen. Besonders bei Koterbrechen infolge Bauchfellentzündung sei man freigebig mit diesen Spülungen.

Bestehen die Durchfälle weiter, so spült man auch den Darm leer. Durch Zugabe von Tierkohle oder Adsorgan zum Tee (1 gehäufter Teelöffel auf 200 g Tee) oder durch hohe Darmeinläufe mit Dermatol (1 Teelöffel auf 500 g Wasser) lassen sich die Vorgänge im Darmkanal manchmal günstig beeinflussen. Bei sehr stürmischen Darmentleerungen trage man kein Bedenken, die Teediät auf 2mal 24 Stunden auszudehnen. Doch ist es nötig, in solchen Fällen auch noch auf anderem Wege dem Körper Flüssigkeit zuzuführen: steht die Austrocknung des Körpers im Vordergrund, so gibt man langfortgesetzte hohe Darmeinläufe oder Einläufe in das Unterhautzellgewebe von 50—100 ccm Ringerlösung, steht mehr die Nahrungsverweigerung, das Erbrechen und die Herzschwäche im Vordergrund, so gibt man täglich in den Sinus sagittalis 20 ccm 20—40%ige Traubenzuckerlösung. Am 3. Tage beginne man auf alle Fälle wieder Frauenmilch zu geben. Beiden Anzeigen: der Zufuhr von Flüssigkeit und der von Nahrung — werden am besten tägliche Blutüberpflanzungen (50 ccm über 3—4 Tage hin oder entsprechend große Gaben von Blutplasma) gerecht, durch die zugleich auch die Widerstandskräfte der Kinder vermehrt werden.

Handelt es sich um ein künstlich genährtes Kind, so gibt man gleichfalls erst 24 Stunden lang, nötigenfalls noch länger, Tee und Saccharin, dann Reisschleim mit 3—5% Traubenzucker, und danach beginnt man erst wieder mit 1/3 Milch, 2/3 Schleim und Traubenzucker. Tritt bei dieser Behandlung keine deutliche und schnelle Besserung ein, so verliere man keine Zeit mehr mit Herumprobieren, sondern verschaffe dem Kind Frauenmilch (Amme, Stillfrau, Krankenhaus). Der Gebrauch von Abführmitteln und Stopfmitteln ist unnütz, hingegen ist von Anfang an 2stündlich Cormed und Kardiazol im Wechsel (je 5 Tropfen) zu geben. Bei hinzutretender Bauchfellentzündung trage man den etwa noch vorhandenen Nabelschnurrest mit dem Glühbrenner oder (nach nochmaliger Unterbindung dicht am Bauch) mit der Schere ab und lege feuchte Verbände mit essigsaurer Tonerde oder Spitirus + Glyzerin āā auf den ganzen Bauch. Durch Magenspülungen einerseits und Luminaleinspritzungen andererseits sind die Schmerzen des Kindes zu lindern. Herzmittel sind hier nicht am Platze.

Auf eine gewisse **Mitbeteiligung des Zentralnervensystems** deuten schon die Bewußtseinsstörungen, die Unruhe, das Fieber, die Schlafsucht und Benommenheit hin. Nicht selten treten auch Krämpfe auf, teils umschriebene, teils allgemeine. Die Fontanelle ist im Anfall etwas gespannt und das Bewußtsein verloren. Über kurz oder lang pflegen die Zuckungen von allein aufzuhören — entweder endgültig oder um nach einiger Zeit wieder von neuem auszubrechen. Nebenher bestehen Gelbsucht wechselnden Grades, leichte Temperaturen, geringe durchfällige Erscheinungen, Schläfrigkeit und dergleichen. Die Krampfanfälle sind jedoch immer die hervorstehendste Erscheinung. Der Ausgang ist verschieden:

1. entweder schwinden alle Erscheinungen vollkommen und dauernd, und die Kinder sind damit geheilt,
2. oder es bleiben einzelne der Erscheinungen, z. B. die Unruhe und vor allem die Krämpfe unbeeinflußt weiter bestehen, oder
3. es erfolgt zuerst eine Heilung, die sich aber als trügerisch erweist, weil nach einer verschieden langen — bald Monate, bald Jahre währenden — Pause langsam Veränderungen herauskommen, die als Spätschädigungen oder als Restzustände der alten Erkrankung im Neugeborenenalter zu gelten haben.

Wenn, wie im zweiten Fall, die Krämpfe bestehen bleiben, so sind sie als „symptomatische Epilepsie" anzusehen, und sind sie auch bald von einem Zurückbleiben der geistigen Entwicklung gefolgt. Im dritten Fall, also beim Herauskommen von Spätschädigungen, handelt es sich entweder wieder um eine symptomatische Epilepsie oder eine symptomatische Idiotie oder darum, daß sich Muskelsteifigkeiten, gesteigerte Reflexe, positiver Babinski usw. herausbilden, gelegentlich auch ein Mikrozephalus entsteht — Erscheinungen, die man mit der Bezeichnung „zerebrale Kinderlähmung" belegt, und die äußerlich das Bild der Littleschen Erkrankung zeigen.

Eine genaue Feststellung, ob die Restzustände bei solchen Kindern nur von einer toxischen Gehirnschädigung infolge Sepsis neonatorum herrühren, oder ob sie vielleicht durch Geburtsschädigungen (die sich mit einer Gelbsucht und septischen Erscheinungen vergesellschaften) zustande gekommen sind, ist zu Lebzeiten des Kindes nicht zu treffen — ist auch nicht so wichtig wie die andere Feststellung: daß nämlich die Grundursache nach der Geburt erworben wurde. Denn hierdurch wird eine etwaige spätere Epilepsie und Idiotie ebenfalls als erworben gekennzeichnet.

Die **Krämpfe bei Neugeborenen** sind nicht durch eine Reizung der Rindenfelder bedingt — selbst dann nicht, wenn in diese hinein eine Blutung erfolgte oder auf ihnen ein Bluterguß liegt und auf sie drückt. Denn die Hirnrinde ist bei Neugeborenen noch völlig funktionsuntüchtig. Der Mensch beginnt vielmehr — nach Otfried Förster, Breslau — seinen Lebenslauf als „Pallidumwesen". Infolgedessen hat man sich die Krämpfe der Neugeborenen infolge von Blutungen auf die Gehirnoberfläche so zu erklären, daß der Bluterguß eine Raumbeengung und damit eine Drucksteigerung im Schädelinnern schafft, an der sich auch der Inhalt des III. Ventrikels beteiligt, wodurch wieder eine Reizung des benachbarten Pallidums herbeigeführt wird, die ihrerseits die Krämpfe bedingt. Auch die Krämpfe bei septischen Infektionen kommen nicht von der Hirnrinde her zustande, sondern sind entweder wiederum auf dem Wege über die gleichzeitig vorhandene Vermehrung der Gehirnflüssigkeit mit Drucksteigerung im Schädelinnern oder aber durch die infektiöse Reizung der Gegend um den III. Ventrikel herum bedingt. Näheres s. bei Birk, Kinderkrämpfe. Verlag Enke-Stuttgart.

Behandlung: Bei abnormer Schläfrigkeit und Benommenheit sind die Kinder morgens und abends zu baden und kühl zu übergießen, damit sie wenigstens zeitweise frisch sind und ausgiebig atmen. Trifft der Arzt das Kind in einem Krampfanfall liegend an, so hat er zu versuchen, durch ein meist schnell wirkendes Chloralklistier (Sol. chloralhydrat. 1,0 : 40,0. S. die Hälfte — warm — zum Klistier) oder durch eine Luminaleinspritzung von 2 Teilstrichen (der 20%igen Lösung in Ampullen) = 0,04 Luminal den Anfall möglichst bald zu beenden. Bis das eintritt, kann man das Kind noch in ein langes, beruhigendes, warmes Bad geben lassen. Wacht es aus dem Chloralschlaf auf, so wird ihm Tee gereicht, in dem 1/4 g Chloral enthalten ist (oder etwas Schleim mit 1 Luminalette = 0,015 Luminal), so daß es bald wieder einschläft. Auf diese Weise hält man es die zwei ersten Tage über in ständigem Chloralschlaf. Versagen Chloral und Luminal, so ist die Lumbalpunktion vorzunehmen oder ein Versuch mit Brom zu machen (Natr. bromat. 1,0 : 50,0. 5mal täglich 1 Teelöffel in Zuckerwasser). Besteht der Verdacht, daß die Ursache der Krämpfe eine Gehirnblutung ist, so ist Karan und Citrin zu versuchen.

Die als **Tetanus und Trismus der Neugeborenen** beschriebenen Zustände sind zum Teil echter, durch den Nikolaierschen Bazillus hervorgerufener Starrkrampf, zum anderen Teil sind es Zustände, die klinisch genau so verlaufen, ohne daß sich aber Starrkrampfbazillen nachweisen lassen. Vielmehr besteht hier eine Allgemeininfektion mit irgendwelchen anderen Keimen.

Auch hier kommt es vor, daß enzephalitische Herde im Gehirn vorhanden sind. Ich habe selbst einen Fall von Tet. neonat. gesehen, der zunächst in Heilung ausging, 4 Monate später aber mit zunächst kleinen, dann großen epileptischen Anfällen wiedererkrankte, schnell zur Verblödung kam und bei der späteren Leichenöffnung (nach Tod an Masern) den Restzustand eines früheren enzephalitischen Herdes zeigte.

Gleichgültig nun, ob die Krankheit ein echter Starrkrampf ist oder ob es sich nur um starrkrampfartige, septische Zustände handelt — sie beginnt damit, daß die Kinder, nachdem sie an den vorhergehenden Tagen eine mehr oder weniger gelbe Färbung angenommen haben, nicht mehr saugen wollen bzw. können, weil ein Krampf der Kiefermuskulatur, ein Trismus, die Kiefer so fest geschlossen hält, daß auch eine gewaltsame Öffnung nur schwer gelingt. Zugleich wird bemerkt, daß „Reflexkrämpfe" bestehen, d. h. daß beim Berühren des Kindes, z. B. beim Beklopfen des Brustbeins, ein Zittern der Arme und Beine eintritt, das langsam wieder abklingt oder schnell in starke Krämpfe übergeht, bei denen es zur tiefblauen Verfärbung des Körpers kommt. Das Verhalten der Körperwärme ist wechselnd; neben ganz tiefen Werten kommen — manchmal am gleichen Tage — Werte bis zu 41° und darüber vor. Durch den krampfhaften Kieferschluß bekommt das Gesicht einen „verkniffenen" Ausdruck. Auch tonische Krämpfe mit hochgradiger Nackenstarre kommen vor. Im übrigen sind die Kinder still, schreien nie, sondern wimmern nur und äußern auch kein Hungergefühl. Mag es sich nun um echten Starrkrampf oder um Sepsis handeln — in jedem Fall gebe man sofort intravenös (in den Sinus) 1 ccm (1000—4000fachen) Starrkrampfserums (Behringwerke, Serülen) = 3000—4000 Einheiten, außerdem spritze man rings um die Nabelgegend herum vom gleichen Serum 10—20000 Einheiten in die Bauchmuskeln und gebe die gleiche Menge an den folgenden Tagen ebenfalls intramuskulär in das Gefäß. (Zu Serumausschlägen infolge der wiederholten Einspritzungen kommt es bei täglicher Verabfolgung meist nicht). Außerdem verätze man den Nabel mit dem Glühbrenner oder dem Höllensteinstift. Bei Atemstörungen gebe man Sauerstoff; im übrigen versuche man, das Kind durch Klistiere mit Chloralhydrat im Dauerschlaf zu halten, rühre es jedenfalls so wenig wie möglich an. Vermögen die Kinder nicht zu trinken, so schütte man ihnen 3mal täglich 100 g Frauenmilch + je 1 Teelöffel Traubenzucker mit der — durch die Nase eingeführten — Sonde in den Magen und gebe ihnen 2mal täglich einen stundenlangen Tropfeinlauf mit 20—30% Traubenzuckerlösung. Von diesen Maßnahmen abgesehen, rühre man sie so wenig wie möglich an. Die Aussichten sind auf jeden Fall zweifelhaft.

Das viel empfohlene, aber bei der Seltenheit der Fälle wohl nur von wenigen wirklich erprobte Magnesium sulfuricum gebrauche man lieber nicht. Die Dosierung ist schwierig. Bei Überdosierung treten Atemstörungen auf, und um diese durch Kalziumchlorid zu bekämpfen, muß man die Ausführung der intrasinösen Einspritzung beherrschen.

Eine auffallende Eigentümlichkeit der Sepsis neonat. ist ihre **Neigung zu Blutungen.** Von diesen führen seit altersher die Magen- und Darmblutungen den Namen Meläna. Die Darmblutungen beginnen oft schon am 2. oder 3. Tage, und zwar auch bei kräftigen, anscheinend ganz gesunden Kindern. Nach erfolgter Blutung stellen sich hinterher, jedoch nicht immer, weitere Erscheinungen ein: Gelbsucht, Fieber, Unruhe, Erbrechen, Blutarmut. In anderen Fällen gehen diese Allgemeinerscheinungen voraus, und erst am 8. oder 10. Tage folgen auch die Blutungen nach. Diese Fälle sind meist die schwereren. Das Blut wird teils erbrochen, teils — und das ist der häufigere Vorgang — vom Darm abgegeben. Bei einzelnen Kindern bleibt es bei geringen Blutbeimischungen im Stuhl, bei anderen wird flüssiger, schwarzer Stuhlgang entleert und in schweren Fällen rieselt dauernd etwas Blut aus dem After. Die Hautblutungen treten als punktförmige oder als ausgedehntere Flächenblutungen auf. Auch Blutergüsse in die Muskulatur kommen vor. Gefährlich sind die freien, unstillbaren Blutungen aus Wunden: aus kleinen Druckstellen an den Fersen, aus den Lippen, aus dem Wundsein am After, aus der Nabelwunde (hier nicht aus den Blutgefäßen, sondern aus den Granulationen der Wunde). Auch aus der — dem Augenschein nach unverletzten — Schleimhaut der Augenbindehaut, der Nase und der Scheide sind Blutungen beobachtet worden. Bemerkenswert ist die Häufigkeit, mit der luetische Kinder an septischen Blutungen erkranken (Melaena symptomatica).

Als Ursache der Magen-Darmblutungen finden sich in einzelnen Fällen runde Magen- und Zwölffingerdarmgeschwüre, die durch septische Infarkte bedingt sind. Oft genug aber sind gar keine Veränderungen zu finden, so daß man gezwungen ist, Flächenblutungen von der Schleimhaut aus anzunehmen.

Vgl. hierzu das auf S. 47 Gesagte über die Hypothrombinämie der Neugeborenen.

Die Diagnose hat bei Darmblutungen die sogenannte Melaena spuria (vgl. S. 15), bei Nabelblutungen, Verletzungen und Zerrungen durch den Verband, bei Blutungen aus den Geschlechtsteilen den physiologischerweise oft blutig gefärbten, geringen Ausfluß der ersten Lebenstage zu berücksichtigen. Stets ist an Hämophilie zu denken, doch führt diese nur bei Angehörigen männlichen Geschlechts zu Blutungen, ist außerdem leicht durch Befragen der Eltern zu erfahren. Der Hämophilie entspricht beim weiblichen Geschlecht die „hereditäre Thrombasthenie", die aber verschwindend selten, dann freilich auch schon beim Neugeborenen, vorkommt.

Kleine punktförmige Hautblutungen finden sich schon bei jeder irgendwie stärkeren Gelbsucht. Auch blutunterlaufene Stellen in der Hornhaut der Augen sind ein oft zu erhebender Befund bei Neugeborenen. Weder das eine noch das andere besagt etwas für Meläna oder septische Blutungen.

Die frühere Zeit kannte noch die Buhlsche Krankheit und die Winkelsche Krankheit. Die Buhlsche Krankheit zeigte unter anderem auch die Neigung zu Blutungen sowie eine starke, fettige, parenchymatöse Entartung der inneren Organe. Bei der Winkelschen Krankheit bestand hauptsächlich eine Hämoglobinurie.

Bei Blutungen aus dem Magen-Darmkanal ist, im Hinblick auf die Möglichkeit, daß ein Magen- oder Zwölffingerdarmgeschwür bestehen könnte, sofort für 24 Stunden die Nahrung auszusetzen, um den Magen und Darm leer und damit ruhig zu stellen. Nur wenn die Kinder sichtlich Durst zeigen, ist ihnen von Zeit zu Zeit etwas Tee mit der Pipette zu geben. Am nächsten Tag beginnt man wieder mit kleinen Mengen Frauenmilch. Bei der Behandlung der Blutungen ist zu bedenken, daß man die mannigfachen blutstillenden Mittel nicht hintereinander, sondern möglichst mehrere zugleich anzuwenden hat.

Es stehen zur Verfügung: Karan oder Synkavit, 2mal täglich 1 Ampulle zu 1 ccm = 0,0075 intraglutaeal (vgl. S. 47). Ihre Wirkung ist nicht sicher. Man gebe deshalb zugleich 5 ccm Blut, das man dem Vater oder der Mutter aus der Armvene zieht und sofort dem Kind in die Gesäßmuskeln spritzt. Man kann auch Pferdeserum (3—5 ccm Diphtherieserum) geben. Bei stark ausgebluteten Kindern macht man eine Blutüberpflanzung von 50 ccm in den Sinus. Die Blutgruppenbestimmung erübrigt sich, da **Neugeborene „Universalempfänger"** sind. Ebenfalls intravenös zu geben ist Clauden oder Koagulen, täglich 1 Ampulle: beides kann auch subkutan gegeben werden. Bei Blutungen aus dem Nabel, bestreut man denselben mit Klauden- oder Koagulenpulver oder bedeckt ihn mit einem, mit den entsprechenden Lösungen getränkten Tupfer oder mit Eisenchloridwatte und macht einen Druckverband; gleichzeitig spritzt man menschliches oder tierisches Serum ein oder gibt Elternblut. Sehr wirkungsvoll ist die intravenöse Einspritzung von 2 ccm 5—10%, also hypertonischer Kochsalzlösung. Bei Blutungen aus den Schleimhäuten (Nase, Scheide) führt man mit Klauden- oder Koagulenlösung oder mit Serum getränkte Gazestreifen ein. Versuchen kann man bei Schleimhautblutungen auch Citrin (Faktor P = Permeabilitäts-Vitamin), mehrmals täglich 1 Ampulle zu 3 ccm in die Vene oder 3mal täglich 1 Tablette, zugleich mit Cantan (täglich 1 ccm in die Muskeln oder 3mal täglich 1 Tablette). Auch Frauenmilch ist angeblich blutstillend. Bei lang sich hinziehenden Blutungen infolge Hämophilie wirkt am besten die gleichzeitige Verabreichung von täglich 5 Tabletten Nateina.

Auf der Haut zeigen sich bei septisch erkrankten Neugeborenen masern- und scharlachartige Ausschläge, oft nach Art der Wundrose scharf begrenzt und wandernd (Erysipeloide). Am nächsten Tag schon kann das vermeintliche Erysipel abgeblaßt sein und an seiner Stelle sind zahlreiche Furunkel zurückgeblieben.

Daneben kommt natürlich auch schon beim Neugeborenen echte **Wundrose** vor, die hin und her wandert, zur mächtigen wassersüchtigen Durchtränkung der Kopfschwarte führt, manchmal große Blasen auf der Haut hervorruft, sogar Gewebsverluste verursacht, — ich sah einmal ein Ohrläppchen, ein andermal den halben Hodensack nekrotisch werden — die aber im allgemeinen eine bessere Heilungsaussicht bietet als die Erysipeloide bei Sepsis. Behandlung: täglich 4mal $^1/_2$ ccm Prontosillösung in die Gesäßmuskeln.

In anderen Fällen steigt die Temperatur hoch an, ohne daß zunächst ein entsprechender Befund zu erheben wäre. Erst 2 oder 3 Tage später zeigt sich am Rücken oder Schädel oder sonstwo eine mächtige Zellgewebsentzündung. Als Kopfschwartenphlegmonen traten sie besonders häufig am Schädel auf, schaffen zunächst nur eine umschriebene, vielleicht talergroße Hautrötung, mit der sich bei genauerem Zusehen aber meist schon sehr schnell eine ausgedehnte wassersüchtige Durchtränkung der umgebenden Haut verbindet. Im allerersten Beginn geht die Entzündung oft unter Prontosil und einem feuchten Verband mit essigsaurer Tonerde oder mit Spiritus + Glyzerin āā zurück. Wenn nicht, so zögere man nicht, in die Entzündung einzuschneiden; auch wenn man keinen Eiter enthält — es begrenzt sich dann wenigstens die Entzündung um die Einschnittstelle herum. Letztere hält man mit Gazestreifen offen und verbindet weiter feucht. Zuweilen kommt es an den folgenden Tagen noch anderswo im Bereich der Entzüudung zur Einschmelzung — dann schneide man da ein und lasse die erste Einschnittstelle zuheilen. — Ebenso häufig, aber harmloser, sind Eiterbildungen an den Nagelgliedern der Finger. Oft trägt jeder Finger zu beiden Seiten des Nagels ein kleines Panaritium.

Das Gefährliche dieser Hauteiterungen ist nicht nur ihre Giftigkeit, sondern auch ihre Neigung zur Verschleppung der Eitererreger in andere Körpergegenden. Vorzugsweise werden die Knochen und die Gelenke befallen; von den Knochen besonders die Rippen, der Unterkiefer und die Knochen der Mittelhand und des Fußes. In letzteren Fällen kündet sich das Befallenwerden durch eine plötzliche Schwellung der Handrücken oder Fußrücken — meist beider zugleich — an. Nach 1 oder 2 Tagen ist flüssiger Eiter, von Knochenherden ausgehend, nachweisbar. Von den inneren Körperteilen wird vorzugsweise das Rippenfell (eitrige Rippenfellentzündung) und die Niere (Nierenabszesse), zuweilen auch der Herzbeutel, befallen.

Die Heilungsaussichten sind nicht allzu ungünstig. In den Fällen, da die Eiterung örtlich begrenzt bleibt, ist sie jedenfalls besser als da, wo nur hohes Fieber mit schweren Allgemeinerscheinungen besteht. Ein schlechtes Zeichen ist das Hinzutreten bzw. das Wiederauftreten der Gelbsucht. Die Behandlung ist zwar eine sehr langwierige und die Kinder kommen sehr herunter, erholen sich aber oft überraschend gut. Die Einschnitte heilen aus, und auch die Gebrauchsfähigkeit etwa vereiterter Gelenke und Knochen stellt sich restlos wieder her. Wenn je, so ist es hier erforderlich, von Blutüberpflanzungen und Elternserum Gebrauch zu machen.

Durch Infektion von der Schleimhaut des Mundes aus, kann es zur **Zahnkeimentzündung** kommen. Es sind seltene, aber sehr schwere Fälle. Zuerst zeigt sich Fieber, dann eine Anschwellung der Wange, eine entzündliche Verdickung des Ober- oder Unterkiefers der einen Seite, dann eine Eiterentleerung aus dem Kiefer, stärkere Schwellung der Wange mit Rötung der entsprechenden äußeren Haut, Auswandern von Zahnkeimen, beim Einschnitt reichlich Eiterentleerung und meistens dann Tod unter Herzschwächeerscheinungen. Behandlung: 4mal täglich $^1/_2$ ccm Prontosil in die Muskeln oder 1mal täglich 1 Ampulle Tibatin in den Sinus, Blutüberpflanzung oder menschliches Serum. Bei freiem Eiter Einschnitt. Außerdem 2stündlich 5 Tropfen Cormed.

Ich habe nur ein einziges Kind mit dieser Erkrankung mit dem Leben davonkommen sehen. Es fehlten ihm später die hinteren Zähne des Unterkiefers im Milch- und im bleibenden Gebiß. Die Wange war infolgedessen eingefallen und das Gesicht asymmetrisch und dadurch verunstaltet.

Werden die **Luftwege** befallen, so bildet den Beginn der Erkrankung meist ein schwerer Schnupfen, der mit Absonderung eines reichlichen dünnen, gelblich gefärbten Nasenschleims einhergeht. Die Nasenlöcher sind ständig damit angefüllt, infolgedessen ist die Nasenatmung verlegt, die Kinder trinken schlecht und verschlucken sich dabei. Einsetzen höheren Fiebers und Verschlechterung des Allgemeinzustandes kündigt das Übergreifen auf die tieferen Luftwege an. Die Hautfarbe wird fahlgelb, es kommt zu starker Atemnot, viele Kinder liegen mit stark zurückgebeugtem Kopfe da, der Nasenausfluß wird geringer, aber eitriger, der Naseneingang wird wund und blutet leicht. Der Klopfschall ist in der Regel normal — hingegen findet sich beiderseits neben der Wirbelsäule (paravertebral) Knistern, in den übrigen Lungenteilen oberflächliches oder aufgehobenes Atmen. Hinzutretende Dämpfung deutet meist auf einen Erguß hin, der in den ersten Tagen noch wäßrig ist, sich aber schnell in einen eitrigen umwandelt. Die üblichen Allgemeinerscheinungen: Gelbsucht, Nierenentzündung, Blutungen, Zellgewebsentzündungen, Durchfälle werden fast niemals vermißt. Heilungsaussichten: schlecht. Alles ärztliches Interesse hat sich deshalb auf die Verhütung dieser Erkrankungen zu richten (s. Verhütung der Sepsis).

Hautveränderungen bei neugeborenen und kranken Säuglingen

Sklerödem findet sich bei neugeborenen und frühgeborenen Kindern als Folge von Abkühlung. Es ist nicht zu verwechseln mit den auf S. 32 genannten präpubischen Anschwellungen. Es besteht aus einer teigigen, glänzenden, oft bretthartem Schwellung der Haut und des Unterhautzellgewebes, beginnend an den Waden und fortschreitend auf den übrigen Körper. Gleichzeitig meist Untertemperaturen. Behandlung: lange, warme Bäder und Wärmflaschen. Örtliche Behandlung überflüssig.

Eine ähnliche Erscheinung ist das **Sklerem.** Hauptsächlich bei schwerkranken älteren Säuglingen mit septischen Durchfällen oder alimentärer Intoxikation entsteht es als ungünstiges Zeichen und ist wahrscheinlich durch Gerinnungsvorgänge des Hautfettes bedingt (Fettsklerem). Äußerlich gleicht es dem Sklerödem weitgehend, nur die Begleitumstände sind grundverschieden. Bildet es sich, was ausnahmsweise vorkommt, zurück, so macht die Verdickung der Haut und des Unterhautzellgewebes einer teigigen Schwellung Platz, und erst nach vielen Wochen stellt sich die normale Hautbeschaffenheit her.

Als **Sklerodermie** werden umschriebene, bläulich oder rötlich gefärbte, meist zu mehreren vorhandene und mit Vorliebe an den Wangen, am Gesäß und an den Gliedmaßen sitzende, plattenförmige Verdickungen der Haut bezeichnet, die sich nach Monaten von selbst zurückbilden. Behandlung: Zunächst abwarten, in späteren Lebensmonaten oder -jahren A.T. 10.

Schälblasen. Wie der Name sagt, handelt es sich um Blasen, die überall am Körper, auch auf der behaarten Kopfhaut, entstehen, erst klein sind, im Laufe eines Tages schnell bis zu Markstück- und Talergröße wachsen können, im letzteren Fall dann schwappenden Wasserblasen gleichen, die, mit dünner Haut überspannt, oft schon durch den bloßen Druck der Kleidung platzen und ihren bald wasserklaren, bald getrübten Inhalt entleeren. Es bleibt eine nässende, blutigrote Stelle zurück, die sich mit einem trockenen Schorf bedeckt oder zum Ausgangspunkt eines impetiginösen Ausschlags wird. Dadurch, daß die einzelnen Blasen zusammenfließen, werden manchmal große Bezirke geschaffen, in deren Bereich die Körperoberfläche völlig von der Deckhaut entblößt ist. Wo sich Körperteile berühren, kann es zu Abklatschblasen kommen, auch eine Übertragung des Blaseninhaltes vom Gesicht des Kindes auf die Brust der Mutter beim Stillen ist beobachtet worden. Bevorzugt werden von der Krankheit Neugeborene (Pemphigus neonatorum); wenn Schälblasen bei älteren Säuglingen oder gar bei Kleinkindern auftreten, so ist das stets als ungünstig anzusehen, da es in diesem Fall der Ausdruck einer starken Herabsetzung der Abwehrkraft zu sein pflegt. Bei Neugeborenen dagegen handelt es sich meist um Zufallsansteckungen, die günstiger zu beurteilen sind. Der syphilitische Pemphigus ist daran zu erkennen, daß er vor allem an den Handtellern und Fußsohlen sitzt. Wasserpocken kommen bei Neugeborenen sehr selten vor, fast nur, wenn die übrigen Geschwister daran erkrankt sind. Die „Zahnpocken" (Strophulus) sehen anfangs oft aus wie Schälblasen, kommen auch schon bei ganz jungen Kindern vor, sind aber Knötchen, die sich durch Fingerdruck nicht zum Platzen bringen lassen wie die Schälblasen. Behandlung: Weglassen des Bades, außerdem zweimal täglich Öffnen jeder einzelnen Blase vermittels eines mit Watte umwickelten Holzstäbchens und Verätzen des Blasengrundes mit Arg. nitr. 1,0 + Spirit. aeth. ad 100,0, wodurch der Vergrößerung der vorhandenen Blasen wie auch der Entstehung neuer am raschesten entgegengewirkt wird. Sehr gut wirkt auch die Anwendung von Rivanoltrockenpinselung: Rivanol 2,0, Zinkoxyd. + Talc. venet. + Glycerin + Aq. dest. āā ad 100,0. Nebenher verschwenderisches Pudern mit Talkum oder Zinkpuder.

Eine ungleich schwerere Erkrankung, die im Beginn meist wie gewöhnliche Schälblasen aussieht, aber stets eine schlechte Heilungsaussicht bietet, ist die **Dermatitis exfoliativa** (sogenannte Rittersche Krankheit). Bei ihr gesellt sich zu der in ausgedehntem Maße vorhandenen blasigen Abhebung der Oberhaut noch die „Epidermolysis": schiebt man auf der — anscheinend noch gesunden — Haut des Körpers kräftig den Finger entlang, so löst sich die Oberhaut in großen Fetzen ab. Die hierfür empfohlene Behandlung mit Germanin hat uns immer in Stich gelassen. Hingegen kam ein Fall, der 5 Tage lang täglich 1 Ampulle (zu 5,5 ccm) Cibazol in die Muskeln gespritzt bekam und auf der Haut mit Marfanilpuder behandelt wurde, zur Heilung.

Wiederholt sich das Auftreten von Schälblasen trotz alles Behandlung immer wieder, so denke man daran, daß es eine Epidermolysis bullosa (Pemphigus hereditarius) als Erbkrankheit gibt, bei der sich teils von allein, telis bei geringem Fingerdruck auf die Haut Blasen auf derselben bilden.

Blennorrhoe der Neugeborenen. Trotz der vorgeschriebenen Credéisierung der Neugeborenen ist die Blennorhoe ein keineswegs seltenes Vorkommnis. Sie tritt etwa am 2. oder 3. Tage nach der Entbindung auf, wo es zu zunehmender Schwellung und eitriger Absonderung eines oder beider Augen kommt, so daß die Lidspalte nicht mehr geöffnet werden kann. Der Eiter zeigt im mikroskopischen Präparat zahllose Eiterkörperchen und intrazellulär gelagerte (gramnegative) Gonokokken. Auszuschließen sind Verletzungen, die dadurch zustande kommen, daß sich die Neugeborenen mit den Fingernägeln ins Gesicht und in die Augen fahren, ferner Reizung durch die Höllensteineinträufelung. Auch andere Erreger: Pneumokokken, Koch-Weeksche Bakterien, Streptokokken usw. können ähnliche Erscheinungen hervorrufen. Behandlung: Überweisung an den zuständigen Augenarzt. Ist das nicht möglich, so gibt man Eubasin, die ersten 2 Tage 2stündlich, d. h. 8 × 1/4 Tablette, danach 4 × 1/4 Tablette, außerdem schütze man das nicht erkrankte Auge durch Auflegen eines Tupfers und Verkleben mit Heftpflaster.

Frühgeborene Kinder

Frühgeborene Kinder sind entweder solche, die an sich gesund, jedoch durch einen Zufall zu früh zur Welt gekommen sind, z. B. wegen eines Unfalls der Mutter oder wegen engen Beckens derselben und dadurch notwendig gewordener, künstlich eingeleiteter Frühgeburt, oder es sind solche, die infolge Krankheiten der Erzeuger wie Tuberkulose, Syphilis, Trunksucht, Zuckerkrankheit, Bleivergiftung, zu früh geboren, aber auch selbst nicht ganz gesund sind.

Außerdem pflegt man aus rein praktischen Gründen zu den wirklichen Frühgeburten noch die Kinder hinzuzurechnen, die ausgetragen, aber zu klein sind: Zwillings- und Drillingskinder, Sprößlinge von alten Eltern oder von Müttern, die in der Schwangerschaft (durch Überanstrengung oder Hunger) Not gelitten haben. Im allgemeinen rechnet man alle Kinder unter 2500 g zu den „Frühgeburten", weil alle diese Kinder die gleichen Schwierigkeiten machen.

Die obere Grenze ist damit festgelegt, die untere schwankt sehr. Das Bürgerliche Gesetzbuch nimmt an, daß mit der 26. Schwangerschaftswoche die Lebensfähigkeit beginne, die klinische Erfahrung aber schiebt die Grenze bis zur 18. Schwangerschaftswoche herunter. In Körpergewichtszahlen ausgedrückt heißt das, daß selbst Kinder von 800—1000 g Geburtsgewicht noch am Leben erhalten werden können, wenn auch nur ausnahmsweise.

In der Reichsstatistik macht die Sterblichkeit an „Frühgeburt" rund 16% der Sterblichkeit im ersten Lebensjahr aus (= 12464 Kinder im Jahre 1932). Hierzu ist aber noch ein nicht unerheblicher Teil der unter der Diagnose „Lebensschwäche" gestorbenen Kinder zu rechnen, die im ganzen rund 16000 Kinder ausmachen. Die bevölkerungspolitische Bedeutung der Sterblichkeit der Frühgeburten ist somit nicht gering.

Die **Besonderheiten der Pflege und Aufzucht** frühgeborener Kinder bestehen in folgendem: Die Kinder sind anfangs nicht imstande, ihre Eigenwärme auf der durchschnittlichen Höhe von 36,8—37,2° zu erhalten — teils deswegen, weil bei ihnen noch eine gewisse Unfertigkeit der Gehirnentwicklung, insbesondere des Wärmeregulationszentrums besteht, teils deswegen, weil manche bei der Geburt eine mehr oder weniger schwere, aber meist vorübergehende Schädigung des Gehirns davongetragen haben, die sich ebenfalls in einer Störung der Wärmeregulation auswirken kann — die Blutgefäße frühgeborener Kinder sind viel leichter zerreißlich als die ausgetragener Kinder. Zum Teil hängt ihre ungeregelte Temperatur, insbesondere ihre Neigung zu Untertemperaturen auch damit zusammen, daß sie eine verhältnismäßig viel größere Hautoberfläche haben als normale Kinder und deshalb mehr Wärme abgeben als diese. Auch die Magerkeit ihres Körpers bzw. der Mangel an Hautfett, das einen gewissen Schutz vor Auskühlung gibt, spielt hier mit. Jedenfalls sind Temperaturen bei frühgeborenen Kindern in den ersten 2—3 Lebenswochen, die zwischen 36 und 38°, also innerhalb verhältnismäßig weiter Grenzen liegen, nicht immer als etwas Krankhaftes anzusehen. Die Tatsache der erhöhten Wärmeabgabe ist von einer gewissen Bedeutung für die Ernährung. Wenigstens theoretisch. Je größer nämlich die Wärmeabgabe ist, um so größer ist auch der Bedarf an Nahrung. Aber praktisch spielt das keine große Rolle, denn man braucht die Kinder ja nur genügend zu erwärmen, um der Notwendigkeit der erhöhten Nahrungszufuhr enthoben zu sein. Auch erledigt sich die — tatsächlich oft erhobene — Forderung einer höheren Nahrungszufuhr in Wirklichkeit schon dadurch, daß es gar nicht gelingt, den Kindern diese großen Nahrungsmengen beizubringen. Sie nehmen im Anfang meist noch nicht einmal diejenigen Nahrungsmengen zu sich, die den Mindestbedarf darstellen. Diese Ernährungsschwierigkeiten bilden das zweite Kennzeichen der Frühgeburtspflege: legt man die Kinder an die Brust, so sind sie zum Teil gar nicht imstande, überhaupt die Warze der Mutter in den Mund zu nehmen; und selbst wenn das möglich ist, so saugen sie nicht. Das hängt zum Teil wieder damit zusammen, daß infolge der allgemeinen nervösen Unfertigkeit auch die Reflexerregbarkeit der Nerven, die die zum Saugen benötigten Muskeln des Mundes und der Zunge versorgen, unzulänglich ist. Außerdem sind sie so muskelschwach, daß sie nach einigen Saug- und Schluckbewegungen wieder aufhören. Sie befinden sich zudem ständig in einem solchen Schlummerzustand, daß sie nie ein Hungergefühl äußern; wenn man ihnen zu trinken gegeben hat, meint man, sie seien gesättigt, während in Wirklichkeit so viel wieder zu den Mundwinkeln herausgeflossen ist, daß sie gar nichts bekommen haben, sie also hungern. Ihre „vita minima" kann so weit gehen, daß ihre Atmung förmlich stillsteht, lange Pausen macht, daß sie Scheintodanfälle bekommen und — wenn nicht aufgepaßt wird — sie tot vorgefunden werden. Auch hier spielt wieder die Unfertigkeit des Gehirns mit, insbesondere die noch ungenügend entwickelte Reflexerregbarkeit des Atemzentrums, das auf die Kohlensäureanhäufung im Blut nicht anspricht. Schließlich ist noch auf die Schwierigkeit hinzuweisen, die dadurch entsteht, daß Frühgeburten häufiger als normale Säuglinge an Grippeansteckungen erkranken und sterben. — Dieser Schwierigkeiten muß sich jeder Arzt bewußt sein, weil er bei einer zu früh erfolgenden Geburt sofort entscheiden muß, ob die erhöhten Anforderungen an die Pflege des Kindes von der Familie geleistet werden können oder nicht. Wenn nicht, so hat er das Kind sofort — nicht erst nach einigen Tagen — der Klinik zu überweisen.

Gleich, wie die Entscheidung fällt — zunächst muß verhütet werden, daß die anfängliche Abkühlung, die bei frühgeborenen Kindern tiefer geht als bei ausgetragenen, ein allzu starkes Ausmaß annimmt. Das Kind ist deshalb solange, bis Leibwäsche und Bett hinreichend gewärmt sind, im warmen Bad (35—38°C) zu lassen.

Ergänzend mag hierbei darauf hingewiesen sein, daß jede Mutter eine Frühgeburt bekommen kann und daß deshalb grundsätzlich vom 7. Schwangerschaftsmonat ab die Wäsche für das Neugeborene bereitliegen muß.

Entschließt man sich, die **Pflege des frühgeborenen Kindes im Hause** durchzuführen, so bereitet man ihm aus einem Kopfkissen eines Erwachsenen, das man aufkantet und aushöhlt, ein förmliches Nest. Vor die Füße und an seine Längsseiten erhält es je eine in dicke Tücher eingehüllte Wärmflasche, von denen stündlich eine erneut wird, um der

Abkühlung vorzubeugen. Um es vor ungewollter Überhitzung zu schützen, legt man ihm ein Zimmerthermometer auf seine Kleidung (unter die Bettdecke) — zeigt das Thermometer etwa 26—30° als Umgebungswärme des Kindes an, so ist, wie uns jahrelange Beobachtungen gelehrt haben, seine Körpertemperatur etwa = 37°C. Kinder, die unter 2000 g wiegen, werden an Rumpf und Gliedmaßen mit Watte eingewickelt und erhalten auch über den Schädel eine Kappe aus Watte; darüber kommt dann die gewöhnliche Kleidung. Die Überhitzung der Kinder ist nicht immer ganz zu vermeiden, ist aber doch ungefährlich; selbst Steigerungen der Körperwärme auf 42°C hinterlassen keine Schädigungen. Das Baden unterbleibt vorläufig, wenn nicht Atemnotsanfälle es nötig machen; auch alles öftere Trockenlegen und Temperaturmessen ist wegen der Gefahr der Abkühlung auf ein Mindestmaß zu beschränken. Was aus dem Kind vermutlich wird, zeigt sich dann in den nächsten Tagen: das Körpergewicht besagt wenig, hingegen die Art und Weise, wie das Kind trinkt und schreit und seine Glieder regt, ist maßgebend: die schläfrigen, schlecht trinkenden und immer etwas bläulich verfärbten sind die ungünstiger zu beurteilenden.

Eine gewisse Rolle spielt immerhin das Körpergewicht. Es sterben z. B. von Kindern im Gewicht von 1000—1500 g rund 80%, von 1500—2000 g rund 36%, von 2000—2500 g rund 11%.

Wie sehr aber neben dem Körpergewicht auch noch andere Umstände für die Lebensaussichten des Kindes maßgeblich sind, ergibt sich aus folgendem: ich habe vor Jahren über eine Reihe von Frühgeburten berichtet (Mschr. Kinderhk. 1911), deren leichteste 860 g wog und die zum Teil vom ersten Tag an künstlich ernährt waren; dennoch wiesen sie nur eine Sterblichkeit von 10% auf. Das rührte daher, daß die meisten dieser Kinder in der Anstalt selbst geboren oder wenigstens sofort nach der Geburt eingeliefert waren. In meiner jetzigen Klinik dagegen beträgt die Frühgeburtensterblichkeit 47%, was damit zusammenhängt, daß diese Kinder von weit her kommen, daß sie erst tagelang nach der Geburt und dann meist stark abgekühlt und unzureichend ernährt gebracht werden und daß sie, soweit sie aus Entbindungsabteilungen kommen, von diesen immer erst dann geschickt werden, wenn man mit ihnen dort nicht mehr weiter kommt. Die Kinder sind also alle irgendwie geschädigt; das bedingt ihre hohe Sterblichkeit.

Die Aussichten für später sind — wenn tödlich endende Grippeansteckungen vermieden werden — im allgemeinen gut. Allerdings kommt es vor, daß sich die viele, auf die Pflege und Aufzucht eines solchen Kindes verwendete Mühe dadurch schlecht belohnt macht, daß das Kind einen Wasserkopf bekommt oder die Zeichen der Littleschen Krankheit oder einer geistigen Rückständigkeit oder einer symptomatischen Epilepsie darbietet. An dieser Entwicklung ist dann aber weniger die zu frühe Geburt schuld, als vielmehr irgendeine nebenherlaufende schwere Schädigung des Gehirns durch den Geburtsvorgang, vor allem durch eine Geburtsblutung. Man darf aber nicht bei jeder Frühgeburt, bei der sich die Schädelnähte zu öffnen beginnen und der Kopfumfang etwas stärker zunimmt, einen beginnenden Wasserkopf vermuten. Meist handelt es sich nur um ein Mißverhältnis zwischen dem Wachstum des Gehirns und dem der Schädelknochen, das die Nähte und die Fontanellen auseinandertreibt. Es bleibt dann ein etwas großer und zu dem zierlichen Körper nicht recht passender Schädel (Hypertrophia cerebri, Megacephalus) zurück, aber kein Hydrocephalus.

Ein zweiter Teil der Kinder hat einen ausgesprochenen Rundschädel, dazu etwas vorquellende Augen, eine leichte Sattelnase und ein ungewöhnlich stark entwickeltes Saugpolster bei wiederum überaus zierlichem Körper. Diese Kennzeichen alter Frühgeburt erhalten sich bei manchen Kindern bis jenseits des Schulbeginns. Weiter neigen viele zu nervösen Erscheinungen: zu starker Unruhe im Säuglingsalter, zu Bettnässen, nervösem Stottern, nächtlichem Aufschreien und anderem im Kleinkindesalter. Andererseits sind es aber auch häufig kluge, geweckte, freilich oft frühreife Kinder.

Bezüglich der **Ernährung der Frühgeburten** gilt folgendes Grundsätzliche: Die Ernährung soll nicht nur eine kurvenmäßig gute Gewichtsentwicklung liefern, sondern vor allem auch die Fernhaltung von Ernährungsstörungen und die Vorbeugung der Frühgeburtenblutarmut und Englischen Krankheit zum Ziel haben. Erreicht wird das am besten durch die Ernährung mit Frauenmilch in verhältnismäßig knapper Menge mit baldigem Übergang zur Zwiemilchernährung mit einer reichlich Kohlehydrate und Salze enthaltenden Kuhmilchmischung (z. B. Buttermilch) sowie durch frühzeitige Zugabe von vitaminhaltigen Früchten, Säften oder Gemüse unter gleichzeitiger Bewahrung vor Ansteckungen mit Grippe und Gewährung von Licht, Luft und Sonne. Im einzelnen gestaltet man die Ernährung so, daß man den Kindern etwa um dieselbe Zeit wie bei einem ausgetragenen Kind die erste Mahlzeit gibt. Wiegen sie mehr als 1500 g, so kann man immer den Versuch machen, sie der Mutter anzulegen; viele saugen gut an, und wenn das der Fall ist, so macht die Ernährung fast gar keine Schwierigkeiten. Man hat eigentlich nur dafür zu sorgen, daß sie während des Trinkens nicht abkühlen und daß die Mutter nach jedem Anlegen sich die Brust durch Abdrücken der Milch möglichst entleert, um keine Milchstauung aufkommen zu lassen. Im übrigen gestaltet sich der Verlauf der Ernährung genau so wie beim normalen Brustkind. Anfangs trinken sie wenig, so daß man an Stelle von 5 Mahlzeiten 6 oder 7 oder gar 10 zu geben genötigt ist. Später ist es umgekehrt: sie trinken dann so viel, daß man bremsen muß, damit sie nicht überfüttert werden.

Zeigen sich aber die eingangs erwähnten Schwierigkeiten bei der Ernährung: saugen die Kinder also nicht an, so gibt es zwei Wege, auf denen man weiter kommt: entweder nimmt man eine Amme mit ihrem Kind ins Haus, legt das Frühgeborene an die leicht fließende Brust der Amme, das Ammenkind dagegen an die Brust der frischentbundenen Mutter, um bei dieser die Milchabsonderung in Gang zu bringen. Diese Fälle werden aber heute wohl nur noch ganz selten vorkommen, weil man keine Amme finden wird. Infolgedessen wird hauptsächlich der zweite Weg zu beschreiten sein, daß man nämlich das Kind so lange, bis es selber an der Brust saugen kann, mit der der Mutter abgespritzten und mit der Flasche (Puppenflasche), dem Löffel oder einer Pipette dargereichten Frauenmilch ernährt. Die Milchmenge der Mutter geht dabei zwar zurück, aber erhält sich doch so weit, daß die vorhandene Milch für den zunächst geringen Bedarf des Kindes ausreicht. Später wird das Kind angelegt oder vermittels Zwiemilchernährung zum Gedeihen gebracht. Wie man dem Kind in diesen Fällen seine Nahrung beibringt, ob in 3—4stündigen Zwischenräumen oder in häufigeren und entsprechend kleineren Mahlzeiten, ist zunächst nebensächlich. Man darf nur nicht allzulange zusehen, daß eine Frühgeburt unterernährt wird, weil sie dann immer noch schwächer wird und noch schlechter trinkt. Am ersten Tag gibt man 2stündlich etwa 5 g Frauenmilch, also rund 50 g in 24 Stunden. Grammweise geht man mit der Nahrung in die Höhe. Es genügt, wenn die Nahrungsmenge des folgenden Tages immer etwas größer ist als die des vorhergehenden. Tritt öfteres Erbrechen auf, so läßt man einmal am Tag eine Mahlzeit ausfallen und steigert an ein oder zwei Tagen nicht mit der Nahrungsmenge, um dann aber wieder weiter vorzugehen. Entspricht die 24stündige Trinkmenge etwa $^1/_4$ des Körpergewichtes, so pflegt sie meist ausreichend zu sein, um eine gewisse Zunahme herbeizuführen — vorausgesetzt, daß die Kinder gut gewärmt werden. Das ist unerläßlich, um bei kleinen Nahrungsmengen Gewichtszunahmen zu erzielen. Nehmen die Kinder zu, so warte man mit der Nahrungssteigerung, bis wieder Gewichtsstillstand eintritt. Diese Art der Ernährung führt anfangs zwar nur zu bescheidenen Zunahmen, aber es kommt auch zunächst nur darauf an, die Kinder über die ersten 4—6 Lebenswochen hinwegzubringen. Ist das gelungen, so sind meist auch die Schwierigkeiten zu Ende und die Kinder holen stark mit dem Gewicht auf.

Aber diese Art der Ernährung ist doch nur in seltenen Fällen möglich. Meistens versiegt die Brust der Mutter, oder es kommt zur Brustdrüsenentzündung infolge der Milchstauung oder infolge Wundwerdens der Warze durch das ständige Abdrücken der Milch. Einen gewissen Ausweg aus diesen Schwierigkeiten bietet die aus einer Frauenmilchsammelstelle bezogene käufliche Frauenmilch, die — obwohl abgekocht oder sterilisiert — genau so gut ist wie die frische Frauenmilch und deshalb uneingeschränkt empfohlen werden kann. Aber sie ist sehr teuer. Infolgedessen ist man meist bald gezwungen, allmählich künstliche Nahrung zuzugeben und schließlich ganz zur **künstlichen Ernährung des Frühgeborenen** überzugehen. Es gibt Fälle, in denen die übliche einfache künstliche Ernährung mit $^1/_2$ Milch, $^1/_2$ Reisschleim + Traubenzucker, 2stündlich oder 5—6mal am Tage verabfolgt, auch bei diesen frühgeborenen Kindern zu einem Erfolg geführt hat. Bessere Erfolge aber erzielt man, wenn man Buttermilch gibt, also eine Nahrung, bei der dem Kind der Hauptteil der benötigten Brennstoffwerte in Form von Kohlehydraten zugeführt wird und ihm außerdem — was für sein Wachstum ja nur förderlich ist — reichlich Eiweiß und Salze gegeben werden. Die Buttermilch wird anfangs mit 2% Mondamin + 6% Dextropur bereitet und in der gleichen Menge wie die Frauenmilch gereicht, zunächst in beliebig vielen, später in 5 Mahlzeiten, bis das Kind etwa 2000 g wiegt; dann geht man nach und nach zu Buttermilchfettnahrung oder aber auch zur Halbmilch über. Auch mit gesäuerter Vollmilch lassen sich schon bei sehr kleinen Frühgeburten ausgezeichnete Erfolge erzielen (vgl. S. 10). Man gibt sie erst zur Frauenmilch, wo diese nicht ausreicht, hinzu und führt dann schließlich das Kind ganz darauf über. Mit der Beifütterung fängt man bei Frühgeburten grundsätzlich viel früher an als bei ausgetragenen Kindern; man gibt nicht erst mit 5, sondern schon mit 4 Monaten Gelbe-Rübensaft und Gemüse hinzu, sofern nicht die später zu erwähnenden Zustände von Blutarmut und Englischer Krankheit ein anderweitiges Vorgehen nötig machen.

Die durch die erwähnten **Atemstörungen** bedingte Lebensgefahr ist so groß, daß selbst eine, zunächst nur leichte, mit vorübergehendem Blauwerden verlaufende Atemstörung Grund sein muß, das Kind, sofern es sich noch zu Hause befindet, nunmehr in die Klinik zu geben. Denn es pflegt nie bei einem einzigen Anfall zu bleiben. Unter allen Umständen hat der Arzt die Pflegerin des Kindes aufzuklären, daß ein verdächtiges Blaßwerden des Gesichts einen nahenden Anfall anzukünden pflegt, daß sie es dann auf den Arm zu nehmen hat, es auf die Gesäßgegend zu klopfen oder mit dem Finger auf die Nase oder den Schädel zu tupfen hat, aber so kräftig, daß es mit einem Weinen, also auch mit einem Luftholen, antwortet. Zugleich ist schnell ein (35—38°) C warmes Bad zu bereiten, das Kind in diesem kräftig zu reiben und von Zeit zu Zeit mit kaltem Wasser anzuspritzen, bis es aus seiner Benommenheit erwacht und wieder atmet. Hiermit sind im Haushalt die Behandlungsmöglichkeiten erschöpft.

Im Krankenhaus hat man erfahrene Pflegerinnen zur Verfügung und eine Sauerstoffbombe zur Hand, aus der man beim geringsten Verdacht Sauerstoff gegen Mund und Nase des Kindes leitet. Vorbeugend gibt man, wenn nötig, 2stündlich 3 Tropfen Cormed, im beginnenden Anfall $^1/_2$ Ampulle Cormed, Ikoral oder Lobelin in die Gesäßmuskeln, im Zustand höchster Gefahr die gleiche Menge in den Sinus sagittalis, oder, wenn das nicht gelingt: ins Herz — wozu man in der Mitte zwischen linkem Brustbeinrand und Brustwarze im 3. oder 4. Zwischenrippenraum einsticht, zunächst ansaugt, bis man Blut in die Spritze bekommt und dann die Lösung einspritzt.

Es dauert eine kurze Zeit, bis der erste Atemzug erfolgt — bis dahin macht man Herzmassage oder künstliche Atmung, wie sie auf S. 41 näher beschrieben sind. Das Herz des Kindes pflegt, selbst wenn der Körper schon ganz tiefblau gefärbt ist, immer noch zu schlagen, wenn auch langsam und dumpf. Man gebe deshalb die Hoffnung, das Kind zu retten, nicht zu früh auf.

Alles dreies: Ikoral, Cormed und Lobelin, wirkt sehr sicher. Ihre Wirkung ist aber flüchtig, man muß bzw. man kann sie deshalb nach $^1/_4$—$^1/_2$ Stunde erneut geben, ohne fürchten zu müssen, daß man überdosiert.

Zum Schutz vor Abkühlung stehen in den meisten Kinderkrankenhäusern Wärmekästen (Couveusen) zur Verfügung. Besser noch sind heizbare Matratzen (Gerlach und Wiedemann, Stuttgart, Königstraße, oder Schlaraffiawerke Huser & Co., Barmen, Berlin), die an die elektrische Lichtleitung angeschlossen werden und den Vorzug haben, daß auf ihnen die Kinder einesteils gleichmäßig warm liegen und anderenteils doch die gewöhnliche, kühle und nicht zu trockene Luft des Krankenzimmers atmen. Das ist im Hinblick auf die Gefahr von Katarrhen der oberen Luftwege nicht unwichtig. Freilich — bei diesen heizbaren Matratzen ist die unerläßliche Voraussetzung, daß stets jemand beim Kinde weilt bzw. daß er beim Verlassen des Zimmers den Steckkontakt herauszieht. Es muß jedoch betont werden, daß der Gebrauch von Wärmekästen usw. — nur eine Bequemlichkeit — nicht etwa eine unerläßliche Vorbedingung — für die Aufzucht der Frühgeburten darstellt. Mit Hilfe von Wärmflaschen (und Sorgfalt) läßt sich jede Frühgeburt auch im Haushalt genügend warm halten.

Zur Verhütung von Grippeansteckungen lasse man alle Personen, die mit Frühgeburten zu tun haben, stets Mundbinden tragen und schalte erkältete überhaupt von vornherein aus, vor allem solche im Beginn einer Erkältung, die noch nichts weiter verspüren als nur etwas Stirnkopfschmerz oder ein Gefühl von Trockenheit hinter der Nase. Wenn dann eine Frühgeburt wirklich von Grippe ergriffen wird, so verläuft die Erkrankung nicht selten in getarnter Form: hinter asphyktischen Anfällen oder hinter einer Ernährungsstörung, deren Herkunft unklar ist, weil das Kind mit Frauenmilch ernährt wird, und die mit leichter Temperaturerhöhung, Gewichtsabnahme, Erbrechen und vermehrten Stühlen verläuft und zum Tode führt — kann sich eine Grippe verstecken. Sogar tödlich endende Lungenentzündungen (sogenannte asthenische Lungenentzündungen) bei Frühgeburten können bei völlig normaler Körperwärme verlaufen; sie werden nur durch ein zufällig gemachtes Röntgenbild entdeckt oder kommen dadurch heraus, daß noch andere Familienangehörige bzw. andere Säuglinge Grippe haben und man deshalb bei der Frühgeburt auch die Lunge untersucht.

Sehen wir von diesen Fällen ab, so beginnt die Grippe bei der Frühgeburt mit einem Schniefen infolge verstopfter Nase, also einem Hörbarwerden der Atmung und einem Anstieg der Körperwärme; gleichzeitig geht das Körpergewicht herunter, die Nahrungsaufnahme wird schlechter und das Kind blaßt vor allem in auffallendem Maße ab. Am Tag darauf besteht ein geringer wäßriger Schnupfen und sind einige katarrhalische Geräusche über der Lunge hörbar, letztere oft nur auf der Höhe eines zufällig mal besonders tiefen Atemzugs. Meist verfällt dann das Kind schnell: sein Gesicht wird spitz und vergrämt, auf seiner Zunge erscheint Soor und es trinkt nicht mehr. Die anfangs spärlichen katarrhalischen Geräusche über der Lunge entwickeln sich schnell zu einem reichlichen, feinblasigen, hauptsächlich beim Einatmen feststellbaren Rasseln, das beiderseits der Wirbelsäule — paravertebral — oder über den beiden Unterlappen hörbar ist, während im Röntgenbild entweder ein deutlicher Herd oder wenigstens eine ausgedehnte Verschleierung an umschriebener Stelle zu sehen ist. — Solche Grippeansteckungen besiegeln das Schicksal der davon befallenen frühgeborenen Kinder. Infolgedessen ist die Hauptsache die Vorbeugung, d. h. die frühzeitige Gewöhnung an die frische Luft sowie der Schutz vor erkälteten Menschen. Ist letzterer nicht gelungen oder versäumt und zeigt sich als erster Anfang der Ansteckung die hörbare Nasenatmung, so streiche man Vaseline oder Speiseöl in die Nasenlöcher, um sie durchgängig zu erhalten und lasse das Kind morgens und abends — unter Beachtung der Abkühlungsgefahr — 20 Minuten lang bei 35—38°C baden und dabei etwas kühl abspritzen, damit es tief Luft holt. Hinterher ist ihm warmer Tee zu geben, damit es leicht schwitzt. Erhält es Zwiemilchernährung, so ist vorsichtshalber auf reine Frauenmilch überzugehen, nötigenfalls — wenn nicht genügend Frauenmilch zur Verfügung steht — unter Zugabe von bloßem Schleim (+ Traubenzucker). Erscheinen die Gewichtsabnahmen und die Stuhlentleerungen irgendwie bedrohlich, so daß man an eine parenterale Ernährungsstörung denken könnte, so setze man die Nahrung ganz aus, gebe nur Tee oder Reisschleim, aber mache zugleich eine — nötigenfalls nach einigen Tagen wiederholte — Blutüberpflanzung in den Sinus von 20 ccm Elternblut. Wichtig ist es, 5mal täglich 5 Tropfen Cormed oder Kardiazol zu geben, die ja neben ihrer Herzwirkung auch noch eine solche auf die Atmung haben. (Von Lobelin hingegen haben wir bei diesen Grippeerkrankungen der Frühgeburten keine gute Wirkung gesehen. Es steigerte nur den Husten und die Zyanose des Kindes.) Vor allem ist in diesen Fällen von Sauerstoff Gebrauch zu machen, den man entweder alle Stunden 10 Minuten lang gegen Mund und Nase des Kindes gehen läßt oder, wenn ein schwerer Allgemeinzustand es erfordert, längere Zeit über gibt. Die schlechtesten Behandlungsaussichten bei Grippe bieten die Frühgeburten, die zugleich auch eine Rachitis haben.

Englische Krankheit und Blutarmut sind diejenigen Begleiterkrankungen, die sich bei Frühgeburten nahezu gesetzmäßig einstellen. Frühgeburten sind ja nicht bloß hinsichtlich ihres Körperaufbaus unfertige Kinder, sondern gehen durch ihr zu frühes Zur-Welt-Kommen auch jener Vorräte an Salzen und Ergänzungsstoffen verlustig, mit denen normalerweise der mütterliche Körper den kindlichen im Verlauf der letzten Schwangerschaftsmonate auszustatten pflegt. Beides schafft die Veranlagung der Frühgeburten zur englischen Krankheit und zur Blutarmut.

Der sogenannte „Weichschädel" aber, worunter die auf der Höhe des Scheitels zu beiden Seiten der Pfeilnaht so häufig feststellbare Knochenerweichung bei Frühgeburten zu verstehen ist, ist keine Rachitis sondern eine Veränderung selbständiger Art. Er führt auch nicht zur Rachitis. Aber eine später sich entwickelnde und in üblicher Weise dann vom Hinterschädel herkommende wirkliche Rachitis kann mit dem Weichschädel zusammenfließen, so daß in schweren Fällen die gesamten Knochen des Hirnschädels ballonartig erweicht sind. Die Folge sind erhebliche Verunstaltungen der Kopfform.

Zur Lebensgefahr wird die **Rachitis bei Frühgeburten**, wenn sich zu ihr eine Ansteckung mit Grippe gesellt, weil infolge der Erweichung der Rippen dann die Grippe schnell zu Lungenentzündungsherden und damit zu einem solchen Grad von Atemnot führt, daß die Herzkraft des Kindes sich bald erschöpft.

Will man der englischen Krankheit vorbeugen, so ist die bloße Verabfolgung von Kalk nutzlos und braucht gar nicht erst versucht zu werden. Wirksam hingegen sind: Vigantol 3mal 2 Tropfen täglich, ferner Höhensonnenbestrahlungen, 3mal wöchentlich. Wirksam ist natürlich auch der Lebertran in Menge von 2mal täglich $^1/_2$ Teelöffel gegeben. Wünschenswert ist ferner, daß das Kind nicht mit reiner Frauenmilchernährung aufgezogen werde, sondern bei 1 oder 2 Mahlzeiten an Stelle von Frauenmilch Buttermilch mit 2% Mehl und 6% Dextropur erhalte. Die Vorbeugung der Rachitis hat in jedem Fall — also auch im Sommer — bei einer Frühgeburt zu erfolgen und zwar vom vollendeten 3. Lebensmonat an. Bekommt man eine Frühgeburt schon im Zustand der entwickelten Rachitis in Behandlung, so ist die Vigantolmenge auf 10—15 Tropfen am Tag zu steigern und etwaige Höhensonnenbestrahlungen sind täglich zu verabfolgen. Für diese Fälle kommt auch die „Stoßbehandlung" der Rachitis in Betracht (vgl. S. 87).

Was die **Blutarmut der Frühgeburten** anbetrifft, so versteht man deren Besonderheiten, wenn man sich folgendes klar macht: während des Lebens im Mutterleib erhält das Kind ein sehr sauerstoffarmes Blut. Denn dem aus der Nabelvene herkommenden arteriellen Plazentarblut des Kindes mischt sich schon in der unteren Hohlvene venöses Blut bei, später gesellt sich noch das aus der oberen Hohlvene kommende, ebenfalls venöse Blut hinzu. Gegen diese mangelhafte Sauerstoffversorgung hilft sich das Kind, indem es die Zahl der Sauerstoffträger, also der roten Blutkörperchen, außerordentlich erhöht. Frühgeburten haben deshalb, wenn sie zur Welt kommen, 6—7 Millionen rote Blutkörperchen bei 20—30 Tausend weißen, 100—400 Tausend Plättchen und 100—140% Hb. Nach der Geburt, wenn dem Kind genügend Sauerstoff zur Verfügung steht, sind diese großen Mengen von roten Blutkörperchen unnötig. Das Kind gibt sie deshalb im Verlauf der ersten Lebensmonate ab. Es sinken also die Werte für die roten Blutkörperchen und den Blutfarbstoff stark ab — dem geringen Sauerstoffbedürfnis des Kindes entsprechend sogar bis weit unter den Durchschnitt, d. h. auf Mengen von 3—3,5 Millionen rote und etwa 60% Hb. Das ist ein natürlicher Vorgang, der nicht als Blutarmut gedeutet werden darf.

Die Frage ist nun aber: wann fängt die Blutarmut bei frühgeborenen Kindern an? Meines Erachtens dann, wenn das Kind anfängt, blaß auszusehen. Es gibt Frühgeburten, die niedrige Blutwerte haben, aber dabei doch eine schöne, rosige Hautfarbe besitzen. Und es gibt andere, die bei den gleichen Blutwerten ausgesprochen blaß sind.

Diese letzten sind als „blutarm" anzusprechen und bedürfen der Behandlung. Da nun niemand voraussagen kann, ob sich eine Frühgeburt zu der ersten oder zu der zweiten Art entwickeln wird, ist Vorbeugung grundsätzlich bei allen Frühgeburten zu üben. Hierzu (wie auch zur Behandlung der Frühgeburtenblutarmut) stehen das Eisen und das C-Vitamin zur Verfügung. Aber keines von beiden ist, wenn es für sich allein gegeben wird, imstande, die Blutarmut zu heilen. Das Vitamin vermag nur die Zahl der roten Blutkörperchen zu steigern, aber nicht den Blutfarbstoff zu beeinflussen. Umgekehrt bessert das Eisen den Blutfarbstoff, läßt aber die Blutkörperchenzahl unbeeinflußt. Man muß stets Eisen und C-Vitamin zusammen geben.

Zur Verhütung der Blutarmut reichen in Fällen, in denen keine Infektionen dazugekommen sind, schon sehr geringe Mengen von Eisen und C-Vitamin aus. Man gibt vom Anfang des 3. Monats ab 1—2mal täglich 0,1 Ferrum reductum in Schleim verrührt, daneben täglich 10 Tropfen Zitronensaft in etwas Tee, mit Saccharin gesüßt. Auch Rohgemüse: 1—2 Teelöffel rohen Spinats, durch ein ganz feines Sieb gestrichen und zusammen mit etwas Schleim verrührt, sowie Gemüsepreßsaft in der gleichen Menge wirken gut. Macht die Zufuhr von Eisen und von Fruchtsaft Schwierigkeiten, so gibt man Ferro 66.

Zur Behandlung einer bereits entwickelten Blutarmut ist zwischen schweren und leichteren Fällen zu unterscheiden. Als schwere Fälle haben die zu gelten, bei denen die Zahl der roten Blutkörperchen bis auf etwa 1 Million und der Wert des Blutfarbstoffes bis unter 40% abgesunken ist. Ferner diejenigen, die sich mit Grippe, Furunkulose usw. vergesellschaften, weiter die, die künstlich ernährt oder bei Frauenmilch seit Wochen nicht mehr gediehen sind, die die Nahrung verweigern und dergleichen. Bei diesen schweren Fällen beginne man die Behandlung mit einer Blutüberpflanzung von zunächst 20 ccm. Im Abstand von einigen Tagen gibt man dann weitere — bei schwereren Kindern auch etwas größere — Mengen. Und zwar solange, bis die Zahl der roten Blutkörperchen etwa 4—4,5 Millionen und der Blutfarbstoff = 70—80% beträgt. Es kommt nicht darauf an, irgendeine kleine Menge Blutes zu geben — wovon das Kind in diesem Zustand natürlich auch schon einen gewissen Vorteil hat — sondern darauf, möglichst das Kind bis zur Norm mit fremdem Blut aufzufüllen. Dann erst sieht man die beste Wirkung auf Appetit und Infektionen. Sind Blutüberpflanzungen usw. nicht durchführbar oder handelt es sich um leichtere Fälle, so ist Eisen und C-Vitamin zu geben; beides aber, wenn es helfen soll, in verhältnismäßig großer Menge. Am bequemsten ist die Verabreichung von Ferro 66, 5mal 2—4 Tropfen in der Nahrung. Wird dieses nicht vertragen, so gibt man 5mal 0,1, besser 0,2 Ferrum reductum. Auch in dieser Form führt das Eisen sehr häufig zum Erbrechen und zur Stuhlvermehrung. Man kann sich dann helfen, daß man es in Form von „Eisenstößen" gibt: 3 Tage lang Eisen, dann 3 Tage Pause. Nebenher ist auch hier Zitronensaft oder Rohgemüse oder Gemüsesaft zu geben, aber in viel größeren Mengen als oben angegeben, etwa 5—10 Teelöffel am Tag. Wo das Schwierigkeiten macht, muß man zum reinen C-Vitamin greifen, also zu Cebion, von dem man anfangs 3—4mal täglich 1 Tablette (= 0,025 kristallisierte Askorbinsäure = insgesamt 20—25 g Zitronensaft) gibt. Im Notfall kann Cebion auch in den Sinus gegeben werden: täglich 1 Ampulle = 0,05 Cebion = 15 g Zitronensaft.

Bluteinspritzungen in die Muskeln haben den Vorteil, daß man auch Blutgruppen = ungleiches Blut verwenden kann, haben aber nicht die schnelle, oft schlagartige und zuweilen im Verlauf eines einzigen Tages sich zeigende Wirkung, durch die die intravenösen (in den Sinus oder die Jugularis vorgenommen) Blutübertragungen ausgezeichnet sind. Sie dienen im wesentlichen wohl auch nur dazu, dem Körper Aufbaustoffe zur Blutneubildung, also Eisen, zuzuführen. Mit ihnen verknüpft sich der Nachteil, daß das eingespritzte Blut zuweilen nicht aufgesaugt wird, sondern im Muskel liegen bleibt und schließlich durch Einstich wieder entleert werden muß. Man darf deshalb nur sehr kleine Mengen, 2—3 ccm Blut, aber diese dafür um so häufiger, einspritzen. Mit der Verwendung von Leber in irgendwelcher Form haben wir bei Frühgeburten keine Erfolge gehabt.

Einer Erwähnung bedürfen noch die Schwierigkeiten, die sich — aller Frauenmilch und guten Pflege zum Trotz — manchmal innerhalb der ersten 2 Monate ergeben. Die Kinder nehmen nicht zu, sondern schwanken mit ihrem Gewicht hin und her. Der Versuch, die Nahrungsmengen zu steigern, mißlingt, weil sie dann erbrechen. In solchen Fällen führt manchmal die Zugabe von Plasmon oder Larosan ($^1/_2$—1 g am Tag, nicht mehr) zu einem Gewichtsanstieg. Versucht kann auch werden die Zugabe von Unden (Follikelhormon), das in der Menge von 5mal 2 Tropfen zu geben ist. Es wirkt — leider nur in einzelnen Fällen — dahingehend, daß die Kinder vom Tag der Verabreichung an zunehmen und sehr bald auch mehr trinken — ohne zu erbrechen. Im übrigen besteht auch schon in diesem Zeitabschnitt die Möglichkeit, die Entwicklung des Kindes durch wiederholte Blutüberpflanzungen in Gang zu bringen oder aber einen Versuch mit der Zufütterung von Buttermilch oder von Säurevollmilch an 1 oder 2 Mahlzeiten zu machen.

Zwillingskinder

Zwillingskinder kommen teils vereinzelt, teils im Erbgang vor.

Im Durchschnitt erfolgt in Deutschland auf 85 Geburten eine Zwillingsgeburt und auf rund 7500 Geburten eine Drillingsgeburt. Angesichts der hohen Bedeutung der Zwillingsforschung für die Erbwissenschaft ist es nötig, daß langdauernde sorgfältige Beobachtungen über Zwillingskinder gesammelt werden. Aber es ist nötig, zwischen ein- und zweieiigen Zwillingen zu unterscheiden. Die letzteren haben einfach als Geschwister zu gelten und haben als solche an allen erbbedingten Besonderheiten ihrer Sippe teil. Eineiige Zwillinge hingegen haben ein erhöhtes Interesse, weil sich an ihnen beobachten läßt, was als erbbedingt und was als umweltbedingt zu gelten hat.

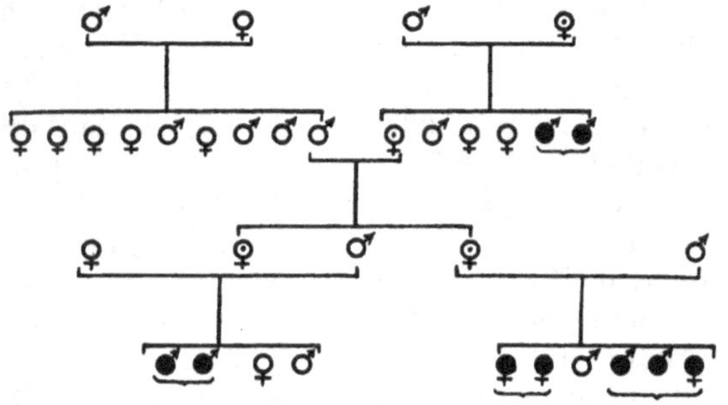

Abb. 8. **Familie mit Zwillings- und Drillingsgeburten**

Im Säuglingsalter freilich finden sich auch bei ihnen oft erhebliche Unterschiede, vor allem im Körpergewicht und in der Körperlänge, aber auch in der Farbe der Haare, der Augen, der Haut, in der Form des Kopfes, der Ohrmuscheln, der Fingerleisten, des Durchbruchs der ersten Zähne usw. Es kommt auch vor, daß der eine Zwilling einen Leisten- oder einen Nabelbruch oder einen Lobus venae azygos in der Lunge und andere Besonderheiten hat, oder daß die Körperentwicklung auseinandergeht: daß der größere, kräftigere nicht gedeiht oder gar stirbt, daß der kleinere ihn überholt bzw. überlebt, daß der eine eine schwere, der andere eine leichte englische Krankheit oder Blutarmut bekommt, daß beide einen Luftröhrenkatarrh bekommen, aber der eine einen ausgesprochen asthmatischen Einschlag aufweist und der andere nicht usw. Noch im Kleinkindesalter begegnet man überraschenden Unterschieden: daß der eine z. B. lockige und blonde, der andere straffe und braune Haare hat, daß die Augen verschieden sind, daß im Charakter sich Unterschiede finden usw. Aber im allgemeinen hat sich doch ergeben, daß eineiige Zwillinge mehr in Richtung einer immer stärkeren Übereinstimmung hineinwachsen, während zweieiige oft auseinanderwachsen.

Für die Ernährung von Zwillingen gelten dieselben Grundsätze wie für die von Einzelgeborenen; doch läßt sich die ausschließliche Brusternährung beider Kinder gewöhnlich nur in seltenen Fällen durchführen. Meist muß frühzeitig mit einer Zwiemilchernährung begonnen werden, wobei der Ernährungserfolg sehr gut zu sein pflegt, ohne daß sich aber die ursprünglichen Gewichtsunterschiede ausgleichen.

III. Abschnitt

Die Ernährungsstörungen des Brustkindes

Störungen durch eine schädliche Zusammensetzung der Milch, durch sogenannte „schlechte“ oder „wäßrige“ Muttermilch, spielen im Volk von altersher eine Rolle. Alle darauf zurückgeführten Schädigungen beruhen aber sämtlich auf anderen Ursachen. Vor allem hat hier die früher erwähnte fehlerhafte (nervöse oder exsudative oder Überempfindlichkeits-) Veranlagung des Kindes eine Bedeutung.

Häufiger sind Störungen infolge **Unterernährung** an der Brust. Freilich — wenn ein Arzt von der Mutter befragt wird, ob ihr Kind nicht vielleicht zu wenig zu trinken bekäme, so stellt sich in der überwiegenden Mehrzahl dieser Fälle die Besorgnis der Mutter als unbegründet heraus. Eine Mutter schließt schon auf Unterernährung, wenn ein Kind unruhig ist oder an den Fingern lutscht. Beides besagt für die Annahme einer Unterernährung aber nichts. Wirkliche Unterernährung kommt zustande bei:

1. **Mangelhafter Stillfähigkeit der Mutter** (Hypogalaktie). Eine vollkommene Stillunfähigkeit gibt es nicht. Hingegen können viele Mütter ihre Kinder nicht ausreichend stillen. Während — beispielsweise — das Kind 600 g trinken müßte, um zuzunehmen, liefert die Mutter nur 300—400 g. Alle Bemühungen, die Milchabsonderung zu steigern, sind umsonst. Andererseits besteht aber auch keine Gefahr, daß die einmal erreichte Menge sich verringert; sie pflegt sich vielmehr monatelang auf ihrer ursprünglichen Höhe zu halten. Nach eigenen älteren, vorm Kriege gemachten Beobachtungen sind es unter erststillenden Frauen etwa 13%, bei denen die Menge der gelieferten Milch nicht hinreicht, um den Bedarf des Kindes zu decken. Bei Untersuchungen aus der jüngsten Zeit (Feldweg-Pforzheim) fand sich ein Hundertsatz von 18. Bei späteren Schwangerschaften ist das Stillvermögen bei diesen Frauen häufig ausreichend. — Bei einer zweiten Form der mangelhaften Stillfähigkeit ist zuerst genügend Milch vorhanden, aber nach einigen Wochen oder einigen Monaten geht die Milchmenge so zurück, daß sie für das Kind nicht mehr hinreicht. Während also, um bei dem obigen Beispiel zu bleiben, die Milchmenge der Mutter zuerst 600 g beträgt, sinkt sie nach kurzer Zeit auf 300—400 g, was für das Gedeihen des Kindes unzureichend ist. Alle Versuche, die anfängliche Höhe wieder zu erreichen, bleiben meist umsonst; in der Regel schreitet der Rückgang sogar immer weiter fort, bis schließlich die Brust gänzlich versiegt.

Wenn in neuester Zeit behauptet wird: das heutige Frauengeschlecht könne nicht mehr so gut stillen wie früher, weil es als Kinder die Zeit des Weltkrieges und des Währungsverfalles miterlebt habe, so ist dazu zu sagen, daß in jenen vergangenen Zeiten von seiten des damaligen Staates für niemanden besser gesorgt worden ist als gerade für die Kinder. Von diesen hat damals keines Not gelitten. Im übrigen hat unser Volk schon oft Krieg, Mißernte und Hungersnot erlebt, ohne daß sich gezeigt hätte, daß das weibliche Geschlecht danach eine Beeinträchtigung der Stillfähigkeit zurückbehalten hätte.

Die Annahme einer verminderten Stillfähigkeit der heutigen Frauen ist aber auch insofern eine falsche, als erwiesenermaßen da, wo sich Ärzte, z. B. als Leiter von Gebärabteilungen, wirklich darum bemühen, den Müttern nicht bloß Geburtshelfer zu sein, sondern auch mit allen Regeln der Kunst ihnen die Milchabsonderung in Gang zu bringen versuchen — als sich da gezeigt hat, daß bei der Mehrzahl der Frauen zunächst nicht ein Milchmangel, sondern im Gegenteil ein Überfluß an Milch besteht, den es nur zu erhalten gilt. Sind ja doch aus dieser Tatsache heraus die früher erwähnten Frauenmilchsammelstellen entstanden. Es ist also völlig falsch, wenn von manchen Stellen aus das Gerede von der mangelhaften Stillfähigkeit unserer heutigen Frauen unterstützt wird. Stillschwache Frauen sind nach wie vor die Ausnahmen. Sie kommen in etwa 13—18% vor. Umgekehrt zeigten nach den Beobachtungen von Feldweg an der Frauenmilchsammelstelle Pforzheim nicht weniger als 60% aller Stillenden eine Hypergalaktie!

Neben dieser mangelhaften Leistungsfähigkeit der Brüste einzelner Frauen spielt die größte Rolle die sogenannte schwergehende Brust. Wie früher schon erwähnt wurde, gibt es „leichtgehende Brüste", d. h. solche, bei denen der Schließmuskel schon bei dem geringsten Kieferdruck des Kindes nachgibt, so daß die Milch im Strahl herausspritzt — und „schwergehende Brüste", bei denen der Verschluß durch den Schließmuskel ein ungewöhnlich fester ist. Drückt man diesen, der etwa am Übergang der Warze in dem Warzenhof zu suchen ist, zusammen, so läßt er zwar auch Milch heraustreten, aber nicht im Strahl, sondern nur in Form einiger hervorquellender Tropfen. Die Kraft, die ein Kind anwenden muß, um einen solchen festen Verschluß zu überwinden, ist naturgemäß viel größer als bei einer leichtgehenden Brust; die Folge davon ist, daß es schneller ermüdet und einschläft, namentlich, wenn es zugleich ein muskelschwaches Kind ist. Wenn das Kind aber einschläft, so nimmt man an, daß es satt sei und legt es von der Brust weg. In Wirklichkeit hungert es und nimmt nicht zu. Die weitere Entwicklung ist dann so, daß die Mutter über kurz oder lang merkt, daß ihr Kind nicht recht gedeiht und nun versucht, es häufiger — nicht mehr 4stündlich, sondern 2stündlich — anzulegen. Ausnahmsweise hat sie damit mal Erfolg. In der Regel aber nicht; denn das Kind verliert bei den häufigeren Mahlzeiten nun auch noch den Appetit und vermag überhaupt nicht mehr kräftig anzusaugen.

Seltenere Vorkommnisse sind das verspätete Einschießen der Frauenmilch. Wenn am 4. oder 5. Tage nach der Entbindung die Milch immer noch nicht eingeschossen ist, so wird mit den Versuchen, anzulegen, meistens aufgehört und die Flasche gegeben. Es kommt aber vor, daß die Milch noch später einschließt, z. B. erst am 8. Tage. Versucht man, das Kind, nachdem es schon einige Tage ausschließlich aus der Flasche getrunken hat, nunmehr wieder an die Brust zu legen — und zwar an die Brust, die jetzt prall gefüllt ist und deshalb nur schwer Milch gibt — so ist alle Mühe umsonst. Zur zeitweiligen Unterernährung führen auch Saugstörungen, die dadurch entstehen, daß — infolge Gesichtslage bei der Geburt — eine Geburtsgeschwulst gerade auf den Lippen und Wangen sitzt oder daß durch Zangendruck ein Bluterguß in die Gesichtsmuskeln oder eine Fazialislähmung hervorgerufen wurde oder daß eine starke Druckwirkung auf das Gehirn erfolgte (Compressio cerebri) mit nachfolgender, tagelanger leichter Benommenheit und herabgesetzter Reflexerregbarkeit des Kindes. Ferner sind zu nennen: die Trinkschwäche, womit man das schlechte Saugen bei Frühgeborenen oder muskelschwachen kleinen Kindern bezeichnet; — die Trinkfaulheit, die bei besonders kräftigen Kindern zu beobachten ist: die Kinder ziehen ein paarmal kräftig an der Brust, dann schlafen sie ein. Klopft man sie wach, so wiederholt sich dasselbe. Auf diese Weise dauert die Mahlzeit $^1/_2$ Stunde und noch länger. Die Ursache ist wahrscheinlich in einer gewissen Schädigung des Gehirns bei der Geburt zu suchen. — Das Saugungeschick: Die Kinder saugen eine kurze Zeit regelrecht, dann verlieren sie die Warze. Reicht man sie ihnen wieder, so fassen sie vorbei. Steckt man sie ihnen in den Mund, so verlieren sie sie in kurzer Zeit wiederum. Manche werden dabei sehr aufgeregt, schreien und lassen sich nicht wieder beruhigen, so daß sich die Mahlzeit ungebührlich lange hinauszieht und dabei nur ein unbefriedigendes Ergebnis liefert. Bei Brustscheu lassen die Kinder nach kurzem Trinken die Warze los und sträuben sich unter heftigstem Strampeln und Schreien, sie wieder zu nehmen. Gibt man ihnen die Flasche oder reicht man die Muttermilch mit dem Löffel, so trinken sie anstandslos. Diese Brustscheu findet man häufig bei Verletzungen im Mund (Bednarsche Aphthen), auch bei schwergehender Brust der Mutter sowie zuweilen bei Pförtnerkrampf. Als freiwilliges Hungern bezeichnet man die — aus unerklärlichen Gründen — völlig unzureichende Nahrungsaufnahme mancher Brustkinder. Man kennt also eine Menge Ursachen für das schlechte Trinken der Kinder an der Brust. Aber unter den vielen Namen verbergen sich meist doch nur die zwei Hauptursachen: Gehirnschädigungen bei der Geburt und schwergehende Brust.

Ein Brustkind, das unterernährt ist, nimmt nicht zu, sondern bleibt auf seinem Gewicht stehen. Wesentliche Abnahmen erfolgen meist nicht! Trotzdem drückt sich bald eine Magerkeit im Aussehen des Kindes aus. Die Bauchdecken sind straff und eingezogen (Hungerbauch). Die Stuhlentleerung ist infolge Mangels an kotbildenden Stoffen verlangsamt (Pseudoobstipation). Die Stühle sind arm an Masse und dunkel gefärbt (Hungerstuhl). Die Harnentleerung ist selten. Es bestehen leichte Untertemperaturen. Bei längerer Dauer der Unterernährung verlieren die Kinder ihre Regsamkeit, werden schläfrig, ihre Haut wird welk und neigt zum Wundwerden und zur Bildung von Furunkeln. Fast niemals — und das ist sehr bemerkenswert — sind chronisch hungernde Säuglinge unruhig, sondern sie sind immer still und zufrieden. Bei Befragen der Mutter erfährt man, daß die Kinder meist sehr lange — $^1/_2$ bis 1 Stunde — an der Brust liegen.

In seltenen Fällen bestehen bei unterernährten Kindern vermehrte, schleimige Stühle. Ferner zeigen manche Kinder trotz ihrer gänzlich ungenügenden Nahrungsaufnahme Erbrechen — sogenanntes Erbrechen ex vacuo — das wahrscheinlich durch den hohen Fettgehalt der in solchen Fällen stark eingeengten Frauenmilch bedingt ist. Es schwindet jedenfalls oft bei Steigerung der Nahrungsmengen oder Zugabe von etwas Tee zur Nahrung.

Zur Feststellung der Unterernährung geht man so vor, daß man das Kind zur Stunde seiner Mahlzeit in der Sprechstunde mit seiner Kleidung wiegt, es anlegen und nach Belieben trinken läßt und es dann wieder wiegt. Der Gewichtsunterschied ergibt die Menge der getrunkenen Milch. Aus der Größe dieser Einzelmahlzeit läßt sich leicht, wenigstens schätzungsweise, berechnen, wieviel das Kind bei den übrigen 4 Mahlzeiten trinken wird. Die Gesamttagesmenge wird meist erheblich hinter der Budinschen Zahl (S. 8) zurückbleiben, und damit wird das Vorliegen einer Unterernährung bestätigt sein. — Die Untersuchung der Brust der Mutter ergibt dann weiter, welche Ursache der Unterernährung vorliegt: läßt sich durch Abspritzen keine oder nur sehr wenig Milch entleeren, so besteht höchstwahrscheinlich eine mangelhafte Stillfähigkeit (Hypogalaktie). Enthält die Brust dagegen noch reichlich Milch, so handelt es sich meist um eine schwergehende Brust.

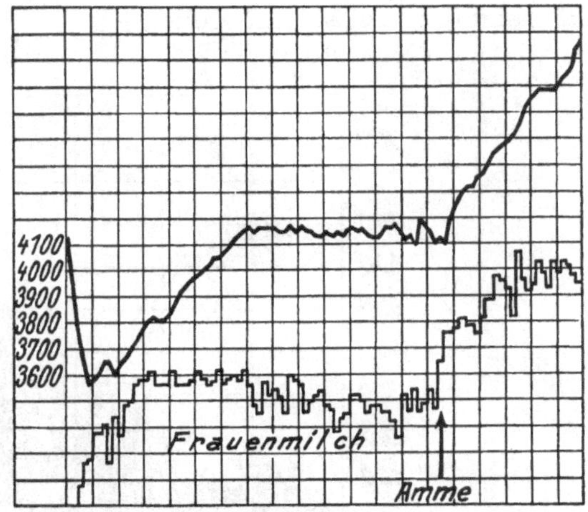

Abb. 9. **Unterernährung an der Brust**

Je nach dem Grund der Unterernährung ist die Behandlung verschieden. Wo eine mangelhafte Stillfähigkeit besteht, ist zuzufüttern, indem man nach jedem Anlegen dem Kind die Flasche mit einer seinem Alter und Gewicht entsprechenden Milchmischung gibt. Auf diese Weise füllt man dem Kind gewissermaßen die unzureichende Nahrung bis zur Norm auf. Wir empfehlen, zunächst das Kind 5mal am Tag anzulegen, denn es kommt darauf an, den Saugreiz des Kindes unvermindert oft auf die Brustdrüse der Mutter wirken zu lassen, um einem etwaigen Rückgang der Milchabsonderung entgegenzuwirken. Erst wenn das erreicht ist und sich die Milchmenge auf eine bestimmte Höhe eingestellt hat, kann man die Fütterung etwas bequemer gestalten, indem man des Morgens, Mittags und Abends die Brust (oder beide Brüste) gibt, des Vormittags und Nachmittags aber die Flasche reichen läßt. Auf diese Weise läßt sich monatelang eine Zwiemilchernährung durchführen und ein gutes Gedeihen des Kindes bewirken.

Im zweiten Fall — bei genügender Milchabsonderung der Mutter, aber schwergehender Brust — ist einer Zufütterung zunächst zu widerraten. Man läßt alle vier Stunden anlegen, aber das Kind nicht zu lange, sondern nur etwa 20 Minuten, trinken. Sobald es von allein aufhört, wird es nicht mehr weiter zum Trinken ermuntert, sondern weggelegt und die Mutter spritzt sich nunmehr mit der Milchpumpe oder mit der Hand die Brust möglichst leer. Die abgespritzte Milch erhält das Kind mit dem Löffel oder mit dem Tropfröhrchen hinterher gefüttert. Dadurch erreicht man einmal, daß die Nahrungszufuhr des Kindes gesteigert wird und zweitens, daß der Milchstauung in der Brust der Mutter vorgebeugt wird. Im Verlauf von 8—14 Tagen stellt sich dann eine Besserung ein und man sieht, wie nicht nur die Kinder an Gewicht zunehmen, sondern wie sie selber auch wieder kräftiger saugen, so daß das Übel bald ganz behoben ist.

Ob man den eben vorgeschlagenen Weg wählen will oder den anderen, der darin besteht, daß man das Kind nicht 5 mal, sondern 6—7 mal anlegt oder daß man bei jeder Mahlzeit beide Brüste gibt, ist weniger wichtig. Man hüte sich aber davor, etwa durch Hunger die Kinder zwingen zu wollen, mehr bzw. besser zu trinken, wie man es gelegentlich empfohlen findet. Wir haben immer nur das Gegenteil gesehen. Namentlich Kinder, die an sich schon etwas unruhig sind, werden, wenn das Trinken nicht nach ihrem Wunsch geht und sie außerdem noch hungrig sind, noch viel aufgeregter und nehmen dann die Brust gar nicht mehr.

Wo sich das Einschießen der Milch hinauszögert, gebe man wenigstens bis zum 8. Tage die Hoffnung nicht auf. Wenngleich man auch genötigt ist, künstliche Nahrung hinzuzufüttern, so lasse man doch bei jeder Mahlzeit erst das Kind etwas saugen und dann gebe man ihm die Flasche. Falls wirklich noch die Milch einschießt, hat wenigstens das Kind das Saugen nicht verlernt.

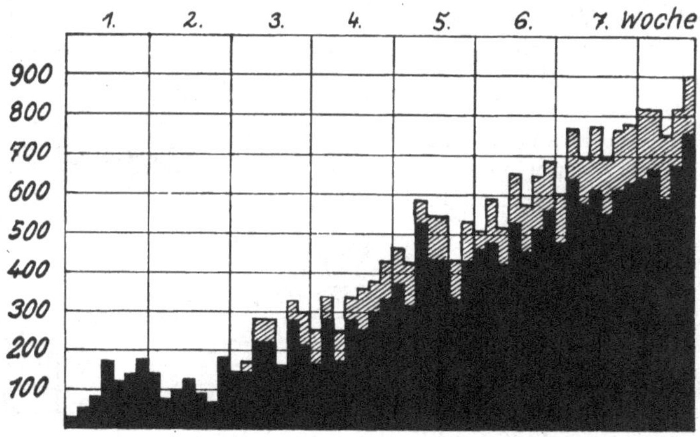

Abb. 10. **Unterernährung bei Frauenmilchernährung infolge schwergehender Brust**

Die Mutter des Kindes wies zunächst eine normale Milchbildung auf. Dieselbe ging jedoch dadurch, daß das Kind die schwergehende Brust immer nur ganz ungenügend entleerte, schnell zurück. Ehe sie ganz versiegte, wurde nach 14 tägigem Abwarten versucht, durch restloses Entleeren der Brustdrüse vermittels Abspritzens die Milchstauung zu beseitigen und die Absonderung wieder hochzubringen. Die abgespritzte Milch erhielt das Kind im Löffel zugefüttert. Auf diese Weise gelang es — wie die Abbildung zeigt — die Milchabsonderung stark in die Höhe zu bringen und das Stillen erfolgreich weiter durchzuführen.
Die schwarzen Felder sind die vom Kind selbständig getrunkenen, die gestrichelten die abgespritzten Milchmengen

II. **Überernährung an der Brust.** Die meisten Mütter neigen dazu, das Schreien ihrer Kinder als Hunger zu deuten. Wenn sie dann nachgeben und, nur um die Kinder zu beruhigen, ihnen öfter als gut ist, die Brust reichen, so ergibt sich daraus eine Überfütterung. In anderen Fällen kommt es, mehr unverschuldet, zu dem gleichen Ergebnis, wenn nämlich der Milchreichtum der Brust so groß ist, daß sogar bei seltenen Mahlzeiten allzugroße Mengen dargeboten werden. Zahlreiche Kinder vertragen eine selbst erhebliche Überernährung ohne jeden Nachteil. Es kommt bei ihnen nur zu einem starken Fettansatz, so daß sie schon auf den ersten Blick als offensichtlich überfüttert zu erkennen sind: ihr breites Gesicht zeigt Pausbacken und Doppelkinn, der Hals ist kurz oder gar nicht ausgeprägt, die Hautfalten der Oberschenkel sind tief eingeschnitten.

Bei anderen Kindern dagegen bildet sich eine wirkliche Ernährungsstörung durch Überfütterung heraus, indem sie immer unruhiger werden, auch des Nachts sich melden, ab und zu erbrechen, im Körpergewicht stillstehen oder gar abnehmen. Es kommt auch zur Gasauftreibung des Leibes, zum Abgang von Blähungen, zu vermehrten und grüngefärbten Stühlen, also zum „Durchfall". In wieder anderen Fällen steht das Erbrechen im Vordergrund der Krankheitserscheinungen.

Diese Begleiterscheinungen führen die Kinder zum Arzt. Sie sind besonders dann sehr ausgeprägt, wenn die Kinder noch dazu Träger kindlicher Erbveranlagungen sind, also an nervöser oder exsudativer oder Überempfindlichkeitsveranlagung leiden. Die Überernährung pflegt stets die Erscheinungen der jeweiligen Veranlagung zu verschlimmern.

Ehe aber wegen Erbrechens ein Arzt befragt wird, muß es schon ziemlich starke Grade angenommen haben. Denn leichteres Erbrechen, sogenanntes Speien, gilt in der Meinung des Volkes als beinahe physiologisch und geradezu als Merkmal des gutgedeihenden Kindes (Speikind — Gedeihkind). In der Tat sieht man gar nicht selten, wie solche Brustkinder, die sich durch Speien des Überflusses ihrer Nahrung entledigen, vortrefflich vorwärtskommen, gute Stühle haben und sich ausgezeichnet befinden. Gleichwohl ist jedes Speien als krankhaft anzusehen. Es kann sich leicht zum wirklichen Erbrechen verschlimmern und dann so hohe Grade gewinnen, daß der größte Teil der Nahrung wieder zurückgegeben wird und das betreffende Kind durch Nahrungsmangel in einen Hungerzustand gerät.

Für die Feststellung der Überfütterung ist zu beachten, daß die Kinder in der Regel wegen der Begleiterscheinungen zum Arzt gebracht werden, also wegen Erbrechens, Durchfällen, Unruhe, Blähungen, vor allem auch wegen der überaus häufigen Hautausschläge infolge gleichzeitiger exsudativer Veranlagung. Der Blick des Arztes darf dann nicht an diesen Begleiterscheinungen hängen bleiben, sondern muß vor allem das Grundübel: die Überfütterung, sehen. Das ist aber nur möglich, wenn man es sich zur Regel macht, bei jedem Säugling — gleichgültig, was ihm fehlt — auch die Ernährungsvorgeschichte zu erheben.

Bei der Behandlung ist die Hauptsache, daß die Zahl von 5 Mahlzeiten nicht überschritten wird — dann führt eine Überernährung auch nicht zu schlimmeren Folgeerscheinungen. Ein noch weiteres Heruntersetzen der Zahl der Mahlzeiten (z. B. auf 4) hat keinen Zweck, weil die Kinder sehr bald in 4 Mahlzeiten ebensoviel trinken wie in 5. Die Verringerung der Mahlzeiten auf 5 braucht nicht auf einmal zu erfolgen, sondern kann langsam im Verlauf einer Woche geschehen. Wurde das Kind auch Nachts angelegt, so ist durch ein abendliches langes Bad und nötigenfalls durch Chloralhydrat der Übergang erträglich zu gestalten. Liegt die Überernährung daran, daß die Mutter eine allzu reichlich fließende Brust hat, so kann sie versuchen, durch straffes Hochbinden der Brüste oder durch Sport: Tennisspielen oder Schwimmen, die Menge ihrer Milch herabzumindern. Frühzeitiger als sonst fängt man in solchen Fällen mit der Beifütterung an: schon im 3.—4. Monat gibt man Gemüse und Obst (Spinat, Apfelmus), die zunächst vor der Mittagsmahlzeit verabfolgt werden und dann sehr bald diese Brustmahlzeit ganz ersetzen. Mit 5 Monaten gibt man Grießbrühe hinzu, während man zu den 3 übrigen Mahlzeiten die Brust reichen läßt.

III. **Vermehrte Stühle bei Brustkindern**— fälschlich oft als „Durchfälle" bei Frauenmilchernährung bezeichnet — kommen vor, wenn Mütter eine sehr fettarme Frauenmilch haben. Eine Behandlung ist unnötig, da die Kinder trotzdem gut zunehmen und die Stühle später, wenn die Kinder Kuhmilch oder Beikost zugefüttert bekommen, ihr normales Aussehen gewinnen. Vermehrte und durchfällige Stühle können ferner bei grober Überfütterung mit Frauenmilch auftreten. Abb. 12 gibt ein Beispiel davon. Oben wurde schon davon gesprochen. Bei anderen Brustkindern können durchfällige Stuhlentleerungen durch parenterale Infektionen, vor allem Grippe, bedingt sein; in solchen Fällen besteht stets Fieber und meist auch ein greifbarer weiterer Befund im Rachen, an den Nackendrüsen usw. Es kann hierbei auch vorkommen, daß die Stühle im großen und ganzen unverändert sind, aber eine Beimischung von Schleimballen oder gar blutigem Schleim enthalten. — Ausgesprochen blutig-schleimig sind die Stühle, wenn Brustkinder von Ruhr oder Paratyphus befallen werden — es besteht dann gleichzeitig immer ein ganz schwerer Krankheitszustand. Am häufigsten aber sind mißfarbene, grüne, zerfahrene, dünne und vermehrte Stuhlentleerungen bei Brustkindern, die sonst keine weiteren Krankheitserscheinungen erkennen lassen, vielmehr an Gewicht zunehmen, kein Fieber haben und sich wohl befinden. Manche dieser Kinder haben ständig vermehrte, dünne Stühle. Manche nur zeitweise und bei manchen wechseln solche „Durchfälle" mit Verstopfung ab.

Früher suchte man die Schuld für diese Durchfälle bei der Mutter des Kindes. Man nahm an, daß Ernährungsfehler derselben oder seelische Erregungen Schuld sein könnten. Vor allem wurde dem Wiederauftreten des Unwohlseins große Bedeutung beigemessen.

Glaubt doch z. B. auch heute noch mancherorts die Volksmeinung, daß blühende Blumen in der Hand einer stillenden Frau, die die Menses hat, schneller verwelken, als wenn dieselbe nicht menstruiert ist. Auch

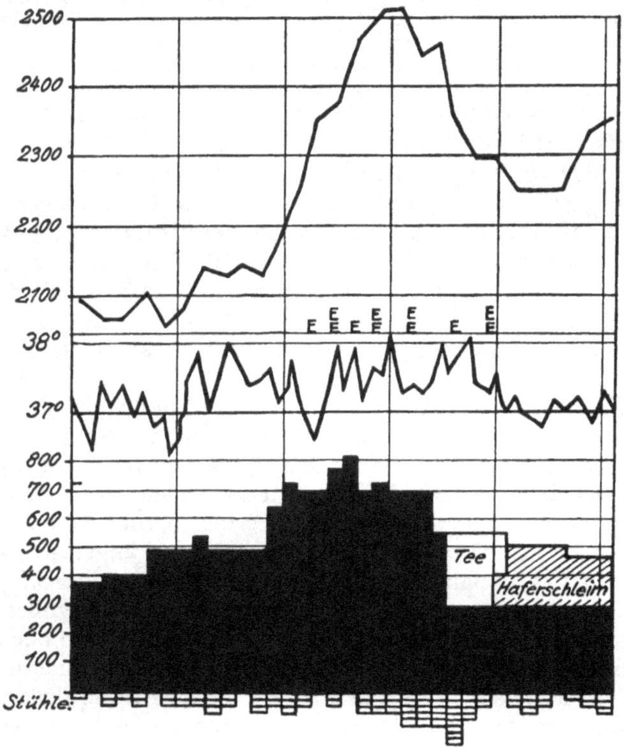

Abb. 11. **Ernährungsstörung durch Überfütterung mit Frauenmilch**

Frühgeburt. Wegen schlechter Gewichtszunahme Steigerung der Nahrung auf fast 500 Frauenmilch bei 2100 g Gewicht. Erfolg: geringe Zunahme, gleichzeitig Auftreten von Fieber. Nunmehr Anlegen an eine milchreiche Amme und damit sehr starke Überfütterung. Ergebnis: Gewichtszunahme, aber zugleich Weiterbestehen des Fiebers, dann Erbrechen, dann Zunahme der Stuhlentleerungen, schließlich Gewichtsstillstand und -abnahmen. Besserung der Ernährungsstörung bei Einschränkung der Nahrungsmenge (Frauenmilch + Tee, dann Frauenmilch + Halbmilch-Schleim)

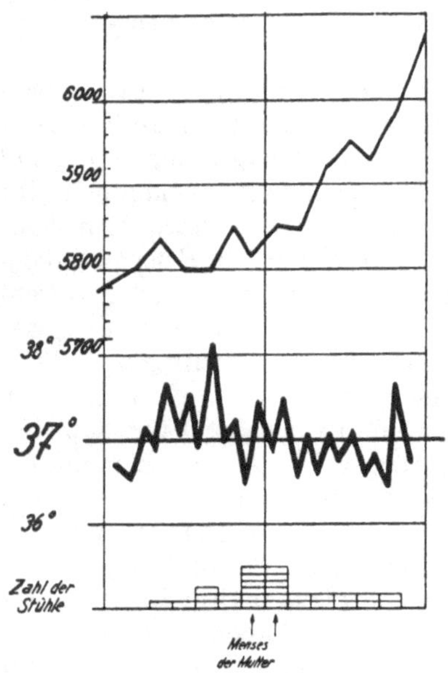

Abb. 12.

Ärzte haben an „Menotoxine" gedacht, also an giftartige, während des Unwohlseins gebildete Stoffe, die die Muttermilch beeinflussen könnten. Die Abb. 12 gibt ein Beispiel davon, wie manche Brustkinder sich mit ihrem Stuhlgang während des Unwohlseins ihrer Mutter verhalten. Man hat deshalb früher Kinder von der Brust abgesetzt, wenn die Mutter die Regel wiederbekam — was man heute aber vernünftigerweise nicht mehr tut. Wahrscheinlich sind die vermehrten Stühle so zu erklären, daß — wenn der mütterliche Körper durch die Menstruation Flüssigkeit in vermehrter Menge abgibt, er an anderer Stelle, nämlich bei der Milchabsonderung, daran spart. Die Brustmilch der Mutter ist an diesen Tagen also wasserärmer, aber dadurch zugleich verhältnismäßig fettreicher, und darauf antworten manche besonders empfindliche Kinder mit vermehrten Stühlen. Das ist etwas Vorübergehendes und braucht deshalb nicht beachtet zu werden. Aber man muß es den Müttern erklären können. Man hat früher auch aus der Kost einer stillenden Frau alle möglichen Speisen, namentlich die sauren, gestrichen. Heute urteilt man auch darüber ganz anders. Auf den Kinderkliniken und wo sonst noch stillende Frauen als Ammen gehalten werden, denkt niemand daran, ihnen eine besondere Kost zu geben. Sie erhalten das übliche Essen der Hausangestellten — sogar Heringssalat und saure Gurken — und man hat nie einen schädlichen Einfluß auf das Kind, insbesondere nicht auf seinen Stuhlgang, gesehen.

Gerade bei den Anstaltsammen aber kann man ganz merkwürdige Beobachtungen machen, z. B.: Eine Amme stillt zwei Kinder, ihr eigenes und ein fremdes. Beide gedeihen in normaler Weise; aber während das eine seltene gelbe breiige Stühle entleert, hat das andere (oft das eigene Kind der Amme) 5—6—7, ja noch mehr grüne, zerfahrene durchfällige Stühle. Man kann in solchen Fällen doch nur schließen, daß nicht die Mutter bzw. die Muttermilch die Ursache der „schlechten" Stühle abgibt (denn dann müßten beide Kinder an Durchfall leiden), sondern daß offenbar die tiefere Ursache im Kinde gelegen ist; und in der Tat handelt es sich fast immer um Kinder mit exsudativer Veranlagung. Die Feststellung der letzteren ist oft schon sehr frühzeitig — am 4. oder 5. Lebenstag — möglich: zuerst zeigen sich kleine rote Stippchen auf der Wange neben der Nase, die nach einigen Tagen abheilen, aber immer wieder auftreten und sich schließlich zum Milchschorf entwickeln. Von der 3. Woche ab kann der sogenannte Prurigo (Zahnpocken) auftreten: Gruppen von 10—12 erhabenen, geröteten Pusteln, die nach einigen Tagen abblassen und als kleine Knötchen noch länger fühlbar bleiben. Um die gleiche Zeit entwickelt sich der Gneis in Form feiner, fettig glänzender Hauttalgschüppchen auf dem Schädel. Seltener und später, vom Anfang des 2. Monats ab, findet sich die Landkartenzunge. Fast immer zeigen die Kinder neben ihrer exsudativen Veranlagung auch noch einen starken nervösen Einschlag.

Die Kenntnis dieser Erbveranlagungen ist für die Stellungnahme des Arztes zu diesen „Durchfällen" — richtiger gesagt: zu diesen vermehrten Stühlen bei Brustkindern — von großem Nutzen. Denn wer sie kennt, wundert sich nicht, wenn eines Tages bei einem Kinde zu den bereits vorhandenen exsudativen Erscheinungen sich auch noch schlechte Stühle gesellen. Wer das Bild dieser Veranlagung dagegen nicht kennt, wird vielleicht im ersten Augenblick im Zweifel sein, ob nicht eine wirkliche Ernährungsstörung vorliegt, wird aber sehr bald zu einer richtigen Deutung kommen, wenn er sich vergegenwärtigt, daß eine Ernährungsstörung neben dem Durchfall immer noch eine Reihe anderer krankhafter Erscheinungen mit sich zu führen pflegt. Die fehlen aber sämtlich hier; und das ist bestimmend für unser Verhalten gegenüber diesen durchfälligen Stühlen: die Ursache liegt begründet in der fehlerhaften Veranlagung des Kindes, das eben die Reste seiner Verdauung in einer abweichenden Form wieder zutage fördert. Diese Veranlagung vermögen wir nicht von heute auf morgen zu ändern, und deshalb verbietet sich eine Behandlung des „Durchfalls" nach den üblichen Grundsätzen — Verabreichung eines Abführmittels, Hungernlassen des Kindes usw. — von allein.

Wenn man ein derartiges Kind in Behandlung bekommt und sich durch Augenschein von den schlechten Stühlen überzeugt hat, so ist die nächste Frage: hat das Kind wirklich nichts anderes als Frauenmilch bekommen? Wird diese Frage bejaht, so hat man zu untersuchen, ob sich sonst Erscheinungen einer vielleicht parenteral bedingten Ernährungsstörung (Fieber) feststellen lassen. Ist das nicht der Fall, stellt man vielleicht gar noch ausgesprochene Erscheinungen von exsudativer Veranlagung fest, so ist jede eigentliche Behandlung unnötig. Man wartet ruhig ab, wiegt aber das Kind und stellt nach 2—3 Tagen das Gewicht wiederum fest. Wenn man dann darlegen kann, daß das Kind trotz seiner schlechten Stühle an Gewicht gewonnen hat, so sehen gewöhnlich auch die Eltern ein, daß eine abwartende Behandlung die beste ist, und trösten sich damit, daß ihr Kind trotz seiner schlechten Stühle wenigstens zunimmt.

Die Zahl der Stühle wie auch ihr übles Aussehen läßt sich im übrigen meist durch Zufütterung eines Eiweißpräparates bessern: man verrührt einen gestrichenen Teelöffel Plasmon (Laktana, Larosan) mit 4 Teelöffeln Haferschleim und 1 Tablette Sacharin und gibt davon vor jeder Mahlzeit 1 Teelöffel. Von dieser Verabreichung ist besonders da Gebrauch zu machen, wo die Kinder durch die häufigen Stuhlentleerungen sehr wund werden. Man kann auch versuchen, durch ein leichtes Adstringens (Eldoform, 5 mal $^1/_2$ Tablette) die Zahl der Stühle zu vermindern. Bleibt es unklar, ob die Stuhlvermehrung konstitutionell oder durch eine Grippe bedingt ist, so ist es erlaubt, einige Tage lang 2stündlich $^1/_4$ Tablette Albucid zu geben. Weiteres über die Zusammenhänge zwischen Ernährung und exsudativer Veranlagung s. S. 154.

IV. **Verstopfung** ist ein beim Brustkind ziemlich häufiges Vorkommnis. Sie kommt z. B. bei Hirschsprungscher Krankheit vor, auch bei Myxödem, ferner als sogenannte Pseudoobstipation bei Unterernährung und bei Pförtnerkrampf. Diese Fälle bleiben hier außer Betracht.

Einer anderen Art von Verstopfung begegnet man bei Brustkindern, die normal beschaffene, gelbe, breiige Stühle haben, aber diese nur alle 3—4 Tage einmal entleeren. Hier ist der Grund der Verstopfung eine allzu gute Aufsaugung der Frauenmilch: es bleibt zu wenig „kotbildende" Masse übrig, als daß das Kind jeden Tag einen Stuhl haben könnte. Diese Fälle muß man kennen; aber ein Grund zur Behandlung liegt nicht vor.

Schließlich gibt es Fälle, in denen harte, trockene, knollige, hellgelbe Bröckel entleert werden, die oft nur unter sichtlicher Anstrengung des Kindes den Darm verlassen. Man sieht den Kindern ihre Anstrengung förmlich an: sie werden beim Pressen ganz blaurot im Gesicht. Wenn sich die harten Kotknollen durch den Afterring hindurchzwängen, kommt es oft zu kleinen Einrissen der Schleimhaut, die bei jedem späteren Stuhlgang wieder frisch einreißen, kleine Blutstreifchen auf den Stuhlbröckeln hinterlassen und sehr weh tun, so daß die Kinder beim Stuhlgang schreien und ihn absichtlich zurückhalten, wodurch die Verstopfung noch verschlimmert wird. Trotz dieser Verstopfung ist das Gedeihen des Kindes immer ungestört. Deshalb ist es auch hier eigentlich unnötig, ärztlich einzugreifen. Der Glaube an die Notwendigkeit einer geregelten Stuhlentleerung ist aber so tief im Volke eingewurzelt, daß man den Eltern schon willfährig sein muß, vor allem auch im Hinblick auf die Möglichkeit, daß sich die erwähnten Schleimhautrisse herausbilden. — Die Behandlung besteht darin, daß man zur Brusternährung 1—2—3 Teelöffel Löfflunds Malzsuppenextrakt hinzufügt, den die Kinder entweder vom Löffel weg nehmen oder den man in Wasser auflöst. Ist im Anfang die Wirkung des Malzextraktes nicht ausreichend, so bringt man mit 1—2 Teelöffeln Ol. ricin. + Sirup. mannae āā die Darmentleerung erst in Gang und geht dann zu Malzextrakt über. Mit dem Beginn der Beifütterung von Obst und Gemüse regelt sich der Stuhlgang später von allein.

Von Einläufen ist abzuraten. Die üblichen Klistiere mit Kamillentee versagen in den meisten Fällen, höchstens veranlaßt das Einführen der Spritze, namentlich, wenn es recht ungeschickt geschieht, die Kinder zu einem kräftigen Pressen und führt dadurch einen Stuhl herbei. Um einen wirklichen Darmreiz zu erreichen, müßte man schon kaltes Wasser oder Seifenwasser verwenden. Öleinläufe sind gleichfalls wenig wirkungsvoll. Glyzerin (in Menge von 1 Eßlöffel, mit einer kleinen Gummispritze eingeführt) dagegen wirkt wieder außerordentlich sicher. Der Nachteil der Klistierbehandlung besteht darin, daß auch sie öfters zu Einrissen und Wundsein am After Veranlassung gibt und dadurch die Stuhlentleerung obendrein noch schmerzhaft macht. Aber auch wenn das nicht der Fall ist, bedeutet die Klistierbehandlung meist keine wirkliche Erlösung vom Übel der Stuhlverstopfung. Der ständige Gebrauch der Spritze, besonders wenn es sich um kräftige, widerstrebende Säuglinge und um recht zaghafte, nervöse Mütter handelt, gestaltet jeden Stuhlgang zu einer aufregenden Familienszene. Ein mildes Abführmittel wirkt viel angenehmer.

Zur Behandlung etwaiger Schleimhauteinrisse muß sich die Mutter einen Gummifinger kaufen, diesen überziehen und mit ihm bei jedem Trockenlegen reichlich Vaseline oder Borsalbe in den After tief einführen.

Die Verstopfung der Kinder bereitet manchen (neurasthenischen) Eltern außerordentlich große Sorgen: Väter, die an gewohnheitsgemäßer Verstopfung leiden, stellen sich vor, daß das Leiden im Erbgang auf ihr Kind übergegangen sein könnte, so daß es nun sein Leben lang daran leiden müsse. Mütter, die infolge der Entbindung verstopft sind, befürchten, daß in ihre Milch Stoffe übergingen, die beim Kind verstopfend wirken. Derartige Befürchtungen sind vollkommen grundlos.

Niemals darf man bei Verstopfung der Brustkinder die alte Erfahrungstatsache aus dem Auge lassen, daß einem Kinde nicht allzuviel Schlimmes passieren kann, solange es Frauenmilch bekommt. Deshalb darf man sich auch niemals verführen lassen, ein Kind von der Brust abzusetzen, weil es verstopft ist. Auch ein Grund für einen Ammenwechsel liegt nicht vor.

IV. Abschnitt

Die Ernährungsstörungen des künstlich genährten Säuglings

A. Chronische Ernährungsstörungen

Bei dieser Gruppe von Ernährungsstörungen handelt es sich nicht um anatomische Erkrankungen bestimmter Abschnitte des Magen-Darmkanals, sondern um Veränderungen, die sich überwiegend jenseits der Darmwand, im intermediären Stoffwechsel, abspielen. Die Magen-Darmerscheinungen — soweit solche überhaupt vorhanden sind — spielen nur die mindere Rolle. Im Vordergrund steht vielmehr die Beeinflussung des gesamten Körpers, die hauptsächlich in einem Zurückbleiben der Körpergewichtsentwicklung (Dystrophie) und in einer Senkung der allgemeinen Widerstandskraft (Dysergie) zum Ausdruck kommt. Die Schädigung trifft den Körper in seiner Ganzheit, ist nicht Magen-Darmerkrankung, sondern „Nährschaden". Daher auch der Name „Ernährungsstörungen ex alimentatione" (Czerny-Keller). Die Nahrung ist zwar hinsichtlich ihrer Beschaffenheit, d. h. in bezug auf Sauberkeit und Keimgehalt, einwandfrei, aber sie ist entweder unzweckmäßig zusammengesetzt oder allzu einseitig gestaltet, oder aber sie ermangelt der notwendigen Ergänzungsstoffe. Namentlich dieses letzte Erfordernis ist im letzten Jahrzehnt stark in den Vordergrund gestellt worden, und es hat sich gezeigt, daß das Säuglingsalter vor der ganzen übrigen Lebenszeit des Menschen das voraus hat, daß ihm drei der Mangelkrankheiten: der Skorbut, der Mehlnährschaden und die englische Krankheit in reinster Form eigentümlich sind. Es ist möglich, daß sich auch noch bei anderen Krankheiten Beziehungen zum Haushalt der Ergänzungsstoffe herausstellen.

Die Ursache des Nährschadens kann aber auch im Kind liegen — darin, daß dieses mit einer fehlerhaften (exsudativen, nervösen, lymphatischen oder Überempfindlichkeits-) Veranlagung behaftet ist und deswegen bei der üblichen Ernährung nicht gedeiht. Auch eine Infektion, die oft mit nur geringer Giftigkeit, aber dafür um so langgezogener verläuft, kann auf dem Umweg über die Ernährung die Entwicklung des Kindes beeinträchtigen. Ebenso kann ein körperlicher Fehler, z. B. ein angeborener Herzfehler oder ein Wasserkopf das Nichtgedeihen des Kindes verschulden.

Die Senkung der allgemeinen Widerstandskraft bringt es ferner mit sich, daß Kinder mit Nährschaden häufiger als andere sowohl von Ansteckungen wie auch von akuten Ernährungsstörungen befallen werden. Dadurch wird dann leicht das Bild: worum es sich im Grunde genommen handelt — verwischt. Auch Behandlungsversuche: z. B. mit Kräftigungsmitteln, die aus Lebertran oder Malz usw. gewohnen sind oder mit fabrikmäßig hergestellten Nahrungsgemischen wie Kindermehlen, machen das Krankheitsbild undurchsichtig. Es bleibt infolgedessen häufig nichts anderes übrig, als dem Kind zunächst erst mal die seinem Alter entsprechende Durchschnittsernährung zu verordnen, um zu sehen, wie sich dabei die Verdauung gestaltet, und hiernach dann weiter zu behandeln.

Es überwiegen die unklaren Fälle bei weitem. Dagegen die reinen Fälle, wie sie — sozusagen — im Buche stehen: der Milchnährschaden und Mehlnährschaden, gar nicht zu reden vom Skorbut des Säuglings, sind heutzutage große Seltenheiten geworden.

Der Milchnährschaden

Der Milchnährschaden ist ein seltenes Krankheitsbild geworden, weil die Vorbedingung für sein Zustandekommen, nämlich die in früheren Zeiten geübte, langdauernde einseitige oder übermäßige Ernährung mit Milch durch die heutzutage allgemein verbreitete frühzeitige Zufütterung von Obst, Fruchtsäften, Gemüse, Zwiebackbrei usw. verdrängt worden ist. Aus diesem Grunde kommt es auch bei Verfütterung gesäuerter Vollmilch (s. S. 10) nicht zum Milchnährschaden.

Der Milchnährschaden kündigt sich dadurch an, daß die Stuhlentleerungen trockener werden, daß sie den grauen, kalkartigen Farbton der sogenannten Seifenstühle annehmen, und daß der Stuhlgang immer träger wird, bis schließlich bloß noch alle paar Tage von allein ein Stuhl erscheint. Der eigenartige, wasserarme, graue, alkalische, nach Fäulnis stinkende „Seifenstuhl" macht aber für sich allein den Milchnährschaden noch nicht aus, wie oft fälschlicherweise angenommen wird, sondern dazu gehören immer noch die Verstopfung und ein Gewichtsstillstand oder doch wenigstens ganz ungenügende Zunahmen. Die häufigsten Begleiterscheinungen des Milchnährschadens sind: ein Nachlassen der Hautspannung, so daß man z. B. durch die schlaffen Bauchdecken hindurch den knolligen, harten Seifenstuhl im Darm tasten kann, eine gewisse Gasauftreibung des Leibes, ein Blaßwerden der Haut, starkes Schwitzen, Neigung zur Furunkulose, ammoniakalischer Harn mit entsprechendem Geruch der Windeln, außerdem Rachitis und Spasmophilie sowie — bei Kindern mit gleichzeitiger exsudativer Diathese — Entwicklung von Milchschorf, Gelenkbeugenausschlag, Wundsein in der Gesäßgegend usw.

Klinische Beobachtungen weisen darauf hin, daß das Fett der Nahrung beim Zustandekommen des Milchnährschadens mitspielt. Denn verringert man die Menge des Fettes und ersetzt es durch Kohlehydrate, so bessert sich bzw. heilt der Nährschaden. Weiter hat sich gezeigt, daß auch die Fettverteilung im Stuhlgang eine abweichende ist. Unter normalen Zuständen wird die größere Menge des Kotfettes in Form von (wasserlöslichen) Alkaliseifen abgegeben und ein nur verhältnismäßig kleiner Teil (18%) wird in der Form von Kalk- und Magnesiaseifen ausgeschieden; hingegen beim Milchnährschaden wird beinahe die Hälfte (etwa 48%) des Kotfettes von Seifen gebildet. Dadurch erhält der Seifenstuhl sein eigentümliches Gepräge.

Gleichzeitig wird aber auch der Kalk- und Magnesiaumsatz negativ, d. h. es wird mehr Kalk und Magnesia ausgeschieden als in der Nahrung vereinnahmt wird. Das ist auf die Dauer nicht gleichgültig für den Körper, und es ist deshalb auch nicht verwunderlich, daß gerade Kinder mit Milchnährschaden besonders zu Rachitis und zu Krämpfen, also zu Erscheinungen, die man mit dem Kalkstoffwechsel in Zusammenhang zu bringen pflegt, neigen.

Unbekannt ist bisher, wie diese krankhafte Veränderung der Fettausscheidung zustande kommt. Es ist nicht ausgeschlossen, daß es sich um eine Vitaminwirkung handelt. Denn der Milchnährschaden kommt hauptsächlich im Winter vor, wo das Futter der Milchtiere und daher auch deren Milch vitaminarm ist. Es ist aber auch vorstellbar, daß nicht ein Vitaminmangel der Milch selbst die Schuld trägt, sondern daß die Fäulnisvorgänge im Darm, die (auf dem Weg der Reduktion des Bilirubins zu Urobilinogen) schon die merkwürdige Entfärbung des Stuhlgangs bewirken, auch eine Zerstörung des Vitamins herbeiführen oder wenigstens den Zustand der „Hypovitaminose" schaffen.

Die Heilungsaussichten sind gut. Unerkannte Fälle freilich fallen meist der fortschreitenden Abmagerung und schließlich einer hinzutretenden Grippe oder auch einer Nierenbeckenentzündung mit tödlichem Ausgang anheim.

Die Behandlung muß dahin gerichtet sein, die Milchmenge — und damit den Gehalt der Nahrung an Eiweiß und Fett zu verringern, aber zugleich den hierdurch geschaffenen Ausfall an Nährstoffen durch Zulage von Kohlehydraten wieder zu decken, wobei es nicht gleichgültig ist, welche Kohlehydrate man wählt. Vielmehr ist hier in altherkömmlicher Weise vom Malzsuppenextrakt Gebrauch zu machen.

In den Fällen, in denen es sich offensichtlich um eine Überernährung mit Milch handelt, kommt man oft schon dadurch zum Ziele, daß man die Zahl der Mahlzeiten durch Innehaltung längerer Pausen auf 5 herabsetzt. Tritt auf die Nahrungsregelung keine Besserung ein, oder haben sich die krankhaften Erscheinungen überhaupt bei normalen Nahrungsmengen herausgebildet, so ist verschieden zu verfahren, je nachdem die Möglichkeit besteht, den Kindern Frauenmilch zu geben oder nicht:

1. Bei Kindern der ersten 3 Lebensmonate sowie bei solchen mit hochgradiger Abmagerung oder Furunkulose usw. ist die Frauenmilchbehandlung vorzuziehen. Der Übergang zur Frauenmilch darf aber nicht auf einmal, sondern muß nach und nach erfolgen — in der Weise, daß man dem Kind seine bisherige Nahrung weiter gibt, aber im Abstand von 2—3 Tagen eine Flasche nach der andern durch eine Mahlzeit Frauenmilch ersetzt. Indessen führt die Behandlung mit bloßer Frauenmilch nicht immer zu einem befriedigenden Gedeihen. Manchmal bildet sich bei ihr ein wochenlanger Gewichtsstillstand heraus, das sogenannte Reparationsstadium, in dem das Kind zwar seine Widerstandsfähigkeit gegenüber Infektionen wieder gewinnt, das aber dennoch

nichts Erstrebenswertes darstellt, weil bei Zwiemilchernährung der Erfolg sehr viel besser ist, indem das Kind sich bei dieser sowohl kräftigt wie auch zugleich an Gewicht zunimmt. Man gebe also Frauenmilch, aber nur an 3 Mahlzeiten. An den übrigen 2 Mahlzeiten gebe man Buttermilch (mit 2% Mondamin + 8% Traubenzucker oder Nährzucker). Hierbei kommt es — sofern nicht fieberhafte Begleiterscheinungen vorhanden sind — wohl unter allen Umständen zur Zunahme. Nach etwa 4 Wochen erübrigt sich die Verabreichung von Frauenmilch und man ersetzt sie nunmehr langsam durch Buttermilchfettnahrung, so daß das Kind dann also 3mal Buttermilchfettnahrung und 2mal bloße Buttermilch erhält. Frühzeitig gebe man in diesen Fällen auch Fruchtsäfte, Gemüsesäfte, rohes Obst sowie auch Gemüse hinzu. Sobald das Kind wieder den Eindruck des Gesunden macht, geht man auf eine der normalen Milchmischungen, z. B. auf Säuremilch und Beikost über (vgl. S. 10).

Steht Frauenmilch zur Behandlung nicht zur Verfügung, so stellt man zunächst die Ernährung richtig, läßt also — wenn eine Überernährung mit Vollmilch vorlag — nunmehr eine Mischung von Halbmilch-Halbschleim mit Zucker verabreichen und setzt, wenn allzu viele Mahlzeiten verabreicht werden, deren Zahl auf 5 herunter. Hilft das nicht, so fügt man bei 1 oder 2 oder 3, nötigenfalls bei allen 5 Mahlzeiten an Stelle des bisher verwendeten Zuckers je 1 Teelöffel Löfflunds Malzsuppenextrakt hinzu. Man gehe beim Gebrauch desselben immer schrittweise vor und gebe ihn nicht gleich in alle Flaschen, denn er kann, wenn er überdosiert wird, eine akute Ernährungsstörung heraufführen. Ein zweiter Weg des Vorgehens besteht darin, daß man 1 oder 2 oder 3 Flaschen der bisher verabfolgten Halbmilch durch Kellersche **Malzsuppe** ersetzt.

Die Herstellung der letzteren ist — auf das Liter Gesamtflüssigkeit berechnet — folgende: 50 g (von sehr gutem, ergiebigem Mehl nur 30 g) Weizenmehl werden in $^2/_3$ Liter kalter Kuhmilch eingequirlt, dann durch ein Sieb geschlagen, um die Mehlklumpen zu entfernen. In einem anderen Gefäß werden 100 g Löfflunds Malzsuppenextrakt (das ist: Malzextrakt + 10 ccm einer 1%igen Kaliumkarbonikumlösung auf 1 Liter) in $^2/_3$ Liter Wasser (lauwarm) gelöst und mit dem ersten Gemisch vereinigt. Das Ganze wird unter beständigem Quirlen bis zum Aufkochen erhitzt und dann auf Flaschen gefüllt.

Der Stuhlgang erfolgt bei Verabreichung von Malzsuppe 2—3—4mal täglich; er ist dünnbreiig, dunkelbraun, gleichförmig, nur in seltenen Fällen trocken und geformt. Die Malzsuppe gibt man 5—6 Wochen lang, dann ersetzt man sie durch $^1/_2$ Milch, $^1/_2$ Mehlsuppe mit 1—2 Teelöffeln Malzsuppenextrakt für jede Flasche.

Von der Verabreichung der Malzsuppe gilt dasselbe, was eben vom Malzextrakt gesagt wurde: auch sie kann leicht überdosiert werden und dann zum Durchfall führen. Deshalb gehe man langsam zur Malzsuppe über und begnüge sich mit der Zufütterung derjenigen Menge, die eben hinreicht, um Gewichtszunahmen von etwa 150 g in der Woche zu erzielen, also mit 2—3 Flaschen am Tag. In dieser Form verabfolgt, ist die Malzsuppe ein ausgezeichnetes Nahrungsmittel für Säuglinge, aber — woran man festzuhalten hat: nur für solche mit Milchnährschaden.

In ganz schweren Fällen ist die Verträglichkeit der Kinder gegenüber Kuhmilchfett so gesunken, daß sie auch bei Malzsuppe (Drittelmilch) nicht gedeihen — dann bleibt nichts übrig, als den dritten Weg zu gehen, nämlich wieder Buttermilch (also fast fettfreie Milch), diesmal aber ohne Frauenmilch, zu geben. Nach 4—6 Wochen geht man dann zur Buttermilchfettnahrung über — nötigenfalls unter Beigabe von Suppe und Gemüse. Bleibt auch bei Buttermilchernährung die Gewichtszunahme aus, so mache man ein oder zwei Blutüberpflanzungen von je 60—80 ccm Blut — dann tritt in der Regel die Besserung ein.

Mehlnährschaden

Der Mehlnährschaden ist die A-Avitaminose des Säuglings.

Die Hauptquelle, aus der der A-Vitaminbedarf des Säuglings gedeckt wird, ist die Milch (das Milchfett). Die Krankheit kommt infolgedessen zustande, wenn Kinder lange Zeit hindurch ausschließlich oder überwiegend oder schon in sehr jungem Alter ohne Milch, nur mit Mehl- oder Schleimabkochungen, ernährt werden.

Den beginnenden Mehlnährschaden bekommt man nur zufällig zu sehen: z. B. wenn ein Kind wegen einer nebensächlichen Erkrankung gebracht wird und man auf die übliche und — wie gerade diese Fälle lehren — notwendige Frage: wie das Kind ernährt werde, erfährt, daß es seit längerer Zeit keine Milch, sondern nur Kindermehl erhalte. Derartige Kinder erscheinen keineswegs immer krank, sondern im Gegenteil sogar sehr regsam, muskelkräftig, von guter Farbe und guter Gewebsspannung. Sie nehmen dank der reichen Kohlehydratzufuhr anfangs auch immer an Gewicht zu, und das bestärkt die Eltern in dem Glauben, daß sie in der Wahl der Nahrung für ihr Kind das Richtige

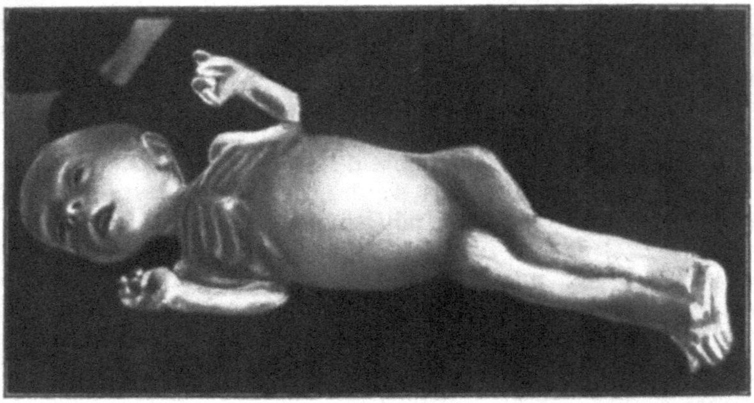

Abb. 14. **Atrophische Form des Mehlnährschadens**
Dieses Zustandsbild der Atrophie ist keine, etwa bloß dem Mehlnährschaden eigentümliche Erscheinung, sondern kann sich auch im Verlaufe eines Milchnährschadens, einer akuten Ernährungsstörung oder einer langdauernden Infektion entwickeln.

getroffen hätten. Bald aber ändert sich das Bild: die Kinder nehmen ab, verlieren den Appetit, und früher oder später — nicht selten zu spät — merken auch die Eltern, daß mit ihrem Kind etwas nicht in Ordnung ist.

Das Bild des vollentwickelten Mehlnährschadens ist verschieden: ein Teil der Kinder befindet sich im Zustand der hochgradigen Abmagerung. Das kommt besonders bei den Kindern vor, die mit bloßem Haferschleim und Mehlsuppe — ohne jeglichen Zusatz, auch ohne Salz — gefüttert wurden. Bei einem anderen Teil fällt von vornherein die „Hypertonie der Muskulatur" auf: die Muskeln sind in ständiger Spannung, oft bretthart, setzen Bewegungen einen deutlichen Widerstand entgegen und zeichnen sich unter der dünnen Haut mit allen ihren Umrissen und Muskelbäuchen ab (Athletenmuskulatur). Das trifft man bei Kindern, die schon in jungem Alter viel Mehl und nebenbei nur geringe Mengen Milch erhalten haben. Am häufigsten ist die pastöse Form des Mehlnährschadens. Sie kommt zustande, wenn die Kinder mit den fabrikmäßig hergestellten „Kindermehlen" gefüttert werden. Eine derartige Ernährung führt zur starken Wasseraufspeicherung; daher sehen die Kinder zunächst gut aus, sind dick und rund. Aber bei näherem Zusehen stellt sich doch heraus, daß sie nur gut aussehen, in Wirklichkeit aber blaß, aufgeschwemmt, gedunsen, „pastös" sind. Es kann sogar zu wirklichen Ödemen, besonders an den Hand- und Fußrücken kommen. Die Weiterentwicklung ist in diesen Fällen so, daß in einiger Zeit die Zunahmen aufhören, das Wasser unbemerkt abfließt und es auch hier zur hochgradigen Abmagerung kommt. Aber nur an Rumpf und Gliedern. Hingegen das Gesicht behält in sehr auffallendem Gegensatz dazu sein dickes, pastöses Aussehen bei. Die weitere Untersuchung der Kinder mit Mehlnährschaden ergibt nur geringe Veränderungen: rachitische Symptome sind selten, der Stuhlgang besagt wenig: bei Fütterung mit Kindermehlen ist er gleichförmig und braun, bei Ernährung mit Haferschleim ist er grünlich, zuweilen etwas zerfahren und schleimig. Die Stimmung ist stark beeinträchtigt, das Gesicht stets ernst, der Lidschlag selten, die Bewegungen müde und kraftlos. Die Speichelabsonderung ist vermindert. Mundhöhle und Zunge sind klebrig. Immer besteht eine schwere Appetitlosigkeit.

Die Gefahr der Begleiterscheinungen ist außerordentlich groß, weil es kaum eine zweite Erkrankung beim Säugling gibt, die die Widerstandskraft des Körpers so schädigt wie der Mehlnährschaden. Bereits leichte Erkrankungen der Luftwege wie ein Schnupfen können die Wendung zum Schlimmern herbeiführen. Nächstdem erkranken

Abb. 14. **Pastöse Form des Mehlnährschadens**
Man beachte die am Brustkorb erkennbare Abmagerung und dazu das dicke, runde Gesicht des Kindes. Dasselbe war 3 Monate lang ausschließlich mit Kufekemehl (ohne Milch) gefüttert worden und ging 2 Tage nach der Bildaufnahme zugrunde.

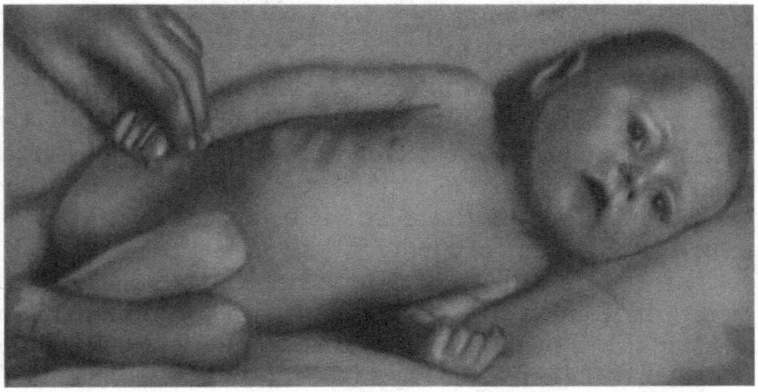

die Kinder häufig an Furunkulose, an Nierenbeckenentzündungen und Nierenabszessen, auch an spasmophilen Erscheinungen. Die schwerste Begleiterscheinung, durch die das Kind — sofern es am Leben bleibt — für alle Zeiten geschädigt wird, ist die Xerophthalmie mit dem Ausgang in Keratomalazie.

Vergleicht man die Zusammensetzung eines Haferschleims oder einer Mehlsuppe mit derjenigen eines der normalen Nahrungsgemische für Säuglinge, so ergibt sich, daß die ersten zwar einen Überschuß an Kohlehydraten, aber einen Mangel an Fett, Eiweiß, Salzen und Ergänzungsstoffen haben. Dementsprechend besteht bei den Kindern mit Mehlnährschaden zunächst eine Unterernährung durch Brennwertmangel. Wenn trotzdem Gewichtszunahmen beobachtet werden, so beruhen sie nicht auf wirklichem Fettansatz, sondern auf gespeichertem Wasser. Der Mangel an Eiweiß und Salzen macht den Aufbau von Körpersubstanz unmöglich; und was die Überernährung mit Kohlehydraten anbetrifft, so ist auch sie nicht gleichgültig für den Körper. Über ihre Folgeerscheinungen sind wir am besten unterrichtet: kohlehydratreiche Ernährung führt zur Wasseranreicherung der Gewebe. Dieses Wasser befindet sich in außerordentlich lockerer Bindung. Es fließt sofort ab, wenn irgendwelche Störungen — sowohl Ernährungsstörungen wie Ansteckungen — den Körper treffen. So entstehen die schweren Gewichtsstürze, die sich oft nicht mehr aufhalten lassen und das tödliche Ende einleiten. Zu alledem kommt noch der Mangel an Ergänzungsstoffen (A-, C- und D-Vitamin), womit sich zwangsläufig jede einseitige oder überwiegende Mehlernährung verbindet. Die durch C-Mangel ausgelösten Erscheinungen halten sich allerdings meist im Hintergrund, nur einzelne Kinder zeigen kleine Hautblutungen. Auch der D-Vitaminmangel führt nur in manchen Fällen zu rachitischen Veränderungen; ein großer Teil der „Mehlkinder" hat sogar auffallend harte Schädelknochen. Dieses verhältnismäßig seltene Vorkommen von Rachitis bei Mehlnährschaden hängt vermutlich damit zusammen, daß zur Entstehung der Rachitis immer ein gewisses Wachstum gehört. Beim Mehlnährschaden steht dieses aber wochenlang still. Um so schwerer sind die Folgen des A-Vitaminmangels: der Mehlnährschaden des Säuglings ist dasjenige klinische Bild, das der beim Versuchstier durch Fehlen des Faktors A hervorgerufenen Mangelkrankheit entspricht. Beim Kind wie beim Tier kommt es zur Xerophthalmie, jener Erscheinung, die dem A-Vitamin den Namen des „antixerophthalmischen" gegeben hat. Hier wie da kommt es auch zu einer xerophthalmischen „Dystrophie", d. h. einer Störung der gesamten Körperentwicklung, und einer xerophthalmischen „Dysergie", d. h. einer Senkung der Widerstandskraft des Körpers gegenüber Infektionen. Hier wie da werden die avitaminotischen Erscheinungen, insbesondere die Xerophthalmie, durch Zugabe von Lebertran, also des hauptsächlichsten Trägers des Faktors A, oder durch das Vogan, also das A-Vitamin selbst, behandelt, aber hier nun leider mit sehr verschiedenem Ergebnis: Im Tierversuch vermag die Zugabe von A-Vitamin die beginnende Mangelkrankheit abzuwenden und die bereits ausgebrochene schnell zur Heilung zu bringen. Hingegen beim Kind bleibt in der Mehrzahl der Fälle die Wirkung des Vitamins aus. Es gibt sowohl Kinder, die mit bloßem Mehlnährschaden in Behandlung kommen und sofort zur Verhütung der Erkrankung der Augen Vitamin in Form von Vogan oder Lebertran erhalten und doch an Xerophthalmie erkranken — gleich wie es Kinder gibt, die mit beginnender Xerophthalmie eingeliefert werden und trotz allen Vitamins eine völlige Zerstörung ihrer Augen davontragen. Auch die Wirkung des Vitamins auf die Widerstandslosigkeit des Kindes gegen Infektionen, insbesondere bei Nierenbeckenentzündungen und Furunkulose, ist wenig überzeugend. Hier klafft vorläufig noch eine Lücke zwischen Tierversuch und Erfahrung am Krankenbett. Vielleicht hängt diese Unstimmigkeit damit zusammen, daß man es im ersten Fall mit der reinen A-Avitaminose und beim Mehlnährschaden mit einer allgemeinen Vitaminverarmung zu tun hat — weswegen man am besten bei letzterem Vogan + Vigantol + Cantan bzw. Lebertran + frischen Obstsaft gibt.

Ein seuchenartiges Auftreten von Xerophthalmie hat man beobachtet, als man während des ersten Weltkrieges in Dänemark Magermilch, die zum Ersatz des Milchfettes mit Margarine versetzt war, als Säuglingsnahrung verwendete; Margarine enthält kein A-Vitamin. Bei uns in Deutschland hat man in den Zeiten der Hungerblockade in und nach dem Weltkrieg sogar bei jungen Brustkindern Xerophthalmie gesehen, weil die Mütter der Kinder kein vollwertiges Fett in der Nahrung hatten.

Für die **Behandlung des Mehlnährschadens** ist folgendes Grundsätzliche zu beachten: Je länger die milchfreie Ernährung gedauert hat, um so mehr ist die Verträglichkeit der Kinder für Milchfett gesunken; man darf also nicht mit zu großen Milchmengen beginnen, andernfalls kommt es zu starken Gewichtsstürzen. Das ist besonders bei der Behandlung mit Frauenmilch zu beachten. Man muß ferner bedenken, daß nicht zu sehr das Zuviel an Kohlehydraten als das Zuwenig an Fett, Eiweiß und Ergänzungsstoffen das eigentliche Gefährliche der Krankheit ausmacht. Man braucht also nicht sofort die Kohlehydrate wegzulassen, sondern muß bei ihnen zunächst bleiben, aber vorsichtig Milch hinzufügen, sich sozusagen mit der Milch „einschleichen". Drittens ist im Auge zu behalten, daß die Abwehrkraft der Kinder hochgradig gesunken ist und daß deshalb alle Ansteckungsmöglichkeiten, vor allem mit Grippe, sorgfältig fernzuhalten sind.

Man beginnt — wenn man den Mehlnährschaden mit künstlicher Ernährung zu behandeln gezwungen ist und es sich um einen leichten Fall handelt — damit, daß man zur bisherigen Nahrung zuerst 20 g Milch bei jeder Mahlzeit hinzufügt, nach 2 Tagen 40 g, dann 60 g, und daß man so Schritt für Schritt die Milchmenge bis auf Drittelmilch steigert. Gleichgültig, in welchem Alter sich das Kind befindet — stets ist tropfenweise Lebertran und A- und C-vitaminreiches frisches Gemüse in Form von Preßsäften aus grünem Salat, Spinat, gelben Rüben, Brunnenkresse, Tomaten, Heidelbeeren, Brombeeren, schwarzen Johannisbeeren und schwarzen Kirschen zuzufüttern.

Eine günstige Entwicklung werden hierbei aber nur die leichtesten Fälle aufweisen. Handelt es sich um einen ausgesprochen schweren Mehlnährschaden oder sind Ansteckungen oder spasmophile Erscheinungen vorhanden oder handelt es sich um ein sehr junges Kind, so mache man gar nicht erst den Versuch der Behandlung mit künstlicher Ernährung, sondern gebe das Kind ins Krankenhaus zwecks Behandlung mit Frauenmilch. Man muß sich bei der Frauenmilchbehandlung mit der Milch genau so „einschleichen", wie es oben bezüglich der Kuhmilch beschrieben wurde: man verabfolgt also die bisherige Mehlernährung des Kindes weiter und gibt — auf die 5 Mahlzeiten verteilt — 100 g Frauenmilch hinzu. Nach 2 Tagen steigert man auf 150, nach weiteren 2 Tagen auf 200 und dann auf 250 g. Eine weitere Steigerung der Frauenmilch ist aber zunächst nicht zu empfehlen. Man riskiert damit nur, daß die Verträglichkeit des Kindes gegenüber dem Frauenmilchfett überschritten wird und sein Zustand sich verschlechtert, was sich in vermehrten Stühlen und vor allem in Gewichtsabnahmen ausdrückt. Man gibt vielmehr jetzt etwas Buttermilch (100 g, verteilt auf 5 Mahlzeiten) hinzu. Sobald man sieht, daß das Kind auch diese verträgt, was sich spätestens nach 2—3 Tagen herausstellt, fügt man derselben in der üblichen Weise 2% Mondamin und 5% Traubenzucker hinzu und ersetzt sodann schrittweise — alle 3 Tage um 50 g steigernd — die gesamte bisher noch beibehaltene frühere Mehlabkochung durch Buttermilch. Das Kind ist damit auf Zwiemilchernährung mit Frauenmilch und Buttermilch gebracht — was einen großen Fortschritt bedeutet; denn die bis dahin immer noch unsichere Voraussage über sein

Schicksal gestaltet sich nunmehr wesentlich günstiger — vorausgesetzt, daß es gelingt, Ansteckungen von ihm fernzuhalten. Man hat jetzt nur noch nötig, in Geduld abzuwarten. Denn die Kinder nehmen gut zu und ersetzen im Verlauf von 4—6 Wochen ihre früher bei der Mehlernährung erlittenen Einbußen. Stockt die Zunahme einmal, so steigert man den Traubenzuckergehalt von 5 auf 6 und 7 und schließlich bis auf 8%, um dann nach der genannten Zeit die Frauenmilch durch Buttermilchfettnahrung zu ersetzen und nach weiteren 4—6 Wochen das Kind auf Halbmilch oder Zweidrittelmilch oder Citrettenmilch mit Beikost überzuführen.

Trifft die oben gemachte Annahme: daß sich beim Übergang auf Frauenmilch das Kind, wenn auch unter Schwankungen, auf seinem Gewicht halte — aber nicht zu, sondern fällt das Gewicht ab, vielleicht in Stürzen von 100—150 g am Tag, so ist in der Regel das Kind verloren. Man kann versuchen, durch Überführung des Kindes auf bloße, mehrere Tage lang verabfolgte Karottensuppe, die man dann langsam durch Halbmolke-Halbreisschleim ersetzt (s. S. 116), das Kind zu retten. Meist bleibt das ohne Erfolg. Auch was man sonst noch empfohlen und versucht hat: Blutüberpflanzungen und Blutplasmaverabreichung in die Vene, Kochsalzeinläufe unter die Haut oder in den Bauchraum, Traubenzuckereinläufe in den Sinus sagittalis, tagelange Dauertropfeinläufe vermittels einer in die bloßgelegte Armvene eingebundenen Kanüle — alles das hat sich uns in diesen Fällen als nutzlos erwiesen. Wenn die Zellen des Körpers der Fähigkeit, Wasser zu binden, verlustig gegangen sind, sind die Kinder nicht mehr zu retten.

Steht Frauenmilch nicht zur Verfügung, so bleibt nichts übrig, als auch in den schweren Fällen es mit der künstlichen Ernährung zu versuchen. Es stehen zur Verfügung Eiweißmilch und Buttermilch. Der Arzt muß von diesen beiden Ernährungsformen diejenigen wählen, mit der er umzugehen weiß.

Will man Eiweißmilch verwenden, so gibt man ohne Einschaltung einer Teepause die bisherige Mehlernährung weiter, fügt ihr aber am ersten Tag 5mal 20 g Eiweißmilch mit 5—6% Traubenzucker hinzu. Nach 2 Tagen gibt man 5mal 40, dann 5mal 60 g usw. Auf welche Weise man die Eiweißmilch verabreicht, ob vermischt mit der bisherigen Mehlabkochung in 5 Mahlzeiten oder ob beides für sich allein, d. h. dann in 10 Mahlzeiten, ist nebensächlich. Sobald die Eiweißmilch ein Drittel der Gesamtnahrungsmenge ausmacht, macht man halt und fügt zunächst die früher erwähnten vitaminhaltigen Nahrungsstoffe hinzu. Danach beginnt man erneut, die Eiweißmilchmenge zu steigern und das Kind allmählich ganz darauf überzuführen, wobei man den Zuckergehalt schließlich bis auf 8% Dextropur steigert. Nach 5—6 Wochen ausschließlicher Eiweißmilchernährung wird das Kind abgesetzt wie oben angegeben.

Die Behandlung mit Buttermilch wird genau so begonnen wie die Eiweißmilchbehandlung (Buttermilch + 2% Mondamin + 5% Traubenzucker). Erreicht die Buttermilchmenge ein Drittel der Gesamtnahrungsmenge, so sind die oben erwähnten Ergänzungsstoffe in irgendeiner Form hinzuzugeben. Nehmen die Kinder nicht zu, so steigert man alle 2—3 Tage die Buttermilchmenge um 50 g. Sind die Stühle selten (2—3mal am Tag), so kann man auch den Zuckergehalt auf 7—8% erhöhen. Nehmen die Kinder ab und werden die Stühle zahlreicher, so versucht man, dies durch Weglassen des Zuckers und Erhöhung der Mehlmenge in Form von Buttermilch + 4% Mondamin + Saccharin zu bessern. Gelingt dies nicht und tritt gar noch erhöhte Körperwärme auf, so ist die Buttermilch noch mal ganz auszusetzen, für 1—2 Tage auf die reine Mehlernährung zurückzugehen und noch einmal von vorn anzufangen. An solchen Tagen sind dann Blutüberpflanzungen angezeigt. Am besten freilich gibt man solche Kinder in die Klinik.

Englische Krankheit. Rachitis

Die „englische Krankheit" ist die D-Avitaminose.

Sie war bisher eine in unseren Gegenden außerordentlich verbreitete Krankheit. Seitdem der Staat ihre Bekämpfung durch die Vigantolverabreichung in die Hand genommen hat, ist sie zu einer Seltenheit geworden. Sie befiel früher mehr als 80% aller Säuglinge und trat in der Zeit vom 2. Monat bis zum vollendeten 2. Lebensjahr auf. Sie kommt, wenn auch selten, als Rachitis tarda noch jenseits des 3. Lebensjahres vor und findet sich als Rachitis adolescentium noch in der Zeit der Entwicklungsjahre. Sie ist eine Allgemeinerkrankung des Körpers, bei der die Veränderungen an den Knochen im Vordergrund des klinischen Bildes stehen. Sind letztere nicht nachweisbar, so liegt auch keine Rachitis vor, und etwa vorhandene Allgemeinerscheinungen rühren dann von einer anderen Erkrankung her. Die Rachitis beruht auf dem Mangel von D-Vitamin in der Nahrung des Kindes bzw. auf dem Fehlen der Ultraviolettstrahlung des Sonnenlichtes.

Normalerweise erhält der kindliche Körper von der Mutter her einen gewissen Vorrat von dem die Rachitis verhütenden Ergänzungsstoff, dem D-Vitamin, ins Leben mit. Daneben liefert ihm die Mutter fortlaufend in der Frauenmilch eine gewisse Menge weiter. Schließlich bildet sich auch im kindlichen Körper selber, wenn er im Sommer ins Freie gebracht wird, unter dem Einfluß des Sonnenlichtes etwas Vitamin. Das Ergebnis ist, daß Brustkinder im wesentlichen frei von Rachitis bleiben. Wenn sie wirklich erkranken, bekommen sie nur eine leichte Knochenerweichung am Hinterhaupt, die aber nie Erscheinungen macht, auch nicht behandelt zu werden braucht, solange das Kind Frauenmilch bekommt, sondern die von allein heilt, die überhaupt nur dann entdeckt wird, wenn man danach sucht.

Anders ist es bei künstlich ernährten Kindern. Sie bieten geradezu das Musterbeispiel dafür, was dabe herauskommt, wenn man den menschlichen Körper einer naturwidrigen Ernährung aussetzt — denn mag auch die Kuhmilch in Tausenden von Fällen von Säuglingsernährung in Gebrauch sein, so ändert das doch nichts an der Tatsache, daß sie von der Natur für das Kalb bestimmt ist und nicht für den menschlichen Säugling.

Im Sommer zeigt sich der Nachteil dieser naturwidrigen Ernährung zwar nicht; denn da die Milchtiere vitaminhaltiges frisches Futter fressen und selber in der Sonne stehen, enthält auch ihre Milch den Ergänzungsstoff. Darüber hinaus pflegt man die Säuglinge ja im Sommer ins Freie zu bringen, so daß wenigstens gewisse Teile ihres Körpers den Sonnenstrahlen ausgesetzt sind. Die mit Kuhmilch ernährten Säuglinge erkranken deshalb im Sommer nicht an Rachitis. Die Fälle, die man davon im Sommer zu sehen bekommt, sind meist nur die ganz schweren Fälle, die im Winter angefangen haben und nun noch in den Sommer hineinreichen. Neben ihnen findet man — wenn man danach sucht — im Sommer noch zahlreiche ganz leichte Fälle von Kraniotabes, die aber keiner Behandlung bedürfen bzw. sich erst am Anfang des Winters zur wirklichen klinischen Rachitis auswachsen. Hingegen im Winter kommt die Zeit der Not für die künstlich genährten Säuglinge: da steht das Milchvieh im Stall und erhält außerdem ein Futter, in dem durch das Trocknen und Lagern das D-Vitamin zugrunde gegangen ist; darum ist es auch in der Milch nicht enthalten. Hinzu kommt noch, daß die Säuglinge im Winter vielfach nur wenig oder gar nicht ins Freie und in die Sonne gebracht werden bzw. daß — wenn selbst die Sonne scheint — die ultravioletten Strahlen in ihr nicht enthalten sind.

Die Wirkung der ultravioletten Strahlen auf den menschlichen Körper stellt man sich so vor, daß sie — die im übrigen nicht tiefer als etwa 0,8 mm in die menschliche Haut einzudringen imstande sind — hier das normalerweise in der Haut liegende Provitamin = 7-Dehydrocholesterin „aktivieren", so daß es zum Vitamin wird (siehe unten). Das ist aber eben nur im Sommer möglich. Wenn also der Vorrat an D-Vitamin, den das Kind von seiner Mutter her mitbekommen hat oder den es vom Sommer her noch in den Winter hinein mitbringt, zu Ende gegangen ist, erhält es weder in seiner Nahrung neues zugeführt, noch hat es Gelegenheit, in seinem Körper selber D-Vitamin zu bilden. Die Folge ist die D-Avitaminose, die Rachitis.

Die ultravioletten Strahlen des Sonnenlichtes, mit deren Vorhandensein oder Fehlen die Rachitis des Säuglings so eng zusammenhängt, sind die Strahlen von einer Wellenlänge von rund 300 $\mu\mu$ (280—310 $\mu\mu$). Ihr Verhältnis zu den übrigen Ätherwellen und zum sichtbaren Tageslicht ist aus der beigefügten Abbildung zu entnehmen. Es sind Strahlen, denen eine außerordentlich große Bedeutung innewohnt, nicht bloß in der Medizin, sondern z. B. auch in der Technik, in der Rechtsprechung bei Aufdeckung von Fälschungen usw. Wegen ihres heilenden Einflusses auf den Körper hat man ihnen einen besonderen Namen, den der Dornostrahlen — nach dem Klimaforscher von Davos — gegeben. Sie sind die unsichtbaren Strahlen, die unser Tageslicht begleiten, aber durch das Fensterglas nicht hindurchgehen. Die Ultraviolettstrahlung ist auf der Erde sehr verschieden. Im allgemeinen darf die Sonnenscheindauer nicht mit dem Ultraviolettgehalt des Sonnenlichts gleichgesetzt werden; vor allem nimmt über Großstädten und noch mehr über Fabrikstädten der Dunstschleier bis zu 30% der Ultraviolettstrahlung weg. Auch die Höhenlage spielt eine Rolle: je höher ein Ort überm Meeresspiegel gelegen ist, um so größer ist der Ultraviolettgehalt des Sonnenscheins. In warmen Ländern hat die Sonne ein breiteres Spektrum. Ihr Ultraviolett ist deshalb zu jeder Jahreszeit in ausreichender Menge vorhanden. Außerdem ist es gleichmäßig über alle Jahreszeiten verteilt. In unserem Klima ist die sommerliche Ultraviolettstrahlung zwar ausreichend, im Winter dagegen reicht das Sonnenspektrum kaum bis an den Bereich der Dornostrahlen heran — abgesehen davon, daß im Winter die Sonne bei uns überhaupt nicht an allen Tagen scheint. Man kann hieraus schon entnehmen, daß entsprechend dem örtlich verschiedenen Gehalt an Ultraviolettstrahlen auch örtliche Unterschiede im Auftreten der Rachitis vorhanden sein müssen: in den heißen Ländern kommt nur da, wo man aus religiösen Gründen Mutter und Kind in lichtlosen Gemächern abgesperrt hält, Rachitis beim Kind vor. Am schlechtesten sind die gemäßigten Zonen (Mitteleuropa) daran. Der hohe Norden dagegen, wo die Rachitis eigentlich am schlimmsten sein müßte, weil die Sonne bekanntlich dort ein ganzes halbes Jahr überhaupt nicht scheint — erweist sich als verhältnismäßig rachitisfrei. Man begegnet hier wieder einer der vielen sinnvollen Aus-

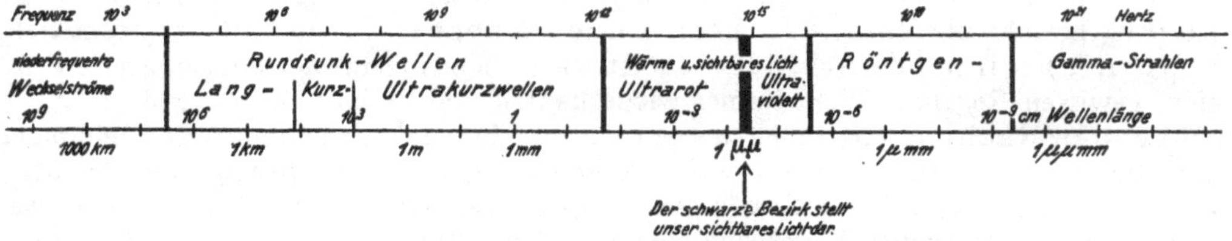

Abb. 15. **Das Ultraviolettlicht im Rahmen der übrigen Strahlen**

Unter Benutzung einer Abbildung aus „Welt im Fortschritt". Herbig-Verlag, Berlin

gleichseinrichtungen der Natur, die in diesem Falle, da die Erzeugung des D-Vitamins durch unmittelbare Bestrahlung des Körpers nicht möglich ist, dafür sorgt, daß der Stoff auf anderem Wege in den Körper gerät, nämlich durch die Ernährung. Ganz fehlt übrigens auch in diesen hohen Breiten die Ultraviolettstrahlung nicht, doch ist diese Frage noch nicht ganz geklärt. Jedenfalls ist der Hauptschutz der Kinder vor Rachitis darin zu suchen, daß die Nahrung der Polarbewohner sehr reich an D-Vitamin ist — ernähren sie sich doch hauptsächlich von Fischen oder von Tieren, die ihrerseits wieder von Fischen leben, und genießen im Fischfleisch eine sehr vitaminreiche Nahrung. Die Folge ist, daß auch die Muttermilch reich an Vitamin ist und dadurch die Rachitis verhütet.

Die Anreicherung des Fischfleisches, namentlich der Fischleber, geschieht auf dem Wege, daß zunächst das Plankton der Polarmeere infolge der Ultraviolettstrahlen der Polarsonne reich an Vitamin ist. Die Planktontierchen dienen einer bestimmten Art von kleinen Fischen, den Lodden, als Nahrung; von diesen wieder lebt der Dorsch, und aus der Leber des Dorsches wird der Lebertran gewonnen, der im allgemeinen wohl der D-vitaminreichste Nahrungsstoff ist, den wir kennen. Es ergibt sich also, daß da, wo das D-Vitamin nicht durch Sonnenbestrahlung im Körper des Kindes selbst entsteht, man es durch den Lebertran zuführen kann (in dem das D-Vitamin zugleich mit dem A-Vitamin enthalten ist).

Bisher ist folgendes Sichere über die D-Vitamine bekannt: Es gibt

1. Die Provitamine:
   a) das Ergosterin (im Mutterkorn und Hefe vorkommend) und
   b) das 7-Dehydro-Cholesterin (in den obersten Hautschichten befindlich).
2. Die Vitamine:
   a) D_2 (sog. Calciferrol). Es ist in der Natur noch nicht gefunden. Es entsteht künstlich aus dem Ergosterin durch Umlagerung unter Ultraviolettbestrahlung und heißt dann Vigantol.
   b) D_3. Es kommt in der Natur im Lebertran vor und entsteht künstlich im Körper durch Ultraviolettbestrahlung des in der Körperhaut befindlichen 7-Dehydro-Cholesterin.

Die Entstehung der Rachitis wird noch durch eine Reihe von **begünstigenden Umständen** gefördert. Als solche sind bekannt:

1. Die Ernährung und gewisse Ernährungsstörungen. Es ist eine unbestrittene Tatsache, daß die Rachitis — abgesehen davon, daß sie die Brustkinder größtenteils verschont — auch sonst noch durch die Ernährung beeinflußt wird, daß sie z. B. bei überfütterten, künstlich genährten Kindern außerordentlich häufig ist, namentlich bei solchen, die frühzeitig mit unverdünnter Milch ernährt werden und Erscheinungen von Milchnährschaden aufweisen. Atrophische Kinder dagegen neigen im allgemeinen nicht sehr dazu.

2. Die Frühgeburt. Die Gründe hierfür haben wir schon früher genannt (S. 62).

3. Erbliche Belastung. Es gibt Familien, in denen Vater oder Mutter oder beide englische Krankheit gehabt haben und auch jedes ihrer Kinder daran erkrankt. Das hat dazu geführt, daß man einen Erbeinfluß bei Rachitis angenommen hat. Ob zu Recht oder zu Unrecht, steht dahin.

4. Allgemeine hygienische und klimatische Verhältnisse. Ihre Bedeutung geht schon aus dem oben Gesagten hervor. In praxi zeigt sich der Einfluß schlechter klimatischer Verhältnisse z. B. darin, daß nach einem sonnenarmen Frühjahr die Rachitiserkrankungen bis weit in den Sommer hineinreichen oder daß nach regenreichen Sommern der Beginn der Rachitiserkrankungen nicht erst in den Oktober und November, sondern bereits in den September fällt. Auch der Name „Englische Krankheit" weist darauf hin, daß das nebel- und regenreiche, sonnenarme Wetter Englands eine Veranlagung für Rachitis schafft.

Die Rachitis ist, wie schon einleitend gesagt wurde, eine Allgemeinerkrankung des Körpers, bei der die Veränderungen an den Knochen im Vordergrund stehen:

1. Die beginnende Rachitis. Zuerst zeigen sich Allgemeinerscheinungen, die mit einer gewissen Regelmäßigkeit immer wiederkehren und deshalb als Zeichen der beginnenden Rachitis angesehen werden dürfen. Es sind vornehmlich Erscheinungen nervöser Art, vor allem vasomotorische: Neben vieldeutigen wie gesteigerter Unruhe, Unzufriedenheit, leisem Schlaf, hochgradiger Empfindlichkeit beim Berühren und Untersuchen findet sich eine auffallende Hautschrift: überall hinterläßt die tastende Hand rote Flecken, beim Schreien füllen sich die Schädelvenen strotzend an, der Körper färbt sich blaurot und ist im Nu mit feuchtem Schweiß überzogen. Auch in der Ruhe fällt der ungewöhnliche Grad des Schwitzens auf. Jedes Kind schwitzt beim Trinken und im Schlaf. Bei Rachitikern aber ist das ganze Kopfkissen in weitem Umkreis um den Schädel herum mit Schweiß durchtränkt. — Handelt es sich um Kinder, die schon sitzen oder stehen konnten, so berichten die Eltern, daß sie jetzt weder Neigung noch Kraft dazu besäßen. Ein derartiger Untersuchungsbefund, noch dazu in einem der Wintermonate erhoben, läßt mit ziemlicher Gewißheit auf eine beginnende Rachitis schließen.

2. Leichte Grade der Rachitis. Von Knochenveränderungen erscheint als erstes die Schädelerweichung — Kraniotabes —, worunter man die bei rachitischen Kindern am Hinterkopf auftretende Erweichung der Schädelknochen versteht. Man stellt sie fest, indem man von vorn beide Hände flach an die Schläfen legt und mit den Fingerspitzen die Gegend der Hinterhauptsnaht abtastet. Sie findet sich entweder beiderseits oder nur rechts oder links, jedenfalls auf der Seite, auf der das Kind zu liegen gewohnt ist. Ferner macht die Verkleinerung der Fontanelle halt, ihre Ränder werden weich und es beginnt ein langsames Wiedergrößerwerden. Zu gleicher Zeit tritt am Brustkorb der Rosenkranz auf, womit man die Auftreibung der Rippen an der Knochenknorpelgrenze bezeichnet; ebenso kommt es zu Epiphysenverdickungen an den Hand- und Fußknöcheln.

Zu diesem Zeitpunkt werden die Kinder am häufigsten zum Arzt gebracht. Aus dem „Offenbleiben des Kopfes", d. h. aus der Vergrößerung der Fontanelle und den „doppelten Gliedern" (den Epiphysenverdickungen) stellt eine erfahrene Mutter schon selbst die „Englische Krankheit" fest. Wird der Krankheitszustand aber nicht erkannt, so nimmt die Knochenerkrankung immer schlimmere Grade an, und es werden auch andere Körperteile mit in das Krankheitsbild hineinbezogen.

Von der rachitischen Schädelerweichung ist zu unterscheiden der **Weichschädel** des neugeborenen und frühgeborenen Kindes. Dieser kommt dadurch zustande, daß sich ein Mißverhältnis zwischen der Entwicklung und Verkalkung der Schädelknochen in utero und dem, vornehmlich im letzten Fötalmonat sehr gesteigerten Gehirnwachstum, herstellt. Der Weichschädel ist gleich nach der Geburt feststellbar und verkleinert sich — ohne Behandlung — von da ab ständig. Wenn er bei Frühgeburten manchmal zugleich mit typischen rachitischen Erscheinungen zu finden ist, so hängt das damit zusammen, daß Frühgeburten nicht nur sehr häufig, sondern auch sehr frühzeitig an Rachitis erkranken. Die letztere kommt dann oft schon heraus, bevor der Weichschädel geschwunden ist. Niemals aber ist der Weichschädel als rachitische Veränderung zu deuten. Eine angeborene Rachitis wird von allen Kinderklinikern abgelehnt (vgl. auch S. 62).

3. Schwere Rachitis. a) Am Schädel: die Kraniotabes greift so um sich, daß auch die übrigen Schädelknochen erweichen und der Kopf die Beschaffenheit eines

prallen Gummiballes (Ballonschädel, Pergamentschädel) annimmt. Ein „rachitischer Wasserkopf" leichteren Grades gesellt sich hinzu und treibt die weichen Schädelnähte auseinander. Die Fontanelle wird „uferlos". Ihr endgültiger Verschluß wird bis weit ins 2. Lebensjahr hinaus verschoben. Während am Hinterkopf die Erweichung der Schädelknochen zur Abplattung des Hinterhauptes führt, kommt es vorn auf der Stirne zu starken Kalkauflagerungen, zur Verdickung der Stirnhöcker und dadurch zum „Quadratschädel".

b) Im Gesicht des rachitischen Kindes springen die Jochbeine und der untere Rand des Unterkiefers hervor, während sich die Zahnfortsätze nach innen neigen. Dadurch wird der Platz für die Zähne eingeengt und späteren Fehlern der Zahnstellung Vorschub geleistet. Kennzeichnend für Rachitis ist vor allem die Verzögerung, mit der die Zähne erscheinen und die Unregelmäßigkeit des Zahndurchbruches. Die Zähne brechen nicht paarweise durch, wie normal, sondern kommen einzeln. Sie sind außerdem häufig mürbe, geriffelt, gelblich verfärbt und werden leicht stockig und faulig.

c) Am Brustkorb gesellt sich zum Rosenkranz die rachitische „Hühnerbrust". Die Seitenwände des Brustkorbes flachen sich ab und das Brustbein springt vor. Am Rücken kommt es zur Verbiegung der Wirbelsäule nach hinten und nach der Seite, gleichzeitig zur Abplattung der hinteren Rippen an der einen Seite — Veränderungen, die häufig erst im späteren Alter, wenn die Kinder länger und magerer geworden sind und die Körperumrisse sich schärfer abzeichnen, also z. B. bei Schuluntersuchungen — entdeckt und dann der Schule zur Last gelegt werden. Vorn biegt sich der untere Rippenrand „hutkrempenförmig" nach außen um.

d) Am Becken bilden sich die im späteren Alter für das weibliche Geschlecht so verhängnisvollen rachitischen Veränderungen des Beckenringes.

e) An den Gliedern finden sich neben den bereits genannten Anschwellungen der Gelenkenden sehr bald Verbiegungen des Knochenschaftes, die durch Muskelzug zustande kommen. Auch Einknickungen der Knochen kommen vor, doch sind eigentliche Brüche nicht häufig, weil der rachitische Knochen sich bei Gewalteinwirkungen verhält wie eine grüne Gerte, die auch nicht bricht, sondern nur einknickt. Es entstehen Coxa vara, O-Beine, X-Beine und dergleichen. Die Fingergliedknochen werden rundlich verdickt und es entstehen die Perlschnurfinger.

Diese Veränderungen an den Knochen brauchen nicht das ganze Skelett in gleicher Stärke zu befallen, sondern es kommt häufig vor, daß nur eine schwere Schädelrachitis besteht, während am übrigen Körper sich die Veränderungen in mäßigen Grenzen halten. Ebenso können in anderen Fällen nur der Brustkorb oder auch nur die Glieder besonders stark beteiligt sein.

Der Allgemeinzustand der Kinder ist stets mitbeteiligt. Oft sind es fette, blasse, pastöse Säuglinge. Die Muskeln sind immer schlecht entwickelt, die Gelenkbänder sind nachgiebig und gestatten eine weitgehende Überstreckbarkeit der Glieder. Die Hautspannung ist mangelhaft, ihre Rundung erhalten die Weichteile nicht durch straffe Hautdecken, sondern durch überflüssiges weiches Fett. All dies trägt zur Entstehung der Wirbelsäulenverbiegungen, der Plattfüße, der X-Beine, des rachitischen „Froschbauches" bei. Die Verdauungswerkzeuge zeigen keine der Rachitis eigentümlichen Erscheinungen. Es kann natürlich jedes rachitische Kind nebenbei auch noch einen Durchfall bekommen, aber die vielfach beschriebenen „rachitischen Darmstörungen" haben nichts mit Rachitis zu tun.

Am meisten ist das Nervensystem mitbeteiligt: rachitische Kinder sind in ihrer Stimmung stark beeinträchtigt. Schon beim bloßen Anblick des Arztes, überhaupt eines Fremden, noch mehr beim Anfassen, fangen sie ängstlich an zu schreien; das hat zu der Annahme geführt, daß sie an „Knochenschmerzen" litten. Durch die Erkrankung zur ständigen Rückenlage gezwungen, erfährt ihre geistige Entwicklung keine große Ausdehnung, und sie bleiben deshalb an Verstand zunächst hinter gleichalterigen, normalen Kindern zurück. In früheren Zeiten rechnete man auch einen Teil der spasmophilen Erscheinungen, z. B. den Stimmritzenkrampf, zur Rachitis. Wenngleich das heute nicht mehr geschieht, so ist doch das Zusammentreffen von Rachitis mit Spasmophilie ein außerordentlich häufiges Vorkommen. In schweren Fällen findet sich auch gleichzeitig eine Blutarmut mit begleitender Milzvergrößerung. Die gefährlichsten Begleiterscheinungen sind Erkrankungen der Luftwege. Die Lunge arbeitet beim rachitischen Kind an sich schon unter erschwerten Bedingungen. Bei jedem Tiefertreten des Zwerchfells zur Einatmung geben die weichen Rippen nach; dadurch wird die Durchlüftung der Lunge so ungenügend, daß die Kinder ständig etwas unter Lufthunger leiden. Sobald ein nur mäßiger Katarrh hinzukommt, treten schwerere Einziehungen am Zwerchfellansatz auf, gar nicht zu denken an Keuchhusten oder Kapillärbronchitis, die für ein Kind mit schwerer Rachitis Ereignisse von fast tödlicher Bedeutung darstellen.

Manche Rachitiker zeigen ein einförmiges Hin- und Herrollen des Kopfes auf dem Kissen, den sogenannten **Spasmus rotatorius**, der sich zuweilen noch mit einem Nystagmus verbindet. Beides hat seinen Grund (ähnlich wie der Nystagmus der Bergleute) darin, daß über bzw. hinter dem Kopf der Kinder sich ein glänzender Gegenstand befindet, meist das Fenster oder der Spiegel, den sie sehen wollen. Aus den Versuchen, den Kopf dorthin zu drehen, entsteht das Hin- und Herdrehen des Kopfes, das auf dem Weg über den uralten, im Menschen wohnenden Instinkt zu rhythmischen Bewegungen sich schließlich zu der „Stereotypie" des Spasmus rotatorius festigt, also zur Neurose wird und sich als solche monatelang erhält — sofern man nicht rechtzeitig, im allerersten Beginnen, das Bett umstellt, so daß das Kind den Gegenstand, den es sehen will, ohne Kopfverdrehung erblicken kann.

Ferner gibt es einzelne Kinder, die neben gewissen, keineswegs immer sehr schweren, rachitischen Veränderungen noch eine ganz ungewöhnliche Neigung zu Knochenbrüchen zeigen — nicht bloß zu Einknickungen, sondern zu wirklichen Brüchen. Zuweilen bestehen 5—6 Brüche an verschiedenen Knochen zu gleicher Zeit, und im Laufe der Erkrankung folgen sich wohl 20—30 hintereinander. Derartige Fälle, die meist mit einem leichten Zurückbleiben der Verstandesentwicklung der Kinder einhergehen, pflegt man unter dem Namen der „**Osteopsathyrosis**" von der Rachitis abzutrennen.

Werden die Kinder schon mit solchen vielfachen Knochenbrüchen geboren, so spricht man von **Osteogenesis imperfekta** (Vrolik). Hier ist das Hinterhaupt nicht eigentlich erweicht, sondern die Knochenentwicklung ist überhaupt ausgeblieben; es finden sich am Hinterkopf nur einzelne Knochenscherben. Außerdem weisen auch die Gliedmaßen zahlreiche Knochenbrüche, Knocheneinknickungen und Knochenverbiegungen auf. Durch all das bleibt der Schädel zu klein, die Gliedmaßen verkürzt, während der Rumpf seine normale Größe hat. Häufig haben die Kinder blaue Hornhäute. Durch ihre Entstehung im fötalen Leben unterscheidet sich die Osteogenesis imperfecta von der erst nach der Geburt entstehenden Osteopsathyrosis. Beide Krankheiten haben nichts mit Rachitis zu tun. Behandlung mit Vigantol oder dergleichen ist nutzlos.

Die Diagnose der Rachitis gründet sich ausschließlich auf den ärztlichen Befund, nicht auf Blutuntersuchungen, Röntgenaufnahmen usw. Die Feststellung der Kraniotabes und die Beobachtung ihrer Weiterentwicklung sagt dem Praktiker genug.

Bei der Fülle der Erscheinungen ist die Diagnose nicht schwer. Trotzdem können manchmal Zweifel entstehen, und deshalb sei darauf hingewiesen, daß eine leichte Krümmung der Schienbeine nach außen physiologisch ist, und daß der Weichschädel bei neugeborenen und jungen Kindern nichts mit Rachitis zu tun hat. Bei starken „Knochenschmerzen" infolge Gliedmaßenrachitis kann man verführt sein, Barlowsche Krankheit zu diagnostizieren. Im Zweifelsfalle führt hier die Blutuntersuchung (Phosphatbestimmung) und die Röntgenaufnahme der Knochen bzw. eine antiskorbutische Behandlung zur Klarheit. Unter der falschen Flagge der Rachitis segeln meist auch die selteneren Entwicklungsstörungen im Kindesalter: Myxödem, Mongolismus, Mikromelie, ferner werden Zustände von geistigem Zurückbleiben häufig zuerst als englische Krankheit angesehen, weil solche Kinder kein Verständnis dafür haben, zu gehen und zu stehen — was man dann in herkömmlicher Weise als Rachitis deutet.

Die Voraussage ist bei sachgemäßer Behandlung gut. Selbst von schweren Knochenverbiegungen bildet sich vieles bis zum Schulalter noch zurück. Die O-Beine verschwinden zu einem großen Prozentsatz, ebenso die Kyphosen, nur die Skoliosen bleiben bestehen und erinnern im Verein mit der Hühnerbrust, dem rachitischen Becken, dem Caput quadratum, der Hypertrophia cerebri und manchem anderen an das alte Leiden im Säuglingsalter. Getrübt werden die Heilungsaussichten durch hinzutretende Atmungserkrankungen sowie durch Masern und Keuchhusten, die ihrerseits wieder die oberen Luftwege in Mitleidenschaft ziehen. Verzögert wird die Heilung, wenn Infekte (Grippe usw.) hinzutreten, da in solchen Zuständen ein gesteigerter Verbrauch von Vitaminen statthat, und die eingeleitete Heilung nicht nur zum Stillstand kommt, sondern sogar wieder rückläufig wird.

Pathologisch-anatomische Veränderungen bei Rachitis

Normalerweise erfolgt das Dickenwachstum des Knochens dadurch, daß am Knochenschaft, unter der Knochenhaut, neugebildeter Knochen angelagert wird, während im Innern, von der Markhöhle her, dementsprechend alter Knochen abgebaut wird. — Bei Rachitis ist die Neuanlagerung des Knochengewebes gestört: es wird nur ein weiches, kalkloses, „osteoides" Gewebe gebildet. Nicht selten in starkem Übermaß, so z. B. da, wo Sehnen oder Muskeln am Knochen ansetzen, also an der Stelle der stärksten Beanspruchung oder wo der Knochen normalerweise schon gebogen ist oder wo rachitische Verbiegungen entstanden sind. — Kommt es später zur Heilung der Rachitis, so wird das kalkarme osteoide Gewebe durch einen besonders kalkreichen, dichten, bälkchenarmen Knochen ersetzt, der wie ein Mantel den Knochenschaft umgibt und ihm eine gewisse Plumpheit verleiht. Unter den gleichen Umständen kommt es auf den platten Knochen, z. B. denen des Schädels, zu den mächtigen Höckerbildungen auf den Stirn- und Scheitelbeinen, die das Caput quadratum schaffen. In späterer Zeit kann dieser elfenbeinharte Knochen wieder teilweise aufgesaugt werden und einem mit normaler Bälkchenbildung ausgestatteten Gewebe Platz machen.

Ähnliche Vorgänge spielen sich im Innern des Knochens ab. Auch hier geht der Abbau von Knochenbälkchen wie in normaler Zeit vor sich, aber als Ersatz wird nicht neuer Knochen, sondern wieder osteoides Gewebe gebildet. Dadurch verliert der Knochen seine Festigkeit, so daß es leicht zu Einknickungen oder Verbiegungen kommt. Später, bei der Heilung, wird das osteoide Gewebe durch einen strukturlosen harten Knochen ersetzt. Auch dieser wird später wieder aufgesaugt und durch normale Knochenbälkchen ersetzt.

Das Längenwachstum des Knochens geht normalerweise an den Knochenenden vor sich und vollzieht sich so, daß sich zuerst an der Epiphysengrenze die Knorpelzellen zu Säulenreihen anordnen und daß diese durch die sogenannte Knorpelsubstanz voneinander geschieden werden. Je mehr die Knorpelreihen gegen die Epiphysenlinie zu vorrücken, um so mehr verlieren sie ihr normales Aussehen und erscheinen blasig aufgetrieben und gewuchert. Im Bereich dieser Knorpelwucherungsgrenze vollzieht sich in der Knorpelgrundsubstanz die sogenannte vorläufige Verkalkung, durch die der Knochen an dieser Stelle einen gewissen Halt bekommt. Von der anderen Seite, der Diaphyse, her wachsen den Knorpelsäulen die Markräume entgegen. In ihnen gehen die Knorpelzellen zugrunde. Zwischen den Markräumen liegt die Knochengrundsubstanz. In ihr vollzieht sich dann die endgültige Verkalkung. Bei Rachitis sind alle diese Vorgänge gestört: zunächst bleibt die vorläufige Verkalkung aus. Dadurch verlieren die Knorpelsäulen ihre Reihenstellung, anfangs nur an einzelnen Stellen, später überall. Weiter verlieren auch die Markräume ihre Richtung und drittens bleibt die endgültige Verkalkung aus. Hierzu kommt noch, daß der Knorpel eine übermäßige Wucherung und Quellung zeigt — das, was wir klinisch als Epiphysenverdickung bezeichnen. Auf diese Weise bietet die ganze Knochenknorpelzone das Bild einer völligen Unordnung dar. Am meisten ausgesprochen sind die Veränderungen immer an denjenigen Knochen, die am stärksten wachsen: an den Brustbeinenden der Rippen, an den oberen Enden der Oberarm- und Oberschenkelknochen und an den unteren Enden der Unterarmknochen. — Geht die Rachitis dann in Heilung über, so bildet sich zunächst eine neue vorläufige Verkalkungszone. Aber nicht am Ort der alten, sondern weiter epiphysenwärts — dort, wo sie liegen würde, wenn keine rachitischen Veränderungen bestünden. Von hier aus nimmt dann ein neues, normales Knochenwachstum seinen Ausgang. Das osteoide Gewebe, das in reichlicher Menge zwischen der neuen Verkalkungszone und dem Diaphysenende des Knochens gelegen ist, wird teils aufgesaugt, teils wird es zu normalem Knochen umgebaut.

Pathologische Physiologie der Rachitis

Die Bevorzugung des Knochenskeletts durch die rachitischen Krankheitsvorgänge hat von jeher die Aufmerksamkeit der Untersucher auf den Kalkumsatz gelenkt. Stoffwechselversuche haben auch ergeben, daß sowohl auf der Höhe der Krankheit wie bereits in der Zeit vor dem Ausbruch der klinischen Erscheinungen die Kalkbilanz negativ ist, d. h. daß im Harn und Stuhlgang mehr Kalk ausgeschieden als mit der Nahrung aufgenommen wird. Chemische Untersuchungen haben ferner den Nachweis erbracht, daß rachitische Knochen kalkärmer sind als normale. Der Kalkgehalt beträgt beim normalen Knochen 5,42%, beim rachitischen 2,98%.

Bei der weiteren Verfolgung dieser Veränderungen im intermediären Stoffwechsel hat sich dann aber ergeben, daß die — für die Rachitis kennzeichnenden — Veränderungen nicht beim Kalk, sondern beim Phosphor liegen. Der Kalkgehalt des Blutserums beträgt normalerweise 10 mg-% Ca. Er ist bei Rachitis entweder ganz normal oder nur wenig, bis auf 8 mg-%, erniedrigt. Finden sich noch geringere Werte, so liegt eine Vergesellschaftung der Rachitis mit Spasmophilie vor. Der Phosphorgehalt des Blutserums beträgt normalerweise 5 mg-% P. Er ist bei Rachitis regelmäßig erniedrigt (Hypophosphatämie).

Damit ist die Reihe der bei der rachitischen Stoffwechselstörung sich findenden Veränderungen aber noch nicht erschöpft. Es finden sich außerdem noch: eine Verminderung der Alkalireserve des Blutes, eine erhöhte intermediäre Bildung von sauren Stoffwechselprodukten und eine erhöhte Ammoniakausscheidung im Harn, wodurch die Annahme einer „azidotischen Stoffwechselrichtung" gerechtfertigt wird.

Klinisch wichtig ist, daß die Knochen wie auch die Muskeln bei Rachitis wasserreicher sind als die normalen. Diese Tatsache ist beachtenswert. Denn der Wassergehalt des Körpers steht in Beziehung zu der natürlichen Widerstandskraft gegen Infektionen: je wasserhaltiger die Gewebe, desto geringer ist die Abwehrkraft. Möglicherweise ist hierauf die Tatsache zurückzuführen, daß rachitische Kinder viel öfter und viel schwerer an Infektionen erkranken als normale Säuglinge.

Mit Hypophosphatämie und Azidose verlaufen rachitisähnliche Knochenerkrankungen, die im Verlauf von langdauernden schweren Erkrankungen wie Nierenbeckeneiterungen, Nephrose oder mit intestinalem Infantilismus auftreten, zum Zurückbleiben im Wachstum führen, hauptsächlich das Kleinkinderalter betreffen, aber zuweilen schon am Ende des Säuglingsalters beginnen. Man spricht hier auch von **renaler Rachitis** (oder hepatischem Zwergwuchs oder dergleichen — je nach dem Grundleiden). Sie haben mit der eigentlichen Rachitis nichts zu tun.

Die röntgenologischen Veränderungen bei Rachitis

Wegen seiner Überfülle an osteoidem, also kalkarmem und daher nicht-Schatten-gebendem Gewebe erscheint das Bild des rachitischen Knochens im ganzen unscharf und kontrastarm. Er hebt sich so wenig von den umgebenden Weichteilen ab, daß man zuerst den Eindruck gewinnt, man habe eine schlecht gelungene Röntgenaufnahme vor sich.

Beim Betrachten der Diaphyse vermißt man die gleichmäßige, feine, engmaschige, scharfgezeichnete Längsfaserung der normalen Knochenbälkchen. Dieselben sind vielmehr vergrößert, weitmaschig, stellenweise verwaschen und verblaßt. Die Randzone des Knochenschaftes ist hochgradig verdünnt und ihre scharfe Begrenzung nach außen hin ist geschwunden. Das rührt daher, daß sich reichliches osteoides Gewebe aufgelagert hat, das aber vorläufig nicht zu erkennen ist. Erst wenn im weiteren Verlauf der Erkrankung wieder eine gewisse Kalkeinlagerung stattfindet, kommen die osteoiden Säume zur Darstellung und liefern einen mehr oder minder breiten Begleitschatten — ähnlich dem bei Periostitis luetica. Wo Verbiegungen am Knochen sind, werden sie an ihrer konkaven Seite vom osteoiden Gewebe überbrückt, wo sich Einknickungen oder Brüche finden, werden sie von osteoidem Kallus umgeben.

Die schwersten Befunde läßt die Röntgenplatte aber an den Epiphysen erkennen: unter normalen Verhältnissen weist das Knochenende hier eine (konvex oder wellig verlaufende) scharfe Begrenzung auf, die dadurch zustande kommt, daß an dieser Stelle die Zone der vorläufigen Verkalkung liegt, die in einer geraden Linie verläuft. Diese scharfe Knochengrenze geht bei Rachitis in dem Maße, wie die vorläufige Verkalkung aufhört, verloren. Sie wird erst unscharf und breiter, dann bekommt sie Lücken, schließlich ist sie ganz geschwunden, und es ragen nunmehr die Knochenbälkchen des Diaphysenendes frei — wie ausgefranst — in die helle, strahlendurchlässige Knorpelschicht hinein. Meist findet sich daneben noch die bekannte Becherform des rachitischen Knochens: In der Mitte ist er ausgehöhlt, die Seiten sind nach außen vorgebuchtet und reichen höher in die Knorpelfuge hinauf, weil die geringen Mengen von Kalk, die der Knochen trotz der Erkrankung immer noch zugeführt bekommt, hauptsächlich in die Randpartien eingelagert werden. Auf diese Weise ist das Knochenende zuerst schalenförmig ausgehöhlt, später zeigt es eine ausgesprochene Becherform.

Setzt dann die Heilung ein, so fangen an der Diaphyse die den Knochenschaft begleitenden osteoiden Säume an, sich schärfer abzuzeichnen. Auch im Innern wird der Knochen durch wieder zunehmenden Kalkgehalt kontrastreicher. Seine grobmaschige Bälkchenzeichnung behält er allerdings meist bei. Vor allem wird an der Epiphyse die neugebildete vorläufige Verkalkungszone in Form eines zarten Saumes sichtbar. Die weitere Heilung vollzieht sich dann ziemlich rasch. Sie bringt das gesamte, zwischen der neuen Verkalkungslinie und dem ausgefransten Diaphysenende liegende osteoide Gewebe zur Verkalkung. Wiederum wird der Kalk zuerst in die Randzonen eingelagert, so daß — wenn sie bisher noch nicht vorhanden war — sich jetzt eine Becherform des Diaphysenendes herausbildet. Das verkalkende osteoide Gewebe zeigt zunächst einen besonders dichten Schatten. Später wird aber der im Überschuß eingelagerte Kalk wieder aufgesaugt und damit bekommt der neu zugewachsene Knochenabschnitt eine besonders feine Bälkchenzeichnung, durch die er sich noch lange Zeit hindurch von dem grobmaschigen alten Knochen unterscheiden läßt, so daß an der Hand dieses Röntgenbefundes sogar eine nachträgliche Diagnose möglich ist.

Eine Beeinträchtigung des Längenwachstums des Knochens wird durch die Vorgänge an den Epiphysen nicht herbeigeführt. Auf der Höhe der Krankheit ist das Wachstum zwar verlangsamt, im Zustand der Heilung wird der Verlust aber wieder vollkommen aufgeholt. Nur in ganz schweren Fällen kommt es zum „rachitischen Zwergwuchs".

Was die Knochenkerne anbetrifft, so verlieren diejenigen, die bereits auf der Platte erkennbar sind, durch die Rachitis ihre scharfe Begrenzung und ihre Kalkdichte, so daß von ihnen nichts übrigbleibt als ein unscharfer wolkiger Schattenfleck. Die übrigen, noch nicht vorhandenen, werden trotz der Rachitis normal angelegt, nur sind sie, solange die Krankheit dauert, nicht erkennbar. Sobald die Heilung dann einsetzt, kommen sie heraus und verkalken schnell, genau so wie die früher schon vorhanden gewesenen.

Behandlung und Verhütung der Rachitis

Ausgehend von der Tatsache, daß die Rachitis eine wahre Volkskrankheit ist, und daß durch die klinischen und physiologisch-chemischen Untersuchungen der letzten zwei Jahrzehnte sowohl ihre Entstehung wie ihre Behandlung klar erkannt ist, hat seit 1940 der Staat die Vorbeugung und Behandlung der Krankheit in die Hand genommen und verordnet, daß unentgeltlich durch die Gesundheitsämter Vigantolöl in Tropfenform an die Bevölkerung abgegeben wird. Jeder Säugling erhält täglich vom 1. Oktober jeden Jahres ab

für vorbeugende Zwecke: 1mal täglich 5 Tropfen,
für heilende Zwecke: 2mal täglich 5 Tropfen.

In 10 ccm Vigantolöl sind (seit 1. Oktober 1941) 5 mg Vitamin D_2 enthalten. Der Erfolg der Behandlung wird am besten am Verhalten der Kraniotabes verfolgt: in leichten Fällen wird eine 5-Markstück-große Kraniotabes in etwa 3 Wochen zum Verschwinden gebracht.

Für besondere Zwecke gibt es noch zur sog. Stoßbehandlung das „Vigantol forte" bei dem in 1 ccm 7,5 mg Vitamin D_2 enthalten sind. Die Stoßbehandlung ist da angezeigt, wo es auf eine möglichst schnelle Heilung der Rachitis ankommt, also z. B. da, wo ein mit Keuchhusten, Kapillarbronchitis oder Lungenentzündungsherden in Behandlung kommendes Kind gleichzeitig die Zeichen frischer, schwerer Rachitis an sich trägt.

Die Auswertung des Vigantols geschieht im Rattenversuch. Junge Ratten im Gewicht von 33—40 g werden mit einer bestimmten, rachitiserzeugenden Kost ernährt und erhalten dann 14 Tage lang eine bestimmte Menge Vigantol. Die kleinste Menge Vigantol, die 80% der Versuchsratten vollkommen vor Rachitis schützt, wird als biologische Einheit bezeichnet. Das 100fache dieser Menge ist die klinische Einheit.

Nach wir vor sollte die „Rachitisprophylaxe" dazu benutzt werden, den Eltern der betreffenden Kinder auch sonstige Ratschläge für Ernährung und Pflege mit auf den Weg zu geben: eine ausgesprochene fehlerhafte Ernährung sollte richtiggestellt werden; es sollte den Eltern die Wichtigkeit einer rechtzeitigen Zufütterung von Obst, Gemüse, Suppe, Fruchtsaft, sowie die Notwendigkeit einer hygienischen Lebenshaltung: Genuß von Sonne, frischer Luft, Sauberkeit usw. ans Herz gelegt, sowie überhaupt der regelmäßige Besuch der Mütterberatungsstellen anempfohlen werden.

Bei der Lebertranbehandlung werden 2mal täglich je 1 Teelöffel Phosphorlebertran (Phosphor 0,01 Ol. jec. aselli ad 100,0) verabfolgt. Der Lebertran enthält die Vitamine D und A. Durch Lagern über 1 Jahr hinaus gehen die Vitamine zugrunde. Wenn also schon aus irgendwelchen Gründen Lebertran verordnet wird, ist „standartisierter" Lebertran zu verschreiben, dessen Vitamingehalt gewährleistet ist. Die Verabreichung von Lebertranemulsion dient nur dem Nutzen des Apothekers, nicht dem der Kinder und hat deshalb zu unterbleiben. Der Zusatz des Phosphors zum Lebertran geht auf alte, im Virchowschen Institut ausgeführte Tierversuche zurück, nach denen der Phosphor, in kleinsten Mengen gegeben, einen Reiz auf das knochenbildende Gewebe ausüben sollte. Klinisch hat sich ein besonderer Vorzug des mit Phosphor versetzten Lebertrans jedoch nicht mit Sicherheit feststellen lassen.

Bei der Höhensonnenbehandlung bestrahlt man aus 60 cm Entfernung. Nur bei ganz neuen Lampen geht man vorsichtigerweise auf 1 m Entfernung. Man beginnt mit 2mal 3 Minuten (3 Minuten auf die Vorderseite, 3 Minuten auf die Rückseite des Körpers) und steigert die Bestrahlungszeit täglich um je 1 Minute bis zur Höchstdauer von 2mal 15 Minuten. Wenn eine bis zum nächsten Tag anhaltende stärkere Hautrötung entsteht, überschlägt man 1 oder 2 Tage. Ist die Höchstzeit von 15 Minuten erzielt, so setzt man die Bestrahlungen für 8 Tage aus und beginnt dann von neuem (mit 3 Minuten). Jedenfalls ist zu vermeiden, daß eine Gewöhnung eintritt. Die Bestrahlungen sind fortzusetzen, bis der Winter zu Ende und sonniges Frühlingswetter eingetreten ist. Denn selbst wenn eine Rachitis im Dezember zur Heilung gebracht ist, kann sie nach Aufhören der Bestrahlungen im Februar oder März von neuem ausbrechen. Als die wirksamste Bestrahlungslampe hat sich die von der Hanauer Quarzlampengesellschaft hergestellte „künstliche Höhensonne" erwiesen; alle übrigen reichen ausnahmslos nicht an deren Wirkung heran.

Auch die Verfütterung von Ultraviolett-bestrahlter Milch ist imstande, die Rachitis des Säuglings zu verhüten und zu heilen.

Spasmophilie

Mit der Rachitis hat die Spasmophilie — wie sich aus dem Folgenden ergeben wird — die allerengsten Beziehungen. Ob sie wie jene ebenfalls mit Störungen im Haushalt der Ergänzungsstoffe zusammenhängt, ist ungewiß, wie denn überhaupt ihre Entstehung und ihr Wesen noch viele Unklarheiten aufweisen. In früheren Zeiten gab es das Gesamtkrankheitsbild „Spasmophilie" überhaupt noch nicht, sondern die einzelnen Erscheinungen, die jetzt das Krankheitsbild ausmachen, rechneten — wie z. B. der Stimmritzenkrampf — zur Rachitis oder waren — wie die Tetaniestellung der Hände und Füße — eine selbständige Krankheit (Arthrogryposis). Der Nachweis der bei allen diesen Teilerscheinungen vorhandenen elektrischen Übererregbarkeit führte schließlich zur Vereinigung aller Symptome zum Krankheitsbild der „Spasmophilie".

Kein Lebensalter neigt so zu krampfartigen Erscheinungen wie die erste Zeit der Kindheit. Innerhalb dieser ist es wieder das 1. und 2. Lebensjahr, in dem die Krämpfe vorzugsweise auftreten. Eine Zeitlang sah man überhaupt nichts Krankhaftes darin, sondern faßte sie als eine noch-physiologische Erscheinung, die durch noch ungenügend arbeitende Hemmungsvorrichtungen des Großhirns bedingt sei, auf. Von dieser Ansicht ist man allerdings wieder abgekommen, und man steht heutzutage allgemein auf dem Standpunkt, daß Krämpfe unter allen Umständen etwas Krankhaftes sind.

Aus der Summe der Säuglingskrämpfe hebt sich eine Gruppe hervor, die nach der Häufigkeit ihres Auftretens die wichtigste und zugleich klinisch die am besten umschriebene ist, nämlich die der spasmophilen Krämpfe. Unter spasmophiler Diathese der Säuglinge versteht man eine — durch eine meßbare (mechanische und elektrische) Übererregbarkeit des Nervensystems ausgezeichnete — Veranlagung, die sich in umschriebenen oder allgemeinen, klonischen oder tonischen Krämpfen äußert. Andere Bezeichnungen für diese Krankheitszustände sind Spasmophilie oder Tetanie.

Die Krämpfe und die ihnen gleichzusetzenden übrigen Erscheinungen erwachsen auf dem Boden einer Störung im intermediären Stoffwechsel. Sie werden durch gewisse begünstigende Umstände ausgelöst. Solche sind:

1. Die Ernährung. Brustkinder zeigen nie spasmophile Erscheinungen, nur künstlich genährte Kinder erkranken daran. Die bloße Tatsache der künstlichen Ernährung reicht bei spasmophil veranlagten Kindern hin, um Krämpfe auszulösen.

2. Ernährungsstörungen. Bei anderen Kindern bedarf es, um die Anlage in Erscheinung treten zu lassen, gewisser Fehler in der Ernährung: Überfütterung, einseitiger Milch- oder Mehlernährung. Auch akute Ernährungsstörungen können eine Spasmophilie heraufführen.

3. Die Jahreszeit. Die spasmophilen Krämpfe treten immer nur im Winter und Frühjahr auf. Im Sommer schwinden sie gänzlich. Der Höhepunkt ihres Auftretens liegt um Ostern herum. Reicht das Frühlingswetter weit ins Jahr hinein, so kann man auch noch im Juni spasmophile Krämpfe beobachten. Innerhalb der bevorzugten Jahreszeit sind es besonders die Witterungsumschläge — von schönem, trockenem Sonnenschein zu naßkalter, trüber Witterung oder umgekehrt — die jeweils zu einer Häufung von Spasmophiliefällen führen.

4. Fieberhafte Erkrankungen beliebiger Art: Grippe, Lungenentzündungen und dergleichen.

5. Das Lebensalter. Das Alter, in dem die spasmophilen Erscheinungen aufzutreten pflegen, ist die Zeit vom Beginn des 3. Lebensmonats bis zum Ende des 2. Lebensjahres. Wenn Kinder unter 8 Wochen an Krämpfen erkranken, kann man Spasmophilie meist ohne weiteres ausschließen.

Als Späteklampsie bezeichnet man die sehr seltenen, bei Kindern jenseits des Säuglingsalters auftretenden Fälle. Auch bei Erwachsenen kommen die gleichen Erscheinungen vor. Hier führen sie meist den Namen Tetanie. Sie treten entweder von allein auf (z. B. als Gewerbekrankheit der Lederarbeiter) oder schließen sich an Kropfoperationen an, bei denen irrtümlich auch die Nebenschilddrüsen mit entfernt wurden.

Als „Frühtetanie" finden sich, vor allem im ausländischen Schrifttum, Zustände bei Neugeborenen beschrieben, die mit Krampfanfällen, Faz.-phänomen, Stimmritzenkrampf, Pfötchenstellung der Hände und Beine, sogar mit elektrischer Übererregbarkeit (!) verlaufen sollen. Sie werden auch „Tetanismen" genannt. Es sind noch unklare und unbewiesene Vorkommnisse.

6. Eine ererbte Veranlagung.

Keine Rolle hingegen spielen für die Entstehung der Krämpfe der Zahndurchbruch und die Würmer.

Erscheinungen und Verlauf: Noch vor 30 Jahren war die Spasmophilie eine nicht seltene Erkrankung, die in einzelnen Fällen sogar zum Tod der Kinder führte. Inzwischen ist sie zu einer Seltenheit geworden — zum Teil deswegen, weil die Ernährung der Säuglinge dank der unermüdlichen ärztlichen Beeinflussung des Volkes vernünftiger geworden ist, und zum Teil deswegen, weil auch die Rachitis, mit der die Spasmophilie ja eng verknüpft ist, ebenfalls sehr viel seltener geworden ist.

Wenn die Spasmophilie auftritt, so ist die Gesamtzahl ihrer klinischen Erscheinungen bei den erkrankten Kindern nicht immer vollzählig vorhanden. Die Regel ist sogar, daß ein oder das andere Symptom fehlt. Aber ein einziges davon ist schon hinreichend, das Kind als spasmophil zu kennzeichnen.

1. Die Krampfanfälle (Eklampsie) (die „Zahnkrämpfe" des Volksmundes, auch als Gichter oder Fraisen bezeichnet). Darunter versteht man Krämpfe, die stets beidseitig auftreten, mit Bewußtseinsverlust verlaufen, mit einem tonischen Krampf der Gesichts- und Gliedmaßenmuskeln beginnen, dann in klonische Zuckungen übergehen und nach einigen Minuten von selbst aufhören. Es bleibt dann bei dem einen Anfall oder aber dieser wiederholt sich öfters, zuweilen gehäuft bis zum „Status eclampticus". Ein Unterschied in der Form der Krampfanfälle gegenüber den epileptischen besteht nicht, nur fehlt der bei letzteren meist nachfolgende Schlaf.

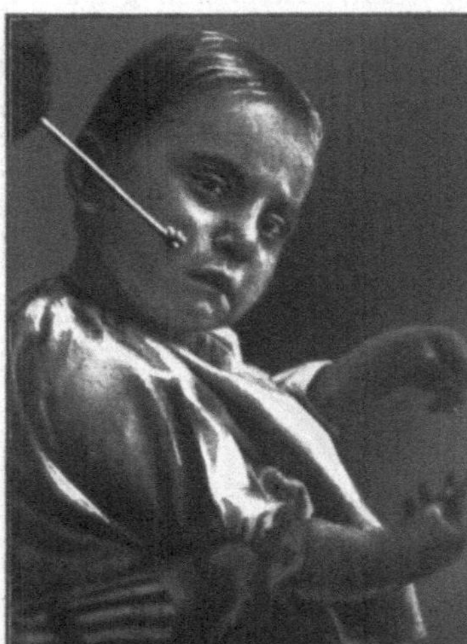

Abb. 16. **Tetanische Zwangshaltung der Hände**

(Pfötchenstellung, Geburtshelferhand). Das Bild zeigt außerdem die Stelle, an der das Fazialisphänomen ausgelöst wird

2. Der Stimmritzenkrampf (Spasmus glottidis, Laryngospasmus). Beim Stimmritzenkrampf treten anfallsweise — entweder aus vollem Wohlbefinden heraus oder bei seelischen Erregungen wie Schreien, Schreck, Weinen — behinderte und deshalb „ziehende" oder „juchzende" Atemzüge auf, die zu schweren Erstickungserscheinungen und tiefem Blauwerden des Gesichts führen, oftmals auch in einen allgemeinen Krampfanfall übergehen. Auch sie wiederholen sich gehäuft.

3. Die Tetanie. Als dritte Form von Krämpfen treten die unter dem Namen der Tetanie (Arthrogryposis, Karpopedalspasmen) bekannten Zwangshaltungen der Hände und Füße auf (Abb. 16). Es entsteht dabei an den Händen eine Zwangsstellung, die man als „Pfötchenstellung" oder „Geburtshelferhand" bezeichnet, während an den Füßen, die

seltener als die Hände befallen werden, die Zehen angezogen werden, so daß es zu einem Hohlfuß kommt. Bei längerem Bestehen treten an den Hand- und Fußrücken Ödeme auf. Die Krampfstellung hält sich stunden- bis tagelang und bereitet den Kindern sichtlich Schmerzen.

Manche Kinder halten die im Grundgelenk gebeugten Finger nicht in der auf der Abbildung erkennbaren Form gestreckt, sondern beugen auch die übrigen Gelenke, so daß die Hand zur Faust geballt und in dieser Haltung fixiert ist.

Die Tetaniestellung findet sich auch gelegentlich bei schweren organischen Gehirnerkrankungen des Säuglingsalters. Bei älteren Kindern tritt sie vornehmlich im Gefolge des sogenannten intestinalen Infantilismus (Hertersche Krankheit) auf.

In hergebrachter Weise pflegt man die Tetaniestellung der Hände und Füße auch als „manifeste" Tetanie zu bezeichnen, während man für die folgenden drei Erscheinungen den Namen der „latenten" Tetanie gebraucht.

4. Das Trousseausche Phänomen. Willkürlich läßt sich eine Tetaniestellung bei spasmophilen Kindern dadurch hervorrufen, daß man die Nervenstämme im Sulcus bicipitalis internus des Oberarmes einige Minuten lang zusammendrückt oder den Arm mit einer Staubinde straff umschnürt.

5. Das Chvosteksche Fazialisphänomen. Beim Beklopfen der Wange in der Fossa canina unterm Jochbein tritt eine blitzartige Zuckung der vom Fazialis versorgten Muskeln des Mundwinkels und der Nase bis zum inneren Augenbrauenwinkel hinauf ein. Bei sehr gesteigerter Erregbarkeit läßt sich das Fazialisphänomen schon durch bloßes Bestreichen der Wange hervorrufen (Schultzesches Phänomen). Beides — Fazialisphänomen und Trousseausches Phänomen — sind die Zeichen der gesteigerten mechanischen Erregbarkeit der Nerven. Das Fazialisphänomen ist das diagnostisch wichtigste, weil am bequemsten auslösbare und am häufigsten vorhandene Zeichen.

Das Fazialisphänomen läßt sich nur auslösen, wenn das Kind die entsprechenden Muskeln nicht selbsttätig innerviert. Will man also beim schreienden Kind auf mechanische Übererregbarkeit der Nerven untersuchen, so muß man einen anderen Nerven als den Fazialis wählen, z. B. den Peroneus, den man etwas unterhalb des Wadenbeinköpfchens trifft und der mit einem schnellen Zucken des Fußes nach oben und außen antwortet. Das Fazialisphänomen der älteren Kinder ist nichts Spasmophiles mehr, sondern ist ein Zeichen allgemein-nervöser Veranlagung.

6. Das Erbsche Phänomen. Die häufigste, in der Praxis allerdings am seltensten feststellbare Erscheinung ist die elektrische Übererregbarkeit des Nervensystems.

Dieses Zeichen ist zuerst von Erb bei der Tetanie der Erwachsenen gefunden und dann durch die Kinderärzte zu einem ausgezeichneten, freilich in der Praxis wohl nur selten noch verwendeten diagnostischen Hilfsmittel für die Spasmophilie des Kindesalters ausgebildet worden. Während früher die oben genannten Erscheinungen: die Krämpfe, der Stimmritzenkrampf, die Tetaniestellung der Hände — zum Teil zur Rachitis gerechnet, zum Teil als selbständige Krankheiten aufgefaßt wurden, erkannte man mit Hilfe der bei allen nachweisbaren elektrischen Übererregbarkeit, daß sie nur Teilerscheinungen des Gesamtbildes der Spasmophilie sind (Thiemich).

Prüft man am Nerv. medianus, so finden sich — beispielsweise — folgende Zuckungswerte:

beim gesunden Kind:	beim übererregbaren:
K.S.Z. = 1,41	K.S.Z. = 0,70
A.S.Z. = 2,24	A.S.Z. = 1,15
A.Ö.Z. = 3,63	A.Ö.Z. = 0,95
K.Ö.Z. = 8,22	K.Ö.Z. = 2,23

(Thiemich).

Diese Werte sind natürlich nicht feststehend, sondern sie schwanken je nach dem Grad der Übererregbarkeit, nach der Tageszeit, an der man prüft und nach verschiedenen anderen, weniger wichtigen Umständen (Hautdurchfeuchtung, Fettpolster). Aber sie lassen ganz bestimmte, gesetzmäßige Veränderungen erkennen, die für das übererregbare Kind kennzeichnend sind:

1. Bei normalen Kindern ist die K.Ö.Z. immer größer als 5 M.-A.
Bei übererregbaren hingegen beträgt sie weniger als 5 M.-A.
2. Bei normalen Kindern ist die A.Ö.Z. größer als die A.S.Z. Bei übererregbaren ist sie kleiner.

In praxi begegnet die Spasmophilie dem Arzt in verschiedener Form. Zu einem Teil werden die Kinder wegen allgemeiner Krämpfe gebracht, zum andern wegen Stimmritzenkrampfes oder wegen der eigentümlichen Tetaniestellung der Hände, und bei einem dritten Teil wird zufällig bei einer aus ganz anderen Gründen vorgenommenen Untersuchung ein Fazialisphänomen entdeckt. Allen aber ist, wenn man darauf prüft, die elektrische Übererregbarkeit zu eigen.

Wird dann eine entsprechende Behandlung eingeleitet, so werden die meisten Fälle gut beeinflußt. Umgekehrt — wenn einer der eingangs genannten begünstigenden Umstände Raum gewinnt, so wird die ruhende Veranlagung herausgeholt bzw. es werden die vorhandenen Erscheinungen so gesteigert, daß z. B. die Krampfanfälle sich in kurzen Abständen immer aufs neue, bis zu eindutzendmal am Tag, wiederholen. Sie können sogar zu einem Dauerzustand: zum „Status eclampticus" führen, der mit Fieber, gespannter Fontanelle, Bewußtlosigkeit, Nackensteifigkeit, vermehrter Gehirnflüssigkeit und anderen meningitischen Reizerscheinungen verläuft. Die aufregendsten Zustände schließen sich an den Stimmritzenkrampf an. Dieser kann sich so steigern, daß die Kinder sekundenlang „wegbleiben", d. h. sich im Erstickungszustand befinden. Der Stimmritzenkrampf kann ferner auf dem Wege über dieses Wegbleiben jedesmal in tonisch-klonische Krämpfe übergehen, oder das Wegbleiben kann mit einem plötzlichen, ruckartigen Krampf, einem „Tetanus apnoicus" enden, der zum Stillstand der Atmung, zur leichenblassen Verfärbung der Haut, zur Verlangsamung der Schlagfolge des Herzens, dann zur totenähnlichen Erschlaffung des Körpers und zum Herzstillstand führt. — Auch auf der Höhe der Exspiration kann es zur „exspiratorischen Apnöe" kommen.

Außer im Anschluß an diese Atemkrämpfe kann es aber auch noch aus vollstem Wohlbefinden, z. B. im Anschluß an eine Mahlzeit, die das Kind eben noch ganz vergnügt eingenommen hat, zum unerwarteten Tod durch Herzstillstand kommen — Herztetanie.

Das Röntgenbild läßt bei schwerer Tetanie häufig eine Vergrößerung des Herzens infolge allgemeiner Dilatation erkennen.

Es sind noch eine Reihe anderer Erscheinungen beschrieben worden, die mit örtlichen tetanischen Zuständen an der glatten Muskulatur zusammenhängen sollen: Krampfzustände am Schließmuskel der Blase und des Mastdarmes, an der Speiseröhre, am Mageneingang und am Magenpförtner sowie im Verlauf des Darmrohres. Sie sind alle sehr selten, ihre Zusammenhänge mit der spasmophilen Störung sind auch sehr schwer zu beweisen. Dies gilt auch von der Bronchotetanie, worunter man Dauerspasmen der Bronchialmuskulatur an umschriebener Stelle versteht. Die Kinder zeigen die hochgradige Atemnot einer spastischen Bronchitis mit Nasenflügelatmen und Einziehungen am Brustkorb. Zugleich besteht an umschriebener Stelle eine Dämpfung mit verschärftem, bronchialklingendem Atmen und spärlichen Rasselgeräuschen, über anderen Teilen der Lunge Tympanie, so daß man glaubt, eine Lungenentzündung vor sich zu haben. Aber das Röntgenbild zeigt nur eine Verschleierung des Lungenfeldes, jedoch keinerlei Verdichtungsherde, auch die Sektion läßt solche vermissen. — Auch ein „Tetaniegesicht" ist beschrieben worden.

Erwähnt sei noch, daß eine gewisse Altersbedingtheit der spasmophilen Erscheinungen bemerkbar ist: junge Säuglinge zeigen die Neigung zu Krämpfen, ältere Säuglinge die zum Stimmritzenkrampf.

Ungemein häufig ist das Zusammenfallen von Spasmophilie und Rachitis — hat man doch früher, als man das Krankheitsbild „Spasmophilie" noch nicht kannte, einzelne spasmophile Erscheinungen, wie den Stimmritzenkrampf, überhaupt in das Krankheitsbild der Rachitis hineingerechnet. Spasmophilie und Rachitis haben in der Tat vieles Gemeinsame: beide kommen nur bei künstlich genährten Kindern vor, beide haben eine beinahe sich deckende Jahreskurve ihres Auftretens, beide werden durch Lebertran und zum Teil auch durch Höhensonne geheilt usw. Ihre innerliche Verbundenheit wird dadurch nicht gestört, daß die Spasmophilie gewisse Gegensätzlichkeiten zur Rachitis zeigt — denn diese Gegensätzlichkeiten haben insofern etwas besonderes, als sie das Spiegelbild rachitischer Begleiterscheinungen sind: die die Spasmophilie kennzeichnende Veränderung im Blutchemismus ist z. B. die Hypokalzämie: der Blutkalkspiegel ist normalerweise etwa = 10 mg-%, hingegen beträgt er bei Spasmophilie etwa = 6 mg-%. Bei Rachitis findet sich dagegen eine Hypophosphatämie. Weiter findet sich bei letzterer eine azidotische, bei Spasmophilie aber eine alkalotische Stoffwechselrichtung. Der Adrenalinhyperglykämie bei Rachitis entspricht bei Spasmophilie eine Adrenalinhypoglykämie usw.

Die Versuche, das Wesen der Krankheit zu ergründen, gingen von verschiedenen Ausgangspunkten aus: einmal wies die Abhängigkeit der spasmophilen Erscheinungen von der Nahrung (Verschontbleiben der Brustkinder, günstige Wirkung des Weglassens der Kuhmilch) auf Veränderungen im Stoffwechsel hin. Andererseits wiesen die Befunde der sogenannten parathyreopriven Tetanie bei Tieren, die man der Epithelkörperchen (Gland. parathyreoideae, Nebenschilddrüsen) beraubte oder bei Menschen, denen man ungewollt bei Kropfoperationen die gleichen Gebilde mit herausnahm, ferner auch das Auftreten von Tetanieerscheinungen bei schwangeren Frauen, auf gewisse innersekretorische Veränderungen hin — Anschauungen, die dadurch eine gewisse Wahrscheinlichkeit bekamen, daß man bei spasmophilen Säuglingen häufig alte Geburtsblutungen oder gar völlige Zerstörungen des Drüsengewebes in den Nebenschilddrüsen feststellen konnte.

Im weiteren Verlauf dieser Forschungen hat man eine ganze Reihe weiterer „Tetanien" kennengelernt:

1. Die Guanidintetanie. Bei Tieren, die man mit Guanidin vergiftet, kommt es zu spasmophilen Erscheinungen: Tetaniestellung der Pfoten, Krämpfen, elektrischer Übererregbarkeit usw.

2. Die Atmungstetanie (Hyperventilationstetanie). Läßt man bei Kindern durch unaufhörliches tiefes Ausatmen die in den Alveolen der Lunge befindliche Luft ausschöpfen, so kommt es zur Verarmung des Blutes an Kohlensäure, zur Verschiebung des Säurebasengleichgewichts nach der alkalotischen Seite hin — gleichzeitig aber auch zum Auftreten von Fazialisphänomen, Tetaniestellung der Hände, erhöhter elektrischer Erregbarkeit, Stimmritzenkrampf usw.

3. Die Bikarbonattetanie. Bei starkem, anhaltendem Erbrechen, z. B. bei Verschluß des Magenpförtners oder des Dünndarmes treten auch bei Erwachsenen spasmophile Erscheinungen auf. Sie sind dadurch bedingt, daß mit dem Erbrechen viel Magensaft (vor allem viel Chloride) dem Körper verlorengehen — Verluste, die durch die, in solchen Fällen meist angewendeten — Magenspülungen noch vergrößert werden. Es kommt dadurch schließlich zur Verarmung des Blutes an Chlor. Um dem entgegenzuwirken, spart der Körper Bikarbonat ein. Hierdurch kommt es zur Steigerung des Bikarbonatgehaltes des Blutes, dadurch zur Alkalose und durch diese wieder zur Tetanie.

4. Die Phosphattetanie. Gibt man Säuglingen Phosphatlösungen ein, so kommt es einerseits zur Senkung des Blutkalkspiegels, andererseits wieder zur Tetanie.

5. Hat man bei Nierenbeckeneiterungen, bei alimentär entstandener Wassersucht, bei einheimischer Sprue und intestinalem Infantilismus — sowohl im Säuglingsalter wie bei Kleinkindern — Tetanie entstehen sehen, die man mit den starken Wasserschwankungen im Gewebe solcher Kinder und den dabei erfolgenden starken Kalkabgaben durch den Darm in Zusammenhang gebracht hat.

Diese zahlreichen Untersuchungen haben das Verständnis des Zustandekommens der Krankheit zwar noch nicht völlig klargelegt, aber doch weitgehend gefördert. Sie haben vor allem gewisse Richtlinien für die Behandlung geliefert.

Diagnose: Die Spasmophilie ist jetzt ein seltenes Leiden geworden. Immerhin sollte man es sich zur Gewohnheit machen, jeden Säugling, den man untersucht, auf Fazialisphänomen zu prüfen. Es kommt im Säuglingsalter nur bei Spasmophilie vor und ist für die gesteigerte mechanische Erregbarkeit der Nerven beweisend. Letztere ist auch an anderen Nerven, z. B. am Peroneus, leicht nachweisbar. Am bequemsten ist sie aber am Fazialis zu prüfen, nur ist die Vorbedingung dazu, daß das Kind seine Gesichtsmuskeln nicht innerviert, also nicht schreit. Stimmritzenkrampf kommt ebenfalls nur bei Spasmophilie vor. Vor der Verwechslung mit den sogenannten Wutkrämpfen der Kinder schützt der Nachweis anderer spasmophiler Symptome (Fazialisphänomen). Die Tetaniestellung hingegen kann sich auch bei organischen Gehirnerkrankungen finden. Auf Trousseausches Phänomen zu prüfen, ist für die Praxis nicht empfehlenswert, weil die Kinder dabei zu schreien anfangen und leicht einen Stimmritzenkrampf und im Anschluß daran allgemeine Krämpfe bekommen können, die dann dem Arzt zur Last gelegt werden.

Am vieldeutigsten ist das Symptom der Krämpfe, weil diese beim Säugling aus allen möglichen Gründen auftreten können. Aus Gründen des Erbgesetzes (Epilepsie) ist es jetzt doppelt nötig, die Natur etwaiger Säuglingskrämpfe zu klären. Der sofortige oder an den nächsten Tagen mögliche Nachweis sonstiger spasmophiler Symptome leitet auch hier auf die richtige Spur. Will man in späteren Jahren einen Rückschluß auf die Natur irgendwelcher Säuglingskrämpfe machen, so gibt die Feststellung der früher erwähnten begünstigenden Umstände den besten Anhalt:

Krämpfe, die im Sommer, bei Brustkindern, im Alter von weniger als 2 Monaten aufgetreten sind, sind aller Wahrscheinlichkeit nach keine spasmophilen gewesen.

Den besten Beweis für die spasmophile Natur der Erscheinungen bildet der Nachweis der elektrischen Übererregbarkeit. Man prüft dieselbe mit dem galvanischen Strom. Dazu setzt man die breite Elektrode auf die Brust des Säuglings und die kleine auf die Reizstelle des N. medianus an der Kleinfingerseite des Unterarmes und stellt, mit kleinen Strömen beginnend, die Minimalzuckung fest. Ausschlaggebend ist der Wert für die K.Ö.Z., auf deren Prüfung man sich beschränken kann: ist sie kleiner als 5 M.-A., so besteht Übererregbarkeit.

Im wesentlichen also gründet sich die Diagnose der Spasmophilie entweder darauf, daß der Arzt selbst einen Krampfanfall oder Stimmritzenkrampf erlebt oder die Tetaniestellung der Hände beobachtet, oder daß er durch Prüfung des Fazialisphänomens oder letzten Endes durch die Prüfung der elektrischen Erregbarkeit feststellt, daß die ihm von den Eltern des Kindes geschilderten Vorkommnisse spasmophiler Herkunft gewesen sind.

Bei der Voraussage ist zu unterscheiden zwischen der, die sich auf den vorliegenden Krankheitszustand bezieht, und der für das spätere Leben. Die klinischen Erscheinungen der Spasmophilie lassen sich im allgemeinen gut beherrschen. Nur der Stimmritzenkrampf macht oft Schwierigkeiten bei seiner Beseitigung. Unerwartete Verschlimmerungen werden manchmal durch Witterungseinflüsse und Fiebersteigerungen herbeigeführt. Die Aussichten für das spätere Leben sind insofern gut, als ein Übergang der eklamptischen Krämpfe in epileptische bisher nicht beobachtet worden ist. Aber in anderer Hinsicht ist die Aussicht etwas getrübt: nur ein Teil der Kinder bleibt im späteren Leben ganz normal, ein zweiter Teil zeigt die Erscheinungen der ausgesprochenen Nervosität des Kindesalters: leidet an Kopfschmerzen, nächtlichem Aufschrecken, Bettnässen, Tiks, Schreckhaftigkeit, Stottern und dergleichen mehr. Ein dritter Teil weist gewisse geistige Mängel auf, die sich vor allem durch schlechtes Fortkommen in der Schule zu erkennen geben; einzelne der Kinder kommen gar nicht in der normalen Schule fort, sondern müssen der Hilfsschule überwiesen werden, die meisten lernen erst nach dem 2. Lebensjahre sprechen, viele erst im 4. oder 5. Jahre. In dieser Hinsicht ist die Aussicht also doch ziemlich ungünstig.

Die in der Augenheilkunde geltende Meinung, daß der Schichtstar der älteren Kinder mit den Säuglingskrämpfen zusammenhänge, hat sich in Beobachtungen am Krankengut meiner Klinik nicht bestätigt. Auch ein Zusammenhang der Riffelungen im Schmelz der unteren bleibenden Schneidezähne mit den Säuglingskrämpfen hat sich nicht beweisen lassen.

Die **Behandlung** der Spasmophilie geschieht in der Hauptsache durch die Behandlung der — die Spasmophilie begleitenden — Rachitis, also durch Gebrauch von Vigantol — nötigenfalls in Form des Vigantolstoßes — oder durch Phosphorlebertran oder Höhensonne, wozu dann noch folgende Besonderheiten treten:

Wird man zu einem im Krampfanfall liegenden Kind gerufen, so kann man fernmündlich schon der Mutter den Rat geben, dem Kind ein langdauerndes Bad von 35°C zu geben, in dem manchmal der Anfall sein Ende findet. Ist das nicht bis zum Eintreffen des Arztes geschehen, so verabfolgt man dem Kind ein Chloralklistier (s. unten): $^1/_2$ g Chloralhydrat, in etwa 20 g warmen Wassers gelöst, wird langsam mit der Klistierspritze in den Darm gegeben, die Gefäßbacken werden zusammengedrückt und das Kind wiegend hin und hergeschaukelt. Es schläft meist unter den Händen des Arztes in 3—5 Minuten ein und seine Krampfbewegungen hören auf. Wenn es sorgfältig vor allem unnötigen Anfassen und vor allen Geräuschen geschützt wird, schläft es etwa 3 Stunden lang. Wenn es dann aufwacht, erhält es 100 g stark gesüßten Tee zu trinken, dem 1 Teelöffel Chloralhydrat (= $^1/_4$ g) zugesetzt ist. Hiernach schläft es ebenfalls wieder ein, und so hält man es 24 Stunden in Chloralnarkose. Gleichzeitig läßt man es diese Zeit über (bei Tee) hungern. Preßt es das Chloralklistier wieder heraus, so kann ihm ein zweites sofort hinterher verabfolgt werden, ohne daß die Gefahr der Überdosierung bestünde. Die Hauptsache ist aber, daß das Klistier körperwarm gegeben wird — denn ein kaltes wirkt als Abführmittel. Sind die Krampfbewegungen so stark, daß zu befürchten ist, daß es auch das 2. Klistier herausdrückt, so spritze man ihm lieber Luminal in die Muskeln oder unter die Haut (s. unten).

Im schweren „Status eclampticus", das heißt also dann, wenn die Kinder in stundenlangen Krämpfen liegen, kann man auch die Lumbalpunktion machen oder Morphium (0,003 pro dosi) geben oder Kalklösung (Afenil) in den Sinus einspritzen. Gleichzeitig legt man dem Kind eine Eisblase auf den Schädel. Unerläßlich ist es, Kinder mit Krampferscheinungen, vor allem mit Stimmritzenkrämpfen, vor seelischen Erregungen zu schützen. Werden die spasmophilen Erscheinungen durch das Fieber einer hinzutretenden Erkrankung ausgelöst und weiter unterhalten, so ist die Körperwärme durch wiederholte kühle Bäder und mehrfache Gaben von je 0,1 Pyramidon (bei dreistündigen Messungen) niedrig zu halten.

Bei ruhender Spasmophilie, also in den Fällen, in denen nur ein Fazialisphänomen und — wenn man daraufhin genauer untersucht — auch elektrische Übererregbarkeit und Trousseausches Phänomen nachweisbar sind, aber noch keine krampfartigen Erscheinungen bestehen, muß man bestrebt sein, das Ausbrechen der letzteren durch Verabreichung von Vigantol zu verhüten. Außerdem ist die Nahrung nach Menge und Beschaffenheit gemäß den in Kapitel I (S. 7) gegebenen Vorschriften richtigzustellen. Letzteres ist unter allen Umständen notwendig, auch wenn dadurch für einige Zeit Gewichtsstillstand eintritt.

Besteht Stimmritzenkrampf, so läßt er sich in leichten Fällen durch Richtigstellen der Nahrung, vor allem durch Einschränken der Milchmenge sowie durch Vigantol (als „Stoß" gegeben) zum Rückgang bringen. Stärkere Stimmritzenkrämpfe sind sehr ernst zu nehmen und sind genau so zu behandeln wie Anfälle von allgemeinen Krämpfen.

Was die Behandlung der letzteren anbetrifft, so ist an die oben geschilderte, einleitende Verordnung von 24stündigem Hungern und leichter Chloralnarkose eine sorgfältige Ernährungsbehandlung anzuschließen: der sichere, aber in der Praxis meist nicht begehbare Weg ist die Einleitung von Frauenmilchernährung, bei der die Übererregbarkeitserscheinungen langsam, aber sicher abzuklingen pflegen und zu der man sich immer entschließen sollte, wenn die Krämpfe im Beginn der ungünstigen Jahreszeit, also schon im Herbst, auftreten und befürchten lassen, daß sie sich den ganzen Winter über hinziehen. Weniger sicher ist die künstliche Ernährung: Von der Teediät, wie sie oben angegeben wurde, geht man zu Haferschleim oder dickem Reisschleim über, den man mit Zucker süßt. Auch hierbei pflegen in der Regel keine neuen spasmophilen Erscheinungen aufzutreten, vielmehr schwinden — teils unter der Wirkung des Hungers, teils unter der des Vigantols — etwa noch vorhandene Erscheinungen wie Fazialisphänomen und elektrische Übererregbarkeit. Nach 2—3tägiger Schleimdiät macht man den ersten Versuch mit einer Milchzulage ($^1/_3$ Milch, $^2/_3$ Reisschleim + Zucker). Bleibt das Fazialisphänomen negativ, so geht man allmählich zur etwa normalen, aber stets sehr knappen Kuhmilchernährung des Kindes über und hält dadurch die spasmophilen Erscheinungen unterhalb ihrer Reizschwelle.

Treten aber mit der Milchzulage (ehe das Vigantol sich auswirkt) von neuem spasmophile Erscheinungen auf, so ist zunächst zu versuchen, sie durch Zugabe der unten genannten Arzneimittel (Kalk usw.) zum Verschwinden zu bringen. Läßt diese Behandlung aber im Stich, so bleibt nichts übrig, als mit der Milch auf das Mindestmaß, bei dem noch keine Krämpfe oder Stimmritzenkrampf auftreten, zurückzugehen, also vielleicht bis auf 100 g Milch am Tag. Es hat in der früheren Zeit, da man die Beeinflussung der Spasmophilie mit Vigantol noch nicht kannte, Fälle gegeben, in denen man zur ganz milchlosen Ernährung des Säuglings übergehen mußte. Bei dieser wurde der Eiweißgehalt der Nahrung durch Eigelb, Sojamehl, gewiegtes Suppenfleisch sowie durch Leber, die roh oder gedämpft durch ein feines Sieb gestrichen war, gedeckt, während dem

Brennwertgehalt durch Grießsuppe, Zwiebackmehlabkochung, dicken Reisschleim mit Zucker unter Zugabe von Lebertran, von Obst, Gemüse oder Obstsaft und Gemüsepreßsaft genügt wurde. Diese Kost wurde bei der „persistierenden Spasmophilie" wochenlang gegeben. Eine andere Möglichkeit, diese hartnäckigen Fälle zu behandeln, besteht darin, daß man die alkalotische Stoffwechselrichtung unmittelbar angeht, indem man jedesmal in die Nahrung des Kindes 1 Teelöffel Salmiak (Ammon. chlorat. 10%ige Lösung) hineingibt oder indem man dem Kinde „Salzsäuremilch" verabfolgt in Form von „Kutanmilch" nach Scheer (Milchwerke Töpfer, Böhlen oder Dietmannsried). Eine dabei auftretende Zylindurie ist bedeutungslos. — Ob derartige Fälle heutzutage, wo unter der Vigantolprophylaxe der Rachitis auch die Spasmophilie beinahe geschwunden ist, überhaupt noch vorkommen, ist sehr fraglich.

Neben der Ernährungsbehandlung, die letzten Endes den Dauererfolg gewährleistet, muß aber immer noch die Arzneibehandlung geübt werden. Hierfür kommt neben dem Vigantol noch der Phosphorlebertran in Mengen von 2mal 1 Teelöffel am Tag in Betracht. Auch mit Ultraviolettlicht ist die Spasmophilie behandelt worden. Doch ist bei dieser Vorsicht geboten, weil die ersten Bestrahlungen neue Krämpfe auslösen können. Das rührt davon her, daß die Ultraviolettstrahlung vorübergehend zu einer Alkalose im Körper führt, durch welche die — bei Spasmophilie sowieso schon vorhandene Alkalose verschlimmert wird, so daß sie sich bis zum Auftreten von Krampferscheinungen steigert.

Von Chloralhydrat gibt man löffelweise $^1/_4$—$^1/_2$ g bei jeder Dosis, beim Chloralklistier die doppelte Menge (Sol. Chloralhydrat 5,0 : 100,0, je 1 Teelöffel = $^1/_4$ g Chloral). Bei der Kalkbehandlung gibt man: Calciumchlorat sicc. 20,0, Liq. am. anis. 2,0, Sacch. 0,2, Gi. arab. 1,0 Aq. dest. ad 200,0, 2stündlich 1—2 Teelöffel in stark gesüßtem Schleim. Oder Calcium lactic. solub. (5mal 1 Teelöffel in Schleim) oder intravenös Afenil (10%ige $CaCl_2$-Harnstofflösung, 1 ccm sehr langsam in die Vene [Sinus] einspritzen, wenn nötig wiederholt).

Der Säuglingsskorbut

Der Säuglingsskorbut (Möller-Barlowsche Krankheit) ist die C-Avitaminose.

Er entsteht, wenn der „antiskorbutische" Ergänzungsstoff durch wiederholtes Abkochen der Milch oder durch Abkochen derselben nach vorheriger Pasteurisierung oder durch Homogenisierung, durch Zusatz von Natr. bicarbonicum oder durch fabrikmäßige Verarbeitung der Milch (Büchsenmilch, gewöhnliche Trockenmilch) zerstört wird.

Dem Säuglingsskorbut eigentümlich sind Blutungen, die an den verschiedensten Körperstellen erfolgen, vorzugsweise unter die Knochenhaut der langen Röhrenknochen (Oberschenkel) oder unter die des Unterkiefers, des Schädels (Augenhöhle, platte Schädelknochen) und der Rippen (skorbutischer Rosenkranz), ferner in das Zahnfleisch — sofern schon Zähne vorhanden sind oder dicht vorm Durchbruch stehen — in die Schleimhaut der Nase, des Darmes, die Augenbindehaut, auch in die äußere Haut, hier in Form von punktförmigen Blutungen und blutunterlaufenen Stellen. Häufig und frühzeitig kommt es auch zu Nierenblutungen (verdächtige Blutflecken in der Windel).

Daneben bzw. schon vor dem Ausbruch der eigentlichen Skorbuterscheinungen — „präskorbutisch" — kann sich ein unregelmäßiges Fieber einstellen, ferner schlechtes Befinden der Kinder, Angst vor dem Angefaßtwerden, Schwitzen, Blässe, Appetitlosigkeit, Gewichtsstillstand, zuweilen auch eine Art von Widerwillen gegen gekochte Milch wassersüchtige Durchtränkung der Haut über den befallenen Gliedmaßen mit Berührungsempfindlichkeit und Schonung derselben, so daß manchmal zunächst an eine Lähmung oder einen Gelenkrheumatismus gedacht wird. Aber immer nur sind die Knochen, nie die Gelenke befallen. Wie bei den meisten Mangelkrankheiten, wird der Ausbruch der Erscheinungen durch zufällig hinzutretende fieberhafte Erkrankungen

(Grippe) befördert. Umgekehrt schafft auch die skorbutische Erkrankung an sich eine Veranlagung zu anderweitigen, namentlich grippösen Erkrankungen (skorbutische Dysergie).

Wegweisend ist die überaus starke Schmerzhaftigkeit eines oder beider Beine, die sich bei Bewegungen — z. B. beim Trockenlegen der Kinder — zeigt, und die Anschwellung des Knochens, die zuerst immer an eine rachitische Einknickung desselben denken läßt; um so mehr, als ja rachitische Kinder auch häufig eine hochgradige Berührungsempfindlichkeit haben und ebenfalls einen „Rosenkranz" aufweisen. In zweiter Linie kommt — wegen des vorhandenen Fiebers — eine Knochenmarkentzündung in Betracht. Ist auch sie auszuschließen, so bleibt nur Skorbut übrig. Man suche dann nach Zahnfleischblutungen und mache nötigenfalls ein Röntgenbild, am besten von der Kniegelenkgegend, das einen sehr kennzeichnenden Befund liefert: einen dichten, breiten, ungleichmäßig begrenzten Querschatten an der Knochenknorpelgrenze, der am deutlichsten am unteren Ende des Oberschenkelknochens zu sehen ist, die „Trümmerfeldzone". Neben dieser — nach dem Knochenschaft zu — findet sich ein Aufhellungsstreifen. Der Knochenschaft selbst zeigt den Befund einer Kalkarmut und einer Verdünnung der Knochenrinde. Ein zweiter Befund ist der ringförmige Schattensaum um die Kerne der Gelenkenden der Knochen herum, die in ihrem Innern ebenfalls auffallend hell und kalkarm aussehen. Sehr deutlich sind im Röntgenbild immer die großen Blutergüsse unter der Knochenhaut zu sehen. — In zweifelhaften Fällen läßt sich die Krankheit „ex juvantibus" feststellen, d. h. aus der schnellen Wirkung einer entsprechenden Nahrungsänderung. — In schweren, verkannten oder vernachlässigten Fällen mit zahlreichen Blutergüssen an den verschiedensten Körperstellen und hinzugetretenen Infektionen kann die Unterscheidung von „Sepsis mit hämorrhagischer Diathese" schwer sein.

In diesen letztgenannten Fällen sind die Heilungsaussichten schlecht. Im übrigen aber wird die Krankheit sehr gut und schnell durch die Behandlung beeinflußt.

Behandlung: Um den Kindern Schmerzen zu ersparen, sind sie möglichst wenig zu bewegen, auch nicht zu baden; das erkrankte Glied wird durch einen großen, feuchten, schmerzlindernden Verband ruhiggestellt. Nötigenfalls gibt man anfangs etwas ($^1/_4$ g) Chloralhydrat. Vor einer Eröffnung des Blutergusses zur Schmerzstillung (durch Druckentlastung) ist dringend zu warnen; die Blutung füllt sich nicht nur nach, sondern es besteht auch die große Gefahr einer Infektion. Die Hauptsache bildet die Ernährung: Hat man einwandfreie Kuhmilch zur Verfügung, so gibt man sie ungekocht in der gleichen Mischung wie beim gesunden Kind. Steht nur Kuhmilch aus nicht ganz einwandfreier Quelle zur Verfügung, so koche man sie kurz auf. Die eigentliche Behandlung des Skorbut selbst besteht darin, daß man dem Kind täglich 50 ccm Zitronensaft mit Zucker, mit Wasser stark verdünnt, zu trinken gibt. Auch frischer Preßsaft von Apfelsinen, Himbeeren, Tomaten, Äpfeln, im Winter von den durch ihren besonders hohen C-Vitamingehalt ausgezeichneten Grünkohl, Rotkraut, Kohlrüben und Spinat kann gegeben werden. Zu beachten ist, daß den so viel gebrauchten Bananen nur ein sehr geringer C-Vitamingehalt innewohnt. Verweigern die Kinder den Zitronensaft wie auch die übrigen Preßsäfte, so ist das reine C-Vitamin in Form von Cebion oder Cantan (Askorbinsäure) zu geben, entweder als Tabletten zu 0,05 (täglich 4 Tabletten = 60 g Zitronensaft) oder intrasinös: täglich 1—2 Ampullen = 1—2mal 0,05 Cebion = 30—60 g Zitronensaft. Wie bei den Blutkrankheiten überhaupt, empfiehlt es sich auch beim Skorbut, sämtliche zur Verfügung stehenden Behandlungsmöglichkeiten nicht nacheinander, sondern zu gleicher Zeit anzuwenden, also sowohl Zitronensaft usw. wie zugleich auch Cebion zu geben. Die Wirkung der Behandlung zeigt sich in einem Absinken des Fiebers, Nachlassen der Schmerzhaftigkeit und in der Besserung der Nahrungsaufnahme. Sobald letztere eingetreten ist, wird die etwaige intrasinöse Einspritzung weggelassen und das Cebion in der Nahrung verabreicht, nach 14 Tagen ist es durch frischen Fruchtsaft zu ersetzen und wieder nach 14 Tagen ist zur normalen Kost überzugehen.

Blutarmut

Auch in diese Krankheitsgruppe spielen Fragen des Vitaminmangels hinein, aber etwas Sicheres ist darüber noch nicht bekannt.

Während unmittelbar nach der Geburt das Blutbild des Kindes stark neutrophil und nach links verschoben ist, stellt sich bereits am 3. oder 4. Lebenstage das für das ganze Säuglingsalter als normal anzusehende Zahlenverhältnis im Differentialblutbild her, das durch eine hohe Lymphozytose gekennzeichnet ist — ein Befund, der sich wahrscheinlich aus der Tätigkeit der Thymusdrüse erklärt. Auch die Zahl der weißen Blutkörperchen ist im Säuglingsalter bemerkenswert hoch.

	Hb	Zahl der			Basophile	Eosinophile	Myeloblasten	Myelozyten	Jugendliche	Stabkernige	Segmentk.	Lymphozyt.	Lymphoblast.	Monozyten
		M. Roten	Weißen	Plättchen										
Kind	80	5	6—8 T.	250 T.	1	3	—	—	—	4	63	23	—	6
Säugling	80	5	8—12 T.	250 T.	1	1—5	—	—	—	0—5	15—40	49—75	—	3—12

In Krankheitszuständen vermag, wenn es sich um Veränderungen im roten Blutbild handelt, schon eine einmalige Blutuntersuchung den entscheidenden Aufschluß über die Art und den Grad der Erkrankung zu geben. Blutfarbstoff und Blutkörperchenzahl verändern sich dabei meist nicht übereinstimmend, sondern der Blutfarbstoff fällt im allgemeinen früher und in stärkerem Maße ab als die roten Blutkörperchen, so daß „pseudochlorotische" Zustände bei Säuglingen nichts Seltenes sind. Das eigentlich Kennzeichnende aber der Blutarmutszustände des Säuglings ist die Tatsache, daß sich bei ihnen in schwereren Fällen sehr schnell die embryonale Art der Blutbildung wiederherstellt. Vor der Geburt vollzieht sich die Blutbildung in den Blutinseln des Mesoderms, ferner in der Leber und in geringerem Maße auch in der Milz und den Drüsen. Nach der Geburt übernimmt das Knochenmark die Blutbildung; erkrankt dieses, so treten die genannten anderen Körperteile erneut in Tätigkeit. Infolge dieses Rückfalls in die embryonale Art der Blutbildung nähert sich das Blutbild der schweren Blutarmut des Säuglings dem der späteren perniziösen Anämie. Es ist aber andererseits wieder leicht von dieser abzugrenzen durch die stets vorhandene Leukozytose, wie auch durch eine sie häufig begleitende große Milzschwellung. Wirkliche perniziöse Anämie kommt im ersten Lebensjahr nicht vor.

Aus dem weißen Blutbild lassen sich weniger sichere Folgerungen ziehen. Nur das eine steht fest, daß leukämische Veränderungen im Säuglingsalter wohl nicht vorkommen. Ich habe es zwar einige Male erlebt, daß der pathologische Anatom — z. B. bei einem 3 Tage alten Kind, das an Melaena neonatorum starb, sowie bei zwei älteren Säuglingen, die an Sepsis mit hämorrhagischer Diathese zugrunde gingen — die Diagnose „Leukämie" stellte. Aber ob das wirklich — klinisch — Leukämie war, ist zu bezweifeln Im allgemeinen braucht man nicht an Leukämie zu denken. Vor allem dann nicht, wenn die oben schon erwähnte starke Milzvergrößerung besteht. — Was die Auswertung des weißen Blutbildes bei bakteriellen Ansteckungen anbetrifft, so sind die Folgerungen, die man hier ziehen darf, beim Säugling unsicherer als beim älteren Kind. Man begreift das ohne weiteres, wenn man auf dem oben wiedergegebenen Beispiel eines normalen Differentialblutbildes sieht, daß selbst Lymphozytenzahlen von 70% noch bei gesunden Säuglingen vorkommen können und demgemäß auch selbst noch als normal angesehen werden müssen. Ferner kommt es vor, daß Säuglinge bei infektiösen Erkrankungen nicht den üblichen Anstieg der Neutrophilen mit dem entsprechenden Absinken der Lymphozyten zeigen, sondern daß sie eine „lymphatische Reaktion" mit einem Anstieg der Lymphozyten bis auf 90% und mehr bekommen. Ebenso kommen, wenn auch sehr viel seltener, myeloische Reaktionen im Fieber vor. In der Regel aber erfolgt bei entzündlichen Vorgängen ein Anstieg der Segmentkernigen auf Kosten der Lymphozyten. Je nach der Schwere des Infektes gelangen auch erhöhte Mengen von jugendlichen Zellen: Stabkernige, ausgesprochenen Jugendformen und sogar Myelozyten in die Blutbahn. Zu dieser „Linksverschiebung" kommt es im Säuglingsalter schneller als in späteren Jahren. Erhaltenbleiben der Eosinophilenzahl bzw. Wiederkehr der Eosinophilen nach vorausgegangenem Schwinden derselben gilt als günstiges Zeichen. Vermehrte Eosinophile finden sich bei Hautausschlägen wie bei asthmatischen Luftröhrenkatarrhen. Findet man im akuten Zustand eines exsudativen Hautausschlags keine Eosinophilen, so lassen sie sich oft nach Abheilen des Ausschlags nachweisen; fehlen sie bei einer asthmatischen Bronchitis im Blut, so findet man sie oft im Auswurf.

Die **Blutsenkung** bestimmen wir bei Säuglingen vermittels der Mikromethode von Langer. Als normaler Wert gilt eine Senkung von etwa 6 mm. Bei Keuchhusten (ohne Begleiterscheinungen) ist die Senkung verlangsamt, bei infektiösen Erkrankungen ist sie beschleunigt. Im übrigen ist die Blutsenkung für diagnostische Zwecke, insbesondere für die Frage: ob Tuberkulose vorliegt oder nicht — unbrauchbar. Für prognostische Zwecke besagt uns ihre, in Abständen von 3—4 Wochen wiederholte Ausführung etwas — in dem Sinne, daß die Rückkehr einer beschleunigten Senkung zur Norm als etwas Günstiges anzusehen ist.

* * *

Es gibt sehr viele blasse Kinder im ersten Lebensjahr. Aber schon die regelrecht gefärbten Schleimhäute belehren darüber, daß es sich bei ihnen nicht um eine wahre Blutarmut, sondern nur um eine schlechte Durchblutung der Hautdecken, eine sogenannte Scheinanämie, handelt. Eine wirkliche „alimentäre“ Blutarmut findet sich als Folge einer allzulangen und allzu einseitigen Frauenmilchernährung bei Brustkindern, die 1 Jahr und noch länger ausschließlich von der Mutter gestillt worden sind. Die Ursache ist vermutlich in der Eisenarmut der Frauenmilch, vielleicht auch in einem Mangel an Ergänzungsstoffen, zu suchen. Denn die Erkrankung läßt sich verhüten wenn rechtzeitig, d. h. vom 4.—5. Lebensmonat ab, gemischte Kost und Gemüse zugefüttert wird. Auch bei künstlich genährten Säuglingen kommt es zu dieser alimentären Blutarmut, wenn sie monatelang einseitig mit Milch ernährt werden. Teils ist es wohl wieder der Mangel an Ergänzungsstoffen, teils aber auch die Milch an sich, die die Krankheit verursacht, wobei man sich vorstellt, daß in letztem Falle das Fett bzw. die Fettsäuren schädigend, d. h. hämolysierend, auf das Blut wirken könnten. Vor allem zeigt sich das, wenn Säuglinge schon in den ersten Lebensmonaten mit Ziegenmilch ernährt werden. Es kommt dann zur „Ziegenmilchblutarmut“. Kindern im zweiten Lebensjahr dagegen schadet die Ziegenmilch nicht mehr viel.

Sehr häufig, beinahe regelmäßig, kommt es bei Frühgeburten zur Blutarmut. Sie wird meist als „konstitutionelle“ Anämie aufgefaßt (hierzu vgl. auch S. 62).

Eine „infektiöse“ Anämie findet sich bei Säuglingen, die lange Zeit hindurch an Infektionen (Lues, Tuberkulose, chronischen Nasenrachenkatarrhen, Nierenbeckenentzündungen usw.) gelitten haben. Die Ursache dürfte auch hier wieder teils in einer toxischen Blutzerstörung, teils in einem Vitaminmangel zu suchen sein. (Im Fieber besteht ein erhöhter Vitaminbedarf.)

Eine dem frühen Kindesalter eigentümliche, besonders ungewöhnliche Form der Blutarmut ist die Anaemia pseudoleucaemica (v. Jaksch).

Über die bei Neugeborenen vorkommenden Erkrankungen des Blutes s. S. 47, 49, 52.

Bei der Untersuchung anämischer Kinder findet sich eine starke Blässe der Haut und der Schleimhäute. Die Haut ist entweder wachsbleich oder sie trägt einen Stich ins Gelbliche. Namentlich die Ohren schimmern im durchfallenden Licht blaßgelblich durch. Es besteht eine Neigung zu Hautblutungen; schon das Beklopfen mit dem Hammer zum Auslösen des Kniereflexes wie auch jedes feste Anfassen des Kindes hinterläßt blaue Flecke. Kleine punktförmige Blutungen können sich sowohl auf der äußeren Haut wie auf der Mundschleimhaut finden. Das Äußere des Kindes hat etwas Aufgeschwemmtes, Pastöses an sich, in schweren Fällen finden sich sogar wirkliche wassersüchtige Schwellungen der Haut. Die Muskeln sind schlaff, das Fettpolster ist oft gut entwickelt. Am Herzen finden sich Geräusche, die bei eintretender Besserung wieder verschwinden. Fast immer ist die Milz, oft auch die Leber, etwas vergrößert. Allgemeine Drüsenschwellungen fehlen, etwaige Nackendrüsen pflegen von abgelaufenen Rachenkatarrhen herzurühren, auch tastbare Leistendrüsen haben keine große Bedeutung, da sie bei Säuglingen überhaupt sehr häufig vergrößert zu fühlen sind. Junge Kinder, namentlich Frühgeburten, zeigen zuweilen eigenartige (nichtrachitische) Knochenhöcker auf dem Schädel.

Das **Blutbild** zeigt in leichten Fällen nur eine Herabsetzung des Blutfarbstoffgehaltes bei verhältnismäßig geringer Senkung der Zahl der roten Blutkörperchen (Pseudochlorose). Im weißen Blutbild ist eine Lymphozytose zu erkennen. In schwereren Fällen ist die Verminderung der Zahl der roten Blutkörperchen sehr ausgesprochen, oft hochgradig und bis auf Werte von 1 Million und darunter gehend. In gleicher Weise ist der Blutfarbstoffgehalt bis auf Werte von 20—10% herabgesenkt. Daneben bestehen Poikilozytose, Anisozytose, Dellenbildung, Polychromasie und Auftreten zahlreicher kernhaltiger roter Blutkörperchen (Normoblasten und vor allem Megaloblasten). Auch das weiße Blutbild wird in Mitleidenschaft gezogen; es kommt zur Vermehrung der weißen Blutzellen. Jedoch selten über 30000. Hierüber hinaus wird eine Vermehrung von weißen Blutkörperchen nur durch gleichzeitige Nierenbeckenentzündung, Katarrhe der oberen Luftwege und dergleichen bewirkt. Die Vermehrung betrifft hauptsächlich die Lymphozyten, daneben auch die großen Mononukleären und Übergangsformen. Nicht selten finden sich auch einzelne Myelozyten. Die Blutplättchen sind — zuweilen sehr stark — vermindert.

Handelt es sich um eine **Ziegenmilchanämie,** so hat man es in der Regel mit sehr schweren Graden von Blutarmut zu tun. In solchen Fällen ist der Färbeindex, der bei der gewöhnlichen Säuglingsanämie meist unter 1 liegt, auf über 1 erhöht.

Bei den als **„Anaemia pseudoleucaemica"** (Jaksch) bezeichneten Fällen reicht die Milz als harte Geschwulst bis über den Nabel herunter. Ihre Umrisse sind oft durch die Bauchdecken erkennbar. Auch eine weiche Lebervergrößerung findet sich. Der Umfang des Leibes ist vergrößert, oft diejenige Erscheinung, die die Kranken zuerst zum Arzt führt. Nebenher besteht die oben beschriebene Anämie mit ihrer dem Kindesalter eigentümlichen, bald mehr, bald weniger starken Ausschwemmung von Jugendformen: Normoblasten, Megaloblasten, auch von Myeloblasten und Myelozyten. Es ist also in der Tat ein sehr eigenartiges Bild, das man vor sich hat: Das Blutpräparat erinnert an die perniziöse Anämie, der klinische Befund an die Leukämie, und in Wirklichkeit handelt es sich um eine Anämie — allerdings die dem Kindesalter eigentümliche Form derselben, die deshalb mit Recht durch eine besondere Bezeichnung herausgehoben wird. Sie ist keine selbständige Krankheit, sondern nur eine besonders geartete Form der Säuglingsanämie. Zu ihr, namentlich zu der sie kennzeichnenden Milzvergrößerung, kommt es vorzugsweise in denjenigen Fällen, in denen die Anämie durch Erkrankungen bedingt bzw. von Erkrankungen begleitet ist, die an sich schon mit einer gewissen Vergrößerung der Milz einherzugehen pflegen: Syphilis, Tuberkulose, Typhus, Malaria, ferner Rachitis und Stat. thymicolymphaticus. Sie ist keineswegs etwa als die schwerste Form der Säuglingsanämie anzusehen, ebenso wenig ist die Größe der Milz ein Maßstab für den Grad der Blutarmut oder für die Schwere der Krankheit.

Auch die sogenannte **aplastische** oder **aregeneratorische Anämie** ist nur eine Abart der gewöhnlichen Blutarmut. Von ihr spricht man dann, wenn im Blutbild von einem Bestreben des Knochenmarks: die Verarmung an roten Blutzellen durch Lieferung junger oder gar unreifer, d. h. polychromatischer oder kernhaltiger roter Blutkörperchen auszugleichen — nichts erkennbar ist. Ein solcher Befund erlaubt den Rückschluß, daß das Knochenmark entweder so schwer geschädigt ist, daß es keinen Ersatz an roten Blutkörperchen zu liefern vermag oder daß es sie zwar bildet, aber hinsichtlich ihrer Abgabe an das strömende Blut durch irgendwelche Gifte abgeriegelt ist. Was im Einzelfall vorliegt, läßt sich zunächst nicht entscheiden, sondern ergibt sich erst ex juvantibus. Möglich, daß das Verfahren der Knochenmarkspunktion künftighin genauere Aufschlüsse liefert. Vorläufig hat man sich in solchen Fällen auf den Standpunkt zu stellen, daß die zweitgenannte Möglichkeit vorliegen könnte, die die günstigeren Heilungsaussichten bietet, und hat zu versuchen, durch immer wiederholte, monatelang fortgesetzte große Blutüberpflanzungen das Kind so lange am Leben zu erhalten, bis sich die Abriegelung des Knochenmarks von selber gelöst bzw. der Körper mit Hilfe des überpflanzten Blutes die Giftwirkung überwunden hat.

Es sei hierbei bemerkt, daß es Fälle gibt, in denen der Zustand der „Aregeneration" nur vorgetäuscht ist. Es finden sich bei den betreffenden Säuglingen zwar im Blutbild trotz starker Blutarmut keine kernhaltigen Blutkörperchen, aber die Behandlung ist wirksam und führt zur Heilung und zur Herstellung eines normalen Blutbildes, ohne daß sich je unreife Formen im Blutbild gezeigt hätten!

Die Heilungs- und Lebensaussichten werden dadurch getrübt, daß mit dem Sinken des Blutfarbstoffs und der roten Blutkörperchenzahl sich meistens ein Sinken der Abwehrkraft gegenüber Ansteckungen und auch sehr häufig ein Absinken des Appetits des Kindes verbindet. Wo sich in solchen Fällen Blutüberpflanzungen machen lassen, läßt sich beides — das letztere oft schlagartig — bessern. Wo das aber nicht möglich ist, ist der Ausgang der Krankheit zweifelhaft, wenigstens in den schwereren Fällen. Sterben die Kinder, so geschieht das unter einer, an die „große Atmung" erinnernden Form von schwerer Atemnot (wegen Verarmung an Sauerstoffträgern, d. h. roten Blutkörperchen).

Die Diagnose gründet sich auf das Äußere des Kindes und den Blutbefund. Letzterer ist in jedem Falle durch die Wassermannsche und die Pirquetsche Probe zu ergänzen. Die weitaus größte Zahl der Fälle wird hinsichtlich Erkennung des Leidens und Deutung seiner Herkunft keine Schwierigkeiten machen. Aber es ist zu bedenken, daß es eine Fülle von selteneren Blutkrankheiten wie auch von Krankheiten, die durch die sie begleitende Milz- oder Lebervergrößerung den Verdacht auf eine Blutkrankheit hervorrufen, gibt. Sie alle können schon im Säuglingsalter, sogar schon in der Neugeborenenzeit, beginnen und müssen deshalb in etwas unklaren Fällen berücksichtigt werden.

Ich nenne von diesen nur den hämolytischen Ikterus (Erblichkeit, herabgesetzte osmotische Resistenz der roten Blutkörperchen, gelbliche Hautfarbe und große Milz, die beide sich von Zeit zu Zeit „krisenartig" verschlimmern und wieder bessern). Ferner die Erythroblastosen der Neugeborenen (familiäre Gelbsucht, Hydrops foetal., Neugeborenenanämie S. 49), die Glykogenspeicherkrankheit (mit starker Lebervergrößerung bei fehlender Milzvergrößerung, Ketonurie, Blutarmut; hierzu sei bemerkt, daß sich die zur Behandlung angegebene Röntgenbestrahlung [60—70 r bei 0,5 Cu-Filter] nicht bewährt hat); Gauchersche Krankheit (mächtige Milz, große Leber, Lymphdrüsenschwellungen, ockerfarbene Haut, besonders an belichteten Stellen, Anämie, Leukopenie, Thrombopenie, spätere hämorrh. Diathese, oft familiär, Knochenmarkspunktion nötig); Niemann-Picksche Krankheit (mäßige Vergrößerung der Milz, stärkere der Leber, blaßbräunliche Hautfärbung, bevorzugt weibliche und jüdische Säuglinge, sekundäre Anämie, zum Schluß Wassersucht der Gliedmaßen und der Bauchhöhle); Albers-Schönbergsche Krankheit (Marmorknochenkrankheit): Vergrößerung der Milz, Leber und Lymphdrüsen, schwere Blutarmut, verminderte Blutplättchen, leukämisches Blutbild, hämorrhag. Diathese. Im Röntgenbild fehlende Markhöhle der Knochen durch bindegewebige Verdrängung des Knochenmarks); Christian-Schüllersche Krankheit (mäßige Milz- und Lebervergrößerung, Xanthomatose, im Röntgenbild auch Aufhellungen in den Knochen „Landkartenschädel"); Bantische Krankheit (Milz- und Lebervergrößerung bei intermittierendem Fieber, sekundärer Blutarmut, Magen-Darmstörungen). Kahlersche Krankheit (Anämie, Myelombildungen an den Knochen). Familiäre perniciosaähnliche Kinderanämie von Fanconi (Hodenatrophie, Mikrozephalie, Infantilismus, ungewöhnliche Pigmentation).

Hinzu kommen noch, wenn es sich um Kinder aus dem Ausland handelt, die Malaria (Fieber, Milzvergrößerung, Blutarmut, Erreger im Blut), Kala Azar (Leishmaniosis), die Sichelzellenblutarmut der Neger und Mischlinge und die erythroblastische Blutarmut der Mittelmeervölker von Cooley (mit Knochenverdickungen und mongoloider bzw. asiatischer Verunstaltung des Gesichtsausdrucks).

Bedenkt man weiter, daß auch Blutarmut als Begleiterscheinung der Hämophilie und der hereditären Thrombasthenie vorkommt und daß auch die Purpuraerkrankungen mit ihrer nachfolgenden Anämie schon bei Säuglingen auftreten können, so erkennt man, daß eine Fülle von Erkrankungsmöglichkeiten gegeben ist, an die man namentlich in unklaren Fällen denken muß.

Vorbeugend ist bei Kindern, die erfahrungsgemäß zur Blutarmut neigen, also bei Frühgeburten, Zwillingen, untergewichtigen Säuglingen, auch solchen mit innersekretorischen Störungen wie Myxödem oder bei idiotischen Kindern, frühzeitig Eisen und vitaminhaltige Nahrung zuzugeben (vgl. S. 62). Letzteres empfiehlt sich auch bei allen langdauernden Infekten und Ernährungsstörungen.

Bei der **Behandlung** der Blutarmut ist in jedem Falle die Ernährung richtigzustellen. Da, wo bisher die Milch im Übermaß oder allzu einseitig verabfolgt wurde, ist sie sogar für einige Wochen — im Sinne einer gegensätzlichen Ernährung — stark unter die normale Menge einzuschränken. Sie ganz wegzulassen, ist nicht nötig. Etwaige Ziegenmilch ist durch Kuhmilch zu ersetzen. Der durch die Einschränkung der Milch verursachte Ausfall an Brennwert, Salzen und Eiweiß ist durch entsprechende Zugabe von Fleisch (Leber) oder Milcheiweiß (Plasmon, Larosan) sowie durch Kohlehydrate und Gemüse bzw. Obst wieder gutzumachen. Wenn — wie sehr häufig — von den Eltern der Einwand gemacht wird, daß das Kind ja reichlich Gemüse dazu bekäme, so ist dieser Einwand damit abzulehnen, daß es erfahrungsgemäß nicht genüge, Gemüse hinzuzugeben, sondern daß es außerdem noch notwendig sei, die Milch sehr stark einzuschränken.

Der Speisezettel eines Kindes mit Blutarmut sieht also etwa folgendermaßen aus:

Morgens: $^1/_2$ Milch. $^1/_2$ Zwiebackmehlabkochung (4%) + Zucker.

Vormittags: (Je nach der Jahreszeit.) Geriebene rohe Äpfel bzw. fein zerdrückte Früchte wie Erdbeeren, Kirschen usw., im Winter geriebene rohe Mohrrüben, Tomatenbrei, Apfelsinen- und Zitronensaft, Bananen; bei älteren Säuglingen mit starkem Nahrungsbedürfnis gibt man das Obst zusammen mit in Tee aufgeweichten Keks.

Mittags: Grießbrühe mit feingewiegtem Fleisch oder an einzelnen Tagen mit Leber.
Nachmittags: Wie Morgens.
Abends: Gemüse in beliebiger Menge.

Wird Gemüse, Obst und Fruchtsalat von den Kindern verweigert, so ist zu verfahren, wie auf S. 98 beschrieben ist.

Was die Zugabe von Leber anbetrifft, so läßt sie sich bei Säuglingen manchmal viel besser als bei älteren Kindern durchführen. Man gibt sie in Form von roher Leber, die fein verteilt in die Grießsuppe verrührt wird und in dieser Form manchmal wochenlang gut genommen wird. Sie wird folgendermaßen hergerichtet:

$^1/_2$ Pfund frische Leber wird abgehäutet und 2mal durch den feinsten Gang der Fleischmaschine getrieben. Die Hälfte davon wird in die Grießbrühe des Säuglings hineingerührt, die andere Hälfte auf Eis gestellt und bis zum nächsten Tag aufgehoben.

Einzelne Säuglinge lehnen jedoch die Leber in dieser Form von vornherein ab oder nehmen sie nur einige Tage. Auch die üblichen Leberpräparate werden meistens nicht genommen, wenigstens nicht von den Kindern, die sie am nötigsten hätten und bei denen sie angezeigt sind, z. B. von den schweren Fällen von — hyperchromer — Ziegenmilchblutarmut.

Hier greift man am besten sofort zum Campolon (Ampullen zu 2 ccm), von dem man zunächst täglich 2 ccm in die Muskeln einspritzt (2 ccm = 500 g Frischleber). Man ersieht hieraus, daß entgegen der sonstigen Erfahrung die Leberbehandlung bei der Blutarmut der Säuglinge nützlich sein kann, obwohl diese hypochrom zu sein pflegt. Immerhin muß in diesen Fällen unter allen Umständen die Leber mit Eisen zusammen gegeben werden. Letzteres ist das eigentliche Heilmittel, während Ergänzungsstoffe und Leber nur Adjuvantien sind. Das Eisen wird als Ferrum reductum in möglichst großer Menge (1—2—3 g am Tag) gegeben. Leider führt es in diesen großen, allein wirksamen Mengen nicht selten zu Erbrechen und noch öfter zu Durchfällen (außerdem verursachen die Eisenstühle Rostflecke in der Wäsche). Man kann sich dann helfen, indem man eines der andern Eisenpräparate gibt, z. B. Ferro 66 (Ferrosalz + Askorbinsäure, 1 Tropfen = 2,5 mg Eisen) oder indem man das Eisen in Form von „Eisenstößen" gibt: 3 oder 5 Tage lang Eisen in Menge von 2—3 g Ferrum reductum und dann die gleiche Zeit über Pause. Auch tägliche Einspritzungen von 5 ccm Erwachsenenblut von beliebiger Blutgruppe, das man aus der Vene zieht und sofort dem Säugling in die Gesäßmuskeln spritzt, helfen hier manchmal, teils im Sinne eines Reizes auf das Knochenmark, teils in Form der Darreichung von Eisen aus dem zerfallenden körperfremden Blut. Arsen, Knochenmark, Nateina sowie Röntgenreizbestrahlungen der Knochen haben sich uns als ganz unwirksam erwiesen.

Wird das Eisen nicht vertragen oder handelt es sich um lebensbedrohliche Zustände: also um Kinder mit hochgradiger Verminderung der roten Blutkörperchen und des Blutfarbstoffes oder um solche mit gleichzeitigen schweren Infekten oder mit Nahrungsverweigerung, Erbrechen und dergleichen, so ist am besten eine Überpflanzung von gruppengleichem Erwachsenenblut in Menge von 100 ccm in den Sinus zu machen, wodurch manchmal schon im Laufe eines halben Tages ein völliger Umschwung des Allgemeinbefindens herbeigeführt wird. Gelingt die intrasinöse Einspritzung nicht, so gebe man das Blut in die Bauchhöhle.

Blutüberpflanzung: Nachdem die Blutgruppe des Kindes vermittels der Gebrauchsanweisung des Hämotests bestimmt ist, wird dem Spender eine Kanüle in eine gestaute Armvene gestoßen und das herausspritzende Blut in einer Schale, in der sich 3%ige Natriumzitratlösung (10 ccm auf 90 Blut) befindet, aufgefangen. Fließt das Blut schlecht ab, so läßt man den Spender rhythmisch seine Hand zur Faust ballen — dann pumpt er meist die gewünschte Blutmenge aus seiner Vene heraus. Die Schale mit dem aufgefangenen Blut wird alsdann in warmes Wasser gestellt, um körperwarm zu bleiben.

Danach sticht man dem kranken Säugling, dem die Fontanellengegend rasiert und gereinigt ist, eine mittelstarke Kanüle in die hintere Ecke seiner großen Fontanelle ein. Die Kanüle setzt man auf eine mit etwas Zitratlösung gefüllte Rekordspritze. Der Einstich erfolgt in einem Winkel von etwa 45°, schräg nach hinten unten. Die Kanüle soll nicht allzu spitz geschliffen sein. Sie fährt leicht durch die Fontanelle hindurch und kommt dann auf eine harte Faszie. Sobald man diese durchgestoßen hat, fühlt man, daß man mit der Nadel im Innern des Sinus ist. Wenn man jetzt den Spritzenstempel zurückzieht, so kommt Blut. Die Kanüle bleibt nun — ständig von der einen Hand gehalten — im Sinus stecken. Die Spritze selbst wird abgenommen und dafür eine mit dem Spenderblut gefüllte 20-ccm-Rekordspritze auf die Kanüle gesetzt, die langsam in den Sinus hinein entleert wird. Zu dem Eingriff ist außer dem Arzt, der die Einspritzung vornimmt, noch notwendig: eine Schwester, die das Kind (das auf ihrem Schoß sitzt), hält und eine zweite Schwester, die die ihr gereichte geleerte Spritze mit Zitratlösung durchspritzt, sie neu füllt und darreicht. Auf diese Weise lassen sich bei einiger Übung leicht 100 ccm Blut in den Sinus bringen.

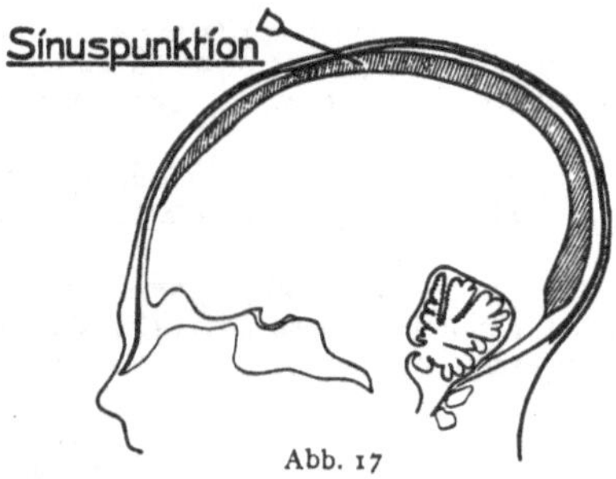

Abb. 17

Alle für die Überpflanzung angegebenen Apparate haben sich uns nicht so gut bewährt wie die einfache Verwendung von Rekordspritzen. Wir haben sie alle versucht, sind aber immer wieder zur Rekordspritze zurückgekehrt, weil man bei dieser ein sehr feines Gefühl dafür bekommt, ob man noch im Sinus ist oder nicht. Der Einstich in den Sinus sagittalis kann auch im vorderen Winkel der großen Fontanelle erfolgen. Hierzu wird das Kind mit dem Rücken auf den Tisch gelegt, sein Kopf kommt an die Tischkante und der Arzt sitzt vor dem Tisch. Wenn an den Schläfen des Kindes gute Venen erreichbar sind oder die Jugularis sich punktieren läßt, so können selbstverständlich diese an Stelle des Sinus zur Einverleibung des Blutes benutzt werden.

Irgendwelche Zufälle haben wir selber nie erlebt. Immerhin sind solche beschrieben worden. Man lege also in jedem Falle Kardiazol und Lobelin zur etwaigen Einspritzung zurecht. Auch beachte man bei dem verwendeten Hämotest genau den Zeitpunkt, bis zu welchem er noch verwendbar ist.

Für die **intraperitoneale Einspritzung** wählt man ebenfalls eine stumpfe Kanüle oder die Pneumothoraxnadel, die die Öffnung an der Seite trägt. Man sticht links vom Nabel, auf der Verbindungslinie zwischen diesem und der Spina iliac. ant., zwischen deren innerem und mittlerem Drittel ein, nachdem man die oberste Hautschicht mit der Frankschen Nadel durchschlagen hat.

Der Einstich, wie überhaupt die ganze Maßnahme, ist ziemlich schmerzlos und auch ungefährlich. Ist man im Zweifel, ob man mit der Nadelspitze schon im Bauchraum oder noch in den Bauchdecken ist, so setzt man eine mit physiologischer Kochsalzlösung gefüllte Rekordspritze auf die Nadel und spritzt die Flüssigkeit ein. Ist man noch innerhalb der Bauchwand, so entsteht eine Quaddel. Andernfalls fließt die Flüssigkeit ungehindert ab. Durch heftiges Schreien des Kindes kommt es hinterher manchmal zum Hautemphysem, das aber bedeutungslos ist. Tritt Meteorismus oder Erbrechen ein, so mache man einen feuchten Bauchwickel.

Kurz zusammengefaßt, gestaltet sich die Behandlung der Blutarmut des Säuglings folgendermaßen: zunächst ist die Nahrung richtigzustellen. Sobald man sieht, daß der Wechsel dem Kind gut bekommen ist, fügt man Eisen (als Ferro 66) und C-Vitamin in Form von Fruchtsäften oder als Cebion (Cantan) hinzu, welch letzteres in schweren Fällen und bei bestehenden Infekten auch eingespritzt werden kann. Auch die Leber mit ihrem hohen Vitamingehalt ist hier angezeigt. Wird Eisen nicht vertragen und handelt es sich um einen schweren Zustand, so sind Blutüberpflanzungen zu machen.

B. Akute Ernährungsstörungen des Säuglings

Die für diese Krankheitsgruppe häufig gebrauchte Bezeichnung „Ernährungsstörungen ex infektione" besagt schon, daß bei ihrem Zustandekommen die Bakterien eine maßgebende Rolle spielen. Es ist deshalb notwendig, einige Worte vorauszuschicken über die Art und Bedeutung der Bakterien im Magendarmkanal des Säuglings (vgl. auch S. 46).

I. **Beim Brustkind** setzen sich die Bakterien des Magens aus harmlosen Keimen zusammen. Ihre Zahl ist gering, weil sie bei leerem Magen der keimtötenden Kraft des Magensaftes und bei gefülltem Magen dem ständigen Abschub mit den verflüssigten Massen des Speisebreis unterliegen. Mit der Nahrung gelangen irgendwelche krankmachenden Keime praktisch nicht in den Magen, und wenn das wirklich einmal der Fall ist, so bleibt bei der Verdauung der (verhältnismäßig eiweißarmen) Frauenmilch immer genügend freie Salzsäure übrig, um im Magen ein stärkeres Bakterienwachstum nicht aufkommen zu lassen.

Auch die oberen Abschnitte des Dünndarms sind nur ganz spärlich mit Bakterien besiedelt. Der Art nach sind es harmlose Enterokokken. Ihnen gesellen sich im Jejunum einzelne Lactis aerogenes-Bakterien und im Ileum einige Koli hinzu. Im ganzen genommen ist der Dünndarm frei von Bakterien: der schnelle Durchtritt des Speisebreis sowie die aus der Schleimhaut und aus den Ausführungsgängen der großen Drüsen fließenden Verdauungssäfte, zweifellos auch eine örtliche, natürliche Abwehrkraft des Darms schaffen viel zu ungünstige Bedingungen, als daß ein stärkeres Bakterienwachstum aufkommen könnte. Dieser Keimarmut des Dünndarms wohnt eine große praktische Bedeutung inne, denn sie hat zur Folge, daß diese Stelle des Darmes, an der sich der ganze feine „fermentative" Abbau der Nahrung vollzieht, freibleibt von „bakteriellen" Zersetzungsvorgängen.

Letztere spielen sich hauptsächlich im Dickdarm ab. Dieser bildet den eigentlichen Tummelplatz der Bakterien, die ihn in so riesigen Mengen bevölkern, daß das mikroskopische Stuhlpräparat oftmals nichts anderes als nur Bakterien zeigt. Aber bei aller Fülle der Keimarten läßt die Dickdarmflora doch eine gewisse bestimmte Artzusammensetzung erkennen: ihre Hauptvertreter sind beim gesunden Brustkind der Bac. bifidus und Bac. acidophilus, beim künstlich genährten Kind das Bact. coli.

All die vielen Bakterien leben auf Kosten der einzelnen Bestandteile des Speisebreis. Ihre Wirkung ist eine doppelte, nämlich eine Kohlehydratvergärung und eine Eiweißzersetzung, während die bakterielle Fettspaltung mehr im Hintergrund bleibt. Die Kohlehydrate fallen nur insoweit, als sie in den höheren Darmabschnitten der Aufsaugung entgangen sind, den Bakterien zum Opfer. Sie werden zu niederen Fettsäuren (Essigsäure, Milchsäure, Buttersäure u. a.) vergoren und haben als solche die Bestimmung, die normale Darmbewegung zu unterhalten und die Darmentleerung anzuregen.

Die Bakterien und ihre Zersetzungsprodukte übernehmen also beim Säugling jene lebenswichtige Aufgabe, die beim älteren Menschen die unverdauliche Rohfaser (Zellulose) erfüllt, nämlich: die regelmäßige Stuhlentleerung herbeizuführen.

Soweit das Eiweiß der bakteriellen Zersetzung anheimfällt, entstammt es nicht eigentlich dem Nahrungseiweiß, sondern den Darmsäften. Das Nahrungseiweiß wird aufgesaugt, hingegen das der Darmsäfte kann unter der Wirkung der Bakterien „faulen". Gleichwohl hat das Nahrungseiweiß Beziehungen zur Darmfäulnis, indem nämlich ein hoher Eiweißgehalt der Nahrung eine reichlichere Absonderung von Darmsäften und damit eine Steigerung der Fäulnisvorgänge hervorruft. Kohlehydratgärung und bakterielle Eiweißzersetzung stehen in einem gegensätzlichen Verhältnis zueinander: Die Eiweißfäulnis verläuft bei alkalischer Reaktion, die Kohlehydratgärung führt zur Säuerung. Im allgemeinen kommt es viel leichter zur Gärung als zur Fäulnis, denn die Kohlehydrate sind für die Bakterien viel leichter angreifbar als das Eiweiß. Beides, Kohlehydratgärung und Eiweißzersetzung, läßt sich bis zu einem gewissen Grade künstlich gegen einander ausspielen. Davon macht man, wie später noch genauer dargelegt werden wird, bei der Behandlung weitgehend Gebrauch, indem man z. B. die allzu starke Alkaleszenz im Darm der Kinder mit Seifenstühlen bei Milchnährschaden durch Zugabe von Malzextrakt ausgleicht, und indem man andererseits gegen krankhafte Säuerungen im Darm Eiweiß in irgendeiner Form, z. B. als Buttermilch oder Eiweißmilch, Larosan, Plasmon usw. gibt.

II. **Beim künstlich genährten Kind** liegen die Verhältnisse nicht so einfach. Denn die Nahrung enthält hier nicht bloß ein Kohlehydrat (den Milchzucker), sondern deren mehrere, noch dazu solche von verschiedener Aufsaugbarkeit. Auch der Eiweißgehalt ist je nach der Art des Nahrungsgemisches verschieden, wodurch wieder die Absonderung der Darmsäfte beeinflußt wird. Schließlich ist auch der wechselnde Fettgehalt von Bedeutung, da auch das Fett auf die Menge der abgesonderten Verdauungssäfte einen großen Einfluß ausübt. So ergeben sich also beim künstlich genährten Säugling erhebliche Abweichungen in der Zusammensetzung des Speisebreis. Und da sich nach diesem (als

Nährboden) die Bakterienflora richtet, so folgt daraus, daß diese beim künstlich genährten Kind anders sein muß als beim Brustkind. Sie besteht — wie bereits gesagt — hauptsächlich aus Koli- und Lactis aerogenes-Bakterien. Auch diese liefern Gärungsfettsäuren nach Art der oben genannten.

Die wichtigste Tatsache aus allen Untersuchungen über die Bakteriologie des Magendarmkanals beim gesunden Kind ist: daß der Dünndarm normalerweise sehr bakterienarm, ja fast frei von Bakterien ist, und daß der eigentliche Sitz derselben und damit auch der Sitz der bakteriellen Darmgärungen — sofern solche überhaupt vorhanden sind — der Dickdarm ist.

III. Die Untersuchungen **beim ernährungsgestörten Kind** knüpfen an den Befund der Gärungsfettsäuren an. Da diese schon normalerweise die Aufgabe haben, die Darmbewegung anzuregen, so lag es nahe, die erhöhte Peristaltik, wie sie sich beim Durchfall findet, auf eine entsprechend höhere Menge von Fettsäuren zurückzuführen. Das erwies sich aber als nicht zutreffend. Denn nimmt man als Maßstab der Fettsäurebildung die im Darm des gesunden Brustkindes herrschende, so ergibt sich, daß diese zuweilen viel höher ist als im Darm eines Kindes mit Durchfall. Auch die Art der beim kranken Kind gebildeten Säuren weicht nicht von der Norm ab. Es handelt sich hier wie da im wesentlichen um Milchsäure, Essigsäure, Buttersäure usw.

Die einzelnen Fettsäuren sind in ihren Wirkungen nicht gleich. Neben verhältnismäßig harmlosen wie Milchsäure, gibt es weniger harmlose wie die Essigsäure, von der bekannt ist, daß sie einen stärkeren Darmreiz zu schaffen imstande ist. Wenn sie es unter normalen Verhältnissen nicht tut, so liegt das nur daran, daß sie im Dickdarm gebildet wird und daß dieser nicht sehr empfindlich gegen derartige Säuren ist. Bringt man sie aber in den viel empfindlicheren Dünndarm, so ruft sie erhebliche Störungen hervor.

Es hat sich schließlich herausgestellt, daß es der Ort, an dem die Fettsäuren gebildet werden und zur Wirkung kommen ist, auf den es ankommt: beim ernährungsgestörten Säugling geht die Keimarmut des Dünndarms verloren. Es kommt durch Hinaufwandern der Keime aus dem Dickdarm in den Dünndarm zu einer reichlichen Besiedelung desselben mit Kolibazillen und damit zu einer tiefgreifenden Änderung der gesamten Verhältnisse im Dünndarm. Wo sonst die allmähliche, feine, fermentative Zerlegung der Nahrungsstoffe stattfindet, kommt es nunmehr zu einer schnellen bakteriellen Vergärung der Kohlehydrate mit Bildung von Gärungsfettsäuren, die die Dünndarmschleimhaut zur katarrhalischen Reizung bringen. Diese „endogene Infektion" befällt in schweren Fällen nicht nur den Darminhalt, den Speisebrei, sondern auch die Darmwand, deren Oberfläche von Bakterien überwuchert wird (Wandinfektion). Die Schleimhaut wird in diesen Fällen in empfindlichster Weise geschädigt, das Epithel wird verletzt, der Darm wird durchlässig und gestattet unabgebauten Nährstoffen (z. B. dem Milchzucker) den Durchtritt.

Dieses sind die Grundlagen, auf denen sich das klinische Bild des „Brechdurchfalls" mit seinen vielen Begleiterscheinungen aufbaut, und es erhebt sich nun die Frage:

Wodurch wird die Infektion des Dünndarms herbeigeführt?

a) Zunächst ist zu bedenken, daß die Gerinnung des Kuhmilcheiweißes im Magen grobflockiger ist als die des Frauenmilcheiweißes, und daß dadurch die Magenentleerung verlangsamt wird, so daß zu einer Zeit, wo beim Brustkind Magen und Dünndarm bereits wieder leer sind, beim künstlich genährten Säugling immer noch Speisebrei — also ein Nährboden für Bakterien — im Dünndarm enthalten ist. Eine gewisse Rolle mag auch die Tatsache spielen, daß der Eiweißgehalt der Kuhmilchmischungen oft höher ist als der der (verhältnismäßig eiweißarmen) Frauenmilch. Dadurch wird die Magensalzsäure infolge der Pufferwirkung des Kaseins stärker gebunden und ihre keimtötende Kraft herabgesetzt.

b) Die Kuhmilchernährung schafft also von vornherein eine gewisse „Krankheitsbereitschaft“ für Ernährungsstörungen, die von gesunden Kindern zwar überwunden wird, die aber z. B. bei Überfütterung in Form allzu großer oder allzu häufig gereichter Mahlzeiten zur wirklichen Erkrankung führen kann. In solchen Fällen wird der Magen selten ganz leer und die keimtötende Kraft der freien Salzsäure fällt damit weg; außerdem tritt ständig Speisebrei in den Dünndarm über und liefert für etwaige hier vorhandene Keime ebenfalls den Nährboden.

c) Auch durch eine etwas einseitig zusammengesetzte Nahrung werden akute Ernährungsstörungen ausgelöst. Vor allem sind es die — normalerweise in der Säuglingsernährung gebrauchten — zuckerreichen Nahrungsgemische wie Malzsuppe und Buttermilch, die die Keimeinwanderung in den Dünndarm hinein begünstigen und dadurch den Säuglingen gefährlich werden. Es folgt hieraus, daß man diese Nahrungsgemische nur indikationsgemäß und nur in der Menge, die eben hinreicht, Gewichtszunahmen herbeizuführen, verabfolgen soll.

d) Weiter kommt die Wirkung der Sommerhitze in Betracht. In den heißen Sommermonaten treten die Brechdurchfälle der Säuglinge gehäuft auf. Jeder Hitzewelle folgt meist eine entsprechende Erhebung der Sterblichkeitskurve der Säuglinge auf dem Fuße. Die Wirkung der Hitze auf den kindlichen Körper hat man sich ähnlich der beim Erwachsenen vorzustellen: bei diesem vermindert die Hitze den Appetit und läßt ihn im Hochsommer mehr zu Obst, Salaten, Suppen, Früchten und Fruchtsäften greifen, hingegen die schwere, nährstoffreiche Kost, wie Fett und Fleisch, vermeiden. Genießt er letztere dennoch, so macht das bekanntlich manchem nichts aus, aber einzelne Leute bekommen doch Magenverstimmungen oder gar Ernährungsstörungen danach. Genau so müssen wir uns die Wirkung der Hitze auf Appetit und Verdauung des Säuglings vorstellen. Nur ist letzterer viel schlimmer daran als der Erwachsene, weil er sich seine Nahrung nicht selber wählen kann. Zwar das Brustkind holt sich, wenn es weniger Appetit hat, auch weniger Milch aus der Brust seiner Mutter heraus. Aber das künstlich genährte Kind bekommt an heißen Tagen genau die gleiche nährstoffreiche Milch zu trinken wie an kalten. Manche bekommen sogar noch mehr, „für den Durst“. Das bekommt dann eben vielen nicht. Die Folge ist, daß die Leistungsfähigkeit des Magen-Darmkanals beeinträchtigt und dadurch die Voraussetzung für das Wirksamwerden der Bakterien hergestellt wird.

e) In ähnlicher Weise erklärt man sich das Zustandekommen der Durchfälle im Verlauf einer sog. parenteralen Infektion, also im Verlaufe einer Grippe, Mittelohrentzündung, Lungenentzündung usw. (Vgl. S. 127.)

f) Daß auch die Verfütterung einer Milch mit hohem Keimgehalt, eine sog. „exogene“ Infektion (meist mit Koli), zur Besiedelung des Dünndarms führen kann, liegt auf der Hand. Hingegen haben Typhus- oder Paratyphus- oder Ruhrinfektionen für die Entstehung der Säuglingsbrechdurchfälle keine Bedeutung.

g) Eine nicht geringe Rolle spielt die „Eigenart“ der Kinder. Und zwar in verschiedener Weise: wenn es sich um ein Kind mit einem sehr empfindlichen Darmnervensystem handelt, so wird eine Gärung, die beim normalen Kind vielleicht noch keine klinischen Erscheinungen machen würde, bei ihm schon einen heftigen Durchfall erzeugen. Wir begegnen hier also wieder der schon wiederholt genannten „Konstitution“ der Kinder.

h) Ähnlich wie diese verhalten sich die Kinder, die schon öfter an Durchfall erkrankt gewesen sind; jede Störung setzt beim Säugling die Verträglichkeit gegenüber der künstlichen Nahrung herab. Es läßt sich bei den Kindern, die im Hochsommer sterben, fast immer nachweisen, daß sie durch mehrfache vorausgegangene Ernährungsstörungen bereits geschädigt waren und ihr Darmkanal schon gegen ganz geringfügige Reize hochgradig empfindlich geworden war.

i) Mit den eben genannten sind frühgeborene sowie junge, noch im ersten Lebensvierteljahr stehende, sowie von Anfang an künstlich genährte Säuglinge auf eine Stufe zu stellen.

Eine besondere Art bilden die sogenannten **initialen Ernährungsstörungen,** die dann auftreten, wenn darmgesunde Säuglinge (z. B. wegen eines Hautausschlages oder eines anderen äußeren Leidens) auf eine Krankenabteilung mit ernährungsgestörten Säuglingen gelegt werden. Sie erkranken dann nicht selten nach Verlauf von 8—10 Tagen an einem Durchfall, der in besonders unglücklichen Fällen sogar tödlich enden kann. Die Entstehung dieser Art von Ernährungsstörungen ist nicht ganz klar; es ist möglich, daß sie dadurch zustande kommen, daß durch den Aufenthalt solcher darmgesunden Kinder in Krankenzimmern, in denen viele ernährungsgestörte Säuglinge liegen, und durch das Versorgtwerden durch die gleichen Schwestern, die die ernährungsgestörten Säuglinge pflegen, eine Übertragung von „Dyspepsiekoli" stattfindet und daß durch letztere die normale Darmbakterienflora der Kinder überwuchert und dadurch die Ernährungsstörung heraufgeführt wird. Allerdings ist das Vorkommen von „Dyspepsiekoli" noch nicht sicher bewiesen. (In Säuglingsheimen, die ja hauptsächlich gesunde Säuglinge beherbergen, kommen „initiale" Ernährungsstörungen sehr viel seltener vor als auf Krankenabteilungen. Freilich — ganz fehlen sie auch hier nicht, wahrscheinlich deshalb, weil in den Säuglingsheimen ja auch niemals alle Kinder vollkommen darmgesund sind.). Man hat versucht, diese Art von Durchfällen zu verhüten, indem man jedem neuaufgenommenen Säugling bei der Aufnahme in die Klinik genau die gleiche Nahrung (auch wenn sie als falsch erschien) gab, die er bisher zu Hause erhielt. Aber das schützt nicht vor dem Erkranken. Auch wenn man vorsichtigerweise den Kindern von vornherein etwas Frauenmilch dazu gibt, oder wenn man sie von vornherein als ernährungsgestört betrachtet und sie demgemäß gleich diätetisch behandelt, oder wenn man sie mit Ernährungsgemischen füttert, in denen Reinkulturen der normalen Darmbewohner enthalten sind wie z. B. mit Azidophilus-Sauremilch, so schützt das alles nicht vorm Erkranken. Man muß sich vorläufig damit abfinden, und der praktische Arzt darf sich nicht wundern, wenn ein Säugling, den er wegen irgendeines Leidens, jedenfalls aber darmgesund, in eine Kinderklinik einwies, in dieser nach Verlauf einer kurzen Zeit einen Durchfall dazu bekommt. Vorläufig sind die Krankenhausärzte gegen solche Ereignisse machtlos.

Die initialen Ernährungsstörungen sind nicht zu verwechseln mit den parenteralen (s. oben bei d). Sie haben auch nichts gemein mit dem sogenannten Hospitalismus, also den Zuständen chronischen Nichtgedeihens, die in den alten Findelhäusern herrschten, und die in manchen unhygienisch eingerichteten und vor allem pflegerisch schlecht versorgten Säuglings- und Kleinkinderheimen heute noch, wenn auch stark gemildert, vorkommen.

Die Klinik der akuten Ernährungsstörungen

Die klinischen Erscheinungen zeigen hinsichtlich der Stärke ihres Auftretens große Unterschiede:

In den leichten und mittelschweren Fällen — vielfach als Dyspepsien bezeichnet — leidet zwar das Allgemeinbefinden der Kinder auch etwas mit, aber das Wesentliche im Krankheitsbild wird durch die Vorgänge im Magen-Darmkanal, durch den Brechdurchfall, ausgemacht (s. Abb. 18, S. 110).

In den schweren Fällen dagegen ist der gesamte übrige Körper auf das schwerste mitbetroffen. Die Allgemeinerscheinungen beherrschen sogar das Krankheitsbild und bestimmen den Ausgang der Erkrankung, während die Magen-Darmerscheinungen bis zu einem gewissen Grad in den Hintergrund treten können. Man hat das Bild einer „Vergiftung des Körpers durch Nahrung", einer alimentären Intoxikation, vor sich. Deshalb pflegt man diese schweren Fälle als eine besondere Gruppe aus dem Gesamtbild der akuten Ernährungsstörungen herauszuheben (s. Abb. 29 u. 32).

Eine dritte Gruppe von Fällen steht sozusagen in der Mitte zwischen den beiden anderen. Es sind die Fälle, bei denen sich der Verlauf mehr subakut gestaltet — mit der ausgesprochenen Neigung zu einem ungünstigen Ausgang. Man spricht in diesen Fällen vom Zustand der Dekomposition (s. Abb. 27 u. 28).

Die Vorbeugung der akuten Ernährungsstörungen

Wenn man eine Verhütung der akuten Ernährungsstörungen anstreben will, so muß man zwei Tatsachen im Auge behalten:

1. Daß es fast ausschließlich künstlich genährte Kinder sind, die denselben zum

Opfer fallen, daß also die natürliche Ernährung die beste Vorbeugung darstellt;

2. daß von den künstlich genährten Kindern diejenigen am meisten gefährdet sind, die — durch vorausgegangene, mehrfache Störungen bereits geschädigt — im Hochsommer erkranken. Man muß also danach trachten, die Kinder möglichst ungeschädigt in den Sommer hinein zu bringen, damit sie, wenn sie wirklich erkranken, wenigstens so viel Widerstandskraft besitzen, daß sie nicht sterben.

Unter den heutigen Verhältnissen läßt sich eine Einschränkung der Ernährungsstörungen durch die natürliche Ernährung aber nur erreichen, wenn man in den ärmeren Volksschichten, die ja den Hauptanteil zur Sommersterblichkeit der Säuglinge stellen, unermüdlich für das Stillen der Kinder wirbt. Die Hebammen müssen ärztlicherseits dahin beeinflußt werden, daß sie bei jedem neugeborenen Kind unter allen Umständen die natürliche Ernährung einleiten. Die Ausführungen auf S. 12 usw. sind hierzu zu beachten. Durch Fürsorgerinnen sind alsdann die Mütter zu den Mütterberatungsstellen hinzuleiten, die danach streben müssen, die weitere Ernährung der Kinder in die Hand zu nehmen mit dem Endziel: möglichst lange die Brusternährung durchzuführen und damit die Kinder vor den Sommerdurchfällen zu bewahren.

Gleichzeitig sollten sich auch die Ärzte mit dem ganzen Gewicht ihrer Persönlichkeit als Hüter der Volksgesundheit für das Stillen der Kinder einsetzen. Diejenigen, die eine besonders hohe Verpflichtung dazu haben, sind die Ärzte, die als Geburtshelfer der jungen Mutter beistehen und sie erfahrungsgemäß am tiefsten zu beeinflussen imstande sind. Das gilt sowohl für die in der Familie, wie auch für die in Anstalten entbundenen Mütter. Die Voraussetzung hierfür ist wiederum, daß die Ärzte sowohl das Interesse haben, die von ihnen zur Welt beförderten Kinder auch wirklich am Leben zu erhalten, als auch die Technik beherrschen, um die Brustdrüsenabsonderung der Mutter bis zur normalen Höhe in Gang zu bringen (s. S. 6). Es kommt nicht darauf an, daß in den ersten Lebenstagen eine möglichst gute Gewichtskurve des Neugeborenen erzielt werde, sondern darauf: die Milchleistung der Mutter auf ein Höchstmaß zu bringen, und sei es auch zunächst unter Verzicht auf die gute Gewichtskurve beim Kind. Heute ist es vielfach umgekehrt: man schafft eine gute Gewichtskurve, aber auf dem Weg des unnötigen frühzeitigen Zufütterns durch die Flasche.

Wo es sich um Kinder handelt, die bereits abgestillt wurden, sind sie ebenfalls einer Fürsorgestelle oder einer Milchküche zuzuführen. Hier erhalten die Mütter neben einer einwandfreien Milch zu erschwinglichen Preisen auch noch die notwendige Anleitung zu einer vernunftgemäßen Säuglingsernährung. Durch allwöchentliches Wiegen des Kindes wird die Entwicklung verfolgt, und durch regelmäßige ärztliche Beratung werden alle gröberen Ernährungsfehler ausgeschaltet. Auf diese Weise gelingt es, wie vielfältige Erfahrung gelehrt hat, die Zahl der lebensgefährdenden Ernährungsstörungen auf ein Mindestmaß einzuschränken und die wirklich erkrankenden Kinder rechtzeitig in ärztliche Behandlung zu bringen und am Leben zu erhalten.

Schwieriger liegen die Verhältnisse auf dem Lande, wo es keine Fürsorgeeinrichtungen gibt, und man zäher als in der Stadt an den überlieferten Unsitten festhält. Hier gilt der Kampf vor allem den allzu häufigen Mahlzeiten, den übergroßen Nahrungsmengen und dem Unfug der Kindermehlsuppen. Durch unermüdliche persönliche Einwirkung von seiten der Ärzte ist den Müttern klarzumachen, daß die Säuglinge nicht mehr als 5 Mahlzeiten brauchen, daß man bei ihnen wie beim Erwachsenen gewisse Nahrungspausen einschalten muß, damit Magen und Dünndarm zeitweise leer werden, daß man dem Kind den Lutscher nicht mit Zucker füllen darf, daß man ihm in heißen Tagen nicht mit Milch, sondern mit Tee den Durst stillt, daß man auch darauf hinweist, daß dünne Stühle nichts mit der Zahnung zu tun haben, sondern die Zeichen einer Ernährungsstörung sind u. dgl. m.

Nur wenn auf diese Weise die Ärzte sich um die Verhütung der akuten Ernährungsstörungen bekümmern, wird es möglich, die große Sommersterblichkeit der Säuglinge herabzusetzen und allmählich gesunde, vernünftige Anschauungen über Säuglingsernährung ins Volk hineinzutragen.

Ein wenig erfreuliches Kapitel im Rahmen der Vorbeugung akuter Ernährungsstörungen stellt die Betriebsamkeit einzelner Kindermehlfabriken dar. Diese wenden sich durch Reisende und durch sog. „ärztliche Gutachten" an die praktischen Ärzte und durch die Apotheker und Drogisten an das Volk und werben — jeweils im Beginn der heißen Jahreszeit — auf diese nicht zu billigende Art und Weise für ihre Erzeugnisse.

Einen wesentlichen Fortschritt in der Verhütung der Brechdurchfälle stellt das neue Milchgesetz (s. S. 23) dar, das den ärmeren Volksschichten, namentlich denen der Großstädte, eine entkeimte Milch zur Verfügung stellt. Aber es ist notwendig, das Volk auch über die **Aufbewahrung der Kindermilch im Haushalt im Sommer** aufzuklären: Wie die Milchmischungen hergestellt werden, ist auf S. 7 beschrieben. Die fertigen Trinkflaschen sind verschlossen, möglichst im Dunkeln und vor allem kühl, aufzubewahren. Hierzu wird man im allgemeinen wohl immer auf die Wasserleitung angewiesen sein. Diese reicht auch aus, sofern sie mit Sorgfalt angewendet wird. Das Leitungswasser unserer Großstädte hat im Hochsommer nach $^1/_4$stündigem Fließenlassen eine Wärme von 12—16° C. Gibt man also die Milchflaschen für den Säugling in einen Blechtopf, stellt diesen unter die Wasserleitung und läßt vermittels eines dazwischengeschalteten Gummischlauchs ständig im dünnem Strahl Wasser in diesen Topf fließen, so wird die Wärme der Milch stets unterhalb jener Grenze gehalten, bei der die hitzebeständigen Sporen der Milchkeime sich entwickeln können. Unter diesen Umständen erübrigt sich auch das nochmalige Abkochen der Milch, die ja laut Milchgesetz „pasteurisiert" ist, also durch nochmalige Erhitzung ihrer Ergänzungsstoffe verlustig gehen würde.

Ist die Familie so arm, daß sie keine 5 Flaschen für die Nahrung des Säuglings anzuschaffen vermag, so muß die Milch in dem Emailletopf, in dem sie gekauft und abgekocht wurde, bleiben. Der Topf muß bedeckt und am kühlen Ort aufbewahrt werden, möglichst wieder unter der fließenden Wasserleitung. Die in ihm enthaltene Milch muß immer von der für die übrigen Familienglieder bestimmten Milch getrennt gehalten werden. Zur Stunde der Mahlzeit ist die kalte Säuglingsmilch mit dem in einem anderen Gefäß aufbewahrten Haferschleim in der Trinkflasche zu mischen und zu wärmen, jetzt erst mit Zucker zu versehen und dem Säugling zu verabfolgen.

Wer sich im Sommer mit seinem Säugling auf Reisen begibt oder wer unter ausgesprochen schlechten und nicht zu verbessernden Milchverhältnissen lebt, kann auch von Trockenmilch Gebrauch machen, die bei ihrer heutigen Herstellung nach unseren eigenen klinischen Beobachtungen selbst bei längerer Verabreichung völlig gefahrlos ist (Milchwerke Schlachters bei Lindau im Bodensee). Hierbei ist es jedoch empfehlenswert, von vornherein Fruchtsäfte oder Cebion (Cantan) hinzuzufügen.

Grundsätzliches über die Behandlung der akuten Ernährungsstörungen

Für die Behandlung gelten die Richtlinien, die uns die Untersuchungen über das Zustandekommen der Ernährungsstörungen an die Hand gegeben haben:

Wenn die Ursache des Durchfalls in krankhaften Gärungen im Magendarmkanal zu suchen ist, so muß das Ziel der Behandlung die Ausschaltung dieser Gärungen sein. Das läßt sich auf verschiedenem Wege erreichen. Die einzelnen Bestandteile der Nahrung verhalten sich, gemäß den Darlegungen auf S. 105, folgendermaßen:

Das Eiweiß befördert die Fäulnis und dadurch die Verstopfung. Der Zucker führt zur Gärung und dadurch zum Durchfall. Das Fett spielt eine doppelsinnige Rolle: wenn im Darm die Neigung zur Verstopfung besteht, wird es vermittels der Seifenbildung diese unterstützen. Wenn dagegen Gärungsvorgänge überwiegen, kann es — durch aus ihm gebildete Fettsäuren — diese verstärken:

Man wird also eine Beeinflussung der krankhaften Darmgärung herbeiführen können:

1. dadurch, daß man die Nahrung überhaupt über eine gewisse Zeit (24 Stunden) wegläßt — dann entzieht man den Keimen ebenfalls die Nahrung, und sie müssen zugrunde gehen; an einem solchen Hungertag darf jedoch Tee (mit Sacharin) oder Karottensuppe in beliebiger Menge gegeben werden;

2. dadurch, daß man den Zucker als den hauptsächlich zu Gärungen führenden Bestandteil der Nahrung ausschaltet, bzw.

3. dadurch, daß man — wenn man nach 24stündiger Nahrungsausschaltung wieder zu Kohlehydraten greifen muß — nun von den Zuckern denjenigen gebraucht, der am schnellsten durch Aufsaugung aus dem Darmrohr verschwindet, also am wenigsten Stoff zur Vergärung liefert, nämlich den Traubenzucker in Form des Dextropur;

4. dadurch, daß man den der Gärung entgegengesetzten Zustand im Darmkanal, nämlich die Darmfäulnis, durch Eiweißanreicherung der Nahrung in einem solchen Maße begünstigt, daß die Gärungen unterdrückt werden.

Allerdings sind der Verwirklichung dieser gedanklichen Überlegungen gewisse Grenzen gesetzt. Denn das Weglassen jeglicher Nahrung und die bloße Verabreichung von Tee läßt sich immer nur eine kurze Zeit über, höchstens 2 × 24 Stunden lang, durchführen. Längeres Hungern schadet den Kindern. Auch kann man eine solche Hungerkur nur bei Kindern wagen, die aus voller Gesundheit heraus erkrankt sind. Bei solchen dagegen, die eben erst ein paar Hungertage (wozu nicht bloß der Teetag, sondern auch die Tage der Schleimdiät zu rechnen sind) hinter sich haben, und bei denen eine erneute Verschlimmerung ein nochmaliges Weglassen der Nahrung nötig macht, muß man das Hungern auf die unbedingte kürzeste Dauer, d. h. auf 12 Stunden — in der Klinik bis zum Erscheinen des ersten Teestuhles — abkürzen.

Nur die Kinder mit ausgesprochener (oder drohender) Azidose bei alimentärer Intoxikation machen hiervon eine Ausnahme. Bei ihnen darf man die Tee- und Schleimverabreichung über 2mal 24 Stunden hinaus verlängern, weil die Schädigungen, die bei ihnen der Hunger setzt, leichter wiegen als die Begleiterscheinungen der Azidose, deren Fortbestehen dem Kinde das Leben kostet. In diesen Fällen muß aber versucht werden, Nährstoffe wie hochprozentige Traubenzuckerlösung oder Blut oder Blutplasma unter Umgehung des Darmkanals durch intravenöse (intrasinöse) Einverleibung dem Körper zuzuführen (s. S. 102).

Was sodann das Weglassen der Kohlehydrate betrifft, so ist ein völliges Ausschalten derselben ebenfalls nur eine begrenzte Zeit über möglich, weil ohne das sog. Kohlehydratmindestmaß der Körper nicht leben kann. Anderenfalls zeigen sich Schädigungen: Schläfrigkeit, Appetitverlust, leichte Benommenheit. Ein 24stündiger völliger Kohlehydrathunger schadet keinem Säugling. Aber danach sollte man Kohlehydrate geben — wenigstens in Form von Mehl oder Schleim mit Traubenzucker. Es ist aber nicht ganz gleichgültig, welchen Schleim man wählt. Der im Volke verbreitetste ist der Haferschleim, der jedoch bei Ernährungsstörungen eigentlich nicht angezeigt ist, da er am leichtesten vergärt. Hier ist vielmehr vom Reisschleim Gebrauch zu machen, der schwer vergärbar ist und den man als ziemlich dicke und dadurch dem Nahrungsbedürfnis der Kinder am meisten entgegenkommende Abkochung geben kann. Der Reisschleim kann bereits am 2. Tag nach Beginn der Behandlung mit 3, am nächsten Tag mit 5% Traubenzucker versetzt werden, wodurch eine gewisse, nicht unwichtige Nährstoffanreicherung der Nahrung stattfindet[1]).

Was schließlich die Zugabe von Eiweiß anbetrifft, das z. B. in Form von Plasmon oder Larosan zur Nahrung hinzugegeben wird zum Zweck der Bekämpfung der Darmgärung und Beförderung der Darmfäulnis, so darf auch sie nicht unterschiedslos geübt werden. Für die leichten und mittelschweren Fälle, wie sie der praktische Arzt meist zu behandeln hat, können sie zwar eine Unterstützung der Ernährungsbehandlung und einen gewissen Schutz vor Rückfällen bilden. Aber es haftet ihnen der Nachteil an, daß sie in

[1]) 1 gestrichener Teelöffel Traubenzucker enthält 3 g, 1 gehäufter 5 g.

Fällen, in denen man den Zustand des Kindes vielleicht etwas unterschätzt hat und es sich in Wirklichkeit um einen schwereren Fall handelt — leicht den schnellen Übergang zur alimentären Intoxikation herstellen können, also statt einer Besserung eine Verschlechterung herbeiführen.

* * *

Noch auf etwas sehr Wichtiges sei hingewiesen: Ehe man als praktischer Arzt die Behandlung der Ernährungsstörung eines Säuglings übernimmt, muß man sich auf Grund der Vorgeschichte des Kindes und unter Berücksichtigung seines Alters zunächst ein Bild von der Schwere des Zustandes zu machen suchen — nicht bloß zum Zwecke der Vorhersage! Sondern deswegen, weil sich der Arzt auf Grund des Zustandes des Kindes zu überlegen haben wird, ob er das Kind selbst behandeln oder einer Klinik zwecks Frauenmilchernährung überweisen soll. In die Klinik gehören nach unserem Dafürhalten alle Kinder unter 4 Wochen, alle Intoxikationen und von den übrigen am besten auch diejenigen, bei denen der erste Versuch mit gewöhnlicher Milch mißglückt.

Die leichten akuten Ernährungsstörungen

Eine akute Ernährungsstörung bereitet sich entweder langsam vor, oder sie beginnt plötzlich, gleichsam über Nacht. Wo Kinder gut beobachtet werden, z. B. in Kliniken, wo es selbstverständlich auch mal zu akuten Ernährungsstörungen kommen kann (s. S. 108), sieht man, wie zuerst die Zahl der Stühle sich vermehrt, und wie die Stühle selbst etwas dünner werden; gleichzeitig bleibt das Körpergewicht stehen, das Kind erbricht ein oder das andere Mal, es trinkt seine Flasche nicht aus, die Körperwärme wird unruhig, es treten leichte abendliche Erhöhungen ein, und nachdem so etwa eine Woche lang diese vorbereitenden Erscheinungen in wechselnder Stärke bestanden haben, treten mehr oder weniger stürmisch die akuten Erscheinungen der Ernährungsstörung hervor: das Gewicht fällt ab, der Stuhl wird deutlich durchfällig usw. (Abb. 18).

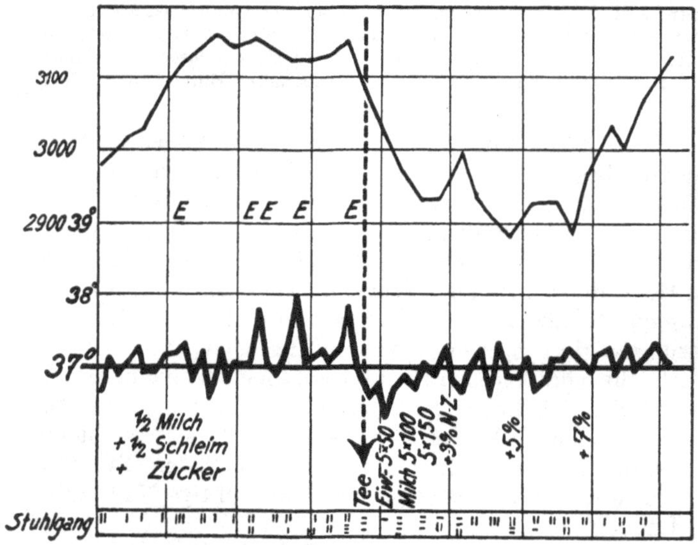

Abb. 18. **Entwicklung einer akuten Ernährungsstörung leichteren Grades** Man sieht, wie zuerst die Temperaturkurve unruhig wird, wie unerklärliche mäßige Fiebersteigerungen auftreten, wie zugleich die Gewichtskurve haltmacht, hin und wieder auch ein Speien (E) beobachtet wird, bis dann unter Gewichtsabfall diarrhoische Stühle erscheinen. Mit dem Weglassen der Nahrung (↓) schwindet das Fieber. Die Behandlung bestand in diesem Fall in Verabreichung von Eiweißmilch

In der Praxis entgehen diese vorbereitenden Erscheinungen — soweit sie überhaupt vorhanden sind — der Beobachtung, und die Kinder werden gleich mit der Angabe gebracht, daß sie plötzlich an Durchfall und Erbrechen erkrankt seien. Häufig fehlt auch noch das letztere, und die Eltern berichten nur vom Durchfall. Bei der Untersuchung findet sich in den meisten Fällen Fieber geringeren Grades. Ist das Kind regelmäßig gewogen worden, so ergibt sich, daß es auch an Gewicht verloren hat. — Mit diesen Erscheinungen kann das Krankheitsbild schon erschöpft sein. Es gibt Fälle, in denen das Allgemeinbefinden der Kinder gar nicht weiter gestört erscheint. — Wo es sich aber um Kinder handelt, die schon mehrfach an Durchfällen gelitten haben, oder um solche, die trotz offenbarer Erkrankung ihre alte Nahrung weiter erhalten haben und nur mit Hausmitteln oder Stopfmitteln behandelt worden sind, da sind nicht nur die Erscheinungen von seiten des Magendarmkanals viel schwerer, sondern da ist auch immer das Allgemeinbefinden, vor allem die Stimmung des Kindes, stärker in Mitleidenschaft gezogen.

Im Vordergrund steht immer der Durchfall. Es werden zahlreiche Stühle entleert, bis zu 5 und noch mehr in 24 Stunden. Sie sind flüssig, schleimig, oft von stark säuerlichem Geruch. Ihre Beschaffenheit und Farbe ist wechselnd, bald sind sie hellgelb erbsbrühartig, gleichförmig, bald mißfarben, „gehackt" und „zerfahren", d. h. sie bestehen aus grünlichem Darmschleim und weißen Fettseifenflöckchen.

Erbrechen braucht nicht immer vorhanden zu sein. Es kann selbst in schweren Fällen fehlen. Wenn es vorhanden ist, tritt es hauptsächlich im Anschluß an die Nahrungsaufnahme, nicht selten schon während des Trinkens, auf.

In jedem, auch im leichtesten Falle, ist das Körpergewicht beeinflußt. Zum mindesten kommt es zum Gewichtsstillstand, in der Regel zu Abnahmen, die verschieden groß sind, aber selbst in leichten Fällen schon bis zu 300 und 400 g im Verlauf weniger Tage betragen können.

Der Appetit liegt gänzlich darnieder, die Mundhöhle rötet sich, die Zunge wird trocken und klebrig, die Wangenschleimhaut bedeckt sich oft mit Soor. Die Bauchdecken sind aufgetrieben, ihre Spannung ist vermindert. Die Hautfarbe blaßt ab, die Gesäßgegend wird wund. Die Harnmenge sinkt. Bei jungen Kindern und in schwereren Fällen tritt Zucker (Milchzucker) im Harn auf.

Hierzu gesellen sich die vieldeutigen Allgemeinerscheinungen, die bei jedem kranken Kind zu beobachten sind: Unruhe, Unzufriedenheit, leiser Schlaf, häufiges Weinen usw.

Die Stärke, mit der das Erbrechen wie auch die Durchfälle auftreten, hängt einesteils von dem Grad der Darmgärung, anderenteils aber auch vom Nervensystem des betroffenen Kindes ab. So sieht man, daß in schwereren Fällen, d. h. bei groben Diätfehlern oder bei „sensiblen" Kindern, der Darm sich nicht beruhigt, wenn die zersetzte Nahrung ausgestoßen ist, sondern daß immerfort Stühle entleert werden, die sich nunmehr ausschließlich aus Darmschleim, Verdauungssäften und Bakterien zusammensetzen. Auch das Erbrechen hält an, obgleich längst der Magen leer ist.

Der weitere Verlauf einer akuten Ernährungsstörung ist — im günstigsten Falle — der, daß mit dem Weglassen der Nahrung auch das Erbrechen aufhört, und das Fieber, soweit es vorhanden war, absinkt. Der Durchfall hält noch so lange an, bis die zersetzte Nahrung den Darm verlassen hat. Nach 24 Stunden, meist schon früher, ist das geschehen. Das Zeichen dafür gibt der „Teestuhl" ab, womit man die gänzlich substanzlosen, nur einen dunkelgrünen Fleck in der Windel hinterlassenden Stuhlentleerungen bei Teediät bezeichnet. Dann tritt Ruhe ein, und wenn man nun wieder neue Nahrung zuführt, so erfolgen täglich nur noch 2—3 Stühle, die anfangs noch ein etwas durchfälliges Aussehen tragen, bald aber fester werden. Nicht selten kommt es sogar für einige Tage zur Verstopfung. Andererseits kommt es aber auch vor, daß das Weglassen der Nahrung scheinbar ohne Erfolg auf den Stuhlgang bleibt und erst nach und nach die Zahl der Stuhlentleerungen sich vermindert. Für den weiteren Gang der Behandlung ist das belanglos; es wäre verkehrt, hier erst die Besserung der Stühle abzuwarten. Es ist vielmehr unbeirrt in der Ernährungsbehandlung weiterzugehen. Das Körpergewicht erfährt in den ersten 3—4 Tagen der Behandlung noch eine weitere Verminderung, dann folgen einige Tage des Gewichtsstillstandes bzw. geringerer Abnahmen, und danach biegt die Kurve um und führt wieder nach aufwärts.

Normalerweise fällt mit dem Aussetzen der Nahrung die vorhandene Erhöhung der Körperwärme ab. Bleibt das Fieber bestehen, so erhebt sich der Verdacht, daß die

Ernährungsstörung „parenteral" bedingt sein könnte, und es ist dann nach einer anderweitigen Krankheitsursache (im Mittelohr, Nasenrachenraum oder Nierenbecken) zu suchen; jedenfalls ist aber das Bestehenbleiben des Fiebers beim Fehlen aller sonstigen toxischen Erscheinungen kein Grund, das Kind nochmals 24 Stunden hungern zu lassen. Man gibt ihm wenigstens Reisschleim mit Traubenzucker und wartet bei diesem ab. Anders ist es, wenn der Allgemeinzustand des Kindes durch Weglassen der Nahrung nicht sichtlich gebessert wird, sondern es müde und schläfrig aussieht, stark abblaßt, seine Haut sich verdickt und seine Bewegungen träge werden — da besteht der Verdacht auf beginnende alimentäre Intoxikation. Auch hier kann ruhig zur Schleimverabreichung übergegangen werden, aber mit Milch darf nicht begonnen werden (auch nicht mit Frauenmilch) (s. S. 134).

Normalerweise hört etwa vorhandenes Erbrechen ebenfalls unter der Teediät auf. Geschieht dies nicht, so braucht dies nicht immer etwas Schlimmes zu bedeuten — es bessert sich dann vielleicht auf eine Magenspülung hin oder auch in den nächsten Tagen von allein. Immerhin ist nachzusehen, ob nicht der seltene Fall einer Brucheinklemmung oder Darmeinschiebung vorliegt und ob es sich nicht vielleicht um eine beginnende Gehirnhautentzündung handelt.

Schwierig ist es manchmal, zu entscheiden, ob nicht eine erneute Verschlimmerung vorliegt. Die Eltern der Kinder stellen sich vor, daß nach dem Aussetzen der Nahrung und dem Wiederbeginn der Ernährung die Stühle selten und gut sein müßten. Das ist aber, wie oben schon erwähnt, nicht der Fall und ist auch gar nicht möglich. Auch die Gewichtsabnahmen pflegen immer noch die ersten Tage der Behandlung über weiterzugehen; es kann sogar Soor auftreten, und die Unruhe des Kindes kann sich verstärken. Das alles kommt vor, und zwar so oft, daß man für diese ersten Tage der Behandlung sogar einen besonderen Namen, den des „Zustandes der einleitenden Verschlechterung" geprägt hat. In ihrer Ängstlichkeit sehen die Eltern nur diese scheinbare, weitergehende Verschlechterung und werden deshalb am Können des Arztes irre, stecken mit ihrer Ängstlichkeit vielleicht auch diesen noch an und machen ihn unsicher. In solchen Fällen gibt den sichersten Anhaltspunkt das Verhalten der Körperwärme: eine erneute Verschlimmerung führt auch immer zu einem erneuten Hochgehen der Temperatur. Freilich — diese kann auch aus anderer Ursache sich einmal erhöhen. Aber sicherer ist es, in solchem Falle noch mal die Nahrung wegzulassen, für 2 Mahlzeiten Tee und dann bis zum nächsten Tag Schleim zu geben — dann hat man wenigstens klare Verhältnisse geschaffen. Denn wenn die Temperatur abfällt, so hat es sich mit größter Wahrscheinlichkeit um eine erneute Verschlimmerung gehandelt, und das Aussetzen der Nahrung war richtig. Es muß nunmehr eben noch vorsichtiger mit der Behandlung vorgegangen werden (s. S. 115). Fällt die Temperatur hingegen nicht ab, so weiß man, daß sie mit der Ernährung nichts zu tun hatte und daß die Behandlung so — wie begonnen — weitergehen kann. Für das Fieber und etwaige von ihm ausgelöste Begleiterscheinungen liegt dann ein anderer Grund vor, nach dem man suchen muß. Man hüte sich aber, in solchen Fällen mit unzureichenden kleinen Maßnahmen: mit der Verordnung einer Arznei, z. B. eines Stopfmittels oder gar mit tagelanger übervorsichtiger und deshalb unzureichender Ernährung — sich durch die Schwierigkeiten durchzuwinden, um schließlich doch noch gezwungen zu sein, die Nahrung auszusetzen und nochmal von vorn anzufangen.

Bei der **Behandlung** hat man zu unterscheiden, ob der praktische Arzt die Behandlung durchzuführen hat oder ob dieselbe im Krankenhaus stattfindet. Der Unterschied liegt darin, daß der Praktiker das Kind nur einmal am Tag sieht, während es im Krankenhaus ständig unter Beobachtung ist, und zwar unter der Beobachtung von — in diesen Dingen erfahrenen — Pflegerinnen. Der Praktiker wird also viel vorsichtiger, um nicht zu sagen: schematischer vorgehen müssen, während man sich im Krankenhaus mehr nach dem jeweiligen Befinden des Kindes richten kann. Es schadet aber auch im Krankenhaus nichts, wenn man sich möglichst an eine feste Linie hält.

Zunächst ist die Nahrung als Quelle der krankhaften Vorgänge im Darm ganz auszusetzen und an ihrer Stelle nur Tee (Lindenblüten-, Kamillen- oder schwarzer Tee), mit Sacharin gesüßt, zu geben. Es ist in jedem Falle ausdrücklich zu betonen, daß nicht Zucker, sondern Sacharin zu verwenden sei (unter gewissen Umständen ist auch darauf aufmerksam zu machen, daß der Lutscher des Kindes nicht mit Zucker ausgestopft werden darf). Die Teeverabreichung ist 24 Stunden lang durchzuführen. Man braucht nicht zu befürchten, daß in dieser Zeit das Kind etwa durch Hunger geschädigt werde. Im Gegenteil! Die Teediät ist nicht bloß negativ charakterisiert in dem Sinne, daß das Weglassen der Nahrungszufuhr den Darm leer werden läßt, sondern bringt auch einen positiven Gewinn: denn unter der Teediät hört die Stauung des Speisebreis im Magen und Dünndarm auf. Das Kind empfindet das als eine Erleichterung, fühlt sich wieder wohler, wird ruhiger und vor allem sein Appetit kehrt wieder. Der Hunger ist also in diesen Fällen ein wertvolles Heilmittel.

An die Teediät schließt man eine Art von Schonungskost an, indem man für die folgenden 24 Stunden Schleim vorordnet (Haferschleim aus Hafergrütze oder Haferflocken oder aber Reisschleim, Zubereitung des Schleims s. S. 23). Gibt man, wie vorläufig wohl noch vielfach üblich sein wird, den Haferschleim, so läßt man ihn weiter mit Saccharin süßen. Man gibt ihn aber nicht mehr, wie den Tee, beliebig oft, sondern in den üblichen 5 Mahlzeiten; zwischendurch kann man, wenn das Kind unruhig ist, noch Tee geben lassen. Am 3. Tag gibt man $^1/_3$ Milch + $^2/_3$ Haferschleim + Saccharin, am 4. Tag dasselbe mit Zucker (Traubenzucker = Dextropur) und am 5. Tag $^1/_2$ Milch + $^1/_2$ Schleim mit Zucker, womit man dann meist bei der Ernährung angekommen sein wird, die das Kind seinem Alter nach haben muß.

Benutzt man aber den Reisschleim, so hat man zunächst den Vorteil, daß man denselben ziemlich dick verabreichen kann, was bei sehr hungrigen Kindern erwünscht ist, und daß man ihm sofort Zucker — allerdings nur Traubenzucker — zusetzen kann. Man gibt also:

am 2. Tag: 5mal Reisschleim mit 3% Dextropur (s. S. 109, Fußnote),
am 3. Tag: 5mal $^1/_3$ Milch + $^2/_3$ Reisschleim + 3—5% Dextropur,
am 4. Tag: das gleiche,
am 5. Tag: 5mal $^1/_2$ Milch + $^1/_2$ Reisschleim mit 5—6% Dextropur.

Eine arzneiliche Behandlung erübrigt sich. Besser ist es — wenn man meint, etwas verschreiben zu müssen — von dem Tag an, wo man zum erstenmal Milch verabreichen läßt, in jede Flasche 1 kleine Messerspitze Milcheiweiß in Form von Larosan oder Plasmon hineinzugeben. Diese Zugabe von Milcheiweiß hat den Sinn, die Säuerung im Darmkanal der Kinder abzuschwächen. Bei stärkerer Unruhe des Kindes läßt man alle 2 Stunden einen feuchtwarmen Wickel um den Leib legen und am Abend ein 20 Minuten langes, 35° C warmes, langsam bis auf 28° C abgekühltes Bad verabfolgen, um dem Kind eine ungestörte Nachtruhe zu verschaffen.

Diese Art der Behandlung ist diejenige, die für den praktischen Arzt die häufigste sein wird. Bei ihr heilen die leichten Formen des Brechdurchfalls alle prompt ab. Aber es sei nochmals betont, daß es notwendig ist, auch diese leichten Fälle sorgfältig zu behandeln, genaue Vorschriften zu geben, überlegt vorzugehen und vor allem sich nicht mit allgemeinen Redensarten: „man möge nun wieder langsam mit der Milch anfangen" usw. zu begnügen.

* * *

Wer die verschiedenen, diesem ganzen Abschnitt beigegebenen Abbildungen ansieht, wird bemerken, daß jede akute Ernährungsstörung eine tiefe Furche in den Entwicklungsgang des Säuglings zieht: um den Gewichtsverlust, den das Kind in dem Zeitraum der 4 oder 5 Tage der schlimmsten Krankheitserscheinungen erleidet, auszugleichen, braucht es die gleiche Zahl von Wochen. Es ist begreiflich, daß man sich immer bemüht hat, hier einen Weg bzw. ein Verfahren zu finden, mit dem man die tiefgreifenden Maßnahmen des Nahrungsaussetzens und der tagelangen Unterernährung umgehen könnte, um doch zu dem gleichen Ziel zu kommen. So hat man z. B. versucht, durch bloße Zugabe von Eiweiß in Form des eben genannten Larosan oder Plasmon, ferner durch Auswechseln des Rübenzuckers durch den etwas mehr stopfenden Soxhletschen Nährzucker und durch vieles andere mehr die drohende Ernährungsstörung noch abzuwenden. Das sind alles halbe Maßnahmen, die das Krankheitsbild meist nur verschleiern und verschleppen — zum Schaden des Kindes.

Nur folgende zwei Möglichkeiten gibt es, um einen **drohenden Durchfall durch bloße Änderung der Nahrung ohne völliges Aussetzen derselben aufzuhalten:**

1. daß man 2 Flaschen der bisherigen Nahrung durch 2 Flaschen Buttermilch mit 4% Mondamin + Saccharin ersetzt. Der Sinn dieser Maßnahme ist der, daß durch den erhöhten Eiweißgehalt der Nahrung und die gleichzeitige Herabsetzung des Zuckers bzw. durch den Austausch desselben gegen das schwer vergärbare Reismehl den gesteigerten Gärungen im Darmrohr entgegengewirkt wird. Die Abb. 26 gibt einen solchen Fall wieder.

2. Die zweite Möglichkeit besteht darin, daß man über 2—3 Tage hin nur 3 Mahlzeiten der bisherigen Kost und daneben 2 Mahlzeiten Karottensuppe verabfolgt (siehe S. 116).

Die Behandlung der schweren Fälle akuter Ernährungsstörungen

Zu den schwereren Fällen sind zu rechnen:

1. die Störungen bei jungen Kindern im ersten Lebensvierteljahr;

2. die bei Kindern mit einem Gewicht von weniger als 3000 g;

3. die bei solchen, die nicht zum erstenmal krank sind, sondern schon einen oder mehrere Durchfälle in ihrer Vorgeschichte haben;

4. sowie diejenigen, die schon tagelang krank sind und entweder gar nicht oder falsch (mit Stopfmitteln o. dgl.) behandelt wurden, also sog. verschleppte Fälle darstellen;

5. die Störungen bei solchen Säuglingen, bei denen sich teils aus der Vorgeschichte, teils aus dem vorliegenden Befund entnehmen läßt, daß sie mit irgendeiner krankhaften Veranlagung behaftet sind, sei es, daß sie an Milchschorf und entsprechenden anderen Hautausschlägen oder an gewohnheitsgemäßem Erbrechen leiden oder ausgesprochen nervös sind u. dgl., oder daß sie aus einer Familie mit hoher Kindersterblichkeit stammen, in der schon alle Kinder oder wenigstens die Mehrzahl an Ernährungsstörungen im Säuglingsalter gelitten haben oder gar gestorben sind bzw. nur mit großen Schwierigkeiten über das erste Lebensjahr hinausgebracht werden konnten;

6. solche, die keinen guten Ernährungszustand darbieten, ohne daß sich zunächst feststellen ließe, wodurch dies bedingt ist (vorausgegangener Milchnährschaden, unzweckmäßige Ernährung, viele Erkältungen, schlechte Pflege usw.), die also entweder untergewichtig oder ausgesprochen abgemagert sind, oder umgekehrt den Eindruck des lymphatisch-aufgeschwemmten — pastösen — machen.

7. Das gleiche gilt für die Kinder, die gleichzeitig irgendwelche Infektionen haben, also an sog. parenteral bedingten Ernährungsstörungen (siehe S. 127) leiden, und schließlich

8. für jene Fälle, die nach den früher (S. 112) gegebenen Vorschriften für die Behandlung leichter Fälle behandelt wurden, bei denen es aber, sobald man zu der normalen Milchmenge überging, zum Rückfall kam, sei es, daß man sich in der Einschätzung des ersten Durchfalles als eines leichten geirrt hatte, sei es, daß die ärztlichen Vorschriften nicht genau befolgt wurden, oder daß eine ungeeignete, allzu keimreiche Milch verwendet wurde.

Es sind also eine Menge Punkte zu berücksichtigen; und es wird leider dem, der dies immer pflichtgemäß tut, dennoch passieren, daß er sich mal in der Einschätzung des Zustandes eines Säuglings irrt, und daß das Kind das büßen muß und gar daran stirbt. Das wird sich nie ganz vermeiden lassen. Die Hauptsache ist nur, daß der Arzt, der alles bedachte, sich dann eben keinen Vorwurf zu machen braucht. Daß man den Säugling immer von 2 Richtungen: von seiner Vorgeschichte und außerdem noch von seinem Zustand her — zu beurteilen sich gewöhnt, ist deshalb wichtig, weil dem Arzt sehr häufig kranke, ernährungsgestörte Säuglinge, vor allem uneheliche, gebracht werden, von deren Vorgeschichte gar nichts bekannt ist.

Man wird zwar auch bei diesen Kindern oft noch mit den gewöhnlichen Milchmischungen Erfolg haben, wenn man besonders vorsichtig vorgeht. Es bleibt jedenfalls dem praktischen Arzt oftmals gar nichts anderes übrig, als erst noch diesen Versuch zu machen. Eine Sicherheit auf einen Erfolg der Behandlung besteht aber nicht. Deshalb tut man gut, da, wo kein Zwang zur Behandlung mit der gewöhnlichen Kuhmilch vorliegt, auf diesen Versuch von vornherein zu verzichten und gleich Frauenmilch oder Buttermilch bzw. Eiweißmilch oder aber Karottensuppe zu geben.

* * *

Will man die **Behandlung mit gewöhnlicher Milch** versuchen, so ist dazu folgendes Grundsätzliche zu beachten: erstens, daß mit der ersten Verabreichung von Kuhmilch erst dann begonnen werden darf, wenn etwaiges alimentäres Fieber geschwunden ist; zweitens, daß man mit der Kuhmilch noch sehr viel vorsichtiger vorgehen muß als bei der Behandlung der leichten Fälle, und man auch bei anscheinend günstiger Entwicklung des Falles doch, auch in den nächsten Wochen noch, nie vergessen darf, daß die Verträglichkeit des Kindes gegenüber der Kuhmilch beeinträchtigt ist, es also leicht zu erneuten Verschlimmerungen kommen kann; drittens, daß man bei diesen Fällen wohl stets von vornherein nur Reisschleim oder Reismehlabkochung mit Traubenzucker verwenden darf und nicht Haferschleim mit Milchzucker oder Rübenzucker; und viertens, daß man sich hinsichtlich der Art des Behandlungsbeginnes, d. h. der einleitenden Nahrungsaussetzung nach den jeweils vorliegenden — verschieden gelagerten — Verhältnissen richten muß. Nämlich da:

wo es sich um ein Kind handelt, bei dem die Schwere des Falles nur durch eine Untergewichtigkeit oder durch das junge Lebensalter ausgemacht wird, besteht gar kein Grund, auf die übliche und, wie früher geschildert, meist sehr heilsame Teepause zu verzichten; man gibt hier also für die ersten 24 Stunden nur Tee mit Süßstoff. Ganz anders hingegen hat man sich zu verhalten, wenn die Schwere des Falles darin liegt, daß man einen viele Tage verschleppten Zustand vor sich hat oder einen Rückfall nach einem soeben erst durchgemachten frischen Brechdurchfall. In letztgenannten Fällen liegt sicherlich nicht nur eine Keimüberwucherung des Dünndarminhaltes, sondern vor allem auch eine Reizung der Dünndarmschleimhaut vor, die erst allmählich abklingen und durch eine Teepause wahrscheinlich gar nicht beeinflußt werden wird. Die heilsame Wirkung der Nahrungsaussetzung wird hier also ausbleiben, und das Kind wird nur die Wirkung des Hungers zu spüren bekommen — die ihm besser erspart bleibt. Hier beginnt man also ohne Teepause gleich mit Reisschleim + 3% Traubenzucker.

Eine Ausnahme hiervon machen die Fälle, in denen stärkere Appetitlosigkeit und Erbrechen besteht. Hier ist es gut, mit 2—3 Teemahlzeiten zu beginnen, auch den Magen durch eine Spülung zu entleeren und zu entlasten und erst als letzte Mahlzeit am Abend Reisschleim mit Traubenzucker zu verabfolgen. — Man sieht also, daß von Fall zu Fall gesondert zu verfahren ist — was, wie gleich hier vorweg bemerkt sein mag, nicht bloß für die Einleitung der Behandlung mit Kuhmilch zu gelten hat, sondern auch für die später zu schildernde mit Buttermilch und Frauenmilch usw. gleichfalls zutrifft.

Man gibt also am

1. Tag: Tee + Saccharin,
2. Tag: (4stündlich) Reisschleim + 3% Traubenzucker. Nötigenfalls auch noch am
3. Tag: desgleichen + 5% Traubenzucker,
4. Tag: (4stündlich) 20 g Milch + Reisschleim + 5% Traubenzucker.
5. Tag: 40 g Milch + Reisschleim + 5% Traubenzucker,
6. Tag: $^1/_3$ Milch + $^2/_3$ Reisschleim + 5% Traubenzucker,
7. Tag: desgleichen,
8. Tag: $^1/_2$ Milch + $^1/_2$ Reisschleim + 5% Traubenzucker.

Bei erfolgreicher Anwendung machen die Gewichtsabnahmen bald halt, und die Stühle werden seltener, nach einigen Tagen auch fester. Nicht selten entwickeln sich nach einiger Zeit Seifenstühle mit Gewichtsstillstand nach Art eines Milchnährschadens, so daß die Steigerung des Traubenzuckers oder die Hinzufügung von Gemüse, Grießbrei, Obst, schließlich sogar die Zugabe von Malzsuppenextrakt in vorsichtiger Dosierung nötig wird.

Die Erfolglosigkeit der Behandlung ist daran zu erkennen, daß von dem Tag der Milchzugabe ab die Gewichtsabnahmen wieder einsetzen oder die Körperwärme sich über 37,5° erhebt oder die Stühle wieder häufiger werden oder das Kind wieder ein oder das andere Mal erbricht und schlechter trinkt. Hier verliere man nicht unnötig Zeit, denn hier bleibt nichts übrig als Krankenhausbehandlung zum Zweck der Frauenmilchernährung (oder Verabreichung käuflicher, sterilisierter Frauenmilch). Es kommt vor, daß man durch Übergang zu einer der gleich zu nennenden anderen Möglichkeiten künstlicher Ernährung ein oder das andere solcher Kinder doch noch in die Höhe bringt. In der Mehrzahl der Fälle geschieht das aber nicht, und der Arzt riskiert nur das Leben des Kindes und darüber hinaus noch seinen eigenen Ruf.

* * *

Mißlingt also die Behandlung mit gewöhnlicher Milch oder erscheint es dem Arzt von vornherein zweifelhaft, daß er damit Erfolge habe, so bleibt ihm die Behandlung mit Eiweißmilch oder Buttermilch oder schließlich mit Frauenmilch.

Bei der Behandlung mit Eiweißmilch ist zu beachten, daß sie sich im allgemeinen nicht für Kinder unter 3000 g Gewicht und im Alter von weniger als 2 Monaten eignet.

In diesen Fällen ist dann die Behandlung mit Buttermilch (besser noch mit Frauenmilch) angezeigt.

Die Behandlung mit Frauenmilch wird im allgemeinen der Klinik vorbehalten bleiben — es sei denn, daß die Möglichkeit besteht von käuflicher Frauenmilch Gebrauch zu machen. Insbesondere wird von Frauenmilch dann Gebrauch zu machen sein, wenn es sich um Frühgeburten, um junge Säuglinge oder um Kinder mit schweren Begleiterkrankungen: Nierenbeckenentzündung, Hautabszessen und dgl. handelt.

* * *

Die **Einleitung der Ernährungsbehandlung** dieser Fälle kann auf dem üblichen Wege über eine Teepause mit Verabreichung von Reisschleim erfolgen, kann aber auch mit Hilfe eines Verfahrens geschehen, das in den letzten Jahren eine zunehmende Verbreitung gewonnen hat: der Ernährung mit Karottensuppe.

Diese ist vor Jahren durch Moro-Heidelberg in die klinische Medizin eingeführt worden und verdient es, in das Rüstzeug des praktischen Arztes aufgenommen zu werden.

Zubereitung: von gelben Rüben (Möhren) wird ein Pfund fein geschnitten, 1 Stunde lang in Wasser oder Fleischbrühe gekocht, dann erst durch eine Fleischhackmaschine bzw. ein grobes Sieb und danach durch ein feines Sieb getrieben, auf 1 Liter Flüssigkeit wieder aufgefüllt, mit 3 g Kochsalz versetzt und dann auf 5 Flaschen verteilt. (Für Zeiten des Mangels an Möhren steht ein Karottenpulver (Kalichemie) zur Verfügung (Daukaron). Alte Möhren sind genau so gut oder sogar besser verwendbar als junge.

Von dieser Möhrensuppe gibt man den Kindern in 5 Mahlzeiten nach Belieben zu trinken. Die Nahrung wird fast immer gut genommen. Es gibt nur einige wenige Kinder, die die Karottensuppe verweigern; es sind bemerkenswerterweise die gleichen, bei denen — wenn man ihnen die Karottensuppe aufzwingt — die gute, vor allem die wasserstapelnde Wirkung ausbleibt. Von diesen Kindern abgesehen, ist die Wirkung meist ausgezeichnet. Vor allem pflegen die Gewichtsstürze gebremst zu werden, so daß es zu Zunahmen kommt, die zwar vorläufig nur durch Wasseransatz bedingt, aber trotzdem in diesen Fällen sehr erwünscht sind. Die 2. Wirkung ist die auf den Stuhlgang, der fester wird und meist dickbreiige, rötlich gefärbte Ballen, die von einem Flüssigkeitshof in der Windel umgeben sind, liefert. Die Behandlung wird mit einer kurzen halbtägigen Teepause begonnen; dann wird etwa 2 Tage lang Karottensuppe gegeben und alsdann wird — wie in folgendem geschildert — die eigentliche Heilnahrung (Eiweißmilch, Buttermilch, Frauenmilch) in steigender Menge hinzugegeben:

I.

Bei der **Behandlung mit Eiweißmilch** ist zu bedenken, daß dieselbe sich im allgemeinen nicht für Kinder unter 3000 g Gewicht und im Alter von weniger als 2 Monaten eignet. Wo letztere beide Voraussetzungen zutreffen, bleibt nur die Verwendung von Frauenmilch oder Buttermilch übrig.

Die Eiweißmilch ist — wie ihr Name sagt — eine eiweißangereicherte Milch, die den krankhaften Gärungen im Darm entgegenwirken soll. Das Grundsätzliche ihrer Zusammensetzung ergibt sich aus ihrer Herstellung: man labt ein Liter Kuhmilch und führt dadurch die Abscheidung der Molke vom Käsegerinnsel herbei. Die Molke bleibt unbenutzt. Das Käsegerinnsel dagegen schickt man mehrmals unter Hinzufügen von $^1/_2$ Liter Leitungswasser durch ein Haarsieb, bis es ganz fein verteilt ist. Hierin liegt die Schwierigkeit bei der Herstellung. Dann füllt man die Lösung mit $^1/_2$ Liter Buttermilch wieder auf 1 Liter auf. Die Milchmischung, die man nunmehr vor sich hat, enthält Eiweiß (und Kalk) aus $1^1/_2$ Liter Milch, aber Milchzucker nur aus $^1/_2$ Liter (bzw. noch weniger, da bei der Säuerung der Buttermilch der Milchzucker zum Teil vergoren worden ist). Die Herabsetzung des Zuckergehalts wirkt dämpfend auf die Gärungen im Darmrohr. Darüber hinaus wirkt in der gleichen Richtung der hohe Eiweißgehalt, der die Fäulnisvorgänge im Darm begünstigt. Schließlich wird auch das Fett den Heilungsvorgängen dienstbar gemacht, indem der hohe Kalkgehalt der Eiweißmilch die Entstehung von Kalkseifen begünstigt. — Das Beispiel eines mit Eiweißmilch behandelten Falles liefert Abb. 18.

Bei der Schwierigkeit der Herstellung der Eiweißmilch im Haushalt empfiehlt es sich, dieselbe (in eingedickter Form) von den Milchwerken Töpfer, Dietmannsried (Allgäu) durch die Apotheke zu beziehen.

Die praktische Anwendung der Eiweißmilch hat folgendermaßen zu geschehen: Zunächst gibt man einen Tag lang Tee + Sacharin, einen zweiten: Schleim + Saccharin dann gibt man Eiweißmilch + 3% Nährzucker hinzu, aber mit kleinsten Mengen beginnend (neben dem Schleim, dessen Menge man allmählich entsprechend verkleinert). Bei der ersten Mahlzeit gibt man also 10 g Eiweißmilch, bei der zweiten 20, bei der dritten 30 usw. Schrittweise aber stetig von Mahlzeit zu Mahlzeit steigernd fährt man fort, bis man die Höchstmenge erreicht hat, welche das Kind von selbst aufnimmt. Auch die Zugabe des Zuckers muß ziemlich dreist geschehen: man beginnt mit 3 oder 5% und sobald die Höchstmenge der Eiweißmilch erreicht ist, geht man zu 6, 7 oder 8% Zucker über, bis Zunahmen erfolgen. Die Zahl und Art der Stuhlentleerungen ist nicht maßgebend für die Dosierung der Eiweißmilch. Die meisten Mißerfolge werden dadurch verschuldet, daß man zu langsam mit der Menge vorgeht, und daß man allzu zögernd Zucker hinzugibt. Nur wenn förmliche Gewichtsstürze und heftige Durchfälle auftreten, setzt man die Eiweißmilch aus, um einen Tag später von neuem in der oben beschriebenen Weise damit zu beginnen, oder aber um nunmehr Karottensuppe zu gebrauchen.

Hinsichtlich der Zahl der Mahlzeiten richtet man sich nach dem Kinde. Im allgemeinen gibt man wie beim gesunden, so auch beim kranken, 5 Mahlzeiten. Bei appetitlosen Säuglingen und bei solchen mit Brechneigung kann man versuchen, 2-stündlich abwechselnd: das eine Mal Schleim, das nächste Mal Eiweißmilch, dann wieder Schleim usw. zu geben. Die Dauer der Eiweißmilchernährung soll etwa 4 bis 6 Wochen betragen. Stellen sich trockene, seltene Seifenstühle ein, so kann man schon früher absetzen. Der Nahrungswechsel geschieht am besten plötzlich, von heute auf morgen. Setzt man langsam ab, indem man nach und nach eine Flasche Eiweißmilch durch eine Mischung von $^1/_2$ Milch, $^1/_2$ Schleim + Traubenzucker ersetzt, so treten häufig wieder dünne Stühle auf. Mißglückt das Absetzen, so kehrt man zur Eiweißmilchernährung zurück und macht 14 Tage später einen neuen Versuch. Während des

Verlaufes der Eiweißmilchernährung sind die Stühle von hellgrauer bis weißlicher Färbung, von starkem Fäulnisgeruch, meist trocken und geformt, nicht selten jedoch auch mißfarben, dünn und zerfahren, sowie an Zahl vermehrt. All das ist ohne Belang.

Bedient man sich — wozu oben geraten wurde — zur Einleitung der Eiweißmilchbehandlung der Karottensuppe, so gibt man einen halben Tag lang Tee mit Saccharin und dann in 4-stündigen (oder auch zunächst 2-stündigen) Abständen Karottensuppe in einer Menge, die dem Nahrungsbedürfnis der Kinder entspricht. Schaden kann durch eine allzu freigebige Verabreichung nicht angerichtet werden. Je nach der Schwere des Falles, d. h. je nachdem das Fieber schnell oder langsam abfällt, der Appetit der Kinder sich bessert, vorhandenes Erbrechen aufhört und die Stühle gebundener werden, gibt man die Karottensuppe ein oder zwei oder drei Tage lang ausschließlich und fügt dann Eiweißmilch hinzu, also:

am 3. Tag: 1mal 50 g Eiweißmilch + 3% Nährzucker, im übrigen Karottensuppe,
am 4. Tag: 4mal Karottensuppe, 1mal 100 g Eiweißmilch + Nährzucker,
am 5. Tag: 3mal Karottensuppe + 2mal 100 g Eiweißmilch + Nährzucker,
am 6. Tag: 2mal Karottensuppe + 3mal 150 g Eiweißmilch + Nährzucker,
am 7. Tag: 1mal Karottensuppe + 4mal 150—200 g Eiweißmilch + Nährzucker.

Von da ab ist das Alter des Kindes und seine Gewichtskurve leitend: bei Kindern unter 4 Monaten geht man auf 5mal Eiweißmilch über, während man bei älteren Säuglingen die letzte Mahlzeit Karottensuppe mit einer Gemüsemahlzeit oder einer Grießbrühe austauscht. Bei mangelhafter Gewichtszunahme steigert man die Zuckermenge auf 5—7%, bei bestehenbleibender Neigung zu durchfälligen Stühlen hindert nichts, ständig eine Mahlzeit Karottensuppe beizubehalten.

II.

Die **Behandlung mit Buttermilch** hat den Vorteil, daß sie bei Kindern jeden Alters angewendet werden kann. Sie ist, wenn Frauenmilch nicht zu beschaffen ist, sogar bei Kindern unter 2 Monaten und bei solchen mit einem Gewicht von weniger als 3000 g — also auch Frühgeburten — die Behandlung der Wahl.

Die Eignung der Buttermilch ergibt sich aus ihrem geringen Fett- und Milchzuckergehalt und ihrem hohen Eiweißgehalt sowie daraus, daß sie eine verhältnismäßig salzreiche Nahrung ist, daher Wasser bindet und auf diese Weise den großen Gewichtsstürzen mancher ernährungsgestörten Kinder entgegenwirkt. Um sie mit Erfolg anzuwenden, muß man aber mit ihren Eigenarten gut vertraut sein. Ist man das, so hat man in der Buttermilch eines der besten Behandlungsmittel, die es überhaupt gibt, in der Hand.

a) Verwendet man sie bei einem akuten frischen Durchfall, also z. B. bei einem jungen Kind in den ersten Lebenswochen, so gibt man erst 24 Stunden Tee mit Süßstoff, dann weitere 24 Stunden Reisschleim mit 3% Traubenzucker, um dann am dritten Tag mit Buttermilch zu beginnen:

am 3. Tag: 5mal 20 g Buttermilch + 2% Mondamin + 3% Traubenzucker, hinterher Reisschleim, so viel das Kind (ohne zu erbrechen) trinkt,
am 4. Tag: 5mal 40 g Buttermilch usw.
am 5. Tag: 5mal 60 g Buttermilch usw.
am 6. Tag: 5mal 80 g Buttermilch usw.

Man steigert in stetem, vorsichtigem Fortschreiten so lange mit der Buttermilch, bis das Kind zunimmt. Das geschieht manchmal schon dann, wenn erst die Hälfte des Reisschleims durch Buttermilch ersetzt ist, in anderen Fällen: wenn das Kind zu $^2/_3$ und oft erst, wenn es ganz auf Buttermilch übergeführt ist. In welcher Form man in den ersten Tagen die Buttermilch gibt — so, wie oben angegeben: in 5 Mahlzeiten, oder aber so, daß bei einer Mahlzeit nur die Buttermilch und jeweilig 2 Stunden später der Reisschleim gegeben wird, ist an sich nebensächlich, aber in praxi manchmal sehr wichtig, weil manche Kinder die säuerlich schmeckende Buttermilch zuerst ablehnen. Sie gewöhnen sich aber immer schnell daran. Bei Edelweißbuttermilch, die weniger sauer schmeckt, hat man in dieser Beziehung gar keine Schwierigkeiten.

b) Handelt es sich um ein Kind mit einer rückfälligen oder einer — auf andere Art und Weise, aber erfolglos — behandelten Ernährungsstörung, so schaltet man am besten nach einer kurzen, sich nur über 2 Mahlzeiten erstreckenden Teepause erst Karottensuppe ein, die man 2 Tage lang gibt. Sodann, wenn das Fieber abgefallen ist, der Stuhlgang sich gebessert hat, und die Gewichtsabnahmen zum Halten gekommen sind, beginnt man mit Buttermilch:

am 3. Tag: 4mal Karottensuppe, 1mal $^1/_2$ Buttermilch + $^1/_2$ Reisschleim + 3% Traubenzucker,

am 4. Tag: 3mal Karottensuppe, 2mal $^1/_2$ Buttermilch + $^1/_2$ Reisschleim + 3% Traubenzucker,

am 5. Tag: 2mal Karottensuppe, 3mal $^1/_2$ Buttermilch + $^1/_2$ Reisschleim + 3% Traubenzucker,

am 6. Tag: 5mal $^1/_2$ Buttermilch + $^1/_2$ Reisschleim + 3% Traubenzucker usw.

Je nachdem die Besserung des Allgemeinzustandes, des Stuhlgangs und des Appetits sich langsam oder schneller vollzieht, bleibt man bei Halbbuttermilch — Halbreisschleim mit nunmehr 5—7% Traubenzucker, oder man ersetzt den verbliebenen Reisschleim durch weitere Buttermilch. Ob man das erste oder das zweite tut — in jedem Fall ist es notwendig, nach weiteren 8 Tagen etwas Fett in die Ernährung hineinzubringen, am besten in Form von 1 und später 2 oder 3 Mahlzeiten Buttermilchfettnahrung (vgl. Abb. 19).

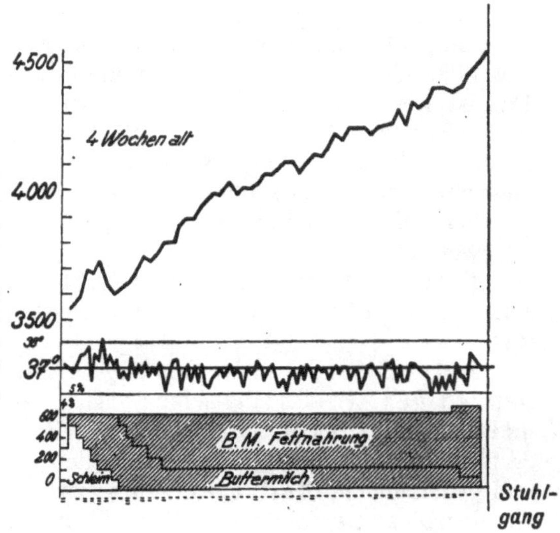

Abb. 19.
Das Kind war nur 8 Tage gestillt worden und erkrankte im Alter von 4 Wochen an einem akuten Brechdurchfall. Es war also ein schwerer Fall. Da Frauenmilch nicht zur Verfügung stand, mußte es mit Buttermilch ernährt werden und stellte einen ungewöhnlich günstig verlaufenden Fall dar. Da die Nahrung schon zu Hause weggelassen war, erhielt es sofort Reisschleim mit 4% Traubenzucker. Anfänglich kam es zu stärkeren Zunahmen, die jedoch nur Wasserstapelung waren und wieder zurückgingen. Dann setzte ein glattes Gedeihen ein.

Die Fettzugabe ist nötig, weil die reine Buttermilchernährung gewisse Gefahren birgt: die Nahrung ist, weil sie nur ganz geringe Mengen Fett enthält, eine sehr einseitige. Sie entbehrt aller fettlöslichen Ergänzungsstoffe (A und D) und wird auch vom C-Vitamin im allgemeinen nicht viel enthalten. Indessen wird dieser Mangel, wenn er sich nur auf 3—4 Wochen erstreckt, dem Säugling nicht viel schaden, sofern man in der späteren Genesung hierauf Bedacht nimmt. Ferner sind die hauptsächlich auf dem Kohlehydratgehalt beruhenden Zunahmen kein Zellaufbau oder gar Fetteinlagerung, sondern sie sind in der Hauptsache ein Wasseransatz. Dieses „Quellungswasser" ist sehr wichtig und für die Leistungsfähigkeit der Körperzellen sehr erwünscht, aber es ist doch nur locker gebundenes Wasser, das leicht wieder abfließt — von allein oder aber dann, wenn eine Infektion, selbst leichtester Art, den Körper trifft. Es gibt auch bestimmte sogenannte hydrolabile Kinder, die stärker als andere dazu neigen, schnell Wasser an sich zu reißen, aber es auch ebenso schnell wieder abzugeben (s. S. 123). Die Freude über diese Gewichtszunahme ist also, namentlich wenn die Gewichtskurve sehr steil ansteigt, meist keine ungetrübte.

Durch Fettzulage wird die Buttermilch zur Dauernahrung, die lange Zeit hindurch unbedenklich gegeben werden kann. Etwaige, bei reiner Buttermilchernährung vorhandene starke Gewichtszunahmen werden durch die Fettzulage stets etwas abgebremst. Zuweilen kommen die Zunahmen sogar ganz zum Halten, lassen sich dann aber durch Steigerung des Traubenzuckers auf 8 oder gar 10%, durch Zufütterung von Mohrrübensaft mit seinem hohen Vitamingehalt oder — wenn die Kinder alt genug sind — auch durch Beikost mit Suppe und Gemüse wieder in befriedigendem Maße herstellen.

III.

Die **Behandlung mit Frauenmilch** ist die empfehlenswerteste. Sie führt nicht nur am schnellsten eine Besserung des Zustandes herbei, sondern sie ist auch die beste Gewähr, daß nicht irgendwelche, während der Genesung sich einstellende Infektionen den Erfolg der Behandlung wieder zunichte machen. Freilich — eine unbedingte Sicherheit in dieser Beziehung besteht nicht.

Man gibt, wie eingangs angegeben wurde, Tee bzw. Reisschleim und beginnt dann am dritten Tag mit Frauenmilch. Entweder mit käuflicher Frauenmilch oder mit Ammenmilch. In letzterem Fall legt man das Kind aber nicht bei der Amme an, sondern gibt abgedrückte Ammenmilch aus der Flasche: zuerst 5mal 20 g, am nächsten Tag 5mal 40, dann 5mal 60, 80 und 100 g. Hinterher reicht man nach Belieben Schleim. Ist die Menge von 100 g bei einer Mahlzeit erreicht, so kann man das Kind an die Brust anlegen.

In den ersten Tagen der Frauenmilchernährung tritt — wie bei jeder anderen Behandlung — oft noch keine deutliche Besserung ein. Eher kommt es auch hier zunächst zu einer leichten Verschlimmerung. Am Ende der ersten Woche aber ist die Besserung unverkennbar. Zum mindesten bessern sich das Allgemeinbefinden, der Appetit und die Regsamkeit des Kindes; es wird munter, und etwaige Begleiterscheinungen wie Soor und dgl. fangen an, abzuheilen. *Anders steht es mit den Gewichtszunahmen!* Das eine oder das andere Kind nimmt vielleicht bei reiner Frauenmilchernährung zu. Das ist vor allem bei jungen, im ersten Lebensvierteljahr stehenden Säuglingen, die nach einer Ernährungsstörung mit Frauenmilch ernährt werden, der Fall. Aber bei älteren trifft das nicht zu. Bei diesen entwickelt sich vielmehr sehr häufig ein horizontaler Gewichtsverlauf, der schließlich dazu nötigt, nach folgenden Überlegungen zu verfahren:

Was die Frauenmilch bei den Ernährungsstörungen der Säuglinge leisten sollte, ist zweierlei:

1. die im Krankheitszustand erlittenen Verluste an Körpermasse, vor allem die *Einbußen an Eiweiß und Salzen, daneben auch an Fett, wieder auszugleichen* und

2. die *Erfordernisse des täglichen, laufenden Bedarfes des Körpers zu befriedigen.* Beides zugleich zu leisten, ist sie aber nicht imstande. Denn ihr Eiweiß- und Salzgehalt reicht dazu nicht aus. Er ist wohl genügend, um die verhältnismäßig geringen Anforderungen, die sich für den Anwuchs von Körpergewebe beim *gesunden* und gedeihenden Brustkind ergeben, zu leisten. Aber um neben dieser Aufgabe noch die obengenannte zweite zu erfüllen, d. h. also die im Verlauf der Ernährungsstörung zu Verlust gegangene Körpermasse wieder ganz neu aufzubauen — dazu reicht die Frauenmilch ihrer ganzen Zusammensetzung nach nicht aus. Infolgedessen nimmt die Mehrzahl dieser Kinder bei reiner Frauenmilchbehandlung nicht zu. Es ergibt sich also die Notwendigkeit, in solchen Fällen — d. h. also *da, wo ein Säugling wegen einer akuten Ernährungsstörung nach kurzer Tee- und Schleimdiät auf Frauenmilch übergeführt ist und nun dabei nicht zunimmt — die Frauenmilchernährung durch Zulagen von Eiweiß und Salzen zu ergänzen.* Zuweilen genügt es schon, vor jeder Mahlzeit eine kleine Messerspitze (mehr nicht) von Milcheiweiß in Form von Plasmon oder Larosan, mit 3—4 Teelöffeln Schleim verrührt und mit Süßstoff *etwas* gesüßt, dem Kinde zu geben.

Besser ist es die Kinder von vornherein gar nicht ganz auf Frauenmilch überzuführen. Vielfach wird man hierzu ja schon durch den Mangel an genügend Frauenmilch bzw. durch den hohen Preis der käuflichen Frauenmilch gezwungen sein. Aber man hat es auch gar nicht nötig, die Kinder ganz auf Frauenmilch zu bringen. Denn die Erfolge mit einer Zwiemilchernährung von Frauenmilch + Buttermilch sind meist besser als die mit reiner Frauenmilch. Der Übergang zur Buttermilch wird dabei zweckmäßigerweise durch **Molke** hergestellt.

Unbedingt notwendig wird die Beschränkung der Frauenmilchmenge (auf etwa die Hälfte der Gesamtnahrung) und die Weiterverabreichung von Reisschleim mit einer gewissen Menge (100—150 g) Molke in denjenigen Fällen, in denen sich nicht nur ein Gewichtsstillstand, sondern Gewichtsabnahmen einstellen.

Die Molke ist das bei der Labung der Milch entstehende Milchwasser, das das Molkenalbumin und die Milchsalze (außer Kalk) enthält (das Kasein, das Fett und der Kalk bleiben in dem „Käsegerinnsel"). Fügt man dem Kinde Molke zu seiner Nahrung zu, so gibt man ihm einmal etwas Stickstoff in Form des Molkenalbumins — was bei dem geringen Gehalt der Frauenmilch an Stickstoff immerhin einen gewissen Vorteil darstellt — und zum anderen die Salze der Milch, die in diesen Fällen ähnlich wirken, wie z. B. die Ringerlösung, die man solchen Kindern unter die Haut oder in ein Blutgefäß einlaufen läßt.

Die Verwendung der Molke zur Vorbeugung von Gewichtsstürzen und stärkerer Austrocknung des Säuglings ist ein sehr empfehlenswertes Verfahren, das weitgehend in der ärztlichen Allgemeinpraxis die im klinischen Betrieb üblichen Einläufe von Ringerlösung in die Vene, unter die Haut und in den Darm zu ersetzen vermag. Ihre **Herstellung** geschieht vermittels des „Pegnins" oder mit Hilfe von Labessenz (beides in der Apotheke erhältlich): die Milch wird leicht angewärmt (auf etwa 40° C) und mit einem Teelöffel Labessenz versetzt. Nach $^3/_4$stündigem Stehen ist sie gelabt und wird durch ein Seihtuch gegossen. Das Durchgeflossene ist die „Molke".

* * *

Was die **Gewichtsabnahmen bei akuten Ernährungsstörungen** anbetrifft, so sind sie zum Teil durch den die Behandlung einleitenden Hungerzustand und die darauf folgenden Tage der Unterernährung veranlaßt, zum anderen Teil aber durch die krankhaften Vorgänge im Stoffwechsel bedingt. Was verlorengeht, ist in erster Linie Wasser (und Salze), nächstdem auch Eiweiß und Fett. Geringe Abnahmen sind wohl nur durch bloßen Wasserverlust bedingt. Bei stärkeren dagegen ist immer das Körpergewebe mit betroffen. Die ersteren sind erträglich und ungefährlich, starke Gewichtsstürze dagegen bedeuten eine Lebensgefahr; denn es geht hier neben dem — vorübergehend entbehrlichen — Gewebswasser noch weiteres, wertvolleres — weil zum normalen Arbeiten der Körperzellen unentbehrliches — Wasser verloren, und außerdem werden von ihm auch lebenswichtige Salze mitgerissen. Die Folgen sind Veränderungen der Haut: Teigigwerden derselben bis zum Zustand des Sklerems sowie Austrocknungserscheinungen am Gehirn und an den Nieren sowie Kreislaufstörungen. Diesen Austrocknungserscheinungen werden wir als lebensgefährlichen Zuständen in Gestalt der „Exsikkose" bei der schwersten Form der akuten Ernährungsstörungen, der alimentären Intoxikation, wieder begegnen.

Die Gewichtsverluste sind auch bei den leichteren Formen vorhanden und zum Teil sehr ausgeprägt, letzteres dann, wenn die vorangegangene Ernährung kohlehydratreich war, bzw. wenn es sich um jene Sorte von Säuglingen handelt, die man wegen ihrer Neigung zu starkem Wasseransatz einerseits und zu starken Wasserverlusten andererseits als „hydrolabile" (im Gegensatz zu den „hydrostabilen") bezeichnet.

Ob das Kind, das man jeweils zu behandeln hat, nun starke Gewichtsstürze erleiden werde, weiß man in den meisten Fällen nicht im voraus. Es ist aber ein Gebot der Vorsicht, dieser Möglichkeit von vornherein Rechnung zu tragen und deshalb in jedem Fall bereits vom 3. oder 4. Tag der Behandlung an etwas Molke (100 g am Tag) zuzufüttern und über sie dann nach einigen Tagen zur Buttermilch überzugehen (vgl. die Abb. 20, 21, 23 u. a.). In den leichteren Fällen erfolgen auf die Zulage von Molke hin fast immer Zunahmen, die natürlich wieder zunächst nur durch zurückbehaltenes Wasser bedingt sind und entweder wieder abgegeben oder aber allmählich eingebaut — „organisiert" — werden, in welchem Falle dann das Körpergewicht nach der anfänglichen Zunahme viele Tage lang steht (Abb. 20).

In den schwereren Fällen werden durch die Molke die Abnahmen wenigstens etwas eingeschränkt, so daß sich ein gleichbleibender oder innerhalb gewisser Grenzen schwankender Gewichtsverlauf herstellt. Gehen die Abnahmen trotz Molke in stärkeren Stürzen weiter, so ist die Aussicht auf Erfolg sehr gering. In solchen Fällen hilft — wenn überhaupt — nur noch die Verabfolgung von Karottensuppe oder der Übergang zur Plasmabehandlung (s. S. 138).

Kinder im Zustand schwerer Ernährungsstörungen können aber auch noch in anderer Weise als nur mit Gewichtsstürzen auf die zeitweilig unzureichende und gleichzeitig einseitige Schleimernährung der ersten Behandlungstage antworten, nämlich mit starker Wasserspeicherung und entsprechend starken Gewichtszunahmen (Abb. 20 und 21). Namentlich finden sich diese Erscheinungen dann, wenn der

Schleim stärker gesalzen wird; es kann dann sogar zu offenkundigen wassersüchtigen Schwellungen kommen. Aber auch ohne Salzzugabe treten solche Wasserspeicherungen auf und sind dann durch die starken Verschiebungen im Mineralbestand des Körpers und durch den toxischen Zustand bedingt. Grundsätzlich sind diese Kinder etwas günstiger zu beurteilen als jene vorher genannten, die überhaupt kein Wasser mehr binden können, auch nicht in der ausgesprochen krankhaften Form des Ödems. Die weitere Entwicklung solcher abweichenden Wasserstapelung ist aus den beigefügten Abbildungen ersichtlich: entweder wird das gespeicherte Wasser allmählich unter entsprechend langdauerndem Gewichtsstillstand eingebaut (Abb. 20) oder — was das Gefährlichere ist — es fließt nach einiger Zeit in starken Stürzen wieder ab (Abb. 21). Wer den ersten Zustand nicht kennt, könnte auf den Gedanken kommen, daß er wegen des dauernden Gewichtsstillstandes etwas an der Ernährung ändern müßte — wozu aber kein Anlaß vorliegt. Der zweite Zustand (Abb. 21) ist gefährlich, weil das abfließende Wasser oft noch weiteres — nicht entbehrliches — Gewebswasser mitreißt und mit diesem zusammen auch noch Salze. Man muß also versuchen, diese jähen Abstürze zu bremsen, sei es durch Verabreichung von Molke oder Karottensuppe oder durch Einläufe von Ringerlösung unter die Haut.

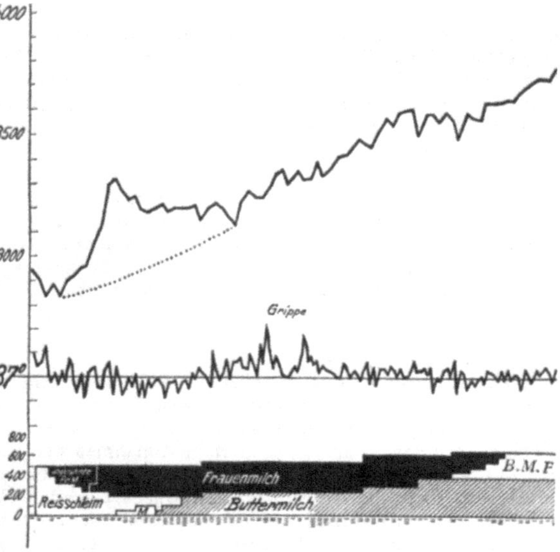

M = Molke. B.M.F. = Buttermilchfettnahrung

Abb. 20

Kind im Zustand einer sehr schweren akuten Ernährungsstörung. Am Ende der ersten Behandlungswoche kommt es zu starker Wasserspeicherung, die sich durch den steilen Gewichtsanstieg bemerkbar macht. Derselbe kommt von allein zum Halten. Es wird nunmehr aber das Wasser nicht wieder abgegeben, sondern es wird allmählich in den Körper eingebaut. Das Körpergewicht steht während dieses Abschnittes mit gewissen Schwankungen still. Nachdem der Einbau vollzogen ist, beginnen von allein neue Gewichtszunahmen. Der tatsächliche Verlauf der Gewichtskurve ist — so wie er sich etwa vermuten ließ — als punktierte Linie eingetragen worden.

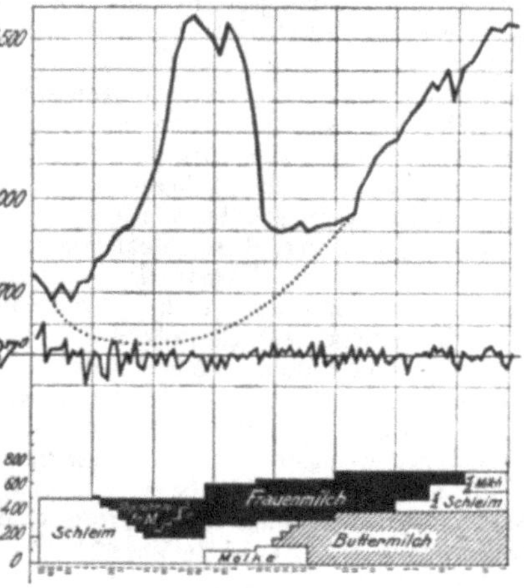

Abb. 21

Schwere Ernährungsstörung mit toxischem Einschlag. In diesem Fall geht die Wasserspeicherung bis zu offenkundigen wassersüchtigen Schwellungen an den Augenlidern, Hand- und Fußrücken. Mächtiger Gewichtsanstieg, während das wirkliche Körpergewicht wahrscheinlich so verlief, wie die punktierte Linie angibt — alles was über dieser liegt, ist als gespeichertes Wasser anzusehen. Als das Gewicht (bei etwa 4500 g) anfängt stille zu stehen, wird — in Erwartung der Wiederabgabe des Wassers —versucht, durch Zugabe von Molke die voraussichtlichen Gewichtsstürze zu bremsen. Der größte Teil des zurückbehaltenen Wassers wird auch wieder abgegeben, aber die Zugabe von Molke und von der — ja ebenfalls salzreichen Buttermilch — bringt den Gewichtssturz dann zum Aufhalten.

Kommt in den auf S. 121 geschilderten Fällen die Gewichtskurve durch Molke zum Halten oder gar zum Anstieg, so geht man — sozusagen unter dem Schutze vor weiteren Abstürzen seitens der Molke — mit der langsamen Steigerung der Frauenmilch weiter vorwärts, bis etwa die Hälfte des von Anfang an verabfolgten Reisschleims durch Frauenmilch ersetzt ist. Es empfiehlt sich nicht, darüber hinaus noch weiter die Frauenmilch zu steigern. Man tauscht vielmehr jetzt erst die Molke durch zusatzfreie Buttermilch um, die den gleichen Salzgehalt hat wie die erstere, aber dazu noch den Vorteil bietet, daß in ihr nun auch noch das Kasein enthalten ist. Wird die Buttermilch gut vertragen, so fügt man ihr 2% Mondamin und 5% Traubenzucker zu und ersetzt jeweils im Abstand von einigen Tagen den noch übrigen Reisschleim durch Buttermilch. Das Kind ist also dann bei Zwiemilchernährung mit Frauenmilch und Buttermilch angelangt. Man hat jetzt nur noch nötig, vorsichtig die Menge des Traubenzuckers zu steigern, um auch Gewichtszunahmen einzuleiten.

Die Weiterentwicklung ist so, daß nach einiger Zeit die Frauenmilch durch Halbmilch oder besser zunächst erst durch Buttermilchfettnahrung ersetzt wird. Es steht auch frei, die Kinder ganz auf Buttermilchfettnahrung überzuführen, was ausgezeichnete Erfolge liefert, nur hinsichtlich der Herstellung umständlicher und teurer ist als die Zubereitung der gewöhnlichen Milchmischungen. Selbstverständlich können die Kinder auch auf Citrettenmilch abgesetzt werden.

* * *

Eines besonderen Hinweises bedürfen noch die Stuhlentleerungen bei Kindern, die nach einem Durchfall mit Frauenmilch ernährt werden. Sie behalten zunächst ihr übles, durchfälliges Aussehen bei und machen den wenig Erfahrenen leicht irre, ob er sich mit der Anwendung der Frauenmilch hier auf dem rechten Weg befinde. Deswegen sei ausdrücklich betont, daß Zahl und Aussehen der Stühle in diesen Fällen nicht allzu hoch zu bewerten sind.

Man muß bedenken, daß die Frauenmilch — grobchemisch betrachtet — bei ihrem hohen Milchzucker- und Fettgehalt und ihrem geringen Eiweißgehalt eigentlich wenig geeignet erscheint für die Bekämpfung der Gärungsvorgänge im Darmrohr. Liefert sie doch, wofür die Zahl und das Aussehen der Stühle der Beweis sind, den Keimen im Darm gerade viel Möglichkeiten zur Vergärung. Aber auf der anderen Seite hat sie den Vorzug, daß sie — ganz anders als die Kuhmilch — die „arteigene“ Nahrung des Säuglings ist, daß sie den Magen schnell verläßt, auch schnell durch den Dünndarm geht und dadurch beiträgt, daß hier — am ursprünglichen Sitz der krankheitsauslösenden Gärungsvorgänge — sich die Schleimhaut von ihrer Schädigung wieder erholt, daß sie ferner die Darmkeime in der Richtung beeinflußt, daß die „physiologische Bifidusflora“ wieder Raum gewinnt, und daß sie daneben noch die so wichtige Eigenschaft besitzt, die Abwehrkraft des Körpers wieder auf die Höhe zu bringen. Wer sich dieser Tatsachen erinnert, begreift, daß Zahl und Aussehen der Stühle hier das weniger Wichtige im Gesamtbild der Erscheinungen darstellen.

Auch sie lassen sich übrigens oft beeinflussen, wenn man etwas Plasmon oder Larosan gibt oder wenn man dem Kind vormittags und abends einen hohen Einlauf mit Kamillentee verabfolgen läßt. Denn vielfach sind die vielen, kleinen, dünnen Stuhlentleerungen nur Ausdruck eines gewissen Stuhldranges. Auch ein Stopfmittel wie Eldoform (5 mal ½—1 Tablette) kann in diesen Fällen ausnahmsweise einmal angewendet werden.

* * *

Diese Richtlinien für die Behandlung der akuten Ernährungsstörungen schwererer Formen würden unvollständig sein, wenn ich nicht hinzufügen würde, wie man sich bei drohenden **Mißerfolgen** oder **erneuten Verschlimmerungen** zu verhalten hätte. In solchen Fällen kommt es vor allem darauf an, frühzeitig zu erkennen, ob die eingeleitete Gesundung eines Kindes fortschreitet, oder ob sie haltmacht oder gar rückläufig wird. Es ist zu bedenken, daß eine Verschlimmerung nicht selten gleichbedeutend ist mit dem Übergang in alimentäre Intoxikation und schnellen Tod oder in den Zustand der sog. Dekomposition und langsamen Tod.

Als Anhaltspunkt für das Wiederschlechterwerden des Zustandes dient: das schnelle Wiederhäufigwerden der Stühle, die dann meist auch wasserdünn entleert werden, ferner das Wiederauftreten von Erbrechen oder wenigstens vom „Speien“, erneut einsetzende, stärkere Gewichtsabnahmen, Auftreten von Soor und von Wundsein am Gesäß, von schlechtem Trinken, sowie vor allem das allmähliche oder auch plötzliche Ansteigen der Körperwärme. Keine von diesen Erscheinungen ist aber beweisend für eine Verschlechterung, sie erwecken alle nur Verdacht. Infolgedessen ergibt sich eine

Anzeige, an der Behandlung etwas zu ändern, im allgemeinen noch nicht, wenn sich nur eine der genannten Erscheinungen zeigt — das geschieht auch in normal verlaufenden Fällen, weil das Befinden solcher Kinder ja überhaupt ein sehr schwankendes ist. Aber wenn sich zu einer Erscheinung am nächsten Tag noch weitere dazu gesellen, ist erhöhte Vorsicht am Platze. Am meisten ist wohl das Hochgehen der Körperwärme zu bewerten.

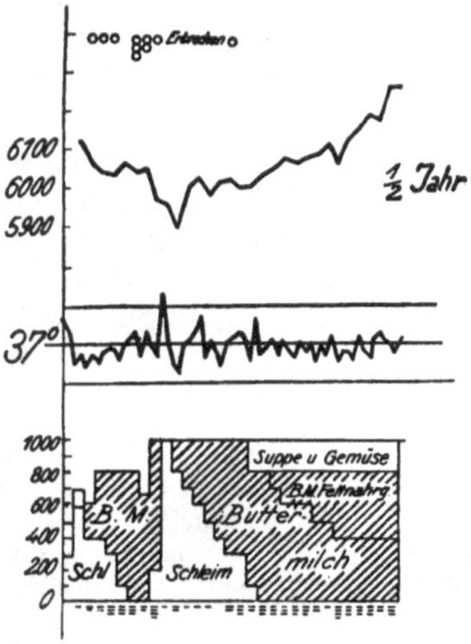

Einen derartigen Fall erneuter Verschlimmerung gibt die Abb. 22 wieder:

Sie betrifft ein Kind, das wegen einer akuten Ernährungsstörung behandelt worden war, aber beim Übergang zur Kuhmilch einen Rückfall bekommen hatte. Diese Tatsache war der Grund, weshalb es eingeliefert wurde und war zufällig der Anlaß, es — als schwereren Fall — mit Buttermilch zu behandeln. Angesichts dessen aber, daß es schon $^1/_2$ Jahr alt und ein großes, kräftiges Kind war, wurde ziemlich schnell über Reisschleim zu Buttermilch übergegangen. Das führte zum Mißerfolg: das Erbrechen hielt an und verschlimmerte sich sogar wieder, die Stühle blieben wasserdünn und wurden von Tag zu Tag häufiger; die Gewichtsabnahme, die anfänglich gering war, trat vom 7. Tag an erneut auf, vor allem ging am 9. Tag die Körperwärme hoch — es konnte kein Zweifel sein, daß es sich um einen Mißerfolg handelte.

Die Behandlung bestand in der nochmaligen Rückkehr zum Reisschleim und dann in der erneuten Verabreichung von Buttermilch, die diesmal aber sehr viel langsamer gesteigert wurde als das erste Mal. (Siehe unten.)

Im Privathaus beansprucht den meisten Wert der Bericht der Mutter über das Verhalten des Kindes: seine Stimmung, seinen Schlaf, seinen Appetit und seine seelische Zufriedenheit. Berichtet sie, daß dies alles sich bessere, und beobachtet man, daß das Kind munter aussieht, beim Entkleiden fröhlich strampelt, keinen Soor hat, so ist das alles in gutem Sinne zu bewerten. Aber wenn die Mutter berichtet, daß der Schlaf unruhig, die Stimmung wechselnd sei, vor allem der Appetit zu wünschen übrig lasse, so daß sie dem Kind die Flasche mehrmals anbieten müsse, bis es sie ausgetrunken habe, daß es auch die Nahrung wieder aufstoße und zu den Mundwinkeln herauslaufen lasse, daß sein Wundsein am Gesäß nicht heilen wolle — dann sind das verdächtige Angaben Aber auch sie sind nicht beweisend, sind manchmal nur übertriebene Ängstlichkeiten einer nervösen Mutter. Steigert sich aber in einem solchen Falle die Zahl der Stühle wieder, beobachtet man gar selber, daß die Stuhlentleerung aus dem After förmlich herausgespritzt wird, verschlimmert sich das Speien zum Erbrechen — so ist an der Tatsache einer erneuten Verschlimmerung wohl nicht zu zweifeln.

In Fällen wie diesen bleibt nichts übrig, als noch einmal von vorn anzufangen: die Buttermilch und den Traubenzucker wegzulassen, einen ganzen Tag über nur Reisschleim zu geben und danach dann wieder mit Buttermilch von neuem zu beginnen, aber nunmehr noch viel vorsichtiger als beim erstenmal vorzugehen. Der weitere Verlauf wird durch die Abb. 22 veranschaulicht. Wären die Gewichtsabnahmen im obigen Fall durch das Weglassen der Buttermilch nicht zum Stillstand gekommen, so wäre nichts übriggeblieben, als zum Schleim erst Molke hinzuzugeben und statt mit Buttermilch mit Frauenmilch zu beginnen bzw. — wenn Frauenmilch nicht zur Verfügung gestanden hätte — die Gewichtsstürze mit Karottensuppe aufzuhalten und zu verfahren, wie auf S. 119 beschrieben ist.

Auch bei Behandlung mit Frauenmilch droht die meiste Gefahr bezüglich eines Rückfalls in den ersten Tagen, wo man das Kind in seiner Eigenart: seiner mehr oder weniger geschwächten Widerstandskraft, seinem Behaftetsein mit irgendwelchen krankhaften Veranlagungen oder versteckten Infektionen und dergleichen — noch nicht genau kennt und sich deshalb manchmal über seinen wahren Zustand täuscht (Abb. 23 und 24).

Im Fall von Abb. 23 handelte es sich um ein junges Kind, bei dem die Behandlung mit Reisschleim begonnen wurde und dann in üblicher Weise Frauenmilch und Molke hinzugefügt wurden. Die Stühle waren so gut, das Allgemeinbefinden so zufriedenstellend, daß — zumal auch das Körpergewicht gleich haltmachte — schnell an Stelle der Molke zu Buttermilch übergegangen wurde. Das Ergebnis war:

schnelle Vermehrung und Flüssigwerden der Stühle — also drohender Rückfall. Infolgedessen mußte am 5. Tag der Buttermilchernährung mit dieser aufgehört und erneut zu Schleim (+ Frauenmilch) zurückgekehrt und erst dann wieder, aber nunmehr viel langsamer, über Molke zu Buttermilch übergegangen werden. Wahrscheinlich würde in diesem Fall auch die Zugabe von Karottensuppe (an Stelle der Buttermilch) gut gewirkt haben.

Eine weitere Möglichkeit eines Mißerfolges gibt die Abb. 24 wieder. In diesem Falle handelte es sich um einen jungen Säugling, der nie Frauenmilch bekommen hatte und der an einem Durchfall erkrankt war, an dem er längere Zeit hausärztlich, aber vergeblich behandelt worden war. Gewicht bei der Einlieferung 3080 g. Behandlung: Reisschleim, dazu Frauenmilch und Molke bzw. Buttermilch. Nach Steigerung des Traubenzuckers auf 6% traten gute Zunahmen ein, so daß allmählich begonnen wurde, ihn auf Halbmilch-Halbschleim abzusetzen. Da machten — ehe noch das Absetzen auf Halbmilch beendet war — die Zunahmen halt, es trat gehäuftes Erbrechen auf, die Stühle wurden häufiger und dünner und schließlich hob sich auch die Körperwärme. Es blieb nichts übrig, als die Nahrung im Laufe einiger Tage zunächst wieder auf Frauenmilch mit Reisschleim und dann — angesichts der schnell erfolgenden Besserung — auf Frauenmilch mit Buttermilch umzustellen.

Die weitere Genesung vollzog sich bei Buttermilch + Buttermilchfettnahrung.

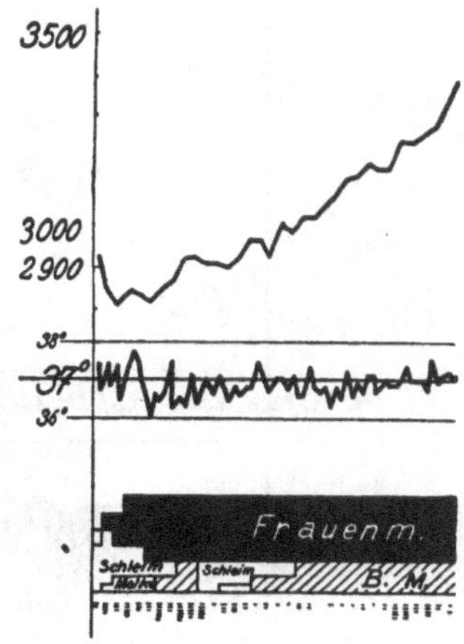

Abb. 23

Ein lehrreiches Beispiel für die Schwierigkeiten stellt der folgende Fall (Abb. 25) dar, der zweimal im Verlauf eines Sommers behandelt werden mußte, einmal mit Frauenmilch und einmal mit Buttermilch.

Das Kind wurde in sehr jungem Alter mit sehr schwerer akuter Ernährungsstörung, die bereits einen deutlich toxischen Einschlag trug, eingeliefert. Aus dem letzten Grunde wurde erst am 5. Tage — als das alimentäre Fieber abgeklungen zu sein schien — mit Frauenmilch begonnen. Diese wurde ganz langsam gesteigert, da die Körperwärme immer noch schwankend war und auch Erbrechen weiter bestand. Das Fieber blieb dann weg, die Stühle wurden seltener, das Erbrechen hörte auf und das Körpergewicht hielt sich, wenn auch mit großen Schwankungen, auf der gleichen

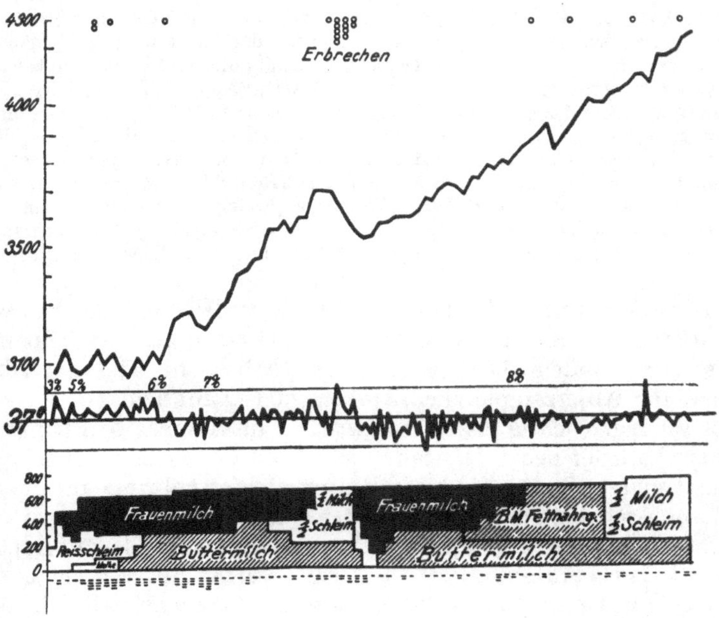

Abb. 24

Die auf den Kurven 24 und 25 sich findenden Zahlen geben den Prozentgehalt der Nahrung an Traubenzucker an.

Höhe. Infolgedessen wurde 4 Tage lang eine Mahlzeit Molke hinzugefügt, dann zur Zufütterung von Buttermilch übergegangen und das Kind schließlich auf Halbmilch abgesetzt (Abb. 25, linke Hälfte). Das Gedeihen war überraschend gut, nur die Stühle blieben immer etwas vermehrt und dünn. Infolgedessen trug man Bedenken, das Kind nach Hause zu geben. Aber es wurde trotzdem von den Eltern nach Hause genommen.

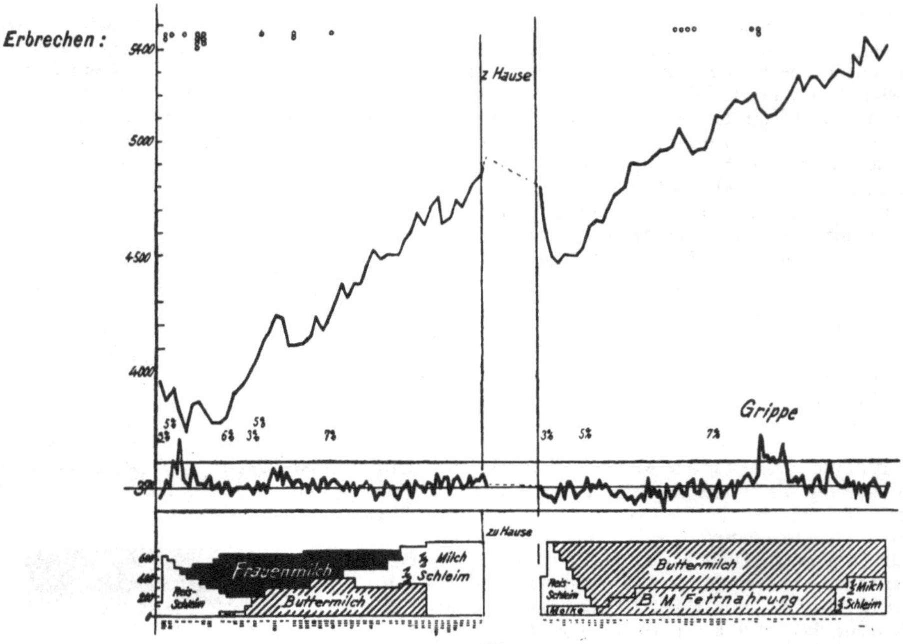

Abb. 25

Das Ergebnis war, daß sie es 10 Tage später mit erneutem Brechdurchfall wieder brachten. Die Frage, wie es jetzt zu behandeln sei, ob mit Frauenmilch oder mit künstlicher Ernährung — war sehr schwer zu beantworten. Auf der einen Seite war sein empfindlicher Magen-Darmkanal bekannt, auch der Gewichtssturz in den ersten 24 Stunden war sehr stark (Abb. 25, rechte Hälfte). Auf der anderen Seite war sein Gesamtbefinden doch vertrauenerweckend, es bestand kein Erbrechen, die Zahl der Stühle war verhältnismäßig gering, das Fieber war mit dem Weglassen der Nahrung durch die Mutter bereits beseitigt, es trank gut und vor allem: es war inzwischen fast 3 Monate älter geworden als bei seinem ersten Durchfall. Es wurde daher künstlich ernährt: mit Reisschleim mit 3% Traubenzucker und dann mit Buttermilch in täglich steigender Menge. Durch gleichzeitig und von vornherein verabfolgte Molke wurde weiteren Gewichtsabnahmen vorgebeugt. Die weitere Entwicklung ergibt sich aus der Abbildung. Bemerkenswert ist die geringe Beeinflussung der Genesung durch eine mehrtägige schwere Grippe.

Zuweilen ergeben sich noch ganz am Schluß der Behandlung Schwierigkeiten beim Überführen des Kindes von der Heilnahrung zur gewöhnlichen Milch-Schleimmischung, indem die Gewichtskurve haltmacht oder gar Abnahmen auftreten. Ob man das Absetzen plötzlich, von einem Tag auf den anderen, oder allmählich vornimmt, ist weniger wichtig als eine andere Voraussetzung: daß nämlich der Brennwert- und Salzgehalt der neuen Nahrung nicht allzu unterschiedlich sei gegenüber dem der alten. Setzt man z. B. ein Kind von Buttermilchfettnahrung auf die gleiche Menge Halbmilch-Halbreisschleim ab, so ist der Unterschied so groß, daß es, zum mindesten bei einem Kind mit etwas höherem Körpergewicht, zum Stillstand oder zur Abnahme kommen wird. Man muß also dann schon auf $^2/_3$ Milch absetzen. — Werden in einem solchen Falle auch die Stühle wieder dünner, besteht also der Verdacht, daß sich ein Rückfall der alten Ernährungsstörung herausbilden könnte, so sind 2 Mahlzeiten der neuen Nahrung durch Buttermilch mit 4% Reisschleim + Süßstoff oder durch Karottensuppe zu ersetzen, und nach 8 Tagen ist zur alten Nahrung zurückzukehren.

Eine besondere Bedeutung für die Entstehung und den Ablauf von akuten Ernährungsstörungen haben *Infektionen*, die entweder als unerwünschte Begleiterscheinungen hinzutreten oder aber ihrerseits die Ernährungsstörung überhaupt erst auslösen. In letzterem Fall spricht man von

Ernährungsstörungen infolge parenteraler Infektion.

Daß nicht alle Säuglinge, die an einer Infektion erkranken, auch eine Ernährungsstörung hinzubekommen, liegt an gewissen, den Durchfall *begünstigenden Umständen*: am jugendlichen Alter des Säuglings, an der vorangegangenen Ernährung (Überfütterung mit Milch oder Kohlehydraten), vor allem an der *Art* der Infektion: in 100 Fällen parenteraler Ernährungsstörungen, die wir selbst beobachteten, waren es 44mal Grippeansteckungen, die eine Ernährungsstörung im Gefolge hatten, und 26mal Nierenbeckenentzündungen. Die übrigen Fälle verteilten sich auf Keuchhusten, Mittelohrentzündungen und infizierten Milchschorf. Die Grippe steht also hinsichtlich der Auslösung parenteraler Störungen an erster Stelle. Daher die Gepflogenheit, in diesen Fällen auch von **„Darmgrippe"** zu sprechen.

Bei jeder Infektion wird im Säuglingsalter der Stoffwechsel in Mitleidenschaft gezogen: bei den meisten Kindern bleibt das Körpergewicht stehen, viele erbrechen während des Fieberzustandes, bei anderen treten Abnahmen ein, bei fast allen leidet der Appetit, manche bekommen Verstopfung und andere wieder etwas häufigere Stühle. Von „parenteraler Ernährungsstörung" spricht man aber erst dann, wenn die *alimentären* Krankheitserscheinungen einen stärkeren Grad annehmen bzw. wenn sie die Führung im Krankheitsgeschehen *vor* den infektiösen Schädigungen übernehmen.

Das klinische Bild (Abb. 26) entspricht im allgemeinen dem auf den vorangehenden Seiten geschilderten. Darum werden hier nur einzelne *Besonderheiten* erwähnt:

Es gibt Fälle, in denen bei Gelegenheit einer leichten katarrhalischen Grippeerkrankung *Blutbeimengungen im Stuhlgang* auftreten sowohl bei Brustkindern wie bei künstlich genährten Säuglingen. Entweder haften dem (sonst normal beschaffenen) Stuhlgang nur einzelne spärliche Blutspuren an oder es finden sich ein paar größere Ballen blutig-eitrigen Darmschleims dem Stuhlgang beigemischt, oder aber der Stuhl besteht nur aus solchem. Zwischendurch können wieder ganz regelrechte Stühle entleert werden. Irgendein schwereres Kranksein braucht in diesen Fällen nicht vorhanden zu sein. Derartige Erscheinungen treten manchmal gehäuft auf. Sie erwecken immer große Besorgnis, da an Ruhr (E-Ruhr) oder Darmpolypen oder Invagination gedacht wird, woraufhin natürlich in jedem Fall untersucht werden muß.

Sehr viel schwerer sind andere Fälle, die ebenfalls mit blutigen, aber nunmehr *ausgesprochen ruhrartigen Stühlen* einhergehen: letztere sind vermehrt und die kotige Substanz ist mit glasigem, grauweißem oder blutigem Schleim überzogen. In anderen Fällen bzw. im späteren Verlauf sind die Stühle wasserdünn, völlig substanzlos, aashaft stinkend, so daß das ganze Zimmer von diesem Geruch erfüllt ist, der dem Kinde trotz allen Badens bis in die Genesung hinein anhaftet. Daneben bestehen in diesen Fällen ein schweres Kranksein, unregelmäßiges, manchmal sehr hohes Fieber und starke Gewichtsabnahmen. Die eigentlich grippalen Erscheinungen hingegen können sehr gering sein oder aber sie können umgekehrt zu schweren Mittelohrentzündungen, Halsdrüsenschwellungen, Hautabszessen, Lungenentzündungsherden oder Nierenbeckenentzündungen führen.

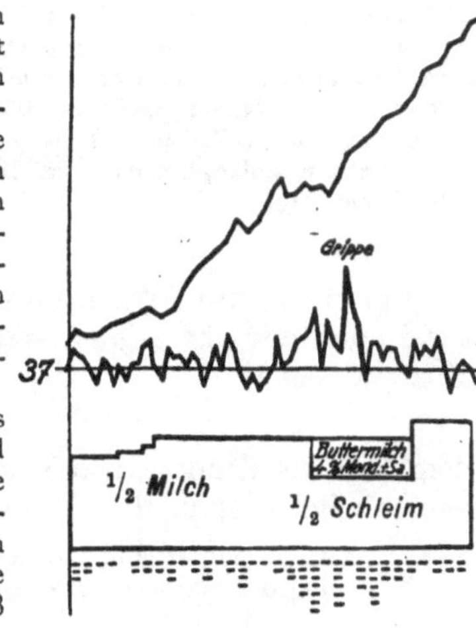

Abb. 26

Daneben gibt es Fälle, bei denen — ohne wesentliches Fieber, ohne Appetitverlust und ohne Durchfall — plötzlich und zunächst ohne erkennbaren Grund mächtige *Gewichtsstürze* erfolgen, so daß in ein paar Tagen an die tausend Gramm verlorengehen. In wieder anderen Fällen setzen, ebenfalls von einem bestimmten Zeitpunkt an und zunächst ebenfalls ohne andere Begleitsymptome, Abnahmen *geringeren Ausmaßes* ein, so daß die Gewichtskurve mehr ein *gleichmäßiges, aber stetiges Abgleiten* zeigt, bis der Zustand schließlich in eine ausgesprochene Ernährungsstörung mit erheblicher Abmagerung einmündet.

In ganz schweren Fällen gesellt sich zu einer parenteralen Störung schnell eine hochgradige *Gasauftreibung des Leibes wie bei einer Darmeinschiebung* hinzu. Das Röntgenbild zeigt denn auch an umschriebener Stelle, meist linkerseits, eine ausgesprochene Blähung der Darmschlingen mit Spiegelbildung infolge einer tagelang bestehenden toxischen Lähmung der Darmpassage, bei der die Weitergabe des in diesen Dünndarmabschnitten befindlichen Stuhlgangs aufgehoben ist — eine Erscheinung, der man auch bei der alimentären Intoxikation des Säuglings begegnet (s. S. 130).

Alle diese Verlaufsarten lassen sich im Einzelfall schwer deuten und werden nur durch die *Häufung dieser Fälle zu Grippezeiten* klar; sie finden sich im Frühjahr und Herbst und vor allem dann, wenn im Hochsommer tagelang eisigkalte Regengüsse auftreten. Sie hinterlassen — wie jede Grippe — keine Immunität, sie neigen zu Rückfällen und lang sich hinschleppendem Verlauf und zeigen auch die bekannte Neigung der Grippe zum *Gestaltwandel*, so daß in einem Jahr diese und im nächsten Jahr jene und im dritten wieder eine andere Form des klinischen Bildes wie auch der Begleiterscheinungen sich darstellt.

Diagnose: Um in unklaren Fällen zu entscheiden, ob eine gewöhnliche oder eine parenterale Ernährungsstörung vorliegt, dient als Maßstab das Verhalten der Körperwärme: Bei reiner Ernährungsstörung wird, sobald die Nahrung ausgesetzt ist, das Fieber — weil alimentär bedingt — abfallen; bei parenteraler Störung wird es — da hauptsächlich infektiöser Herkunft — durch Weglassen der Nahrung wenig oder gar nicht beeinflußt werden.

Heilungsaussichten: In jedem Fall betrachte man das Hinzutreten einer parenteralen Störung zu einer Infektion als eine Verschlimmerung des Zustandes. Gut sind die Aussichten bei Brustkindern. Zweifelhaft sind sie bei künstlich genährten Säuglingen mit sich lang hinziehenden Infektionen wie Nierenbeckenentzündungen, Furunkulose, Zellgewebsentzündung; hier gehe man deshalb rechtzeitig zur Frauenmilchbehandlung über. Zweifelhaft ist auch die Voraussage bei den zuletzt geschilderten Zuständen von Darmgrippe.

Die Behandlung muß sich sowohl auf die parenterale Störung wie auf die Infektion erstrecken; man darf sich nicht auf den Standpunkt stellen, daß man nur die Infektion behandeln müsse — dann heile die Darmstörung von allein. In leichteren Fällen, z. B. bei Brustkindern genügt es, über 8—10 Tage hier 2stündlich $^1/_4$ Tablette Albucid zu geben oder aber 2mal täglich einen hohen Einlauf mit Kamillentee zu machen oder durch Zugabe von Bolus alb. oder Tierkohle oder Adsorgan (2mal täglich je 1 Teelöffel in Tee morgens und abends auf leeren Magen zu geben) die Darmerscheinungen zu beeinflussen. Ein Weglassen der Nahrung erübrigt sich meistens.

Bei künstlich genährten Kindern kann man versuchen, die beginnende parenterale Ernährungsstörung dadurch aufzuhalten, daß man 2 Mahlzeiten der Nahrung durch die gleiche Menge Buttermilch + 4% Mondamin + Saccharin (s. Abb. 26) ersetzt. Bei schwereren Fällen, namentlich solchen, die mit starken Gewichtsstürzen einhergehen, ist Karottensuppe angezeigt (s. S. 118). Sie wird in 5 Mahlzeiten in beliebiger Menge gegeben. Sie gebietet den Gewichtsstürzen Einhalt und beeinflußt die Stühle in dem Sinn, daß sie seltener und dickbreiig werden. Nach 2—3 Tagen füttert man in täglich steigender Menge Reisschleim und dann Buttermilch oder Eiweißmilch hinzu, bis die Karottensuppe vollkommen durch die Heilnahrung ersetzt ist. In diesen wie auch in den ruhrartig verlaufenden Fällen, die ja meist gehäuft auftreten und deshalb schnell als Darmgrippe erkannt werden, ist wiederum die Darreichung von großen Dosen Albucid, 2stündlich $^1/_4$—$^1/_2$ Tablette, insgesamt 2—4 Tabletten am Tage über 1—2 Wochen hin, vorteilhaft. Herrschen jene oben gekennzeichneten Formen von „Darmgrippe" vor, in denen es zu starker Gasansammlung im Bauch kommt, so eröffne man die Behandlung mit 2 Teelöffeln Rizinusöl, um den Dünndarm möglichst vom Kot zu entleeren, mache feucht-warme Wickel um den Leib, gebe hohe Einläufe mit warmem Wasser, in dem man ein Stück Seife bis zur milchigen Trübung des Wassers geschwenkt hat, lasse den aufgetriebenen Bauch im Bad längere Zeit massieren, um Darmbewegungen und damit Stuhlentleerung herbeizuführen und gebe nötigenfalls Prostigmin, mehrmals 0,2 ccm oder Peristaltin (2—3mal täglich subkutan oder intravenös 0,3) sowie Hypophysin (2mal 0,3). Nebenher verabfolgt man Karottensuppe oder dicken Reisschleim mit steigenden Mengen Molke, um dann an Stelle der letzteren Buttermilch zu geben. Auch in diesen Fällen ist Albucid angezeigt.

* * *

Nimmt die akute Ernährungsstörung des Säuglings eine ungünstige Wendung, so führt sie entweder zur alimentären Intoxikation, oder sie endet auf dem Wege über den Zustand der

Dekomposition

mit dem Tod des Kindes. Dieser letzte Ausgang ist besonders häufig, wenn keine Möglichkeit zur Behandlung mit Frauenmilch besteht.

Solange in einem solchen Fall noch keine andere Nahrung als Tee und Reisschleim gereicht wird, zeigt sich eine Besserung der Darmerscheinungen wie auch des Allgemeinbefindens. Sobald man aber in der üblichen Weise versucht, wieder Milch zuzugeben und deren Menge langsam so weit zu steigern, daß der notwendige Bedarf des Kindes gedeckt wird, kommt es von neuem zu durchfälligen Erscheinungen, Körpergewichtsabnahmen und dergleichen, so daß man gezwungen ist, die Nahrung erneut einzuschränken. In dieser Weise geht es weiter: jeder Versuch, das Kind hochzubringen, endet mit dem gleichen Ergebnis.

Bei diesem ewigen Hin und Her verschlechtert sich der Zustand des Kindes zusehends. Das Körpergewicht fällt immer weiter ab, oft in Stürzen von 50—100 g an einem Tag. Die Nahrungsaufnahme ist dabei meist gut, aber das Kind selbst ist unernährbar geworden. Unter diesen Umständen magert es immer mehr ab. Es kommt in den Zustand der „Atrophie" (Pädatrophie), der Puls verlangsamt sich, es treten Untertemperaturen auf. Gegen Ende kommt es zur Herzschwäche, der eine Herzton verschwindet, und so geht das Kind schließlich zugrunde.

In der Regel entwickelt sich eine Dekomposition im Anschluß an akute Ernährungsstörungen. Aber sie kann auch in getarnter Form beginnen; so z. B. unter den Erscheinungen eines Milchnährschadens oder eines einfachen schlechten Gedeihens, das vielleicht durch gewohnheitsgemäßes Erbrechen oder durch Unterernährung oder durch

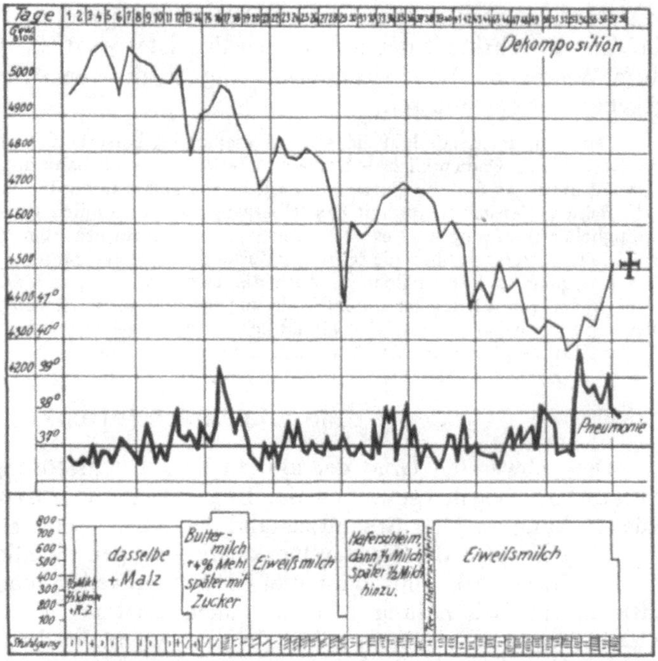

Abb. 27. **Dekomposition.** Tod an hinzutretender Lungenentzündung

Das Kind hätte wahrscheinlich gerettet werden können, wenn man nach dem Mißerfolg der Buttermilchbehandlung Frauenmilch gegeben hätte. Aber auch bei Frauenmilch gibt es Fälle, die unglücklich enden, sei es infolge von — oft nur geringfügigen — Fehlern der Dosierung, sei es deswegen, weil eine hinzutretende Grippe den Erfolg der Behandlung zunichte macht.

Es wäre vielleicht auch möglich gewesen, das Kind zu retten, wenn man in dem Abschnitt der Eiweißmilchbehandlung von dem Tag an, da die Stühle häufiger und dünner wurden, 2 Mahlzeiten der Eiweißmilch durch Karottensuppe ersetzt hätte.

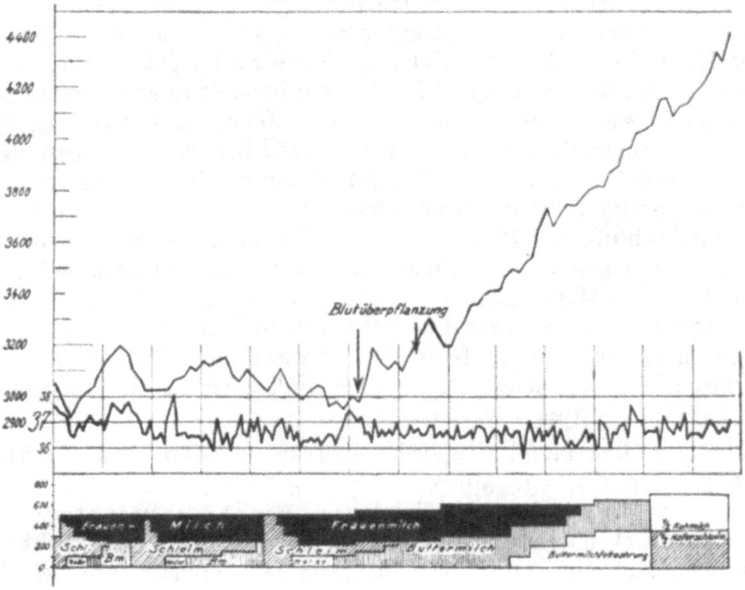

Abb. 28

gehäufte Fieberzustände bedingt erscheint, das in Wirklichkeit aber auf dem gestörten Gang des Abbaus der Nahrung im Darm oder auf Mängeln der Aufsaugung und späteren Verwertung der Nahrungsstoffe beruht.

Es müssen in diesen Fällen schwere Unzulänglichkeiten im Stoffwechselgefüge vorhanden sein, die sich mit tiefgreifenden Mängeln der Abwehrkraft gegen Ansteckungen vergesellschaften. Die ersten lassen sich durch Frauenmilch in sachgemäßer Verbindung mit Buttermilch allmählich zum Ausgleich bringen, aber nur unter der Voraussetzung, daß die Abwehrkraft des Kindes gewährleistet wird. Letzteres ist nur möglich auf dem Wege von Blutüberpflanzungen, die von Zeit zu Zeit in Menge von 50 ccm gegeben werden müssen.

Der Fall, dessen Verlauf die Abb. 28 wiedergibt, besserte sich zunächst bei der üblichen Behandlung mit Reisschleim, Frauenmilch + Molke und Buttermilch, bis dann die Temperatur etwas höher ging und das Gewicht abfiel, so daß die Buttermilch wieder weggelassen wurde.

Beim 2. Versuch wurde mit dem Übergang zur Buttermilch sehr viel vorsichtiger vorgegangen. Nach anfänglicher Besserung kam es aber auch jetzt wieder zur erneuten Verschlimmerung.

Beim 3. Versuch blieb die bisherige Wirkung der Molke ganz aus und das Gewicht sank weiter. Nach dem Übergang zu Buttermilch fing auch die Temperatur an, sich zu heben. Es war vorauszusehen, daß — entweder von allein oder unter Förderung durch eine in solchen Fällen meist nicht ausbleibende Ansteckung mit Grippe — das Kind allmählich zugrunde gehen würde.

2 Blutüberpflanzungen wirkten sich dann günstig aus.

Die alimentäre Intoxikation

Den schwersten Grad der akuten Ernährungsstörung stellt die alimentäre Intoxikation dar. Bei ihr gewinnen die Begleiterscheinungen des Durchfalles, d. h. die Rückwirkung auf den Gesamtzustand des Kindes, eine solche Steigerung, daß die Vorgänge im Bereich des Verdauungskanals dagegen ziemlich in den Hintergrund treten. In der Praxis bekommt man die Kinder entweder schon als ausgesprochene Intoxikationen in Behandlung oder in einem Zustand, der zwar die Ernährungsstörung schwereren Grades erkennen läßt, aber noch nicht deutlich Toxisches zeigt; letzteres entwickelt sich erst schrittweise in den nächsten 3—4 Tagen.

Es ist wichtig, diese ersten Veränderungen rechtzeitig zu erkennen: Sie zeigen sich vor allem bei jungen Säuglingen im ersten Lebensvierteljahr und führen dazu, daß die Haut eine leicht ins Violette spielende Färbung annimmt und die Finger und Zehen eine starke Rötung zeigen. Bei beidem handelt es sich um toxisch bedingte Kreislaufstörungen. Als solche ist auch die — zuweilen zu beobachtende, schon auf S. 127 erwähnte — trommelartige, oft an den Zustand bei Darmeinschiebung erinnernde Auftreibung des Bauches anzusehen. Bei der Röntgenuntersuchung erweisen sich die Gedärme als hochgradig gebläht, an einzelnen Stellen besteht Spiegelbildung, ähnlich wie beim Darmverschluß, der Magenpförtner steht offen, ein Röntgenbrei läuft ohne weiteres in den Dünndarm weiter. Umgekehrt drängt die Gasansammlung im Bauch Dünndarminhalt in den Magen zurück, so daß kotiges Erbrechen auftritt. Zwischendurch kommt es auch zum entgegengesetzten Zustand, zur krampfhaften Zusammenziehung der Gedärme, über die die Bauchdecken zusammenfallen, so daß sich alle Umrisse der Darmschlingen abzeichnen. In solchen Fällen lassen die übrigen Zeichen der Intoxikation nie lange auf sich warten:

Neben dem Durchfall kommt es zu Bewußtseinsstörungen, Veränderungen der Atmung in Form der sog. „großen" Atmung, Ausscheidung von Zylindern und Eiweiß, auch von Milchzucker im Harn, Fieber, Gewichtsverlusten und Herzschwächeanfällen. Die Gesamtzahl dieser Erscheinungen braucht jedoch nicht immer beisammen zu sein. Auch einzelne derselben genügen, um den Zustand als „toxisch" zu kennzeichnen. Moro hat die Gesamtzahl der Erscheinungen auf die kurze, leicht zu merkende Formel „Toxikose-Exsikkose-Azidose" gebracht.

Zum Übergreifen der Schädigung auf den Gesamtkörper und zur Ausbildung der **„Toxikose"** kommt es — wie man meist annimmt — infolge der durch die Fettsäuren verursachten Durchlässigkeit der Darmwand. Auf sie sind die beiden häufigsten Erscheinungen, nämlich die Milchzuckerausscheidung im Harn und das Fieber zurückzuführen. Beide bilden bei der alimentären Intoxikation einen nie vermißten Befund, während sie bei den leichteren Formen der akuten Ernährungsstörungen nicht regelmäßig gefunden werden. Klinisch allerdings ist die Milchzuckerausscheidung ohne Belang; um so größer ist die Bedeutung des Fiebers.

Zur Ausscheidung von Zucker im Harn kommt es, weil das Darmepithel funktionell (manchmal auch anatomisch) so schwer geschädigt ist, daß es den Milchzucker ungespalten durchtreten läßt. Jenseits der Darmwand ist eine Spaltung desselben nicht mehr möglich, weil es nirgendwo im Körper — außer in der Dünndarmschleimhaut — eine Laktase gibt. Da der Milchzucker als solcher nicht für den Körper verwertbar ist, so wird er im Harn wieder ausgeschieden — als der Ausdruck der schweren Leistungsschädigung der Dünndarmschleimhaut.

Auch andere Zuckerarten wie Galaktose, Maltose und Saccharose hat man gefunden, jedoch sehr viel seltener. Für das Verständnis der krankhaften Stoffwechselvorgänge ist besonders der Nachweis der beiden, im intermediären Stoffwechsel unverbrennbaren Doppelzucker: Laktose und Saccharose von großer Bedeutung, weil sich daraus mit zwingender Notwendigkeit ergibt, daß die Ursache der Zuckerausscheidung am Ort ihrer Aufsaugung, also im Dünndarm, gelegen sein muß.

Auch das Eiweiß spielt im Zustandsbild der alimentären Intoxikation eine bedeutsame Rolle. Es übt eine fiebererzeugende und vergiftende Wirkung zugleich aus. Wenn man bei Säuglingen durch Verfütterung von Zuckerlösungen die Darmwand bis zur Durchlässigkeit schädigt und gleichzeitig Milcheiweiß verabreicht, so tritt Fieber auf. Gibt man nur den Zucker oder nur das Eiweiß, so bringt man die Kinder nicht zum Fiebern. Die Zuckerschädigung der Darmzellen ist also die Voraussetzung für den Durchtritt des Eiweißes; hingegen haftet dem Zucker keine fiebererzeugende Wirkung an. Vielmehr ist diese an das Eiweiß gebunden.

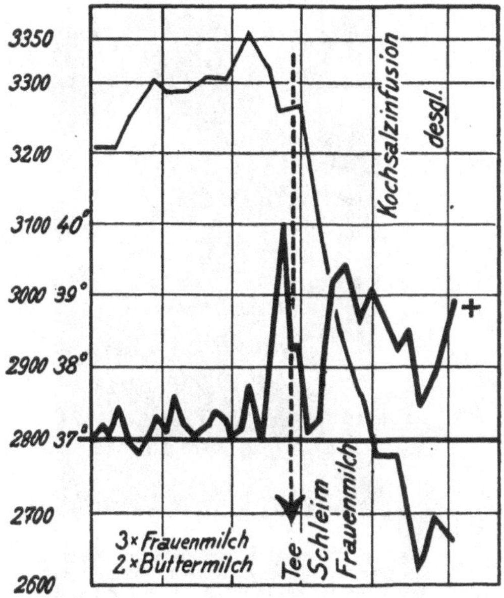

Abb. 29. **Alimentäre Intoxikation**
Dieselbe entstand bei einem Säugling, der einige Zeit vorher schon einmal eine schwere akute Ernährungsstörung durchgemacht hatte und mit Frauenmilch ernährt worden war. Bei Zwiemilchernährung — 3 mal Frauenmilch, 2 mal Buttermilch — entwickelte sich die alimentäre Intoxikation, die trotz sofortigen Weglassens der Nahrung (↓) und Verabreichung von Frauenmilch zum Tode führte. Vielleicht hätte sich in diesem Falle der tödliche Ausgang vermeiden lassen, wenn man nicht schon am 3. Tag die Behandlung mit der Zufuhr von Frauenmilch wieder begonnen hätte

Wegen seiner Abhängigkeit von der Nahrung wird dieses Fieber als „**alimentäres**" **Fieber** bezeichnet. Es ist häufig die zeitlich erste Erscheinung der Ernährungsstörung. Es weist keinen bestimmten Verlauf auf, sondern tritt bald in der Form langdauernder, leichter Temperatursteigerungen auf, bald ist es ein staffelförmig immer höher gehendes Fieber, bald erhebt es sich ganz akut bis zu den höchsten Graden. Mit dem Aussetzen der Nahrung sinkt es fast kritisch ab und macht in günstig verlaufenden Fällen zunächst Untertemperaturen Platz.

Bei den schweren toxischen, ungünstigen Fällen geht, nachdem anfangs — auf das Aussetzen der Nahrung hin — das Fieber abgefallen ist, die Körperwärme in der Regel nach ein paar Tagen erneut in die Höhe. Bei günstigem Ausgang der Krankheit klingt dieses Fieber im Laufe von 1 Woche allmählich ab. Bei ungünstigem Verlauf dagegen geht es nach dem Ende der Krankheit zu steil in die Höhe (Abb. 30, 33). Dieses Fieber ist kein reines „alimentäres" Fieber mehr. Es wird auch nicht, jedenfalls nicht immer, durch erneutes Weglassen der Nahrung beseitigt. Zum Teil zwar mögen alimentäre Gründe mitspielen. In der Hauptsache aber dürfte es infektiöses, also durch Eindringen von Bakterien oder Bakteriengiften in das Blut verursachtes Fieber sein.

Es ist aber nicht ausgeschlossen, daß es sich zum Teil auch um eine physikalisch bedingte Störung der Wärmeregulation handelt, die durch die hochgradige Wasserverarmung des Körpers und durch das Teigigwerden der Körperhaut und deren dadurch verursachte Leistungsverminderung hervorgerufen wird.

Eine andere Gruppe von Krankheitserscheinungen wird durch die Wasserverarmung des Körpers — die „**Exsikkose**" — verursacht. So sind die großen Gewichtsstürze im wesentlichen eine Abgabe von Wasser, das vornehmlich durch die Lungen, daneben auch durch Darm und Magen (in Form von Durchfällen und Erbrechen) den Körper verläßt. Wohl tritt ausgleichend eine Verminderung der Harnmenge ein, aber trotzdem macht sich die hochgradige Austrocknung sehr bald im Äußeren des Kindes bemerkbar: das Gesicht wird spitz, die Fontanelle sinkt ein (s. Abb. 30, 31), die Muskulatur nimmt eine teigige Beschaffenheit an, die Haut wird lederartig derb und bleibt, wenn man sie zwischen 2 Fingern aufhebt, in Falten stehen. Die Durchfälle

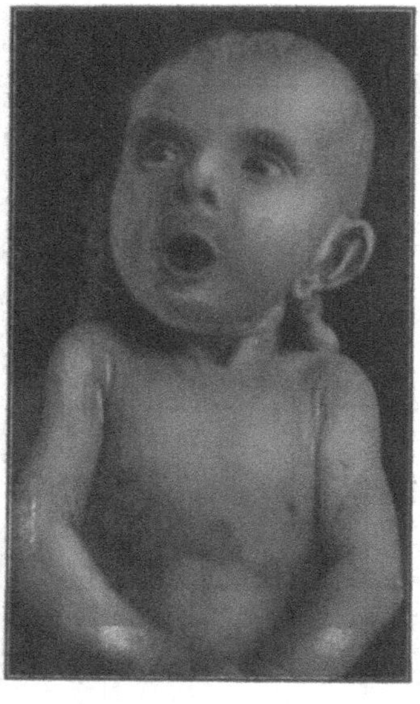

Abb. 30. Alimentäre Intoxikation im Zustand der inneren Unruhe: man beachte auch die eingesunkene Fontanelle, den ängstlichen Blick, die Einziehung am unteren Brustkorbrand

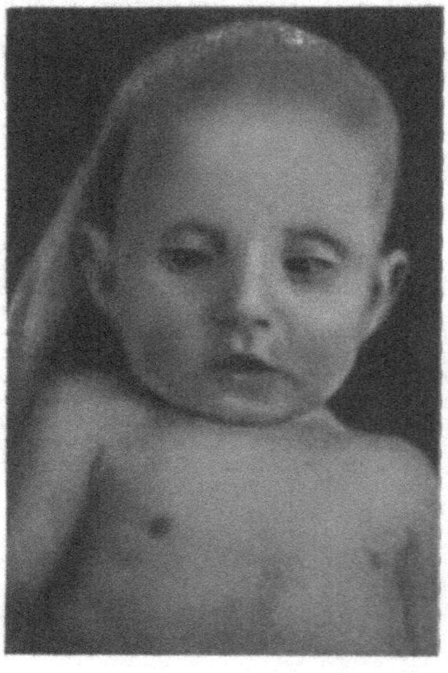

Abb. 31. Alimentäre Intoxikation im Zustand der krankhaften Ruhe. Schielstellung der Augen, tiefeingesunkene Augäpfel

unterscheiden sich nicht von den früher geschilderten. Teils werden spritzende Stühle in großer Zahl entleert, teils erfolgen nur verhältnismäßig seltene, 3—4, wassersuppenartige, grüngelbliche, meist fade riechende Entleerungen. Besteht nebenbei noch Erbrechen, so ist es zum Teil alimentärer, zum Teil aber wohl auch zerebraler Herkunft. Die Austrocknung des Körpers führt zu schweren anderweitigen Gewebsschädigungen: von seiten der Nieren kommt es zur Eiweiß- und Zylinderausscheidung. Häufig finden sich rote Blutkörperchen und Eiterkörperchen. Auch Kolibakterien werden selten vermißt. Der Harn ist in seiner Menge stark vermindert, zuweilen bis zur Anurie. Er enthält einen reichlichen Bodensatz von Salzen, häufig auch Harnsäurekristalle als Ausdruck eines Niereninfarktes. Diese Harnveränderungen sind nicht als Nierenentzündung, sondern als Ausdruck der hochgradigen Gewebsschädigung der Nieren durch die schweren Wasserverluste zu deuten. Sie gehen auch niemals in eine Nierenentzündung über, sondern schwinden wieder, wenn die Ernährungsstörung heilt.

Auf Rechnung der Wasserverluste sind größtenteils auch die schweren Kreislaufstörungen zu setzen. In ausgesprochenen Fällen besteht eine schwere Herzschwäche des Kindes: Glieder und Nase sind kühl, die Haut ist graublau oder bräunlich gefärbt, der Puls kaum fühlbar, die Herztöne dumpf, schließlich ist überhaupt nur noch der eine (der zweite) zu hören. Die Bauchdecken sind teils trommelartig aufgetrieben, teils sind sie eingefallen, so daß sich die Umrisse der Darmschlingen abzeichnen. Die Reflexe sind stark herabgesetzt. Prüft man z. B. den Hornhautreflex, indem man mit dem Finger das Auge berührt, so werden die Lider nur ganz träge oder gar nicht geschlossen.

Auf Gewebsschädigungen oder auch auf Kreislaufstörungen infolge der allgemeinen Austrocknung sind die Erscheinungen von seiten des Gehirns bei der alimentären Intoxikation zurückzuführen. Anfangs ist das Verhalten der Kinder dasjenige aller kranken Kinder, sie sind unruhig, unzufrieden, schreien viel, werfen sich ängstlich herum. Zwischendurch treten Zustände abnormer Mattigkeit und Schläfrigkeit, sogar leichter Benommenheit auf. Mit fortschreitender Verschlechterung steigert sich die Unruhe, zugleich nehmen die Bewegungen der Glieder etwas Unbewußtes, Eintöniges und Gespreiztes an, die Arme werden z. B. wie in Fechterstellung ausgestreckt gehalten, oder die Finger fahren ängstlich tastend — Flocken lesend — auf der Bettdecke hin und her. Das Gesicht trägt einen angstvollen Ausdruck, und schließlich beginnt ein jämmerliches, eintöniges, stundenlang anhaltendes, gellendes Geschrei — die „Schreikrämpfe" des Volksmundes.

Langsam geht dieser Zustand der Erregung über in den der krankhaften Ruhe. Das Schreien verstummt. Es kommt eine eigenartige Ruhe über das Kind. Das Gesicht wird maskenartig starr, die Arme liegen in krampfhafter Beugung, die Hände zu Fäusten geballt, auf dem Brustkorb, die Augen zeigen Schielstellung (Abb. 31), die Pupillen eine hochgradige Verengerung. „Das Kind verdreht die Augen, liegt in stillen Krämpfen", so bezeichnet das Volk mancherorts diese Zustände. Nicht selten kommt es zu wirklichen Krampferscheinungen (Hydrozephaloid).

Dem Endzustand der Intoxikation drückt die **Azidose** ihren Stempel auf, indem sie zu einer sehr augenfälligen Veränderung der Atmung führt: unaufhörlich wogt die Brust der Kinder in schwerer, vertiefter Atmung auf und nieder. Sie zeigen die „Säureatmung", jene eigentümliche Veränderung der Atmung, die man als Kußmaulsche oder „große" Atmung auch beim Zuckerkranken im Koma findet, und die hier wie dort der Ausdruck der „Säurevergiftung" ist, hervorgerufen durch die Anhäufung saurer, im intermediären Stoffwechsel gebildeter Stoffe.

Die Diagnose der alimentären Intoxikation ist nicht schwer. Eine Verwechslung mit tuberkulöser Gehirnhautentzündung kommt vor, doch findet sich bei dieser eine vorgewölbte, bei Intoxikation eine stark eingesunkene Fontanelle. Die Heilungsaussichten sind schlecht, besonders in den Fällen, in denen es nicht gelingt, die Gewichtsstürze abzufangen, ferner da, wo gehäuftes Erbrechen weiterbesteht und da, wo die Haut eine teigige, manchmal fast lederartige Beschaffenheit annimmt, wie meist bei Kindern, die bis zur Erkrankung besonders gut gediehen — weil überfüttert — waren. Verschlechtert werden die Aussichten, wenn eine Zellgewebsentzündung der Haut oder eine Kopfschwartenphlegmone oder andere infektiöse Erkrankungen dazu kommen. Ungünstig sind die Fälle zu beurteilen, in denen bereits große Atmung besteht. Immerhin wird ein gewisser kleiner Teil der Kinder doch gerettet.

Fälle von reiner alimentärer Intoxikation in eben geschildertem Sinne sind im letzten Jahrzehnt seltener als früher geworden. Vermutlich hängt das mit der heute üblichen Art der Säuglingsernährung mit ihrem Verzicht auf die früher geübte starke Milchüberfütterung und nicht zum mindesten auch mit dem Ausbleiben übermäßig langdauernder und abnorm hoher Sommerhitze in den letzten Jahren zusammen. Aber es gibt dafür **„prätoxische Zustände"**, d. h. Fälle, in denen der Verlauf weniger stürmisch ist, in denen auch die Azidose fehlt, aber die Toxikose vorhanden und vor allem die Exsikkose sehr ausgesprochen ist. Ein Teil von diesen Fällen wird durch Infekte (Grippe, s. S. 127) heraufgeführt, ein anderer Teil wird rein alimentär veranlaßt. Sie kommen infolgedessen zu jeder Jahreszeit vor. Die Voraussage ist wie bei der reinen alimentären Intoxikation zweifelhaft.

Das Sterben der Kinder erfolgt durch langsames Zugrundegehen des Atemzentrums im verlängerten Mark. Das Zeichen bevorstehenden Todes ist das Einsetzen der „Schnappatmung". Von da ab sind alle herzstärkenden Mittel wegzulassen.

Der Leichenbefund ist gering. Es gibt keine Krankheit, die einen ähnlichen nichtssagenden Befund bei der Leichenöffnung lieferte wie die alimentäre Intoxikation — die Veränderungen, die sie schafft, liegen eben alle im intermediären Stoffwechsel.

Bei der **Behandlung der alimentären Intoxikation** hat man davon auszugehen, daß in diesem Zustand zunächst das Nahrungseiweiß die Hauptschädlichkeit darstellt. Es ist infolgedessen in jeder Form, sowohl als Milch wie als Molke oder als Larosan usw. wegzulassen und zwar viele Tage lang — so lange, bis das bestehende Fieber abgefallen ist. Von dieser allgemein gültigen Regel abgesehen, ist je nach den Belangen des Einzelfalles zu verfahren:

I. Wenn es sich um einen Fall, der ganz frisch ist, handelt, bei dem sich also z. B. im Laufe von 24 oder 48 Stunden die toxischen Erscheinungen bis zur beginnenden großen Atmung gesteigert haben, so ist ihm für 24 Stunden nur Tee mit Süßstoff zu geben. Es kommt vor, daß man das Kind am nächsten Tage völlig „entgiftet" und frei von allen toxischen Erscheinungen vorfindet, und es weiter behandeln kann, als wenn man nur eine Ernährungsstörung schwereren Grades vor sich hätte (s. S. 118). Man fährt also fort, indem man am nächsten Tage Reisschleim + 3% Traubenzucker, dann Reisschleim mit 5% Traubenzucker gibt, bei starken Gewichtsabnahmen Molke hinzufügt und dann mit kleinen und ganz langsam gesteigerten Mengen Frauenmilch — anfangs vielleicht sogar mit entfetteter Frauenmilch — beginnt. Alsdann ersetzt man die Molke durch Buttermilch und läßt die Krankheit bei Zwiemilchernährung mit Frauenmilch und Buttermilch ausheilen (Abb. 32).

Wenn aber in diesen, durch den 24stündigen Hunger zunächst günstig beeinflußten Fällen noch irgendwelche toxischen Erscheinungen auch nur angedeutet vorhanden sind, so zögere man nicht, bei der Teediät zu bleiben und erst nach weiteren 24 Stunden zum Reisschleim überzugehen. Denn hier ist die Gefahr einer erneuten Verschlimmerung durch allzufrühe Nahrungszufuhr größer als die einer Hungerschädigung, der man im übrigen durch die später zu nennenden Hilfsmaßnahmen begegnen kann.

Besteht keine Möglichkeit, dem Kind Frauenmilch zu geben, so wird man in der gleichen Weise beginnen, aber die Menge der Molke innerhalb von 2 Tagen bis zur Hälfte der Gesamtnahrungsflüssigkeit steigern, sie dann schrittweise durch Buttermilch mit 2% Mondamin + 5% Traubenzucker ersetzen und wieder nach einiger Zeit an Stelle der Buttermilch die Buttermilchfettnahrung oder die Citrettenmilch geben.

II. In der Regel wird es sich um Kinder handeln, bei denen sich die Ernährungsstörung im Laufe von mehreren Tagen bis zum Zustand der Säurevergiftung gesteigert hat. Da erreicht man nichts damit, wenn man die Kinder völlig hungern läßt. Deshalb gibt man ihnen sofort Reisschleim mit 3%, dann mit 5% Traubenzucker. Da der Ausgang ungewiß ist und sich nicht voraussehen läßt, wie lange man bei der bloßen Mehlernährung wird bleiben müssen, ist es angezeigt, hier die Behandlung mit einer Blutüberpflanzung zu beginnen.

Die folgende Krankengeschichte gibt ein Beispiel, wie man in der Klinik die alimentäre Intoxikation behandeln kann.

Das Kind war 9 Wochen alt. War nur 4 Wochen gestillt und dann mit Halbmilch ernährt worden. 2 Wochen vor der Aufnahme war es mit Erbrechen und Durchfall erkrankt und mit Buttermilch ernährt worden — ohne daß sich anscheinend der Zustand gebessert hatte. Vor 2 Tagen war erneutes Erbrechen aufgetreten, vor 1 Tag hatten sich die ersten toxischen Erscheinungen gezeigt.

Bei der Aufnahme bot es das Zustandsbild der schweren Intoxikation mit beginnender großer Atmung, eingesunkener Fontanelle, teigiger Haut usw. Es erhielt Reisschleim mit 5% Traubenzucker, 2mal täglich einen stundenlangen Tropfeinlauf, 2stündlich 5 Tropfen Cormed und allabendlich eine Senfeinwickelung. Wegen weiterbestehenden Erbrechens wurde täglich einmal der Magen gespült.

An den ersten Tagen kam es allmählich zur Verschlechterung: zur Vermehrung des Erbrechens, schlechter Nahrungsaufnahme, hohem Fieber, Vergrößerung der Leber usw. — nur die eigentlichen toxischen Erscheinungen verschlimmerten sich nicht; die große Atmung bildete sich sogar zurück. Am 4. Tag war es möglich, eine Blutüberpflanzung von 40 ccm Elternblut in den Sinus zu machen, die bis dahin nicht ausgeführt werden konnte, weil das Kind von sehr weit her gekommen war. Außerdem wurde vom 4.—8. Tag je eine 30%-Traubenzuckerlösung von 20 ccm + 5 Einheiten Insulin in den Sinus verabfolgt. Das Erbrechen wurde dabei langsam seltener, die Gewichtsverluste waren erträglich, der Gesamtzustand immer noch zweifelhaft.

Am 8. Tag war das Fieber beseitigt und das Kind erhielt jetzt zum erstenmal 5 mal 20 g entfettete Frauenmilch, daneben Reisschleim mit 5% Traubenzucker. Die Frauenmilchmenge wurde bis auf 200 g gesteigert. Während die Körperwärme immer noch schwankend war und auch das Gewicht immer noch abfiel, war das Gesamtbefinden doch sichtlich besser. Es wurde dann langsam Molke und dann Buttermilch zugefüttert, wobei die Abnahmen endgültig zum Halten kamen. Die entfettete Frauenmilch wurde sehr lange, im ganzen $3^1/_2$ Wochen weitergegeben, zuletzt zusammen mit nichtentfetteter.

In der 4. Woche kam es zu einer Nierenbeckenentzündung, die durch Einspritzungen von Elternserum schnell beseitigt wurde.

In dieser Weise wird man wohl immer die schwere alimentäre Intoxikation behandeln müssen — nötigenfalls unter Verwendung auch jener Möglichkeiten, die sich auf S. 138 angegeben finden.

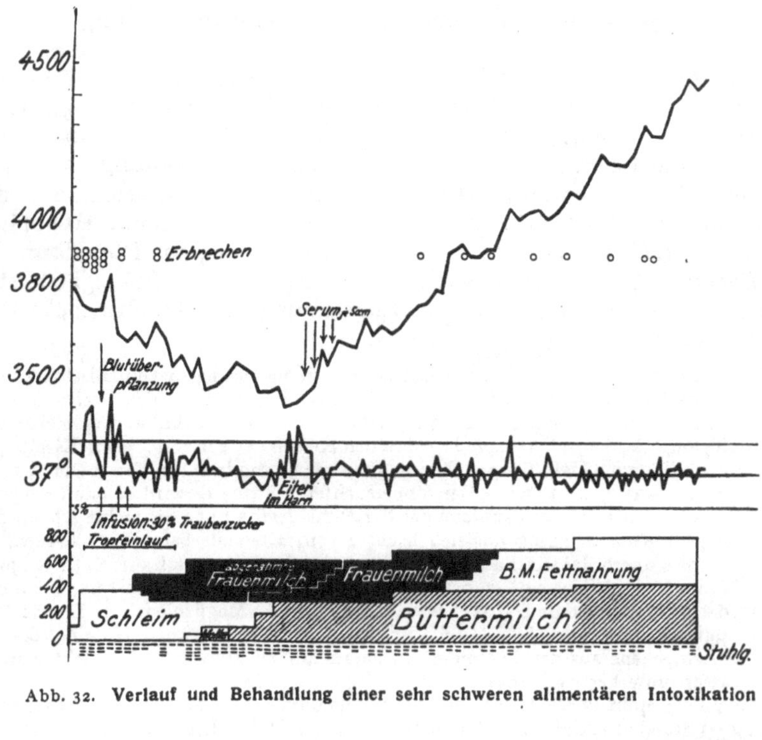

Abb. 32. **Verlauf und Behandlung einer sehr schweren alimentären Intoxikation**

Die Entwicklung der schweren Fälle entscheidet sich meist im Verlauf der ersten Behandlungswoche. Es gibt Kinder, die jeglicher Behandlung zum Trotz unter unaufhörlichen, großen Gewichtsstürzen oder (bei gleichbleibendem Gewicht) unter immer mehr zunehmender Herzschwäche zugrunde gehen, ehe man überhaupt dazu kommt, mit Milch wieder zu beginnen. Jenseits der ersten Krankheitswochen sind es vor allem paravertebrale Pneumonien, Furunkulosen, Nierenbeckenentzündungen und andere fieberhafte Zwischenfälle, die manchem zunächst hoffnungsvoll aussehenden Fall ein Ende bereiten.

Alles Fieber, das anfangs vorhanden ist, ist als „alimentär", also toxisch-bedingt, anzusehen, und solange es besteht, darf kein Eiweiß, also auch keine Milch gegeben werden. Es darf zunächst nur Tee mit Saccharin, nach 48 Stunden auch Schleim mit 3% Traubenzucker verabfolgt werden. Aber es ist erlaubt und sogar geboten, unter Umgehung des Magen-Darmkanals Flüssigkeit und Nährstoffe in den Körper hineinzubringen: Blut, Blutplasma, hochprozentige Traubenzuckerlösung oder Ringerlösung, die in die Vene hineingegeben werden. Auch Darmeinläufe mit Ringer- oder Traubenzuckerlösung können verwendet werden, während man von Einläufen unter die Haut nur dann Gebrauch machen sollte, wenn alle anderen Möglichkeiten nicht ausführbar sind. Der Sinn dieser „parenteralen" Zufuhr ist weniger, den Körperaufbau wieder einzuleiten, als vielmehr: Flüssigkeit in das Körpergewebe hineinzubringen, dadurch den Turgor der Zellen wieder herzustellen und zunächst erst mal deren normales Arbeiten zu ermöglichen. Daneben haben gelegentliche Blutüberpflanzungen oder Einspritzungen von menschlichem Blutserum den Sinn, den obengenannten Infektionen zu begegnen.

* * *

Im Zusammenhang betrachtet kommen neben der eigentlichen Ernährungsbehandlung noch folgende

sonstige Maßnahmen bei akuten Ernährungsstörungen

in Betracht:

Wenn trotz Aussetzens der Nahrung heftiges Erbrechen weiter besteht, so wird man erst versuchen, ob der Tee in kleineren Mengen, löffelweise oder sogar tropfenweise mit der Pipette gegeben, nötigenfalls kalt verabfolgt, nicht besser behalten wird. Führt das aber nicht zu sofortigem Erfolg, so greife man zur **Magenspülung.** Vor allem ist die letztere da angezeigt, wo kotiges Erbrechen besteht. Hier ist wiederholt der Magen rein zu spülen und gleichzeitig durch Einspritzung von $^1/_2$ Ampulle Hypophysin (Prostigmin usw. s. S. 128) zu versuchen, die Gasansammlung im Dünndarm durch Anregung der Darmbewegungen zu beseitigen. Die Zufuhr von Flüssigkeit ist vorübergehend ganz auf intrasinöse Einläufe von Ringerlösung oder Traubenzuckerlösung oder Blutplasma zu beschränken.

Zur **Magenspülung** benutzt man einen Glastrichter mit meterlangem Gummischlauch, an dem ein kurzes Schaltstück aus Glas angeschlossen ist, welch letzteres wieder an seinem freien Ende mit einem Nelatonkatheter Nr. 12 verbunden ist. Der Säugling sitzt — gut eingepackt, weil er nicht selten bei der Magenspülung Stuhlgang oder Harn herauspreßt — auf den Knieen der Pflegerin; seine Kleidung wird durch eine Gummischürze, die ihm vom Hals bis weit über die Füße reicht und in einem Eimer endet, vor der Durchnässung mit dem Spülwasser geschützt. — Der (angefeuchtete) Katheter wird alsdann eingeführt, wobei die linke Hand des Arztes den Kopf des Kindes in der Mittellinie festhält und die rechte schnell den Katheter einführt. Letzteres geht beim Säugling ungleich leichter vonstatten als beim Erwachsenen. Ein kurzes Geräusch von Gasen, die durch das Katheterfenster entweichen, zeigt an, daß die Katheterspitze sich im Magen befindet. Nunmehr spült man mit körperwarmem Wasser (das man zunächst in ganz dünnem Strahl einlaufen läßt, um der im Magen und im Schlauch befindlichen Luft die Möglichkeit zum Entweichen zu geben) so lange, bis das Spülwasser klar zurückläuft. Tritt Erbrechen auf, so beugt man den Kopf des Kindes nach vorn und läßt das Erbrochene aus den Mundwinkeln herauslaufen. Zum Schluß schickt man einige Male etwas kühleres Wasser hinterher und entleert den Magen wieder vom Wasser.

Im Anschluß an die Spülung erhält das Kind $^1/_2$ g Chloralhydrat (in 50 g warmen Wassers) als Klistier, wonach es meist 2—3 Stunden schläft, so daß sein Magen ganz in Ruhe bleibt. Wenn man danach dann versucht, in vorsichtiger Weise Nahrung zuzuführen, wird sie meist nicht mehr erbrochen.

In gleicher Weise kann man bei weiterbestehenden Durchfällen versuchen, den Darm auszuspülen. Namentlich ist das da angezeigt, wo zahlreiche kleine Stühle entleert werden und allem Anschein nach ein krampfhafter Stuhldrang besteht, dessentwegen die Kinder nicht nur sehr unruhig sind, sondern auch unaufhörlich pressen, so daß sich die Darmschleimhaut ausstülpt und Blutspuren den Stühlen — die im übrigen ausschließlich aus Darmschleim bestehen — beigemengt sind.

Bei **Darmspülungen** verwendet man das gleiche Gerät wie bei der Magenspülung, nur wählt man ein Darmrohr von entsprechend stärkerem Durchmesser, etwa von Kleinfingerdicke. Dasselbe wird — eingefettet — bei Seitenlage oder Bauchlage des Kindes langsam und ohne daß es sich abknickt, eingeführt. Jedesmal, wenn das Kind Luft holt, wird die Sonde ein Stück tiefer in den Darm hineingeschoben. Bei dünnen Bauchdecken kann man ihren Verlauf bis zur Blinddarmgegend hin durchfühlen. Man spült auch hier so lange, bis das Spülwasser klarbleibt; in manchen Fällen helfen diese Darmspülungen ausgezeichnet, in anderen allerdings lassen sie wieder im Stich. Im Haushalt muß man sich damit begnügen, an Stelle von Darmspülungen bei Kindern, die offensichtlich an Tenesmus leiden, mit Hilfe einer gewöhnlichen Gummiballonspritze vor jeder Mahlzeit eine Spülung mit warmem Kamillentee zu machen.

Die Unruhe der Kinder bekämpft man mit langen, warmen Bädern, die man im Verlaufe von 20 Minuten von 35° C bis auf 28° C herunterkühlt. Auch feuchtwarme Leibwickel, die von der Achselhöhle bis zum Becken reichen und anfangs alle 10 Minuten erneuert werden, dann aber länger liegen bleiben, die aus einer großen feuchten Windel mit darüber gelegtem Badehandtuch oder Moltontuch bestehen, wirken bei den meisten Kindern beruhigend. Nur selten wird man zu Chloral greifen müssen: 5,0:100,0 4stündlich 1 Teelöffel in gesüßtem Tee. Wenn nach 1/2 Stunde kein Schlaf eingetreten ist, gibt man noch einen 2. Teelöffel.

Wenn hohes Fieber das Allgemeinbefinden stört, drückt man es durch die eben erwähnten abkühlenden und beruhigenden Bäder herunter. Denselben Zweck erfüllen die sog. **Fieberwickel:**

Man wickelt in diesem Fall das Kind vom Hals bis über die Füße in ein großes Laken ein, das in stubenwarmes Wasser (etwa 18° C) gesteckt und kräftig ausgewrungen wurde. Über das feuchte Laken kommt ein Badelaken. Nach 10 Minuten erneuert man den Wickel, indem man ein zweites nasses Laken zurechtlegt und das Kind aus dem ersten heraus und gleich in das zweite hineinwickelt. Sind die Kinder im Wickel sehr unruhig, so läßt man ihnen die Arme frei und wickelt sie nur von den Achseln ab ein. Solche Wickel macht man in Abständen von je 10 Minuten 3—4mal hintereinander. Dann geht das Fieber um etwa 1 Grad herunter und die Kinder schlafen ein.

Wenn sich Zeichen von beginnender Herzschwäche einstellen, läßt man 2mal täglich kurze 35° C warme Bäder mit kühler Übergießung und nachfolgendem, kräftigem Abreiben im Badetuch oder Einreiben mit Franzbranntwein oder Kampferspiritus verabfolgen.

Anregend auf den Kreislauf wirken **Terpentinbäder,** die ähnlich, aber wesentlich schwächer als Senfwickel sind und allabendlich verabfolgt werden können: 2 Eßlöffel O. therebinth. rectificat. ins Badewasser gegeben.

Ist wirklich Herzschwäche vorhanden, so äußert sie sich in einer Abschwächung des 2. Herztones, in Kühle und Blässe oder bläulicher Verfärbung der Hautdecken, in Aufgetriebensein des Bauches, in Beschleunigung der Atmung und Hebung der oberen Brustkorbhälfte („gehobener Thorax") sowie innerer Unruhe des Kindes. Es handelt sich stets um eine Kreislaufschwäche infolge Schädigung des Vasomotorenzentrums, nicht um eine wirkliche Herzmuskelschwäche. Bei ihrer Behebung darf keine, das Kind noch mehr erschöpfende Vielgeschäftigkeit getrieben werden, vielmehr ist — nötigenfalls durch Kodein — dafür zu sorgen, daß die Herzmittel sich auswirken können und das Kind seine Ruhe bekommt. Von Arzneien gibt man regelmäßig Cormed oder Kardiazol, 2stündlich 5 Tropfen. Kommt es im Verlauf der Behandlung zur starken Wasserzurückbehaltung oder gar zu sichtbaren wassersüchtigen Schwellungen, so sind diese nicht auf eine Herzschwäche zu beziehen, sondern sind alimentären Ursprungs und bedürfen keiner Arzneibehandlung.

Anregend wirken die schon genannten kurzen, heißen Bäder mit kühlen Übergießungen, und vor allem die althergebrachten Senfeinwicklungen, die allabendlich verabfolgt werden können.

Senfwickel: 3—4 Hände voll Senfmehl werden in 1 Liter sehr warmen Wassers eingeweicht und so lange verrührt, bis die Senfdämpfe sich entwickelt haben und die Augen der Pflegerin zu tränen anfangen. Dann wird eine große Windel in den Brei eingetaucht, gänzlich damit durchtränkt, ausgewrungen und auf einer größeren wollenen Decke ausgebreitet. In sie wird das Kind, gänzlich entkleidet, eingewickelt, so daß nur der Kopf freibleibt; über das Senftuch kommt die wollene Decke, die mit Sicherheitsnadeln fest geschlossen wird, so daß sich das Kind nicht freistrampeln kann. Nach 20 Minuten wird es herausgenommen und im warmen Bad das Senfmehl von der Haut abgespült. Ohne es weiter abzutrocknen, wird das Kind dann in das (gewärmte) Badetuch eingewickelt und, gut zugedeckt, ins Bett gelegt, wo es 2—3 Stunden ununterbrochen schläft.

Nach der Senfpackung ist die Haut krebsrot gefärbt, eine günstig zu deutende Erscheinung. Denn wenn die Haut blaß und bläulich bleibt, so sind die Aussichten erfahrungsgemäß schlecht.

Der klinischen Behandlung vorbehalten sind die **Einläufe von Ringerlösung unter die Haut oder in das Blutgefäß (Sinus sagittalis** — siehe unten). Sie dienen vor allem dem Zweck, das ausgetrocknete Kind mit Wasser zu versorgen. Nur darf man nicht glauben, daß die Wirkung dieser Einläufe dieselbe oder gar eine bessere sei als das — naturgegebene — Trinkenlassen von Wasser. Die Aufnahme des Wassers auf dem natürlichen Wege ist viel wirksamer als die Einläufe unter die Haut oder als die Zufuhr von Wasser durch Tropfklistiere. Wo aber die Aufnahme von genügenden Mengen Flüssigkeit durch Mund und Magen-Darmkanal durch Nahrungsverweigerung oder Erbrechen behindert ist, sind die Einläufe von Ringerlösung unter die Haut ein wirkungsvolles Mittel bei Schwächezuständen, die man beliebig oft wiederholen kann.

Das zum Einlauf von Ringerlösung unter die Haut erforderliche Gerät besteht aus einem langen Glasgefäß von 250 ccm Inhalt, das an seinem unteren Ende trichterförmig ausgezogen ist und einen 1 m langen Gummischlauch trägt. An diesem befindet sich eine Glasgabelung, an der vermittels kürzerer Schläuche zwei lange Hohlnadeln befestigt sind, die auf der Brust des Kindes eingestochen und unter der Haut bis in die Gegend der Achselhöhle verschoben werden. Als Flüssigkeit dient Ringerlösung, der man noch 5% Traubenzucker zusetzt (Rp.: Natr. chlorat. 7,5, Kal. chlorat. 0,1, Calc. chlorat. 0,2, Aqu. dest. ad 1000,0. Adde Dextropur. 50,0. Subtil. **sterilisat.**) oder Normosal. Die Einläufe sind sehr langsam vorzunehmen, um Gewebszerstörungen zu vermeiden. Sie sind mit größter Sauberkeit auszuführen, damit nicht die Stichkanäle vereitern und das — von einer Ernährungsstörung vielleicht gerettete — Kind hinterher an einer solchen Eiterung stirbt. Bei Frühgeburten gebraucht man nicht das beschriebene Gerät, sondern gibt mit der 10-ccm-Rekordspritze in beide Unterschlüsselbeingruben und in jedes Schenkeldreieck je 10 ccm. Auch bei größeren Kindern gebe man nie über 100 ccm. Sehr große und oft wiederholte Einläufe schädigen den Herzmuskel. Ein Anstieg der Körperwärme nach dem Einlauf unter die Haut hat meist nichts zu sagen. Eine Gegenanzeige gegen Einläufe unter die Haut ist gegeben, wenn Sklerem besteht bzw. wenn die Haut infolge vorangegangener Gewichtsstürze so teigig geworden ist, daß das Wasser nicht mehr aufgesaugt wird. In diesen Fällen verabfolgt man den Einlauf in den Sinus sagittalis oder in eine der äußeren Schädelvenen.

Die **Einläufe in den Sinus sagittalis** sind in der Hand des einigermaßen Geübten ungefährlich und sind das Verfahren der Wahl, um dem Kind alles das zuzuführen, was es von allein nicht nimmt: Flüssigkeit in Form von Ringerlösung oder Traubenzuckerlösung oder gruppengleiches Blut sowie bei Begleiterscheinungen Arzneien wie Cylotropin usw. Das Verfahren selbst ist auf S. 102 genauer beschrieben. Ebendort wurde darauf aufmerksam gemacht, daß man an Stelle des Sinus auch eine der äußeren Schädelvenen benutzen kann. In letztem Fall ist nur unangenehm, daß sich rings um die Einstichstelle blutunterlaufene Flecke in der Haut bilden, die an sich natürlich harmlos sind, aber den Laien erschrecken.

Die Blutüberpflanzung wirkt dadurch, daß sie dem Säugling Flüssigkeit, Eiweiß und Salze — also eine parenterale Ernährung — ferner Blutkörperchen und Abwehrstoffe liefert. Sie ist angezeigt:

1. bei gleichzeitig bestehenden Infektionen wie Nierenbeckenentzündung, Zellgewebsentzündungen, Furunkulose und dergleichen. (In diesen Fällen ist sie in leichteren Formen durch tägliche Einspritzungen von je 10 ccm Elternserum zu ersetzen bzw. ist sie nach erstmaliger Gabe von Blut in den Sinus in Form von Serumgaben fortzusetzen);

2. wenn fortbestehendes Erbrechen dazu zwingt, vorübergehend für 1/2 oder 1 Tag alle Nahrungszufuhr vom Mund aus einzustellen oder

3. wenn es nötig wird, bei einem schwerkranken Kind wegen Rückfalls innerhalb kurzer Zeit oder wegen erneuter Verschlimmerung noch einmal zur bloßen Verabreichung von Tee oder Schleim zurückzukehren. In solchen Fällen kann man zur Überbrückung des notwendigen kurzen Hungerabschnittes eine Blutüberpflanzung geben. Aber wiederholt gegeben, bringen sie keinen Nutzen für das Kind. Im Gegenteil: nicht selten wird durch eine Blutüberpflanzung ein neuer Gewichtssturz ausgelöst!

Der Nachteil, der wiederholt gegebenen Blutüberpflanzungen anhaftet, ist die Mitüberpflanzung der Blutkörperchen, die in diesen Fällen eine überflüssige und unerwünschte Beigabe darstellen. Deshalb ist man dazu übergegangen, nach dem Vorschlag von Bessau-Berlin, **Überpflanzungen von Blutplasma** vorzunehmen: Es wird das Blut von gruppengleichen (oder der Gruppe 0 zugehörigen) Spendern verwendet. Dasselbe wird in sterilen Gefäßen aufgefangen, so daß ein Gemisch von 1 Teil 3,8%iger Natrium citricum-Lösung und 9 Teilen Blut entsteht. Dieses Gemisch wird (steril) ausgeschleudert, 2 Stunden lang kühl (aber nicht im Eisschrank) stehen gelassen, dann das Plasma mit der Pipette abgesaugt und — leicht erwärmt — überpflanzt. Das Erwärmen muß vorsichtig geschehen, da bei Überwärmung Ausflockungen erfolgen. In dem gewonnenen Plasma sind Albumin, Globulin und Fibrinogen (und wechselnde Mengen von Thrombozyten) enthalten. Wichtig ist die Dosierung: auf 1 kg Körpergewicht sollen 100 ccm Plasma kommen, das in 2 Tagesdosen täglich gegeben wird, so daß bis zu 10% des Körpergewichts verabfolgt werden. Mißerfolge sind hauptsächlich der Unterdosierung zuzuschreiben. Diese Überpflanzungen werden mehrere Tage lang hintereinander gegeben. Die unmittelbare Folge ist eine mächtige Gewichtszunahme durch Wasserstapelung (meist ohne eigentliche Ödembildung), die nach Aussetzen der Plasmaeinspritzungen größtenteils wieder zurückgeht. Durch diese Wasseranreicherung wird die Exsikkose bekämpft und gleichzeitig wird hierdurch das Weglassen aller Nahrung ermöglicht, wodurch wieder die toxischen Erscheinungen beseitigt werden. Die großen Eiweißmengen werden vom Säugling offenbar als körpereigenes Eiweiß eingebaut. Der Wasseransatz kann durch Einläufe von Ringerlösung in das Unterhautzellgewebe noch unterstützt werden. Kommt es zu wassersüchtigen Ablagerungen, so besagt das nichts.

Von Nachteilen beobachteten wir selbst nur einmal einen vorübergehenden, wenn auch schweren Herzschwächeanfall mit Fieber auf 42°C. Fälle von Endokarditis nach Plasmaverabreichung sind beobachtet, aber vorläufig noch unklar.

Gewisse Nachteile der Plasmaüberpflanzung sind die zeitraubende, rund 3 Stunden dauernde Ausführung des Eingriffs und die Schwierigkeit der Beschaffung der Blutmenge. Infolgedessen ist man teils dazu übergegangen, $^2/_3$ Plasma + $^1/_3$ Ringerlösung zu geben, teils gibt man überhaupt geringere Mengen: statt 2mal 50 ccm nur 2mal 25 ccm pro Kilogramm Körpergewicht. Diesen Nachteilen steht aber der große Vorteil gegenüber, daß es anscheinend gelingt, auf diese Weise mehr Kinder zu retten als mit anderen Verfahren. Vornehmlich kommen in Betracht die akut entstandenen Intoxikationen, weniger die langsam entstandenen (siehe S. 130).

Steht gruppengleiches Blut nicht zur Verfügung, so verwenden wir für die intravenösen Einläufe **hochprozentige (20—30%) Traubenzuckerlösung** in Menge von 30—40 ccm mit Zugabe von 5 Einheiten Insulin. Den Nutzen der großen Traubenzuckermenge erblicken wir darin, daß der Traubenzucker eine Kräftigung des Herzmuskels bewirkt und daß er — in dieser Form verabreicht — auch die sogenannte Lebervenensperre beeinflußt, so daß die große Leber abschwillt bzw. ihr Entstehen verhütet wird. Die Zugabe des Insulins hat den Sinn, die Wasserverluste des Körpers zu bremsen. Die Befürchtung, daß die Einführung einer hochprozentigen Zuckerlösung in das Blut noch mehr Wasser aus dem vertrockneten Gewebe des Körpers ziehen könnte, ist gegenstandslos. Hochprozentige Traubenzuckereinspritzungen sind da angezeigt, wo die Herzschwäche im Vordergrund steht und die Lebervergrößerung nicht nur die Kreislaufschwierigkeiten vergrößert, sondern außerdem auch noch eine Behinderung der Atmung schafft. Sie können mehrere Tage hintereinander gegeben werden und sind ganz gefahrlos. Aber man soll jeweils mit der Einspritzung aufhören, wenn plötzlich eine allgemeine Hautrötung auftritt.

Das **Erwachsenenserum** wird gewonnen, indem von einem gesunden Menschen Blut durch Einstich in die Armvene entnommen und in Zentrifugengläsern aufgefangen wird. Es wird ausgeschleudert und bleibt in den mit Heftpflaster verschlossenen Gläsern an einem kühlen (nicht kalten) Ort stehen. Täglich werden 5 ccm dem Kind in die Gesäßmuskeln gegeben. — Will man in der ärztlichen Außenpraxis hiervon Gebrauch machen, so läßt man in einem Krankenhaus die Serumherstellung vornehmen und das Serum in große, käufliche, an ihrer Spitze zuschmelzbare Ampullen füllen. In dem Serum bekommt das Kind unspezifische Abwehrstoffe gesunder Menschen geliefert. Außerdem stellt die eiweißreiche Flüssigkeit eine gewisse parenterale Ernährung dar. Es ist vor allem dann angezeigt, wenn nebenherlaufende Infektionen bestehen. Es ist ein sehr billiges und sehr wirksames und deshalb sehr empfehlenswertes Verfahren.

Unklar zwar, aber aussichtsreich erscheint die Wirkung des **Insulins**. Es besitzt wie die meisten Innere-Drüsen-Stoffe nicht bloß eine, sondern eine ganze Reihe von Wirkungen, von denen in diesem Zusammenhang besonders seine wasserstapelnde Fähigkeit sowie seine, mit der Senkung des Blutzuckers zusammenhängende hungererzeugende Wirkung nutzbar gemacht werden können. Will man das Insulin verwenden, so ist es in Mengen von etwa 5 Einheiten 3mal am Tage jeweils $^1/_2$ Stunde vor einer

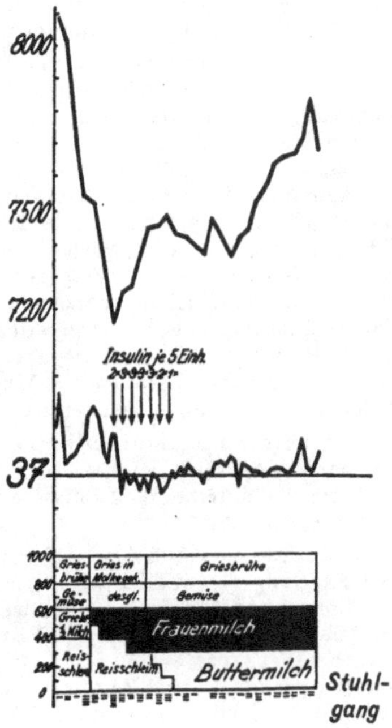

Abb. 33

Es handelte sich um ein großes, schweres, pastöses, hochfieberndes Kind mit eitrig infiziertem, ausgedehntem Milchschorf. Obwohl von vornherein zur Verhütung einer parenteralen Ernährungsstörung mit 1mal Gemüse, 1mal Grießbrühe, 1mal Grießbrei mit Halbmilch neben zwei Mahlzeiten dicken Reisschleims begonnen wurde, um von dieser milcharmen Grundnahrung dann zu einer mehr normalen Kost überzugehen, kam es dennoch zur parenteralen Ernährungsstörung, die mit blutigen Stühlen, mächtigen Gewichtsverlusten, Teigigwerden der Haut, Hochgehen der Temperatur und Auftreten von toxischen Erscheinungen einherging. Die Schwere des Zustandes machte eigentlich die Verabreichung von Frauenmilch notwendig, während auf der anderen Seite als sicher anzunehmen war, daß dann die Gewichtsstürze noch ausgiebiger sein würden. Es gelang aber, durch Verabreichung von Insulin, 3mal am Tag in Menge von 5 Einheiten jeweils vor einer kohlehydratreichen Mahlzeit gegeben, die Wasserverluste zum Halten zu bringen und ein so starkes Hungergefühl bei dem Kind zu erwecken, daß sein Appetit nicht litt und es schließlich geheilt wurde. — Das Insulin eignet sich nur für die klinische Behandlung und ist im Hinblick auf die Möglichkeit hypoglykämischer Zustände nur mit größter Vorsicht zu verwenden.

kohlehydratreichen Mahlzeit (dicker Reisschleim mit 8% Traubenzucker) zu geben — dann kommt es oft — leider nicht immer — zu dem erwünschten Erfolg hinsichtlich Wasseransatz und Hunger. Hingegen seine Verabreichung im Verein mit großen Einläufen von 10% iger Traubenzuckerlösung ist wenig wirksam.

Schließlich wären noch die früher so viel gebrauchten und auch jetzt noch allsommerlich dem Arzt in großen Mengen von den Arzneimittelfabriken ins Haus gesandten **Stopfmittel** (Adstringentien) zu nennen. Für sie ist in der heutigen Behandlung der Ernährungsstörungen des Säuglings kein Platz mehr vorhanden. Es erübrigt sich also, von ihnen mehr zu sagen.

C. Örtliche Erkrankungen des Magendarmkanals

Soor (Schwämmchen). Bei jedem Säugling, auch beim ganz gesunden, finden sich Soorpilze im Mund. Aber erst wenn das Kind krank wird, können sie so wuchern, daß sie mit bloßem Auge erkennbare Herde bilden, die die ganze Mundhöhle mit weißen, dichten Belägen auskleiden. Soor ist also immer erst eine Begleiterscheinung anderer Erkrankungen. Ist der Soorbelag so dick, daß er die Bewegungen der Zunge beim Saugen behindert, so stäube man mehrmals am Tage fein pulverisierte Borsäure mit einem Haarpinsel auf die Zunge und in die Backentaschen. Verboten — da verschlimmernd wirkend — ist das Mundauswischen.

Bei Gingivitis und Stomatitis bepinselt man die betroffene Schleimhaut der Kiefer, der Wange, des Gaumens und der Zunge mit Tinct. ratannhiae + Tinct. myrrhae āā oder mit 1%iger wäßriger Höllensteinlösung oder pulvert wieder Borsäure ein.

Als Bednarsche Aphthen werden die Geschwüre bezeichnet, die durch Verletzung der Schleimhaut beim Mundauswischen an beiden Seiten des Gaumenbogens wie auch in der Mitte des Gaumens (am Sitz der sogenannten Bohnschen Knötchen) zustande kommen. Wenn Säuglinge mit der Angabe gebracht werden, daß sie die Flasche nicht nehmen wollen, trotzdem sie sichtlich Hunger hätten, muß man immer auf Bednarsche Aphthen untersuchen. Man betupft sie mehrmals am Tage mit 1%iger wäßriger Höllensteinlösung und läßt zugleich den Kindern die Nahrung nur lauwarm verabfolgen.

Von Absonderheiten der Zunge seien genannt: die Landkartenzunge — Lingua geographica — bei Kindern mit exsudativer Diathese, die Makroglossie bei Mongolismus und Myxödem und die „angewachsene Zunge" oder das „zu kurze Zungenbändchen", das die Eltern öfters zu lösen bitten, weil sie — irrigerweise — befürchten, daß das Kind nicht sprechen lerne.

Auf die Absonderheiten der Zahnung ist schon an früherer Stelle aufmerksam gemacht worden. Auch im Abschnitt: „Exsudative Diathese" und „Rachitis" ist auf die eigentümlichen Zahnveränderungen hingewiesen worden. Krankhafte Erscheinungen wie Fieber, Krämpfe, Durchfälle und dergleichen, die der Volksglaube mit der Zahnung in Zusammenhang bringt, sind bei ihr nicht zu beobachten.

Geschwüre im Magen-Darmkanal nach Art der Ulcera rotunda haben im Säuglingsalter ihren Sitz im Zwölffingerdarm, seltener im Magen. Sie finden sich — außer bei Neugeborenen mit Meläna — zuweilen noch bei Pförtnerkrampf und bei schweren Ernährungsstörungen.

Einschiebung der Darmschlingen wird gelegentlich bei Leichenöffnungen gefunden, ist aber im Leben bei Säuglingen sehr selten. In letzterem Fall ist die wichtigste Erscheinung die tastbare, oft sogar sichtbare, durch die Darmeinschiebung veranlaßte Geschwulstbildung in der rechten oder linken Unterleibsgegend. Der Stuhl ist blutig oder blutig-schleimig, das Allgemeinbefinden im Beginn meist nicht sehr beeinträchtigt, der Leib weich und die Geschwulst gut zu fühlen. Aber sehr bald kommt es zu schmerzhaften Kolikanfällen, die sich in anfallsweisem Weinen äußern, auch zu Brechneigung und später zu Koterbrechen, schließlich zur Gasauftreibung des Leibes, die den Tastbefund verwischt. Im Zweifelsfall kann das Röntgenbild zur Diagnose herangezogen werden; es liefert an umschriebener Stelle Gasaufblähung und Spiegelbildung des Darmes, die beide dort fehlen, wo die Darmeinschiebung sitzt. Auf hohe Tropfeinläufe hin geht die Einschiebung manchmal von allein zurück; sie kann aber wiederkehren. Ich habe sogar gesehen, daß sie unmittelbar vor der Operation noch gut tastbar war, sich nach Eröffnung des Leibes, wahrscheinlich unter der Wirkung der Narkose, aber als gelöst erwies und nichts als einen umschriebenen, blutig verfärbten Darmteil zurückgelassen hatte. Wegen der Möglichkeit der Wiederkehr ist die rechtzeitige chirurgische Behandlung die empfehlenswerteste.

Einrisse am After treten meist bei Säuglingen mit Milchnährschaden auf, bei denen beim Durchtritt des harten, massigen Stuhles die Schleimhaut aufspringt. Man betupfe sie mit 1%iger Höllensteinlösung und streiche hinterher dick Borsalbe in den After ein, außerdem sorge man (durch Malzzulage) für häufigen, dünnbreiigen Stuhl.

Mastdarmvorfall wird durch starken Stuhldrang infolge langdauernder Durchfälle hervorgerufen. Bei Regelung der Stuhlentleerungen heilt er meist von allein. Günstig wirken Einläufe mit Kamillentee am Morgen und Abend, durch die der Mastdarm ohne wesentliche Mitwirkung der Bauchpresse entleert wird. In Ausnahmefällen wird der Vorfall chronisch. Man legt dann die Kinder am besten ständig auf den Bauch. Wenn das allein nicht hilft, so zieht man die Gesäßbacken durch einen Heftpflasterstreifen zusammen, den man lange Zeit über tragen läßt. Leider ist manchmal alle Behandlung umsonst und die Kinder nehmen das Leiden in die spätere Kindheit mit.

Leistenbrüche sind besonders häufig bei Frühgeburten. Ein Teil davon verschwindet, wenn die Kinder älter werden, insbesondere, wenn sie zu laufen anfangen und sich infolge des Überganges aus der waagerechten Körperhaltung in die senkrechte der Druck der Bauchpresse mehr gegen den Beckenboden als gegen die vordere Bauchwand richtet. Bei mageren Kindern verschwinden sie oft, wenn sich Fett in den Bauchdecken einlagert. Begünstigt wird die Heilung dadurch, daß man den Bruch durch ein Bruchband zurückhalten läßt. Als brauchbarste Form eines Bruchbandes hat sich die nebenan abgebildete erwiesen, die auch bei einseitigen Brüchen zu tragen ist.

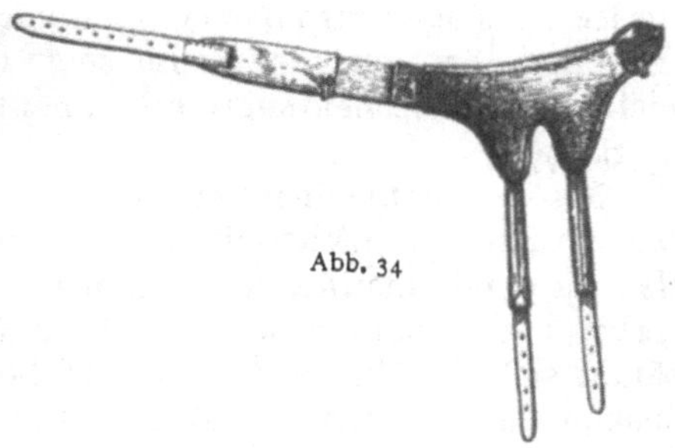

Abb. 34

Der Pförtnerkrampf des Säuglings

(Hirschsprung 1887. Pylorusstenose, Pylorospasmus)

Beim Pförtnerkrampf des Säuglings handelt es sich um eine in den ersten Lebenswochen entstehende, hochgradige, oftmals bis zur Undurchgänglichkeit gehende Verengerung des Magenausgangs, die schnell zu einer starken Überentwicklung der Muskulatur — vornehmlich des Pförtnerteiles, aber auch des angrenzenden Antrum pylori und des größten Teiles des übrigen Magens — führt, die nach wochenlangem Bestehen schließlich von allein zurückgeht und völlig normalen Verhältnissen Platz macht, auch für die spätere Lebenszeit keinerlei Beschwerden oder wesentliche Veränderungen zu hinterlassen pflegt.

Die Entstehung des Leidens ist unbekannt. Daß so häufig Brustkinder befallen werden, hängt damit zusammen, daß die Krankheit schon zu einer Zeit aufzutreten pflegt, wo die meisten Kinder noch gestillt werden. Nur eine gewisse familiäre Veranlagung scheint zu bestehen; denn es kommt — allerdings sehr selten — vor, daß mehrere Kinder einer Familie an dem Leiden erkranken. Auch eine Bevorzugung des männlichen Geschlechtes ist zu erkennen.

Der Pförtnerteil des Magens besteht in diesen Fällen aus einer haselnußgroßen, knorpelharten Geschwulst, die nach dem Zwölffingerdarm zu scharf begrenzt aufhört — etwa so wie die Portio vaginalis uteri in die Scheide vorspringt. Diese Geschwulst ist durch einen Krampfzustand der Muskeln bedingt. Die Magenschleimhaut ist stark gefältelt, so daß ihr Aussehen an das einer Balkenblase erinnert. Der Magen ist erweitert — auf der Höhe der Krankheit nur in mäßigem Grade, später, beim Nachlassen des Krampfzustandes, dagegen oft so stark, daß er bis in die Blinddarmgegend hinüberreicht.

Während die Kinderärzte im allgemeinen — von der Erfahrung ausgehend, daß das Leiden später auch ohne Operation vollkommen zu heilen pflege — als Grundursache eine rein nervöse Veränderung anzunehmen geneigt sind, ist von pathologisch-anatomischer Seite darauf hingewiesen worden, daß — wie so oft — auch hier neben der nervösen noch eine anatomische Ursache mitwirken könnte, nämlich die besondere Lage des Lig. hepatoduodenale zum Magenpförtner: „Dieses Band, schreibt Dietrich (Pathologische Anatomie, II. Bd., S. 106), das gleichsam den Drehpunkt der ganzen Entwicklung des Magens bildet, hat eine sehr wechselnde Länge und Richtung, so daß der Pylorus verschieden an die Leber herangezogen wird. Bei der Mehrzahl der Neugeborenen reicht das Band vom Pylorus über den Anfangsteil des Duodenum hinüber und hält diesen in einer flachen Biegung. Bei einem Teil greift es jedoch links am Pylorus an und verursacht eine mehr oder weniger scharfe Abknickung des Duodenums. In gesteigerten Fällen dieser Art und bei hinzukommender erhöhter Erregbarkeit wird ein Krampf der Muskulatur des Pylorus ausgelöst und dadurch der Verschluß, andererseits die Hypertrophie hervorgerufen. Geringe angeborene anatomische Abweichungen zusammen mit gesteigerten nervösen Einflüssen führen so zu dem ausgeprägten anatomischen und klinischen Krankheitsbild."

Mit ihren klinischen Erscheinungen beginnt die Krankheit schon in der 2., 3. oder 4. Lebenswoche. Sie setzt regelmäßig mit Erbrechen ein, das zuerst wie ein harmloses Speien aussieht, aber schnell stärkere Grade annimmt. Es erfolgt entweder noch während des Trinkens oder gleich nach der Mahlzeit oder noch stundenlang danach. Beim Brechakt wird unter einer starken, ruckartigen Zusammenziehung des Zwerchfells mit mächtigem Schwall der größte Teil des Mageninhaltes „im Bogen" herausgeschleudert. Je nach der Aufenthaltsdauer im Magen ist die Milch unverändert oder geronnen. Auch aus leerem Magen wird manchmal wasserklare, stark saure Flüssigkeit erbrochen. Niemals bzw. nur ganz ausnahmsweise zeigt das Erbrochene eine gallige Beimengung — ein wichtiges Unterscheidungsmerkmal zur angeborenen Verengerung des Zwölffingerdarms (s. S. 37).

Mit dem Erbrechen verknüpft sich eine sichtbare Magenbewegung. Bald nach dem Trinken — nicht selten schon während desselben — beginnt die Unruhe in der Magengegend, unaufhörlich kommen Kontraktionswellen unter dem linken Rippenbogen hervor und verlaufen nach rechts hinüber. Je dünner die Bauchdecken, desto stärker bäumt sich die Magenwand, so daß hohe Buckel entstehen. Die starken krampfhaften Zusammenziehungen der Muskulatur verursachen den Kindern sichtlich Schmerzen. Denn sie werden, sobald die Magenbewegungen beginnen, unruhig, krümmen sich und fangen an zu schreien. Je nach der Schwere des Leidens kommt es zur mehr oder weniger starken Unterernährung mit entsprechender Abmagerung. Die Bauchdecken sind straff eingezogen wie beim Hungerbauch, nur die Magengegend ist stark aufgetrieben. Die Stuhlentleerung stockt, weil sich nur ungenügende Kotmengen im Darm befinden (Pseudoobstipation), die Harnmenge vermindert sich. Die Nahrungsaufnahme leidet zuweilen unter einer merkwürdigen Trinkscheu: Man hat den Eindruck, als ob die Kinder immer Hunger hätten, weil sie unaufhörlich an den Fingern saugen und gierig die Flasche oder die Brustwarze fassen. Aber nach einigen Schlucken lassen sie sie wieder los, wie von einem Widerwillen gegen die Nahrung ergriffen. Bei manchen kann man den Magenpförtner als kirschgroße harte Geschwulst in der Mittellinie oder etwas nach rechts von dieser durch die dünnen Bauchdecken hindurch tasten. Auffallend ist die große Ähnlichkeit, die die Kinder mit Pförtnerkrampf, wenn derselbe eine Zeitlang bestanden hat, miteinander haben: sie sind alle sehr mager, haben ein spitzes Gesicht und pflegen stets die Stirn in tiefe Runzeln zu legen.

Der Grund, weswegen der Arzt in diesen Fällen gerufen wird, ist das Erbrechen. Nun ist Erbrechen bei Säuglingen eine Erscheinung, die sich bei den allerverschiedensten Krankheiten finden kann:

bei Brechdurchfall, Überfütterung, Unterernährung, bei Unverträglichkeit gegen fett- wie auch gegen zuckerreiche Nahrungsgemische (Malzsuppe), ferner als sogenanntes gewohnheitsgemäßes Erbrechen (S. 147) sowie

bei Gehirn- und Gehirnhautentzündungen, bei beginnendem Wasserkopf, bei Grippe, Rachenkatarrhen, beginnendem Keuchhusten, Nieren- und Nierenbeckenentzündungen;

bei Brucheinklemmung, Darmeinschiebung und Darmverschlingung, bei Bauchfellentzündung, bei angeborener Verengerung der Speiseröhre und des Zwölffingerdarms, bei Hirschsprungscher Krankheit, bei Narben- und Strangbildungen nach fötaler Bauchfellentzündung;

bei umschriebenen Krampfzuständen an der Speiseröhre und am Magenmund (Ösophagospasmus und Kardiospasmus), bei hypertonischen und hypotonischen Zuständen der Magenwand, bei Überempfindlichkeit der Magenschleimhaut und bei Luftschlucken.

Diese vielen Möglichkeiten wird man sich also durch den Kopf gehen lassen müssen. Aber schon die Schilderung der Art des Erbrechens: daß es im großen Bogen und mit mächtiger Kraft erfolge, wird sofort an das Vorliegen eines Pförtnerkrampfes denken lassen. Die weitere Feststellung ist dann nicht schwer, weil das Erbrechen bei Pförtnerkrampf sich stets mit den sichtbaren Magenbewegungen verbindet. Die Röntgenaufnahme liefert einen stark erweiterten, oft bis in die Blinddarmgegend reichenden Magen.

Wer es sich zur Regel macht, bei jedem Kinde mit Erbrechen auch die Magengegend zu besichtigen, und zwar nicht nur flüchtig, sondern eine gewisse Zeitlang, dem können die Wellenbewegungen nicht entgehen. Selbst wenn sie wirklich bei der ersten Untersuchung nicht bemerkt werden, muß zum mindesten die Erfolglosigkeit der Behandlung des Erbrechens dazu führen, an das Vorliegen eines Pförtnerkrampfes zu denken und immer wieder nach den Magenbewegungen zu fahnden. Sie sind schlecht zu erkennen, wenn die Kinder die Beine bewegen und die Bauchmuskeln anspannen. Man fasse das Kind deshalb an den Beinen an und schalte durch leichte schaukelnde Bewegungen das selbsttätige Anspannen der Bauchmuskeln aus. Gelingt es nicht, das Kind auf diese Weise zur Ruhe zu bringen, so beobachte man es, während es an der Brust oder aus der Flasche trinkt. Schlimmstenfalls muß man es durch ein Chloralklistier ($^1/_4$—$^1/_2$ g) in Schlaf versetzen. Manchmal sieht man zunächst nur eine Magensteifung. Sobald man aber mit den Fingerspitzen die Magengegend leicht beklopft, kommt die Wellenbewegung in Gang.

Vgl. bezüglich der Differentialdiagnose auch S. 149.

Der Verlauf eines Pförtnerkrampfes ist verschieden, je nachdem man das Kind operieren läßt oder nicht. Der Unterschied ist aus den Abb. 35 und 36 sehr deutlich zu erkennen.

Verlauf bei innerer Behandlung. Läßt man das Kind nicht operieren, so ist der Verlauf ein überaus langwieriger. Vom Beginn des Erbrechens bis zum Wiederanstieg des Gewichtes vergehen im besten Falle, d. h. bei Frauenmilchernährung, etwa 4—6—8 Wochen. In dieser langen Zeit magern die Kinder bis zum äußersten ab. Immer mehr nähern sie sich der sog. Questschen Zahl, also der Grenze der Lebensfähigkeit. Durch hinzutretende, kaum vermeidbare Katarrhe der oberen Luftwege, durch Furunkel, die durch die ständige Durchnässung der Kleidung am Hals und an der Brust infolge des Brechens bedingt sind, in einzelnen Fällen auch durch Geschwürsbildungen im Zwölffingerdarm u. a. m. wird die Aussicht auf das Am-Leben-bleiben noch mehr getrübt. So schwindet schließlich jede Hoffnung auf Besserung. — Aber in dieser höchsten Not tritt oft der Umschwung ein: das Erbrechen wird seltener, das Gewicht bleibt stehen, die

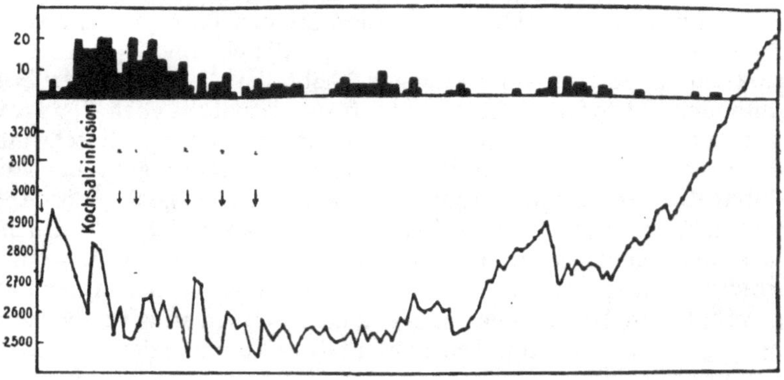

Abb. 35. **Pförtnerkrampf**
4 Wochen alter Säugling. Bei Frauenmilchernährung stürmisches Erbrechen und Gewichtsabnahmen, die nur durch Kochsalzinfusionen (↓) ausgeglichen werden konnten, bei breiiger Kost (Vollmilch + Mondamin) Heilung.
Die oberen Säulen geben die Häufigkeit des Erbrechens an

Nahrungsmengen vergrößern sich — kurz, es beginnt die Heilung. In der weitaus größeren Anzahl bleiben die Kinder am Leben. Sofern nicht durch unvorsichtiges Steigern der Nahrung ein Rückfall hervorgerufen wird, bessert sich der Zustand von Tag zu Tag. Am längsten von allen Erscheinungen bleiben die sichtbaren Magenbewegungen und vor allem die Vergrößerung des Magens bestehen.

Allerdings kann die Besserung, die mit dem Aufhören des Erbrechens beginnt, auch einmal trügerisch sein und das Ende einleiten. Wenn Kinder mit Pförtnerkrampf sterben, so pflegt ebenfalls immer erst das Erbrechen aufzuhören. Aber in diesem Falle bessern sich die anderen Erscheinungen nicht, sondern das Gewicht fällt weiter ab, vor allem erhebt sich die Körperwärme zu fieberhafter Höhe, und es entwickelt sich das Bild der alimentären Intoxikation, unter der die Kinder zugrunde gehen.

Die Aussichten für Heilung und Lebenbleiben des Kindes sind weitgehend von der Art der Behandlung abhängig. Die Aussichten für das spätere Leben sind gut. Es ist kein Fall bekannt geworden, in dem sich späterhin der Krampf des Magenpförtners wiederholt hätte. Nicht selten entwickeln sich die bis zum äußersten abgemagerten Säuglinge später zu ausgesprochen dicken Kindern.

Was die Behandlung mit Arzneimitteln anbetrifft, so muß man sich dessen erinnern, daß der Magen teils vom Vagus und Sympathikus, teils von den in der Magenwand gelegenen Ganglienzellen innerviert wird. Bei Reizung des Vagus kommt es zur Verstärkung der Peristaltik, besonders im Pförtnerteil und in der Pars media. Unter Umständen kommt es zu einem wirklichen Gastrospasmus. Der Splanchnikus hat hemmenden Einfluß. Er führt zur Erschlaffung der Magenmuskulatur und zum Stillstand der Magenbewegungen. Nur der Magenpförtner wird nicht zur Erschlaffung gebracht. Unter diesen Umständen erscheinen die Aussichten für eine arzneiliche Beeinflussung der Krankheit von vornherein als sehr schlecht.

Gleichwohl kommt man nicht ohne **Arzneien** aus, vor allem nicht im Anfang der Erkrankung, d. h. solange als nicht feststeht, ob es sich um einen leichten oder um einen schwereren und operativ zu behandelnden Fall handelt.

Oktin. liquid. (Knoll) 10% 10 g. 3—5mal 3 Tropfen.
Nautisan (Trichlorisobutylalkohol + Coffein) (als „Babynautisan" verschreiben). 4—6mal 1/2 Zäpfchen.
Papavydrin. pro infantibus (Papaverin + Eumydrin). 3mal täglich 1/2 Ampulle in die Muskeln oder 1/2 Zäpfchen oder 1/2 Tablette.
Eupaco pro infantibus (Eupaverin, Atropin, Methylbrom., Luminal, Pyramidon). 2—3mal 1/2 Zäpfchen.
Vasano (Hyoscyamin, Skopolamin). Zäpfchen zu 1 mg 10 Minuten vor der Mahlzeit 1/3 Zäpfchen; im Laufe einiger Tage nötigenfalls steigern bis auf 6mal 1/3 Zäpfchen.

Auch von Umschlägen wird man Gebrauch machen müssen: auf die Magengegend werden vor jeder Mahlzeit trockene, warme, mit Kamillenblüten gefülltc Säckchen, auch feuchtwarme Prießnitz- oder Breiumschläge (Kartoffelbrei, Leinsamen, Hafergrütze) gelegt, die schmerzstillend und krampflindernd wirken sollen.

Bei der **Ernährung** wird man zunächst die Schonungsbehandlung versuchen müssen. Man bleibt bei 5 Mahlzeiten und schränkt die einzelne Mahlzeit auf dasjenige Mindestmaß ein, bei dem noch ein erträglicher Zustand sich herstellen läßt. Man läßt das Kind an der Brust nur etwa 30 g alle 4 Stunden trinken. Tritt dabei gar kein oder nur bei einer Mahlzeit Erbrechen ein, so läßt man es am nächsten Tage 40 g, am übernächsten 50 g trinken. So steigt man langsam bis zu der Menge, die eben noch in 4 Stunden erledigt wird. Die 24stündige Gesamtnahrungsmenge bleibt bei dieser Art der Behandlung häufig weit unter dem Bedarf des Kindes. Es müssen deshalb täglich Tropfeinläufe mit 10%iger Traubenzuckerlösung gegeben werden. Bei der starken Einschränkung der Trinkmengen des Kindes ist auch der mütterlichen Brust Beachtung zu schenken, deren Absonderung durch die herabgesetzte Inanspruchnahme zurückgehen würde, wenn man nicht vorsorgte. Wir lassen daher die Mutter nach jedem Anlegen die Milch abdrücken und geben diese dem Kinde mit in das Tropfklistier hinein. Wenn die so in den Darm eingeführte Frauenmilch später wieder als Stuhlgang abgegeben wird, hat sie das Aussehen eines gewöhnlichen Milchstuhles angenommen. Offenbar wird sie durch die im Kot befindlichen, aus den oberen Darmabschnitten stammenden Fermente in ihrem Aussehen verändert.

Handelt es sich um poliklinische Patienten, so lassen wir die Kinder nach der Uhr trinken, das erste Mal 3 Minuten, wenn sie danach nicht brechen: 4 Minuten usw. Auf diese Weise bestimmen wir wieder, wieviel die Kinder etwa vertragen, ohne stark zu erbrechen. Auch hier geben wir nebenher hohe Einläufe und Frauenmilchklistiere, warme Umschläge auf den Magen, sowie die obengenannten Medikamente.

Bei den meisten Kindern fährt man aber besser, wenn man an Stelle der seltenen, größeren — häufige kleinere Mahlzeiten gibt, also alle 2 Stunden zunächst 10 g, dann 20 g usw. Ein Trinken an der Brust ist bei dieser Fütterung nicht durchführbar. Wir lassen die Mutter die Milch abspritzen und geben diese dem Kind mit dem Löffel oder mit der Pipette. Manche vertragen die Milch besser kalt als warm.

Auch aus folgenden Beobachtungen sollte man sinngemäß praktischen Nutzen ziehen:

Bei einzelnen Kindern wirkt anscheinend der Akt des Saugens mit auf die Auslösung des Erbrechens: läßt man sie saugen, so erfolgt stürmisches Erbrechen, gibt man ihnen dieselbe Menge Milch tropfenweise mit der Pipette, so daß sie nur zu schlucken brauchen, so vertragen sie sie viel besser.

Bei anderen wieder hat man den Eindruck, als bestehe eine starke Überempfindlichkeit der Magenschleimhaut. Gibt man ihnen nämlich 5 Minuten vor der Mahlzeit 3—4 Teelöffel Brei (Mondaminbrei, Grießbrei), so wird die Milch gut oder wenigstens viel besser vertragen.

Manche Kinder zeigen die Eigentümlichkeit, daß sie zwar die erste Nahrungsmenge erbrechen, aber eine zweite, sofort hinterher verabfolgte, sogar größere Menge bei sich behalten.

Bei wieder anderen wird das Erbrechen oft schlagartig gebessert, wenn man sie ständig auf dem Bauch liegen läßt.

Ungleich schwieriger ist die **Behandlung bei künstlicher Ernährung.** Die Kinder kommen durchweg in viel schlechterem Zustand in die Behandlung als Brustkinder, weil bei ihnen das Erbrechen gewöhnlich nicht gleich richtig gedeutet, sondern erst mit Aussetzen der Nahrung und Herumprobieren mit ungeeigneten Mischungen behandelt wird. Man fährt am besten, wenn man eine möglichst eingedickte Nahrung in häufigen kleinen Mengen gibt. Wir verwenden Vollmilch, die mit Mondamin kurz aufgekocht wird, so daß ein ziemlich dicker, beim Abkühlen gallertiger Brei entsteht. Hierzu geben wir 10% Dextropur, wodurch die Milch einen ziemlich hohen Brennwert bekommt. Hiervon erhält das Kind alle Viertelstunde 1—2 Teelöffel. Selbst junge Kinder gewöhnen sich schnell an diese Art der Fütterung, so daß man ihnen im Laufe eines Tages ziemlich große Mengen davon beibringen kann. Ein Teil wird zwar wieder erbrochen, immerhin bleibt genügend im Magen, um wenigstens das Leben zu fristen. Tagsüber bekommen die Kinder den Brei gefüttert, in der Nacht erhalten sie möglichst viel Wasser zugeführt (tropfenweise mit der Pipette) — anderenfalls kommt es zum „Durstfieber". Auch tagsüber sind Tropfklistiere zu machen. Sehr wichtig ist es, diese abgemagerten Kinder mit Pförtnerkrampf gut zu wärmen. Nützlich ist es ferner, alle paar Tage durch eine Magenspülung die angestauten Nahrungsreste aus dem Magen zu entleeren.

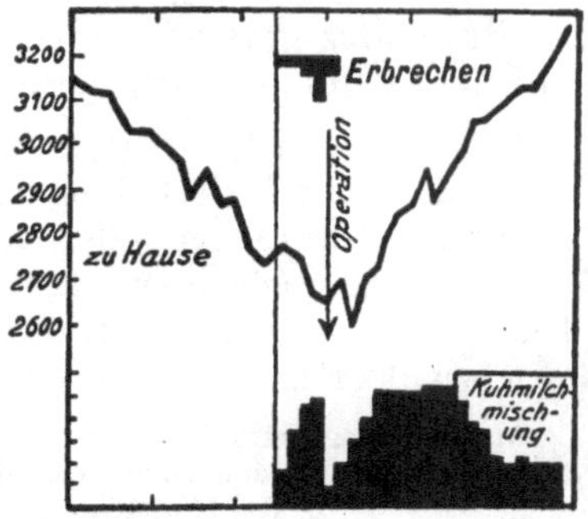

Abb. 36. **Pförtnerkrampf**
Verlauf bei operativer Behandlung im Vergleich zu dem innerlich behandelten Fall von Abb. 35
Zuerst hausärztliche Behandlung. Wegen Erfolglosigkeit derselben der Klinik überwiesen. Bei Steigerung der Frauenmilchmenge über die Fristungsdiät hinaus wieder starkes Erbrechen (schwarze Säulen am Kopf der Kurve)
Am 5. Tag Operation. Typische schnelle Heilung

Die **operative Behandlung des Pförtnerkrampfes** geschieht nach dem Ramstedtschen Verfahren und besteht in einem bis auf die Schleimhaut gehenden Längsschnitt durch die gesamte Pförtnermuskulatur. Eine besondere Vorbereitung des Kindes für die Operation ist nicht nötig. Insbesondere sind Magenspülungen unmittelbar vor der Operation zu unterlassen, da dadurch nur unnötig viel Luft in den Magen gerät. Hingegen ist es bei sehr abgemagerten Kindern vorteilhaft, wenn sie am Tage vor dem Eingriff eine größere intrasinöse Blutüberpflanzung erhalten. Das Kind wird bis zum Abend gefüttert und in der Frühe des nächsten Morgens operiert. Sofort hinterher wird es in die Kinderklinik zurückgeliefert, warm gebettet und in Ruhe gelassen, bis es ausgeschlafen hat. Die Nahrung wird für die ersten 6 Stunden ganz ausgesetzt. Nur wenn die Kinder sehr unruhig sind, erhalten sie Tee mit der Pipette und einen Dauertropfeinlauf. Die weitere Ernährung muß unter allen Umständen aus Frauenmilch bestehen. Das ist die conditio sine qua non für den chirurgischen Eingriff. Wo Frauenmilch nicht zur Verfügung steht, darf auch nicht operiert werden, sondern das Kind muß dann dahin gebracht werden, wo beide Voraussetzungen: Operationsmöglichkeit und Frauenmilch — vorhanden sind. 6 Stunden nach dem operativen Eingriff geben wir Frauenmilch, die zunächst tropfenweise mit der Pipette gegeben wird. Am 1. Tag geben wir (insgesamt) 100 g Frauenmilch in stündlichen Mahlzeiten, am 2. Tag 200 g, am 3. Tag 300 usw. Sobald das Kind die physiologischen Mengen (= $1/_6$ des Körpergewichts) erreicht hat, wird es seiner Mutter angelegt und darf nach Belieben trinken. War es künstlich genährt, so wird am 8. Tag post operat. begonnen, es auf Kuhmilch (Citrettenmilch) überzuführen — vorausgesetzt, daß der Heilungsverlauf es gestattet.

Nach der Operation besteht das Erbrechen zuweilen noch in gemilderter Form ein paar Tage lang weiter. Die klinische Beobachtung vieler solcher Fälle hat gelehrt, daß das nicht etwa den Mißerfolg des chirurgischen Eingriffes bedeutet, daß auch kein Grund vorliegt, die Wunde nachzusehen, sondern daß es durch den begleitenden Schleimhautkatarrh oder den zunächst noch weiter bestehenden Brechreflex oder dergleichen bedingt ist. Jedenfalls hört es nach einigen Tagen von selbst auf. Auch das nach der Operation auftretende Fieber hat nichts zu besagen, selbst wenn es hohe Werte erreicht. Es findet sich in etwa 70% der Fälle und ist wahrscheinlich durch die vorangegangene längerdauernde Wasserverarmung und den dazu — nach der Operation notwendig werdenden — zeitweiligen völligen Flüssigkeitsentzug bedingt, ist also eine Art Durstfieber. Durch Tropfeinläufe in den Darm wie durch Einspritzung von Ringerlösung unter die Haut ist es nicht beeinflußbar, aber es verschwindet in demselben Maße, wie man dem Kind Wasser zu trinken gibt. Es ist dem Kind also neben seiner Frauenmilch reichlich Tee mit der Pipette zuzuführen. Unterläßt man die Wasserzufuhr, so kann die Austrocknung der Gewebe so weit gehen, daß Krämpfe eintreten. Eine gewisse Vorbeugung bedeutet die Blutüberpflanzung oder wenigstens eine intrasinöse größere Eingießung von Ringerlösung am Tag vor der Operation. Ein normaler Vorgang ist das Sichtbarbleiben der Magenbewegungen, die bei manchen Kindern noch wochenlang nach der Genesung zu sehen sind.

Eine Notwendigkeit, den Chirurgen vor dem ersten Verbandwechsel zuzuziehen, ist nur gegeben, wenn der Verband durchblutet ist oder wenn das Erbrechen kotig aussieht und eine starke Bauchdeckenspannung vorhanden ist.

Welche Kinder sollen operiert werden? Wir unterscheiden grundsätzlich zwischen 1. denjenigen Kindern, bei denen das Leiden noch verhältnismäßig frisch ist, d. h. nicht länger als 1—2 Wochen währt, bei denen die Kinder sich infolgedessen noch in einem verhältnismäßig guten Allgemeinzustand befinden, und 2. denjenigen, die bereits länger krank und dadurch stark heruntergekommen sind.

I. a) Läßt sich bei den frisch entstandenen Fällen durch Überführung auf Frauenmilch, durch Verteilung der Nahrung auf zahlreiche kleine Mahlzeiten sowie durch gleichzeitiges Herabsetzen der Nahrungsmenge auf die „Fristungsdiät" bei gleichzeitiger Verabreichung geeigneter Arzneien wie Oktin, Vasano, Nautisan usw. im Laufe von 8 Tagen keine unzweifelhafte und weitgehende Besserung des Erbrechens erzielen, so lassen wir operieren.

Als „Fristungsdiät" bezeichnen wir diejenige Nahrungsmenge, die eben noch hinreicht, den Gewichtsabnahmen Einhalt zu gebieten und den Status quo zu erhalten. Zunahmen dagegen sind bei ihr nicht möglich. Ihre Menge ist = $^1/_{10}$ des Körpergewichtes des Kindes, während die normale Nahrungsmenge des Säuglings bekanntlich = $^1/_6$ seines Körpergewichtes beträgt.

b) Hört das Erbrechen dagegen auf, so wird man zunächst ein paar Tage abwarten, aber dann bald versuchen, die Nahrung so weit zu steigern, daß eine — wenn auch nur bescheidene — Gewichtszunahme möglich ist. Gelingt das, so ist eine Operation nicht nötig.

c) Gelingt es aber nicht, sondern tritt bei Steigerung der Nahrungsmengen von neuem Erbrechen auf, so läßt man operieren.

Zugunsten der chirurgischen Behandlung sprechen auch gewisse geldliche und andere Gründe: der Krankenhausaufenthalt dauerte bei unseren eigenen Fällen bei chirurgischer Behandlung durchschnittilch 38 Tage, bei innerer Behandlung 76 Tage.

Die Sterblichkeit betrug bei chirurgischer Behandlung: 12%, bei innerer: 16%.

In unseren eigenen Fällen kamen wir in 79% der Fälle zur chirurgischen Behandlung, in 21% genügte die innerliche. Hierbei ist jedoch zu bedenken, daß die leichteren Fälle meist nicht in die Klinik gebracht werden.

II. Die 2. Gruppe von Kindern bilden diejenigen, die schon wochenlang krank sind. Es sind Kinder, die den größten Teil ihrer Nahrung immer erbrochen haben, bei denen aber der Rest, der durch den Pförtner durchging, gerade hingereicht hat, um ihnen das Leben zu fristen. Bei diesem wochenlangen Hunger haben die Kinder aber jeglichen Vorrat an Nährstoffen, Ergänzungsstoffen und Schutzkörpern eingebüßt. Die Gefahren, die ihnen von einer Operation drohen könnten, sind einmal der Eingriff an sich, zweitens die Möglichkeit, daß nach der Operation die Toleranz für die Nahrung überschritten wird. Wenn man nämlich einem chronisch hungernden Säugling plötzlich eine ausreichende Nahrungsmenge zur Verfügung stellt, so kann er daran zugrunde gehen. Solche Fälle von tödlich endender alimentärer Intoxikation infolge von Toleranzüberschreitung sind gerade beim Pförtnerkrampf wiederholt beobachtet worden. Wir lassen trotzdem diese

Kinder operieren. Denn wenn man die Schwierigkeiten kennt, kann man ihnen auch entgegenwirken. Wir lassen diese Kinder aber niemals sofort, wenn sie eingeliefert werden, operieren, sondern beobachten sie immer erst 2—3 Tage, um zu einem Urteil über sie zu kommen.

Ich will nicht unerwähnt lassen, daß diese kurze Beobachtung gelegentlich zu dem Ergebnis führen kann, daß die Kinder sich bereits im Abheilungsabschnitt des Pförtnerkrampfes befinden oder daß sie sich als ganz leichte Fälle entpuppen, bei denen nur eine unzweckmäßige Ernährung Schuld daran gewesen ist, daß das Erbrechen einen so schweren Grad angenommen hat. Derartige Kinder zu operieren, ist natürlich nicht nötig.

Alle übrigen aber übergeben wir dem Chirurgen, nachdem wir die Zeit der klinischen Beobachtung benutzt haben, um ihnen durch Tropfklistiere und intravenöse Blutüberpflanzungen etwas Wasser, Nährstoffe und Abwehrkörper zuzuführen.

III. Die letzte Gruppe sind die Kinder, die nur noch aus Haut und Knochen bestehen oder schwere Begleiterscheinungen: Lungenentzündungsherde, Furunkulose, Zellgewebsentzündungen u. dgl. aufweisen. Bei ihnen ist die geeignete Zeit zur Operation verpaßt. Wenn sich ein Chirurg findet, der die Operation noch wagen will, so soll man dem zustimmen. Aber irgendwelche Hoffnungen auf ein Gelingen darf man den Eltern nicht machen.

Gewohnheitsgemäßes Erbrechen bei Säuglingen

Die Ursache des gewohnheitsgemäßen Erbrechens der Säuglinge liegt 1. in äußeren Gründen, 2. in der Art der Nahrung, 3. in der Art der Kinder begründet.

1. Unter den äußeren Gründen spielt die fehlerhafte Art der Fütterung die Hauptrolle. Entweder wird die Flasche schlecht gehalten, oder das Loch im Sauger ist zu groß, oder das Kind wird, wenn es eben getrunken hat, unnötig bewegt, trocken gelegt, herumgetragen, geschaukelt usw. (Es gibt auf Säuglingsabteilungen Schwestern, bei denen alle Kinder, die von ihnen gefüttert werden, erbrechen. Werden die Kinder von anderen Schwestern gefüttert, so brechen sie nicht.) Das Erbrechen nimmt in diesen Fällen nie eine besonders bedrohliche Form an, meist tritt es nur in der Form des sog. Speiens auf. Aber es steigert den Wäscheverbrauch, ruft Ausschläge am Hinterkopf, Hals, Ohr und wohin sonst noch das Erbrochene sich ergießt, hervor und beeinträchtigt die Gewichtsentwicklung.

Manchmal führt allzu reichliches Luftschlucken (Aerophagie) beim Trinken zum Erbrechen. Die mitgeschluckte Luft bläht den Magen auf und tritt zum Teil auch in den Darm über. Dadurch wird das Zwerchfell stark nach oben gedrängt, die Kinder fühlen sich beengt, werden unruhig und schreien. Manche gebärden sich, als wenn sie ersticken wollten, verdrehen die Augen, strecken sich, so daß die Eltern meinen, sie bekämen Krämpfe. Nimmt man sie dann hoch, so entweicht mit einem laut hörbaren Aufstoßen die Luft aus dem Magen, und hinterher stürzt die Nahrung. Danach tritt Ruhe ein, bis sich nach einigen Tagen der Vorgang wiederholt. Dieses Erbrechen infolge Luftschluckens bzw. die Erleichterung, die die Kinder nach dem Aufstoßen und dem Erbrechen verspüren, hat dazu geführt, daß sich die Unsitte eingebürgert hat, die Säuglinge (auch die, die gar nicht das Luftschlucken und das dadurch bedingte Erbrechen zeigen) nach jeder Mahlzeit erst so lange herumzutragen und zu wiegen, bis sie aufgestoßen haben.

2. Bei anderen Kindern führt die Menge der Nahrung oder ihre Beschaffenheit zum Erbrechen. Ist die Nahrungsmenge zu groß, so wird — nicht immer, aber häufig — ein Teil der Nahrung wieder erbrochen. Solchen Kindern sieht man es meist an, daß sie überfüttert werden (s. S. 69). Auch die Beschaffenheit der Nahrung kann zum Erbrechen führen. Eiweißmilch und Malzsuppe sind hierfür bekannt. Vor allem aber pflegt das Fett der Nahrung Erbrechen auszulösen. Solche Kinder werden im allgemeinen richtig ernährt. Trotzdem erbrechen sie. Allerdings niemals in dem Maße,

daß ihre körperliche Entwicklung dadurch beeinträchtigt würde. Werden sie, wenn es sich um Brustkinder handelt, später von der Frauenmilch auf die fettärmere Kuhmilch abgesetzt, so hört das Erbrechen auf. Noch deutlicher zeigt sich der Einfluß des Fettes bei künstlicher Ernährung: erhalten sie eine mit Einbrenne oder Rahm versetzte Nahrung oder gibt man ihnen Lebertran hinzu, so erbrechen sie. Läßt man das Fett weg, rahmt die Milch etwas ab oder gibt Buttermilch, so hört das Erbrechen auf. Die Behandlung besteht darin, daß man den, das Erbrechen auslösenden, Nahrungsbestandteil wegläßt oder so weit als möglich ist, verringert. Aller eingreifenderen Maßnahmen aber enthalte man sich. Es ist nicht nötig, das Erbrechen unter allen Umständen und völlig zu beseitigen. Nimmt das Kind zu, so warte man ab. Sind die Gewichtszunahmen dagegen ungenügend, so gehe man zur Breivorfütterung über (s. unten).

3. Gelegentlich kann das Erbrechen bedrohliche Grade annehmen; so bei dem sog. hypertonischen oder spastischen Erbrechen: Es gibt Kinder, die von Geburt an speien, zunächst nur hin und wieder und in mäßigem Grade, bald aber so regelmäßig und so ausgiebig, daß ein beträchtlicher Teil ihrer Nahrung zurückgegeben wird und ihr körperliches Gedeihen darunter leidet. Sie magern ab bzw. bleiben mager und trotzen jeglicher Behandlung. Es taucht infolgedessen stets der Verdacht auf, ob nicht ein Pförtnerkrampf dahinter stecke; aber dieser Verdacht findet keine Bestätigung. Die Kinder sind meist sehr leicht zu erkennen, ihr ganzes Wesen ist das des Neuropathikers: schreckhaft, unruhig, von leisem Schlaf, mit starker Hautschrift, die Muskeln in ständiger Spannung, die Bauchdecken bretthart, so daß die Umrisse der M. recti sich sichtbar abzeichnen. Meist findet man auch den sog. Affeninstinkt bei ihnen entwickelt (s. S. 166). An dieser allgemeinen Reizbarkeit nimmt auch der Magen teil, so daß schon die normale Nahrung brechreizerregend wirkt. — Eine zweite schwere Form ist das atonische Erbrechen: diese Kinder haben mit den eben genannten das Gemeinsame, daß sie im Längenwachstum wie in der Gewichtsentwicklung zurückbleiben. Aber sie haben im Gegensatz zu jenen etwas Atonisches an sich: es sind kümmerliche, blasse Kinder mit geringem Fettpolster, schlechter Muskelspannung und Hautturgor. Wenn man sie aufsetzt, knicken sie in sich zusammen. Ihr Erbrechen ist ein ruckweises Aufstoßen von Mageninhalt, von dem ein Teil wieder verschluckt wird, während das übrige aus den Mundwinkeln herausläuft und dem Kinde verlorengeht. — Diese beiden letztgenannten Formen sind eigentlich das, was man gemeinhin mit der Bezeichnung „gewohnheitsgemäßes oder unstillbares Erbrechen" meint. Die Behandlung ist oft eine undankbare Aufgabe. Man darf sich nicht vorstellen, daß das Leiden ein „Magenleiden" sei. Die tiefere Ursache liegt vielmehr in der (nervösen) Gesamtverfassung der Kinder begründet. Das ist richtunggebend für die Behandlung: die Erbveranlagung eines Kindes vermag kein Mensch von heut auf morgen zu ändern. Deshalb soll man auch nicht den Ehrgeiz haben, durch tiefgreifende Mittel diese Form des Erbrechens beseitigen zu wollen. Maßgebend ist die Gewichtskurve:

Nimmt das Kind trotz seines Erbrechens zu, so finde man sich mit dem Leiden ab und beschränke sich darauf, etwaige gröbere Ernährungsfehler, wie z. B. allzu reichliche Nahrungszufuhr, allzu häufige Mahlzeiten, einen unnötig hohen Fettgehalt der Nahrung (Buttermehlkost) oder allzu großen Zuckerreichtum des Nahrungsgemisches (Malzsuppe) abzustellen. Auch Arzneimittel soll man nicht geben, wenigstens nicht auf die Dauer, aber im Anfang wird man natürlich auch mit diesen (S. 144) einen Versuch machen müssen und wird dabei bleiben, wenn das Mittel hilft. Vor allem hüte man sich vor unnötigem Hungernlassen. Wo das Kind trotz des Erbrechens wenigstens etwas an Gewicht zunimmt, nehme man das Leiden mit in Kauf und vertröste die Eltern auf die Zeit, wo das Kind alt genug ist, um festere Kost (Gemüse, Breie) zu genießen, und wo dann erfahrungsgemäß auch das Erbrechen aufzuhören pflegt — sofern man nicht vorzieht, mit der Zufütterung von festerer Kost — wie in den gleich zu nennenden zweiten Fällen — sofort zu beginnen.

Nimmt das Kind ab, so gehe man zur Breivorfütterung über: vor jeder Brust- oder Flaschenmahlzeit gibt man erst 3—4 Teelöffel dicken Grießbreis (Milch + Grieß + Zucker). Im Laufe von 8 Tagen ist eine gewisse Besserung stets zu erkennen. Diese günstige Wirkung der Breivorfütterung beruht darauf, daß sich der Magen, wie sich im Röntgenbild leicht nachweisen läßt, um einen dicken Brei fest zusammenzieht, während er bei reiner Milchnahrung einen schlaffen, großen, leicht zum Überlaufen kommenden Beutel darstellt. Es hindert natürlich nichts, in diesen Fällen ganz zur Breiernährung überzugehen. Nur muß dann dem Flüssigkeitsbedürfnis des Kindes dadurch Rechnung getragen werden, daß man letzterem jeweils 1 Stunde vor der Breimahlzeit Tee nach Belieben zu trinken gibt. Anderenfalls kommt es zum „Durstfieber".

Stets ist bei chronischem Erbrechen daran zu denken, daß auch mal Seltenheiten die Ursache sein könnten: eine chronische bzw. wiederkehrende Darmeinschiebung oder Veränderungen im Gehirn oder vorübergehende Brucheinklemmungen oder ein Kardiospasmus, also ein umschriebener, oberhalb des Mageneingangs sitzender, chronischer Krampfzustand der Speiseröhre. Hierbei wird schon während des Trinkens ein Teil der Nahrung wieder herausgewürgt. Beim Einführen einer Sonde stößt man in einer, dem Ende der Speiseröhre entsprechenden Tiefe auf einen Widerstand, der sich aber, wenn man die Sonde bohrend weiterschiebt, überwinden läßt. Schüttet man durch die Sonde Nahrung in den Magen, so tritt kein Erbrechen auf. Meist genügt schon eine einmalige Sondierung, um das Leiden zu beseitigen. Es kommen auch angeborene Verengerungen der Speiseröhre sowie solche des Zwölffingerdarms vor, die beide im Röntgenbild gut zu erkennen sind und von denen die letzteren sich vom Pförtnerkrampf dadurch unterscheiden lassen, daß dem Erbrochenen Galle beigemischt ist (vgl. S. 37). Gewohnheitsgemäßes Erbrechen wurde auch beobachtet bei Hirschsprungscher Krankheit, bei der die erweiterte Darmschlinge das Duodenum zusammendrückte.

Angeborene Verengerungen in den unteren Darmabschnitten führen ebenfalls zu (zeitweise sogar kotigem) Erbrechen, zu Darmsteifungen und zu einer starken, an Hirschsprungsche Krankheit erinnernden Auftreibung des Leibes bei Entleerung normal aussehenden, nur mengenmäßig geringen Stuhlgangs. Röntgenaufnahmen sind wenig aufschlußreich. Behandlung: Operation mit meist nachfolgendem Tod. Näheres siehe S. 38.

Eine besondere Art von Erbrechen ist das „Wiederkäuen" (Rumination). Dabei wird — stundenlang — Mageninhalt heraufgewürgt und wieder verschluckt. Stets handelt es sich um schwer neuropathische Säuglinge. Am besten hilft gegen das Leiden, wenn man die Kinder wochenlang auf dem Bauch liegen und sie auch in dieser Stellung die Nahrung nehmen läßt. Je weniger man sich mit ihnen abgibt, um so besser wird es mit der Krankheit.

Hirschsprungsche Krankheit

Als Hirschsprungsche Krankheit oder Megakolon congenitum wird die oftmals hochgradige Erweiterung des S-Romanum und der angrenzenden Dickdarmabschnitte bezeichnet. Die S-Romanumschlinge ist hierbei so stark verlängert, daß sie bis in die rechte Unterbauchgegend verlagert ist oder bis zum Magen hinaufreicht. Ihre Lichtung ist mächtig erweitert, manchmal bis zur Größe einer Erwachsenenfaust. Ihre Wand ist durch Überentwicklung der Muskeln stark verdickt. Die gleichen Veränderungen finden sich in schweren Fällen auch am absteigenden Dickdarm und am Querdarm.

Die Ursache des Leidens ist unklar. Es gibt Fälle, bei denen der Zustand der Hirschsprungschen Krankheit sich schon im Mutterleib entwickelt. Wir haben z. B. mal ein Neugeborenes in die Klinik bekommen, weil sein Leib so riesig gespannt war, daß man an eine Bauchfellentzündung gedacht hatte. Das Kindspech war nicht entleert worden, war stark eingedickt und wurde erst durch Einläufe herausgeholt. Das Kind wies eine Hirschsprungsche Krankheit auf, an der es heute noch leidet, und die große Beschwerden macht.

Viele erblicken die Ursache des Leidens in einer — in der allerersten Keimanlage begründeten übermäßigen Ausbildung des ganzen Dickdarmabschnittes. Für diese Anschauung spricht das Vorkommen des Leidens im Erbgang. Aber diese familiären Fälle sind überaus selten. Ich habe unter 56 Fällen nur einen einzigen gesehen.

Die neueste Anschauung erblickt die Ursache in einem mangelhaften Zusammenwirken von Vagus und Sympathikus. Normalerweise führt der in den unteren Dickdarmabschnitten sich sammelnde Kot zu einer gewissen Spannung der Darmwand, und diese ruft wieder reflektorisch eine Erregung des Vagus und Pelvikus hervor, so daß einerseits „große" Wellenbewegungen des Darmes zustande kommen, andererseits die glatten Schließmuskeln geöffnet werden und die Stuhlentleerung erfolgt. Bei Hirschsprungscher Krankheit hingegen soll ein krankhaftes Überwiegen der Sympathikuswirkung bestehen. Der Sympathikus hemmt normalerweise die Spannung der Darmwandmuskeln. Ist diese Wirkung gesteigert, so sinkt die Spannung der Darmwand ab — gelegentlich in einem solchen Ausmaß, daß der oben erwähnte, zur reflektorischen Erregung des Vagus und Pelvikus notwendige Spannungsgrad gar nicht empfunden wird, was zur Folge hat, daß der Kot nicht entleert wird und sich bis an die Grenze der Dehnungsfähigkeit der Darmwand im Darm ansammelt. — Noch ein anderer Vorgang spielt hier mit: neben den großen peristaltischen Wellen gibt es noch „kleine", die von den sogenannten intramuralen, also in der Darmwand selbst gelegenen Nervengeflechten ausgehen und die auch unter den oben geschilderten Verhältnissen in ihrer regelrechten Leistungsfähigkeit erhalten bleiben. Ihre vermehrte, aber vergebliche Arbeitsleistung führt die Verdickung der Muskeln in der Darmwand bei Hirschsprungscher Krankheit herbei. Schließlich findet sich noch eine dritte nervöse Störung: normalerweise erzeugt die Füllung des Mastdarmes mit Kot eine Erregung, die zur Großhirnrinde geleitet wird und sich hier als „Stuhldrang" auswirkt. Diese Leitung bleibt bei Hirschsprungscher Krankheit aus, so daß also die damit behafteten Kinder auch keinen Stuhldrang verspüren.

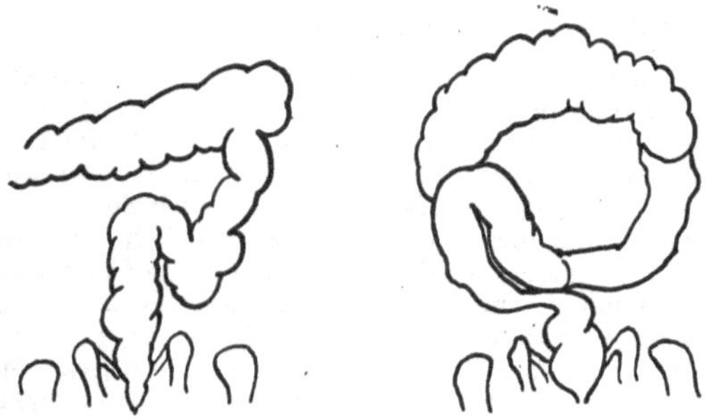

a b

Abb. 37

a) Normale Entwicklung der S-Romanumschlinge beim Säugling.
b) Verlängerung und Verlagerung der S-Romanumschlinge mit Erweiterung des Querdarmes bei Hirschsprungscher Krankheit

Wie bei allen Abweichungen von der Norm, findet sich auch hier nicht bloß die (wie wir sahen: noch unklare) Grundursache, sondern auch eine Reihe von begünstigenden Umständen: ein solcher wird z. B. dadurch geschaffen, daß schon normalerweise beim Säugling die S-Romanumschlinge viel länger und beweglicher ist als beim älteren Kind und Erwachsenen. Diese allzu bewegliche Flexura sigmoidea kann sich drehen oder vermöge ihrer übermäßigen Länge sich — wenn sie mit Kot gefüllt ist — so lagern, daß der Darm am unteren Ende des S-Romanum abknickt und sich ein Ventilverschluß herstellt. Die Folge ist in jedem Falle: eine Kotstauung, eine Erweiterung des Darmrohres oberhalb der verengten Stelle und eine Arbeitshypertrophie der Darmwandmuskulatur.

Begünstigend wirken ferner anatomische Besonderheiten des Dickdarmes, nämlich physiologische Verengerungen des Darmrohres beim Übergang des Colon descendens in die Flexur und am Übergang der Flexur in den Mastdarm. Weiter finden sich hier die Plicae transversales, die zu dreien oder vieren, ausnahmsweise bis zu sieben, in der Mastdarmschleimhaut sitzen und bei starker Ausbildung Ursache einer Hirschsprungschen Krankheit werden können. Schließlich ist es nicht ausgeschlossen, daß — ähnlich, wie am Magenausgang ein Krampf des Pförtners entsteht, der bemerkenswerterweise auch von Hirschsprung beschrieben wurde — auch am Übergang des absteigenden Dickdarms in den Mastdarm ein Krampfzustand der Darmmuskeln sich herstellen kann.

Die Haupterscheinungen sind: Verstopfung, Vergrößerung des Leibes und sichtbare Steifung der vergrößerten Darmschlinge. Macht die Krankheit gleich von Geburt an Erscheinungen, so werden die Kinder mit unverhältnismäßig großem Bauch geboren, und das Kindspech wird sehr spät ausgestoßen. Nach und nach bilden sich die genannten Veränderungen nebst anderen begleitenden Erscheinungen heraus: die Auftreibung des Leibes führt zur Hochdrängung des Zwerchfelles und zur Kurzluftigkeit. Der Bauch ist gespannt wie eine Trommel, die Bauchhaut von einem bläulichen Venennetz durchzogen. Manchmal bilden sich sogar Striae. Es tritt Abmagerung ein, Blässe, schlechtes Befinden, in fortgeschrittenem Zustand stellen sich Schwellungen auf den Hand- und Fußrücken ein. Bei einzelnen Kindern beobachtet man Anfälle von Darmverschluß mit Erbrechen und Herzschwächezuständen.

Im allgemeinen sind die Kinder verstopft. Bei manchen erfolgt niemals ein Stuhlgang von allein, bei anderen kommt er nur in großen Zwischenräumen zustande. Es gibt aber auch Fälle, in denen täglich Stuhl entleert wird, und in anderen kommt es sogar zeitweise zu Durchfällen. Namentlich im Endzustand der Hirschsprungschen Krankheit sind Durchfälle nichts Seltenes.

Der Verlauf ist verschieden. Es gibt Fälle, bei denen zufällig das Vorliegen einer Hirschsprungschen Krankheit entdeckt wird, und die ganz ohne klinische Erscheinungen sind; bei einzelnen davon stellt sich freilich später, im Erwachsenenalter, z. B. bei Frauen nach der Entbindung, die Krankheit heraus. Andere Fälle machen schon im Säuglingsalter deutliche Erscheinungen, haben einen großen Bauch und Steifungen der vergrößerten Darmschlinge, zeigen aber — mit oder ohne Nachhilfe — regelmäßigen Stuhlgang. Die dritte Art sind die Kinder, die eine ständige Steigerung der Krankheitserscheinungen zeigen und schließlich nach vielmonatigem oder jahrelangem Siechtum an Entkräftung, an hinzutretenden Infekten oder an Druckgeschwüren der Darmwand mit Durchbruch ins Bauchfell zugrunde gehen. Im allgemeinen ist die Hirschsprungsche Krankheit auch dann, wenn sie mit erträglichen Erscheinungen verläuft, ein schlimmes Leiden, das nie eine rechte Freude am Kind bei den Eltern aufkommen läßt — weder im Säuglingsalter noch in der späteren Lebenszeit.

Die Diagnose stützt sich auf die eingangs genannten 3 Haupterscheinungen. Sie hat bei Brustkindern die gewohnheitsgemäße Verstopfung, bei künstlich genährten Säuglingen die Verstopfung bei Milchnährschaden auszuschließen. Der „Froschbauch" des Rachitikers wird nur selten mit Hirschsprungscher Krankheit verwechselt werden. Schwierigkeiten entstehen eigentlich nur dann, wenn die wichtigste Veränderung, die Verstopfung, fehlt, oder wenn sich in dem aufgetriebenen Bauch die mit eingedicktem Kot gefüllte Flexur als manchmal kindskopfgroße, meist rechts, zwischen Blinddarmgegend und Leber gelegene, höckrige Geschwulst darbietet und je nach ihrem Sitz eine Leber- oder eine tuberkulöse Ileozökalgeschwulst oder eine knotige Bauchfelltuberkulose vortäuscht. Hier ist zu beachten, daß der „Tumor" bei Hirschsprungscher Krankheit eine als Gersunysches Klebephänomen bezeichnete, eigenartige Eindrückbarkeit aufweist. Im übrigen ist Tuberkulose mit Hilfe der Pirquetschen Probe auszuschließen.

In jedem Falle ist zuerst eine Sondenuntersuchung des Darmes vorzunehmen. Man gebraucht dazu eine weiche Darmsonde. In einer gewissen Höhe stößt man gewöhnlich auf ein Hindernis, das manchmal ohne jede Mühe, manchmal erst bei wiederholten Versuchen überwunden wird. Sobald die Sonde das Hindernis überwunden hat, gehen in manchen Fällen Gase ab, und der Leibumfang verkleinert sich in meßbarer Weise. Durch Lufteinblasen läßt sich der Darm wieder soweit füllen, daß die Umrisse des erweiterten Dickdarmteiles durch die Bauchdecken sichtbar werden.

Den besten Überblick über die Art der Veränderungen gibt die Röntgenaufnahme, die man nach Verfütterung eines Citobaryumbreies (und Verfolgen desselben vor dem Röntgenschirm bis zur Füllung des Dickdarms) herstellt. Schöne Bilder erhält man auch, wenn man den Dickdarm leerspült, ihn mit Citobaryum von unten her füllt, den größten Teil der Füllung wieder ablaufen läßt und dafür etwas Luft in den Darm gibt — dann erhält man ein „Reliefbild" der Darmwand.

Behandlung: In leichteren Fällen Unterstützung der Darmentleerung durch Mitilax, Normacoll, Malzsuppenextrakt, Ol. ricin. + Sirup. mannae āā ad 100,0 mehrmals täglich ein Teelöffel, oder Sennatee sowie durch gelegentliche Glyzerinklistiere. In schlimmeren Fällen Prostigmin (Ampullen zu 1,1 ccm = 0,0005 g Prostigmin), 2 Teilstriche in die Muskeln zu spritzen. Hierbei zeigt sich nach etwa 1/2 Stunde bei dem Kind Stuhldrang, zu dessen Unterstützung 5 ccm Glyzerin als Klistier gegeben werden können. Wo Prostigmin zunächst versagt, gebe man zur Erweichung des eingedickten Kotes erst Einläufe von Olivenöl und spüle dann mit Seifenwasser den Kot heraus. Ist der Darm entleert, so läßt sich nunmehr mit Hilfe von Prostigmin, wiederum als Einspritzung oder (2—3mal täglich) in Tablettenform gegeben, nötigenfalls unter gleichzeitiger Verabreichung eines der obengenannten Mittel, ein erträglicher Zustand herstellen.

Eine wirkliche Heilung gibt es wohl nicht. Selbst in den günstigsten Fällen pflegen die Kinder (infolge ihrer allzu großen S-Romanumschlinge) einen großen Bauch, gelegentliche Darmsteifungen und eine gewisse lästige Darmträgheit, die ständige Aufmerksamkeit erfordert, zurückzubehalten. Viele bleiben auch im Wachstum zurück, manche werden zu ausgesprochenen „Stuhlgangsneurasthenikern". Unter diesen Umständen hat man immer wieder versucht, durch chirurgischen Eingriff Heilung zu schaffen. Die früher geübte Entfernung des allzu langen Darmteils hat keinen dauernden Nutzen gebracht. Infolgedessen versucht man jetzt durch neurochirurgische Behandlung: Resektion des Plexus hypogastricus und Plexus mesentericus bzw. durch doppelseitige Grenzstrangresektion — das Leiden zu beseitigen.

Angeborener Verschluß der Gallenwege

Der angeborene Verschluß der großen Gallenwege führt zu einer schweren Gelbsucht der Kinder. Sie werden mit normaler Hautfarbe geboren, werden dann — wie bei Neugeborenen üblich — gelb, verlieren aber die Gelbsucht nicht wieder. Außerdem wird in diesen Fällen der Stuhlgang — im Gegensatz zur Neugeborenengelbsucht — acholisch, und im Harn findet sich reichlich Gallenfarbstoff. Bei längerem Bestehen nimmt die Gelbsucht einen Stich ins Grünliche an, die Leber vergrößert sich, desgleichen die Milz (siehe S. 38).

In letzter Zeit ist es einzelnen Chirurgen gelungen, operativ den Verschluß der Gallenwege zu beseitigen. Über Dauererfolg ist noch nichts bekannt. Unterbleibt die Operation, so können die Kinder monatelang am Leben bleiben. Sie erliegen schließlich aber zufälligen Infektionen oder hinzutretender hämorrhagischer Diathese. Nur ein Kind, das im wesentlichen von Buttermilch gelebt hatte, beobachteten wir bis zum 4. Lebensjahr.

V. Abschnitt
Die Kinderdiathesen

Unter der Gesamtzahl der Kinder, die geboren werden, gibt es einen gewissen Hundertsatz, der ganz anders geartet ist als der Durchschnitt. Da sich keinerlei anatomische Unterschiede zwischen diesen beiden Sorten von Kindern feststellen lassen und die abweichende Entwicklung auch dann herauskommt, wenn die Pflege und die Ernährung übereinstimmend mit der der gesunden normalen Kinder gestaltet wird, da außerdem die abweichenden Erscheinungen teilweise schon in den allerersten Tagen nach der Geburt herauskommen, so hat man zu der Erklärung gegriffen, daß es sich um Unterschiedlichkeiten handeln müsse, die vor der Geburt entstünden und vielleicht durch Mängel im chemischen Aufbau des kindlichen Körpers verschuldet sein müßten. Man nennt diese Erscheinungen deshalb Konstitutionsfehler oder Diathesen oder Veranlagungen oder Krankheitsbereitschaften und unterscheidet eine exsudative, eine allergische, eine nervöse und eine lymphatische Diathese. Wenn wir den Namen „Diathese" verwenden, so folgen wir dem Beispiel Czernys, der (1905) die Diathesenlehre in ihrer heutigen Form begründete.

Das Wesen der Diathesen liegt in einer erhöhten Ansprechbarkeit der damit behafteten Kinder für gewisse Reize, die auf dem Weg über die Ernährung, über Infektionen, über sonstige äußere Einflüsse oder über die seelische Verfassung der Kinder angreifen. Hierdurch kommt es nicht nur viel häufiger als bei Durchschnittskindern zu Reaktionen überhaupt, sondern die letzteren treten auch noch in ganz bestimmter Form in Erscheinung, so daß die Kinder leicht als Träger der betreffenden Diathese erkennbar sind.

Je mehr man sich mit den Kinderdiathesen im letzten Jahrzehnt beschäftigt hat, um so mehr hat sich die Bedeutung des Erbgeschehens in den Vordergrund geschoben. Jedenfalls fassen wir im folgenden die Kinderdiathesen als Erbkrankheiten bzw. als Erbveranlagungen auf.

Für die ärztliche Praxis ist wichtig, zu wissen, daß die Verbreitung der kindlichen Diathesen eine außerordentlich große ist — zum mindesten unter denjenigen Kindern, die der Arzt zu sehen bekommt. Denn die absolut gesunden und hinsichtlich ihrer Veranlagung normalen Kinder kommen viel weniger zum Arzt als die mit irgendwelchen Diathesen behafteten.

Ferner ist wichtig, zu wissen, daß die Behandlung der diathetischen Erscheinungen nur zum kleineren Teil durch Arzneimittel (z. B. durch Salben bei Hautausschlägen oder Beruhigungsmittel bei nervöser Diathese), vielmehr zum weitaus größeren Teil durch die Ernährung und durch die Erziehung, d. h. also durch vernünftige Lebensführung zu geschehen hat.

Noch ein Drittes hat sich herausgestellt — was Czerny schon vermutete, als er erstmalig überhaupt den Begriff der Diathesen, insbesondere den der exsudativen Diathese formte — daß nämlich in letzterer noch Teilstücke irgendwelcher der anderen Diathesen enthalten sein könnten. Diese Vermutung hat sich als richtig erwiesen. Sie gilt vor allem für die in jüngster Zeit zu besonderer Bedeutung gelangte Überempfindlichkeitsveranlagung (allergische Diathese) sowie auch für die lymphatische Diathese. Man darf sich also die einzelnen Kinderdiathesen nicht als scharf umschriebene und gut gegeneinander abgegrenzte Krankheitsbilder vorstellen. Sie sind vielmehr aufs engste unter sich verflochten. Ihre Erscheinungsbilder überlagern sich teilweise, so daß in die eine Veranlagung immer noch Teile der anderen hineingemischt erscheinen, in die exsudative Diathese also fast immer noch gewisse Teile der nervösen und der Überempfindlichkeitsdiathese usw. Auch diese Erfahrungstatsache weist darauf hin, daß man bei diesen Kindern nicht bloß das jeweils vorhandene Krankheitssymptom, sondern — neben diesem — das Kind in seiner Ganzheit zu behandeln bemüht sein muß.

Die exsudative Diathese

Die exsudative Diathese ist ursprünglich aus der Auflösung des alten Krankheitsbildes der „Skrofulose" erwachsen. Während die durch den Tuberkelbazillus hervorgerufenen skrofulösen Erscheinungen dem Krankheitsbild der Kindertuberkulose eingefügt wurden, faßte man (Czerny 1905) die übrigen, nicht-tuberkulösen Erscheinungen zu dem neuen Bild der exsudativen Diathese zusammen.

Die Träger der Veranlagung sind oftmals schon als Neugeborene zu erkennen: Wird die Ernährung eingeleitet, so zeigt sich ein Verhalten, das — abgesehen von offensichtlich unterernährten Kindern — eigentlich nur bei solchen mit exsudativer Diathese vorkommt, nämlich ein Mißerfolg der natürlichen Ernährung. S. Abb. 38 (linke Hälfte). Trotz ausreichender Nahrungsmengen kommt es nicht zu Gewichtszunahmen, sondern das Körpergewicht bleibt stehen, wochen- und monatelang. Man denkt zunächst an Mängel der Nahrungsmenge oder Nahrungsbeschaffenheit, aber weder eine Steigerung

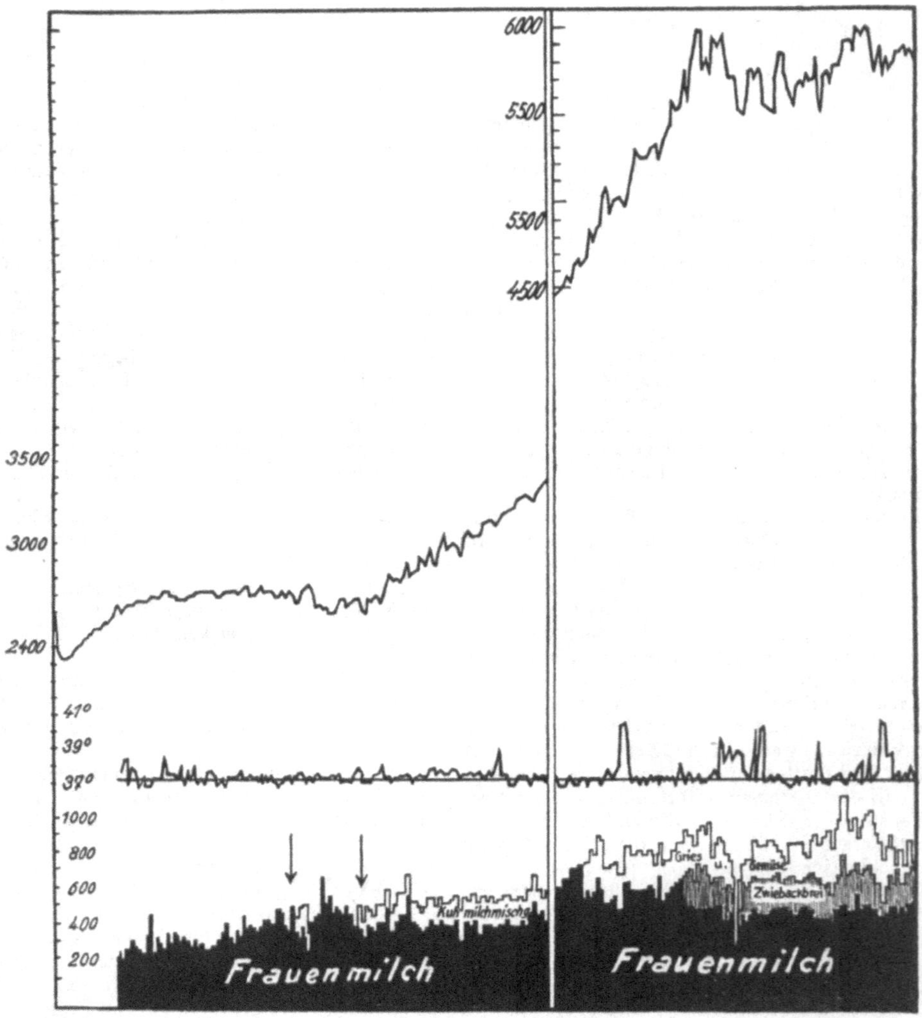

Abb 38. **Brustkind mit exsudativer Diathese**

Die linke Hälfte zeigt das schlechte Gedeihen bei Brusternährung. Nach dem Ausgleich der physiologischen Abnahme blieben die Nahrungsmengen zunächst etwas klein, so daß die mangelhafte Gewichtszunahme wohl hierdurch bedingt war. Aber dann stiegen die Nahrungsmengen an und es wurde die Budinsche Zahl erreicht — trotzdem nahm das Kind nicht zu. Es wurde dann schließlich ein Versuch der Zufütterung von 1 Flasche Milch + Schleim + Zucker gemacht mit dem Erfolg, daß daraufhin das Gewicht sogar abnahm (1 Pfeil). 4 Wochen später erfolgte ein zweiter Versuch, der nunmehr erfolgreich war (2 Pfeil).
Die rechte Hälfte der Abbildung gibt die letzte Zeit des ersten Lebensjahres wieder. Man beachte hier die zahlreichen Fiebersteigerungen infolge von Katarrhen der oberen Luftwege und deren Rückwirkung auf die Gewichtsentwicklung.

der Milch noch ein Ammenwechsel bringen eine Besserung hervor, ein Beweis, daß eben die Ursache im Kinde selbst gelegen ist. Umgekehrt aber gibt es auch Kinder mit exsudativer Diathese, die ausgesprochen das Gegenteil der ebengenannten bilden, d. h. geradezu abnorm starke Gewichtszunahmen aufweisen — ein Ernährungserfolg, der den Laien immer außerordentlich befriedigt, der aber nach ärztlicher Erfahrung sehr mit Mißtrauen zu betrachten ist. Denn je größer die Gewichtszunahmen, desto schneller und stärker entwickeln sich die Erscheinungen der Diathese, vor allem die von seiten der Haut, wenn solche vorhanden sind. Auch die Art des Fettansatzes bei diesen Kindern ist abweichend: ein normales Kind behält, auch wenn es fett wird, immer seine straffe Gewebsspannung (Turgor) bei, aber bei exsudativen Kindern ist das Fett weich und „wabbelig". Manche werden ausgesprochen pastös und blaß und verraten dadurch den gleichzeitigen lymphatischen Einschlag.

Auf dem Grund der angeborenen Anlage (und des schon erwähnten Hineinspielens gleichzeitiger anderer Diathesen, vor allem der Überempfindlichkeits- und der nervösen Diathese) entwickeln sich nun — befördert durch künstliche Ernährung, durch unzweckmäßige Ernährung, durch Ernährungsstörungen und durch Infektionen — bestimmte andere Erscheinungen, von denen sich die einen auf der Haut zeigen: als Gneis, Milchschorf, Quaddelausschläge auf der Haut (Strophulus) und Gelenkbeugenausschläge (Intertrigo) — und die anderen auf den Schleimhäuten: Landkartenzunge, sich ständig wiederholende Katarrhe der oberen Luftwege (Schnupfen, Rachenkatarrh, Mittelohrentzündung, Luftröhrenkatarrh, Asthma), ringförmige Karies der oberen Schneidezähne, Entzündung der Vorhaut bzw. des Scheideneingangs.

* * *

1. Die **Hauterscheinungen.** Der Gneis stellt eine gesteigerte Hauttalgabsonderung dar, die zur Bildung von weißlichen bzw. später graubraunen, fettigen Schüppchen auf der behaarten Kopfhaut, namentlich auf dem Scheitel, bei manchen Kindern auch auf den Augenbrauen, führt, und die sich trotz sorgfältigster Pflege nicht ganz verhüten läßt.

Der Milchschorf (Crusta lactea, „Vierziger") entsteht auf den Wangen, bei mageren Kindern als trockene, abschilfernde Rötung mäßigen Grades, bei fetten Kindern als hochroter juckender, nässender Ausschlag mit der Neigung, sich weiter auszubreiten und auf Ohren, Kinn, behaarte Kopfhaut usw. überzugreifen.

Die Quaddelausschläge auf der Haut (die Zahnpocken des Volksmundes) finden sich am Rumpf, an den Gliedern und auf der behaarten Kopfhaut, selten im Gesicht. Als Strophulus finden sie sich namentlich bei fetten, blassen Kindern und bestehen dann aus gruppenweise auftretenden nesselsuchtartigen Quaddeln, die meist sehr stark jucken. Bei mageren Kindern treten sie mehr in Form des Prurigo auf, d. h. als kleine Knötchen von Stecknadelkopfgröße, die vorzugsweise an der Streckseite der Glieder und in der Lendengegend sitzen.

Die Gelenkbeugenausschläge (Intertrigo) entstehen an den Gelenkfalten der Arme und Beine, hinter den Ohrläppchen, am Halse, an den Gesäßfalten, und zwar trotz peinlichster Sauberkeit, mit der die Kinder gehalten werden.

Einer besonders schweren und sehr frühzeitig auftretenden Form des exsudativen Hautausschlags hat man den Namen der Erythrodermie (Leiner) zugelegt. Die Haut ist hierbei stark gerötet, glänzend und trocken oder auch auf weite Stellen hin nässend, namentlich am Gesäß, in den Schenkelbeugen und an der Innenseite der Beine (reithosenförmiger Sitz des Ausschlags). Am übrigen Körper und im Gesicht besteht zu gleicher Zeit ein dickes seborrhoisches Ekzem. Die Erythrodermie kennzeichnet das ganze Kind: genau so empfindlich wie die äußere Haut, ist der gesamte Körper sowohl gegen Infektionen wie gegen Ernährungsfehler. Bleiben die Kinder am Leben, so machen die Borken und Krusten allmählich einer lachsfarbenen Röte Platz, und nach etwa einem Vierteljahr ist die Haut normal geworden.

Was die „Erythrodermie", überhaupt die Hauterscheinungen bei exsudativer Diathese kennzeichnet, ist ihr bereits in den ersten Lebenswochen nach der Geburt sich zeigendes und auf die von innen her wirkende Anlage hinweisendes Auftreten, das ganz im Gegensatz steht zum echten „Ekzem", das erst jenseits des ersten Lebensvierteljahres aufzutreten und von außen her an das Kind herangetragen zu sein pflegt. Freilich — nicht selten wird der exsudativ-diathetische Hautausschlag „ekzematisiert".

2. Die **Schleimhauterscheinungen.** Dieselbe Empfindlichkeit wie auf der äußeren Haut zeigt sich auf den Schleimhäuten, namentlich auf denen der oberen Luftwege. Es

kommt hier zu Katarrhen des Nasenrachenraumes, die bei Kindern mit exsudativer Diathese unvergleichlich viel öfter auftreten als bei normalen Kindern. Sie bilden eine der Hauptursachen, weshalb überhaupt Kinder — nicht bloß Säuglinge, sondern auch ältere — zum Arzt gebracht werden, und beanspruchen daher eine ganz besondere Beachtung. Sie gehen mit Fieber einher, das sich bald in mäßigen Grenzen hält, bald aber auch hohe Grade erreicht (Abb. 38). Sie verlaufen dementsprechend häufig mit Störungen des Allgemeinbefindens und des Appetits. Die Nasenatmung wird durch die verschwollene Schleimhaut verlegt und dadurch das Saugen behindert. Im Rachen selbst ist zunächst wenig zu sehen, höchstens eine trockene Rötung der hinteren Rachenwand. Der Hauptsitz der Erkrankung, die Gegend hinter der Nase, ist dem Blick entzogen. Erst nach 2—3 Tagen, wenn der Katarrh sich zu lösen beginnt, fließt grauweißer Schleim auf der hinteren Rachenwand hernieder. Nach einigen weiteren Tagen sind auch diese Erscheinungen geschwunden, und es ist wieder alles in Ordnung.

Nur die Lymphdrüsen, deren Quellgebiet die Schleimhaut des Nasenrachenraumes bildet, und die während der frischen Entzündung sich vergrößert hatten, bleiben noch einige Zeit geschwollen und sind hinterm Kopfnicker als erbsen- oder bohnengroße Knötchen zu fühlen. 1 oder 2 Wochen später wiederholt sich — dank der exsudativen Veranlagung des Kindes — der Vorgang: wieder kommt es zu Fieber, Behinderung der Nasenatmung, Rötung der Rachenwand, Drüsenschwellung im Nacken. So geht es weiter: bei manchen Kindern vergeht keine Woche, daß sie nicht an 1 oder 2 Tagen fiebern. Unter diesen Umständen bilden sich die Nackendrüsen gar nicht mehr ganz zurück, sondern bleiben chronisch vergrößert — ein für den Erfahrenen diagnostisch sehr wichtiger Befund. Denn wenn man zu einem Säugling gerufen wird, der außer Fieber und einem im übrigen negativen Befund eine Vergrößerung der Nackendrüsen aufweist, so kann man mit großer Wahrscheinlichkeit auf eine Erkrankung im Nasenrachenraum schließen, insbesondere dann, wenn das Kind auch sonst noch Erscheinungen von exsudativer Diathese aufweist.

Wie der Nasenrachenraum, so kann auch jeder andere Teil der Atmungswege befallen sein, es kann zu Katarrhen der Mandeln, des Kehlkopfs und der Luftröhren, zum Übergreifen auf die Tuba Eustachii und weiter auf das Mittelohr kommen. Man beobachtet dabei eine gewisse Regelmäßigkeit im Sitz der Katarrhe: sie treten bei demselben Kind mit Vorliebe immer an der gleichen Stelle auf, bei dem einen z. B. immer im Rachen, bei einem anderen immer in den Luftröhren. Im letzten Fall nimmt, wenn eine begleitende nervöse oder Überempfindlichkeitsveranlagung vorhanden ist, der Luftröhrenkatarrh manchmal einen spastischen oder sogar asthmatischen Einschlag an (siehe S. 188).

Viele Kinder mit exsudativer Diathese zeigen eine Landkartenzunge — Lingua geographica, d. h. stellenweise auftretende Abschilferungen des Schleimhautbelags der Zunge. Dadurch gewinnt diese ein scheckiges oder geflecktes Aussehen, das alle Tage wechselt; bald sind die Zeichnungen rund, bald streifenförmig, bald girlandenartig. Schon Kinder mit 4 Wochen können eine Landkartenzunge haben.

Nächst der Schleimhaut der Luftwege ist die des Magen-Darmkanals mit am meisten an exsudativer Diathese beteiligt. Hier sind es namentlich die Kinder, bei denen sich zur exsudativen Diathese noch eine nervöse hinzugesellt, die bestimmte krankhafte Erscheinungen aufweisen, nämlich jene Neigung zu durchfälligen Stuhlentleerungen oder auch zur Verstopfung, die wir bereits früher eingehend beschrieben haben (S. 71). Im Bereich der Harn- und Geschlechtsorgane kommt es bei exsudativer Diathese einerseits zu sich wiederholenden Nierenbeckenentzündungen, andererseits zu wiederkehrender katarrhalischer Rötung des Scheideneingangs bei Mädchen oder zur Rötung und Schwellung des Vorhautsackes bei Knaben (Vulvitis-Balanitis).

Die Beziehungen der exsudativen Diathese zu anderen Krankheiten

Die Veranlagung zur exsudativen Diathese bringt das Kind im Erbgang mit auf die Welt. Sie kommt entweder gleich nach der Geburt heraus, unterschiedslos bei künstlich genährten Säuglingen wie bei Brustkindern, oder sie zeigt sich erst in späteren Lebensmonaten, nicht selten nach dem Absetzen eines Brustkindes auf die künstliche Ernährung oder nach dem Überstehen einer Infektion, oder sie schlummert überhaupt das ganze Säuglingsalter über und zeigt sich erst in späteren Lebensjahren. Letzteres ist jedoch sehr selten. Die Regel ist vielmehr, daß die Erscheinungen am ausgesprochensten im Säuglingsalter sind und sich danach von Jahr zu Jahr bessern. Um ein Kind als mit exsudativer Diathese behaftet zu kennzeichnen, braucht nicht die Summe der vorher genannten klinischen Erscheinungen vorhanden zu sein, sondern es genügt dazu eine einzige der Erscheinungen. Wird diese beseitigt, so bedeutet das nicht „Heilung" von der Veranlagung, sondern besagt nur, daß letztere in den Ruhezustand übergeführt wurde, aus dem sie jederzeit wieder heraustreten kann.

Ist die Anlage einmal geweckt, so wird sie beeinflußt durch die Ernährung, namentlich durch Fehler in der Ernährung, durch Infektionen und durch die übrigen Erbveranlagungen.

Es ist früher schon dargelegt worden, daß die Kinder mit exsudativer Diathese sich gegenüber der normalen und zweckmäßigsten Ernährung, die wir überhaupt kennen, nämlich der mit Frauenmilch, ganz absonderlich zu verhalten pflegen. In noch höherem Maße tritt das ein, wenn die Ernährung unzweckmäßig gestaltet wird. So können exsudative Erscheinungen, insbesondere langdauernde trockene Ausschläge auf den Wangen und im Gesicht, auch durch Unterernährung heraufgeführt und durch Steigerung der Nahrungsmengen bis auf die Norm wieder beseitigt werden. Das sind immerhin sehr seltene Fälle. Viel häufiger sind die, bei denen eine Überernährung stattfindet, wobei es gleichgültig ist, ob sich dieselbe im Äußern des Kindes auswirkt oder nicht. Nicht immer geht bekanntlich das Körpergewicht gleichlaufend der Nahrungszufuhr; es gibt Kinder, die, trotzdem sie gemästet werden, mager bleiben. Im allgemeinen aber führt Überernährung immer zu einer Verschlimmerung exsudativer Erscheinungen — sofern schon Anfänge von solchen wahrnehmbar sind — bzw. sie führt dazu, daß die ruhende Diathese ans Tageslicht kommt.

Was die Beziehungen zwischen Infektionen und exsudativer Diathese anbetrifft, so besteht ein wechselseitiges Verhalten, indem einerseits die ersteren bei exsudativen Kindern dank der geringen natürlichen Widerstandskraft derselben einen ausgezeichneten Boden finden, um sich zu entwickeln — wie die Abbildung auf S. 154 zeigt, ist die Temperaturkurve bei exsudativer Diathese ein ständiges Hin und Her von Fieber und normalem Zustand. Andererseits sind es wieder die Infektionen, die der exsudativen Diathese den Weg bereiten: wenn bis dahin bei einem exsudativen Kinde sich noch keine Hautausschläge zeigten, so treten sie mit ziemlicher Sicherheit auf nach einer unvorsichtigen Impfung (daher zum Teil der schlechte Ruf, den die Impfung im Volke genießt) oder nach Masern oder nach einer tuberkulösen Infektion. — Noch eine dritte Art gegenseitiger Beeinflussung ist zu beobachten: erkrankt ein Kind, das z. B. einen ausgedehnten, nässenden Milchschorf aufweist, an einer Lungenentzündung o. dgl., so sieht man, wie unter der Wirkung der Infektion der Ausschlag über Nacht abblaßt, trocken wird und verschwindet. Diesen merkwürdigen Einfluß haben die Infektionen mit allen schweren Erkrankungen, auch den Ernährungsstörungen, gemeinsam. (Das Volk meint in diesen Fällen: „Der Ausschlag sei nach innen geschlagen".)

Was die **Beziehungen der exsudativen zu den anderen Diathesen** anbetrifft, so findet sich in der Familienvorgeschichte von Säuglingen mit ersterer überaus häufig schwere **Nervosität** bei den Eltern; demgemäß ist letztere auch bei den Kindern eine, wohl die häufigste, Begleiterscheinung der exsudativen Diathese. Klinisch ist eine solche Vergesellschaftung von großer Bedeutung: sie erklärt die Herkunft der Durchfälle bei Brustkindern mit exsudativer Diathese (S. 71), deren Zustandekommen offenbar durch ganz geringe, für das erbgesunde Kind unwesentliche Darmreize bedingt wird. Sie macht auch das ungewöhnliche Verhalten mancher Kinder mit Hautausschlägen verständlich: wenn ein normales Kind auf der Haut einen Juckreiz verspürt, so kratzt es ein- oder zweimal, und damit ist es gut. Wenn aber ein nervöser Säugling einen Strophulus oder einen Milchschorf aufweist und Jucken daran verspürt, so kratzt er nicht bloß, sondern er kratzt sich blutig, und er kratzt vor allen Dingen immer weiter, und je mehr er das tut, desto größer wird der Juckreiz. Wenn man diese Neigung nervöser Menschen — mit allen ihren Äußerungen ins Übermaß zu fallen — berücksichtigt, so versteht man, wie sich Kinder mit einem Strophulus am Körper oder mit einem Gesichtsekzem über und über blutig kratzen können und so furchtbar von Juckreiz gepeinigt werden, daß man ihnen nur durch Schlafmittel oder Narkose Ruhe verschaffen kann.

Die Beziehungen der exsudativen zur **lymphatischen Diathese** offenbaren sich in deren gefährlichster Form: im sog. Ekzemtod. Es handelt sich in diesen Fällen meist um etwas fette, sehr gut genährte Säuglinge, die an ausgedehnten exsudativ-diathetischen, nässenden Gesichtsausschlägen leiden, die deshalb — von jemandem, der die Folgen nicht kennt — einen dicken abschließenden Salbenverband erhalten, so daß die Wundflüssigkeit nicht in den Verband eindringen kann, sondern vom Gewebe aufgesaugt wird, und die danach plötzlich sehr hohes Fieber bekommen und auf der Höhe dieses Fiebers unvermutet sterben. Bei ihrer Leichenöffnung findet sich dann der Zustand des Status thymico-lymphaticus (Paltauf), d. h. eine allgemeine Vergrößerung der sog lymphoiden Organe, und die Todesursache lautet auf „Thymustod". Die Gruppe der lymphoiden Organe bilden die Thymusdrüse, die Milz, die Zungengrundfollikel, die Mandeln, die Einzellymphdrüsen der Darmwand und die Peyerschen Platten im Darm. Diese anatomischen Besonderheiten reichen aber nicht aus, das Krankheitsbild in seiner Ganzheit zu deuten, insbesondere den plötzlichen Herzstillstand zu erklären. Infolgedessen hat man immer schon auf einen gleichzeitig noch vorhandenen nervösen Einschlag oder auf eine innersekretorische Mitwirkung (in Form einer plötzlichen Blutdrucksenkung, die auf dem Weg über die Thymusdrüse, die ja auch innersekretorische Fähigkeiten besitzt, und die Nebennieren zustande kommen soll) zurückgegriffen. Die einzelnen Zusammenhänge sind noch nicht geklärt. Sicher ist nur, daß es die besondere „lymphatische" Veranlagung gibt, und daß diese mit sehr ausgeprägten anatomischen wie auch mit bestimmten klinischen Kennzeichen einhergeht: die Säuglinge, die die Träger der lymphatischen Veranlagung sind, fallen oft geradezu auf durch ihre Größe, ihr Fettpolster und ihren kräftigen Körperbau. Freilich, das Fettpolster erscheint immer etwas wie aufgeschwemmt — lymphatisch durchtränkt — und außerdem besteht immer eine sehr augenfällige Blässe der Haut. Die Vergrößerung der lymphoiden Organe ist im Leben meist nicht allzu stark ausgeprägt, die Thymusdrüse ist nie so groß, daß sie sich herausklopfen ließe, oder daß sie im Röntgenbild als sicher vergößert erschiene. Die Milz ist nur leicht tastbar, die Mandeln mittelgroß, hingegen die Lymphdrüsen der Darmwand sind bei der Leichenöffnung stets sehr vergrößert und die Pleyerschen Platten liegen förmlich beetartig erhaben auf der Darmschleimhaut. Im Blut findet sich eine Lymphozytose, die bei Fieberzuständen sich bald mal bis zu leukämischen Zahlen steigert, bald umgekehrt sich im Fieber senkt und vorübergehend einer Vermehrung der segmentkernigen weißen Blutkörperchen Platz macht. Die Beimischung exsudativ-diathetischer Erscheinungen kann ganz fehlen oder sich nur in Form der Neigung zu Schleimhautkatarrhen zeigen, oder aber sie kann sehr stark vorhanden sein, z. B. in Form jener schon erwähnten schweren Gesichtsausschläge, die zu dem Unglück des „Ekzemtodes" („mors thymica") führen. Der plötzliche Tod kann aber auch aus anderer Ursache — durch Schreck, Erregung, jedenfalls aus seelischen bzw. nervösen

Gründen — auftreten: ich sah einen fetten pastösen Säugling tot zusammensinken, als ihm ein junger Assistent den Spatel in den Rachen schob, um die Mundhöhle zu besichtigen. Auch von den Kindern mit spasmophiler Diathese, die im Stimmritzenkrampf plötzlich sterben, ist bei dem größeren Teil wohl nicht ein Erstickungstod, sondern ein plötzlicher Herzstillstand bei gleichzeitigem Status thymico-lymphaticus die Ursache des Sterbens. Dieser nervöse Einschlag macht vor allem das Gefährliche der lymphatischen Veranlagung aus, was doppelt schlimm ist, weil nicht selten diesem plötzlichen Sterben aus oft geringfügiger Ursache heraus mehrere Kinder der gleichen Familie zum Opfer fallen.

Während die lymphatische Veranlagung etwas seltenes ist, ist die **Überempfindlichkeitsveranlagung** (allergische Diathese) sehr häufig. Ihrem Wesen nach besteht sie in der erbbedingten Eigentümlichkeit, auf irgendwelche Stoffe, die in der üblichen normalen Nahrung, im Wetter, überhaupt in der Umwelt des Säuglings gelegen sind, mit Überempfindlichkeitserscheinungen von seiten der äußeren Haut oder der verschiedenen Schleimhäute (der Lungen, des Magendarmkanals usw.) zu antworten. Diese Erscheinungen spielen überall in das Bild der exsudativen Diathese hinein und zwar in einem solchen Umfang, daß gar kein Zweifel sein kann, daß mit der fortschreitenden Klärung des Überempfindlichkeitsbegriffes vieles von dem, was wir jetzt in herkömmlicher Weise noch zur exsudativen Diathese rechnen, in absehbarer Zeit überhaupt in den Erscheinungskreis der allergischen Diathese hinüberwandern wird. Die Schwierigkeiten liegen vorläufig noch darin, die Übererregbarkeit-erzeugenden Stoffe, die sog. Allergene, ausfindig zu machen. Einen gewissen Anhalt in dieser Beziehung gibt die Eosinophilie ab, die sich — sei es im Zustand der Krankheit selbst, sei es nach abgeklungener Krankheit, sei es im Blut, sei es im Auswurf des Kindes — bei den betreffenden Kindern nachweisen läßt. Diejenigen exsudativ-diathetischen Erscheinungen, die in Wirklichkeit wohl als allergisch bedingt anzusehen sind, sind in erster Linie der Strophulus, der Prurigo, die asthmatische Bronchitis und vor allem ein Teil der Hautausschläge.

In welcher Form die Kinderdiathesen im Rahmen der Sippe der befallenen Kinder auftreten, mögen die beiden folgenden Abbildungen dartun:

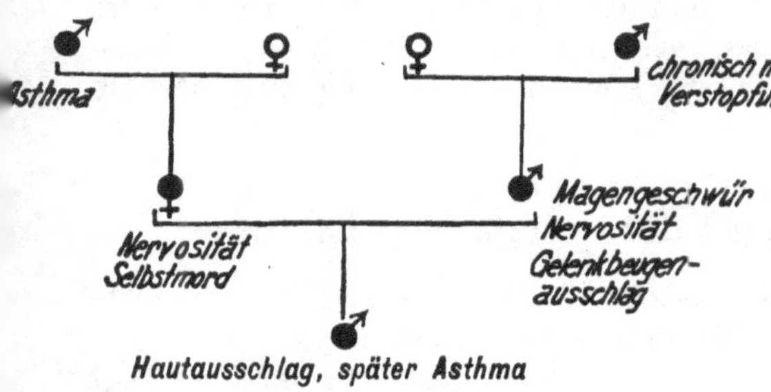

Abb. 39

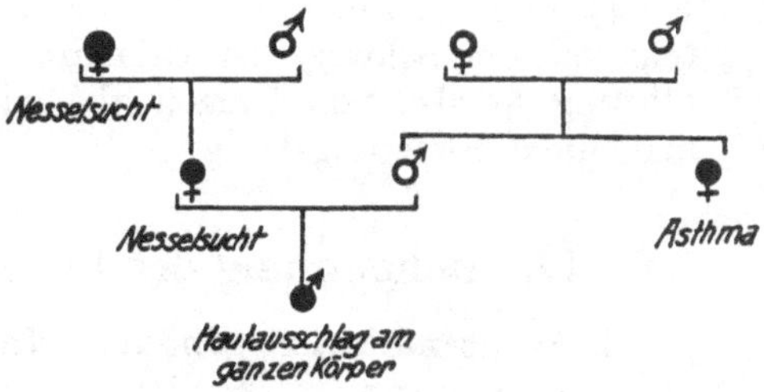

Abb. 40

Die Erkennung der exsudativ-diathetischen Veränderungen ist nicht schwer. Nur wenn Ausschläge am Gesäß in Form von rundlichen scharfbegrenzten, linsengroßen oder größeren Geschwürsflächen auftreten, nehmen sie manchmal das Aussehen von syphilitischen Veränderungen an (Dermatitis pseudosyphilitica). Daß sich in solchen Fällen aber immer noch weitere, als unzweifelhaft exsudativ anzusprechende Hautveränderungen finden, schützt vor Verwechslung. Es kann natürlich ausnahmsweise auch mal beides — Lues und exsudative Diathese — vorliegen. Im Zweifelsfall ist die Wassermannsche Probe anzustellen. Auch die Landkartenzunge ist schon öfter als syphilisverdächtig angesehen worden; bei ihr führt die Tatsache, daß sie alle Tage Sitz und Form wechselt, zur Klarheit. Erstmals auftretender Strophulus kann mit beginnenden

Wasserpocken verwechselt werden; letztere sitzen aber regellos am Körper und sind Bläschen, die sich mit dem Finger aufdrücken lassen, hingegen der Strophulus tritt in Gruppen auf, die im Bereich von Handtellergröße sitzen, und besteht aus harten Knötchen, die sich selbst dann, wenn sie als „Varicellae pruriginosae" der Windpockenpustel täuschend ähnlich sehen, nicht durch Druck zum Platzen bringen lassen.

Bezüglich der Voraussage wollen die Eltern zunächst immer wissen: wie lange der Zustand — insbesondere der Hautausschlag — anhalten werde. In solchen Fällen ist es gut, daran zu erinnern, daß in manchen Gegenden Deutschlands das Volk diese Ausschläge „Vierziger" nennt, weil sie 40 Wochen bestehen sollen. Hiermit lassen sich meist allzu hohe Ansprüche der Eltern an die Promptheit des ärztlichen Behandlungserfolges auf ein erträgliches Maß zurückführen. Die weiteren Frage gehen dahin: was im späteren Leben aus den Kindern werden würde — und ferner: ob denn etwaige weitere, nachfolgende Kinder auch am gleichen Leiden erkranken könnten? Was zunächst die letzte Frage anbetrifft, so mögen folgende Zahlen einen Anhalt geben:

In meiner Klinik wurden in 65 Familien, aus denen ein Säugling mit schwerem, exsudativ-diathetischem Hautausschlag behandelt worden war, die Krankheitsverhältnisse der übrigen Familienangehörigen genauer untersucht. Dabei ergab sich,

1. daß in 29 Familien mit 861 Einzelpersonen niemand sonst mit irgendeiner Krankheit, die mit exsudativer Diathese in Zusammenhang gebracht werden konnte, behaftet gewesen war; und

2. daß in 36 Familien mit 1197 Einzelpersonen nur noch 27mal (= 2,25%) ein Hautausschlag beim Säugling vorgekommen war. Asthma fand sich bei 13 (= 1,08%), Nesselsucht bei 7, Unverträglichkeit gegen Nahrungsmittel bei 5 Familienmitgliedern.

Die Wahrscheinlichkeit, daß Eltern zu einem mit schwerer exsudativer Diathese behafteten Kind noch ein zweites gleichartiges dazu bekommen, ist also gering, wenn natürlich auch nicht ganz ausgeschlossen. Ich kenne mehrere derartige Fälle[1]).

Was die Aussichten für die späteren Lebensjahre anbetrifft, so wurden eben schon einzelne Krankheiten genannt, die als „exsudative Diathese der älteren Kindheit bzw. des Erwachsenenalters" gelten. Sehr häufig kommt es vor, daß an die Stelle der Hautausschläge jenseits des 1. Lebensjahres Schleimhautkatarrhe treten, daß aber auch gewisse Hauterscheinungen, besonders die Gelenkbeugenausschläge, in Form der sog. Neurodermitis bis ins Erwachsenenalter bestehen bleiben, daß ferner Asthma, halbseitiger Kopfschmerz, eosinophile Darmkatarrhe, Heuschnupfen usw. auftreten. Das alles ist teils von der Schwere der Belastung, teils aber auch von der Ernährung und Lebensführung — also von Dingen, die wir beeinflussen können — abhängig und deshalb manchmal besserungsfähig.

Die Behandlung der Erscheinungen der exsudativen Diathese

I. Wenn **natürlich genährte Kinder** mit exsudativer Diathese sich zu der Sorte der bei Frauenmilch nicht gedeihenden Säuglinge entwickeln, so ist immer erst nachzusehen, ob sie genügende Nahrungsmengen erhalten. Ist das nicht der Fall, liegt die Nahrungsmenge also unterhalb der Budinschen Zahl, so muß die Frauenmilch gesteigert bzw. es muß zugefüttert werden, bis gewisse regelmäßige Zunahmen erreicht sind. Besteht nebenher gewohnheitsgemäßes Erbrechen infolge eines Einschlags von nervöser Veranlagung, so dürfte im allgemeinen hierauf — und nicht auf eine etwa gleichzeitig vorhandene exsudative Diathese — das mangelhafte Gedeihen beruhen; es ist dann zu verfahren, wie auf S. 147 geschildert ist. Ist das alles nicht der Fall, ist also die Ernährung ausreichend und erfolgen trotzdem keine Zunahmen, so ist zunächst zu bedenken, daß ein Ammenwechsel unnütz ist, denn bei der folgenden Amme würde das Kind höchstwahrscheinlich auch nicht zunehmen. Auch für ein Absetzen von der Brust besteht kein Grund; es ist außerdem gefährlich, denn es kann zur akuten Ernährungs-

[1]) Näheres siehe bei Birk „Vermeidbare Kinderkrankheiten". Verlag Enke-Stuttgart.

störung führen. Unbedenklich hingegen und meistens von Erfolg begleitet ist der Versuch einer Zugabe von Eiweiß zur Brusternährung. Dies ist namentlich da angezeigt, wo die Stühle zahlreich oder dünn sind, wo also zugleich eine etwas erhöhte Darmgärung bzw. eine erhöhte nervöse Empfindlichkeit der Darmschleimhaut besteht. Fügt man in diesen Fällen Plasmon oder Larosan in kleiner Menge, etwa 5mal eine Messerspitze, in einigen Teelöffeln Reisschleim verrührt (nicht mehr als 2% der Gesamtnahrungsmenge) der Brusternährung zu, so werden meist nicht nur die Stühle besser, sondern es erfolgen auch Gewichtszunahmen. Ist die Zulage von Eiweiß aber ohne Wirkung, so ist eine Frauenmilchmahlzeit durch eine Flasche Buttermilch + 2% Mehl + 6% Dextropur oder $^1/_2$ Milch + $^1/_2$ Schleim + Zucker oder gesäurete Vollmilch (s. S. 10) zu ersetzen. Wenn hierauf im Laufe der nächsten 2—3 Tage keine Gewichtszunahme einsetzt, so kann noch eine 2. Flasche künstlicher Nahrung zugefüttert werden. Erfolgt aber daraufhin keine regelmäßige Zunahme, so ist der Versuch als mißglückt anzusehen und ist abzubrechen. Man kehrt dann zur ausschließlichen Frauenmilchernährung zurück und macht 14 Tage später einen neuen Versuch, der meist mit mehr Erfolg gekrönt zu sein pflegt (vgl. Abb. 39). Bei dieser Ernährung: Frauenmilch und dazu ein- oder zweimal künstliche Nahrung bleibt man, bis das Kind 4—5 Monate alt geworden ist. Dann fügt man Gemüse, Grießsuppe usw. hinzu und verfährt so weiter, wie es bei normalen Kindern üblich ist. Falsch wäre es, das Kind ganz abzusetzen, selbst wenn man damit erreichen würde, daß die täglichen Zunahmen größer würden. Große Zunahmen sind gerade bei exsudativer Diathese am wenigsten erstrebenswert. Es genügt, wenn die Kinder in der Woche etwa 150 g zunehmen; diese Zunahme wird ihnen durch 1 oder 2 Flaschen künstlicher Nahrung gewährleistet, während zugleich die übrigen Frauenmilchmahlzeiten sie der natürlichen Widerstandskraft der Brustkinder teilhaftig werden lassen.

In jenen andern Fällen, in denen es unter der Frauenmilchernährung von vornherein zu allzu großen Zunahmen kommt bzw. sich ein Einschlag von lymphatischer Veranlagung oder gar ein Milchschorf herausentwickelt, ist es nötig, die Nahrungsmengen einzuschränken. Man kann versuchen, die Trinkzeit bei der einzelnen Mahlzeit abzukürzen, man kann auch die Zahl der Mahlzeiten auf 4 herabsetzen; aber der Erfolg bleibt meist aus. Nach kurzer Zeit trinken die Kinder in 4 Mahlzeiten genau so viel, als vorher in 5. Am besten fährt man, wenn man auch hier schon frühzeitig, im Beginn des 4. Monats, zur Zwiemilchernährung übergeht, aber an Stelle der kohlehydrat- und brennwertreichen Nahrung, die wir im vorigen Falle empfahlen, eine magere Brühe mit Grieß oder Gemüse (Spinat) oder Obst (geriebene rohe Äpfel) verabfolgt. In späteren Monaten wird man beim Absetzen den Übergang zur Vollmilch vermeiden müssen und mit der Menge der Milch nicht über $^1/_2$ Liter am Tage herausgehen dürfen.

Welche Behandlung die „Durchfälle" der Brustkinder mit exsudativer Diathese zu erfahren haben, ist bereits oben geschildert worden. Siehe S. 71.

II. Auch **bei künstlicher Ernährung** begegnet man der doppelten Art der Kinder mit exsudativer Diathese — den fetten und den mageren. Nur läßt sich hier nicht so deutlich auseinanderhalten, was bei dem Ernährungserfolg durch Veranlagung, und was durch die Nahrung verschuldet ist.

a) Wo Kinder mit exsudativer Diathese langsam zunehmen, begnüge man sich in den ersten 2 Lebensmonaten damit, daß wenigstens eine gewisse Zunahme besteht. Je älter sie werden, desto befriedigender gestaltet sich ihre körperliche Entwicklung. Aber auch hier kann man versuchen, die Gewichtsentwicklung durch Zufütterung von gesäuerter Vollmilch etwas besser zu gestalten; im allgemeinen jedoch ist abwartende Behandlung am Platze.

b) Bei der zweiten Art, den fetten bzw. lymphatischen Kindern, suche man von vornherein, ehe noch stärkere Hauterscheinungen sich zeigen, die Nahrungsmengen nach Möglichkeit einzuschränken — ein Bemühen, das aber meistens an dem mangelnden Verständnis der Eltern scheitert. Unbedingt ist die Einschränkung der Nahrungsmengen jedoch dann zu fordern, wenn Hautausschläge auftreten, oder wenn sich die Anfänge eines Status lymphaticus zeigen. Man braucht die Kinder nicht abnehmen zu lassen, aber man muß sie für einige Zeit zum Gewichtsstillstand bringen. Das erreicht man, indem man die Milch einschränkt und die Menge des Schleims erhöht und vor allem die frühzeitige Zufütterung von Gemüse und rohem Obst sowie von fettarmer Grießbrühe übt.

Falsch und für die Kinder lebensgefährlich ist es, in diesen Fällen deswegen, weil ein Gesichtsausschlag nicht weichen will, die Milch überhaupt wegzulassen und keinen entsprechenden Ersatz dafür zu geben, sondern nur Schleim oder Kindermehlsuppen und Gemüse und Obst zufüttern. Nicht die Milch ist das Grundübel, sondern die Veranlagung des Kindes. Und nur da, wo die Milch im Übermaß gegeben wird, oder wo sie (in normaler Menge verabfolgt) zu unerwünscht starken Zunahmen führt, ist sie — nötigenfalls bis etwas unter das normale Maß — zu beschränken. Wo das im Laufe von 4 Wochen nicht sichtlich zum Erfolg führt, kann der Versuch eines Austausches der gewöhnlichen Milch mit Buttermilch vorgenommen werden, womit dann das Milchfett ausgeschaltet wird. Schließlich kann zu Ersatzmitteln wie Mandelmilch oder Sojamehl gegriffen werden. Diese Konserven sind in solchen Fällen unter der Kontrolle des Arztes erlaubt.

Mandelmilch stellt man aus dem käuflichen „Nuxo" her: Man nimmt Wasser in Menge von $^1/_6$ des Körpergewichts des Kindes, dazu Nuxo (Mandelmilchemulsion) in Menge von $^1/_{10}$ des Wassers sowie Zucker gleich der Hälfte des Nuxo. Ein Kind von 3600 g Gewicht bekommt also 600 g Wasser + 60 g Nuxo + 30 g Zucker, in üblicher Weise auf 5 Mahlzeiten verteilt. Es handelt sich hierbei — wie eben schon betont — um die Verabreichung einer Konserve! Es sind also reichlich frische Früchte oder Fruchtsäfte hinzuzugeben: bei kleineren Kindern Mengen von 150 g, bei größeren Säuglingen 200 g am Tag.

In der obstarmen Jahreszeit wird dazu meist ein **Bananenbrei** benutzt: Bananen werden durch die Kartoffelpresse gedrückt, zu Schaum geschlagen und mit Fruchtsaft gemischt. Bei älteren Säuglingen verwendet man als kalorienarme und zugleich vitaminhaltige Mahlzeit auch das **Bircher-Müsli:** 1 Eßlöffel rohe Haferflocken werden abends mit 3 Eßlöffeln Wasser eingeweicht; am nächsten Morgen wird 1 Eßlöffel frisches Fruchtmus sowie ein geriebener Apfel darunter gemischt, der Saft einer halben Zitrone dazugegeben und das ganze mit Zucker bestreut.

Die Ernährung gestaltet sich dann etwa so: im 2. und 3. Monat erhalten die Kinder 4 Flaschen Mandelmilch, 1 mal Bananenbrei oder geriebene Äpfel mit Fruchtsaft,

im 4. Monat: morgens, nachmittags und abends Mandelmilch, vormittags Bananenbrei oder Bircher-Müsli oder anderes Obst. Mittags: Gemüse,

im 5. Monat: Morgens und nachmittags Mandelmilch, vormittags wie oben, mittags Gemüse, abends Grießbrühe.

Ein zweites Ersatzmittel der Milch ist das Sojamehl, das in Form von **„Laktopriv"** als eingedickte, im übrigen trinkfertige Nahrung von den Trockenmilchwerken Töpfer in Böhlen in Sachsen oder Dietmansried im Allgäu zu beziehen und gemäß der beiliegenden Gebrauchsanweisung zu verwenden ist.

Wenn all dies nicht zu dem gewünschten Erfolg führt, so soll man nicht weiter herumprobieren, sondern sich mit dem Zustand abfinden. Manche Kinder behalten bis weit in das Kleinkindesalter hinein ihre Ausschläge bei, und bei andern heilen zwar die Ausschläge, aber andere Erscheinungen der allergischen Veranlagung: Bronchialasthma u. dgl. treten an ihre Stelle (s. S. 160).

Die Allergenprüfung liefert bei diesen Kindern keine brauchbaren Ergebnisse. Die Behandlung mit Propeptan hat sich als ebenfalls nutzlos erwiesen.

Geht man „radikal" vor, entzieht man also dieser Art von Kindern die Milch und gibt ihnen irgendeine bloße Kindermehlsuppe ohne Milch und dazu viel Gemüse und Obst, so riskiert man nur, daß mächtige Gewichtsstürze auftreten, die auf der einen Seite zwar in wenigen Tagen den Gesichtsausschlag zum Verschwinden bringen, aber auf der anderen Seite das Kind so schädigen, daß die Gewichtsabnahmen nicht mehr zu bremsen sind und das Kind zugrunde geht, oder daß es nur mit vieler Mühe wieder hoch zu bringen ist, wobei dann — wenn die Besserung eintritt — auch die Gesichtsausschläge wiederkehren. In typischer Weise pflegen solche Gewichtsstürze in eine Infektion einzumünden: eine Lungenentzündung oder Nierenbeckeneiterung oder Drüsenentzündung, die dann die unmittelbare Todesursache bildet. Die Lungenentzündung kommt von der Schädigung des Körpers durch den Gewichtssturz und der Gewichtssturz kommt von der unvorsichtigen Ernährung her. Das Bedauerliche ist nur, daß diese Entwicklung auch zuweilen da vorkommt, wo man von vornherein bestrebt ist, sie zu vermeiden (Abb. 42). In solchen Fällen greift man am besten zur Karottensuppe, um die Gewichtsstürze zum Halten zu bringen.

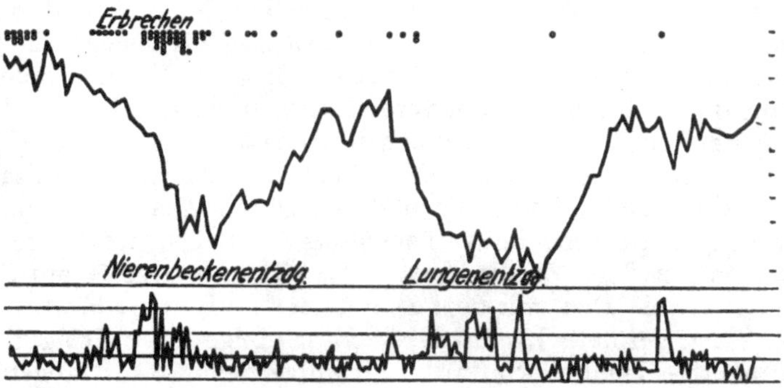

Abb. 41

Säugling mit schwerem, exsudativ-diathetischem Ausschlag im Gesicht und am Körper. Obwohl von vornherein versucht wurde, die Ernährung so zu gestalten, daß das Körpergewicht nicht abnahm, kam es doch erst zu leichteren, dann zu starken Abnahmen, zu gehäuftem Erbrechen mit Durchfällen und dann zu langdauerndem Fieber infolge einer hinzugetretenen Nierenbeckenentzündung. Mit Mühe wurde das Kind vermittels Frauenmilch wieder hochgebracht, wobei sein Gesichtsausschlag wiederkehrte, wenn auch diesmal in erträglichem Ausmaß. Nach dem Absetzen von der Frauenmilch kam es durch eine zunächst geringfügige Grippe zu erneuten Gewichtsstürzen, die wieder in einen, viele Tage währenden Fieberzustand mit wiederkehrenden Lungenentzündungsherden einmündeten.

II. Die Behandlung der Schleimhautkatarrhe bei exsudativer Diathese ist die gleiche wie bei den Kindern ohne exsudative Diathese. Der Unterschied besteht bei den ersteren nur darin, daß man der Ernährung und Lebenshaltung des Kindes eine noch viel höhere Aufmerksamkeit schenken muß als bei den andern, konstitutionell normalen Kindern.

III. Was die **Behandlung der Hautveränderungen** anbetrifft, so fettet man
bei beginnendem trockenen Milchschorf die Wangen mit Nivea- oder Fissan- oder Ormicet-Creme ein, während man
bei stärkerer Rötung der Haut nachts einen Verband mit 1%iger Teerzinkpaste macht, morgens die Salbenreste mit Öl beseitigt und tagsüber einen der genannten Hautcreme aufstreicht.

Bei ausgebreitetem, stark juckendem, hochroten oder schon nässenden und verkrustetem Gesichtsausschlag schneidet man aus Borlint oder Flanell eine Maske mit Löchern für Mund, Nase und Augen, taucht sie in Essigsaure Tonerde- oder Ormicet-Lösung und legt sie dem Kind lose aufs Gesicht. Das Kind muß zu diesem Zweck im Bett liegen bleiben und muß mit den Händen an das Bettgitter locker angebunden werden oder muß Zellhornstulpen (Firma Schlenz-München, Fürstenstr. 95) an den Armen tragen. Mit dem Tropfröhrchen träufelt man, sobald die Gesichtsmaske trocken wird, weitere Essigsaure-Tonerdelösung auf dieselbe. Man vermeide aber abschließende Verbände! Nach solchen sind Fälle von „Ekzemtod" beobachtet worden. Unter solchen offenen Verbänden (und unter der Behinderung des Kratzens durch die Zellhornstulpen) verlieren sich schnell der Juckreiz sowie die Hautrötung und die eitrige Absonderung, und schon nach wenigen Tagen sind eiternde und verkrustete Stellen überhäutet. Alsdann ist die Anzeige gegeben für Verbände mit Tumenol-Naftalansalbe, durch die ein noch vorhandener Juckreiz sowie die restliche Hautrötung beseitigt wird. Zum Schluß gebraucht man 1%ige Teerzinkpaste, die die Haut wieder weich macht. In schweren Fällen, da, wo die Haut bereits lederartig verdickt ist, kann man auch reinen Teer aufpinseln. In der Regel pflegt sich bis dahin auch die Ernährungsbehandlung auszuwirken. Der Zeitraum, in dem sich dies alles abspielt, ist jedoch von vornherein auf 4 Wochen bis 4 Monate zu bemessen.

Rp. Tumenol 15,0. Past. zinc. 150,0. Naftalan ad 200,0. M. f. unguent.
Rp. Ol. rusc. 1,0—5,0. Past. zinc. ad 100,0.
Rp. Pic. lithantrac. pur. 100,0. Mit dem Pinsel auf die Haut aufgetragen. Ohne Verband eintrocknen lassen.

Jegliches Pudern oder Waschen ist zu vermeiden. Krusten und eitrige Absonderungen sind vorsichtig mit Öl oder Vaseline zu beseitigen. Die eigentliche Säuberung des Körpers nimmt man mit Kleiebädern nach Stöltzner (Firma Töpfer, Böhlen bei Rötha i. S.) vor, die auch auf die Hautveränderungen einen guten Einfluß haben.

Wenn Kinder zu Gneis neigen, ist ihnen der Schädel täglich mit Öl (Speiseöl, Lebertran) oder 1—5% Salicylvaseline oder Salicyl-Schwefelsalbe (Rp. Acid. salicyl. 0,4, Sulfur. praecip. 1,0, Ung. moll. ad 20,0) einzufetten. Durch Waschen allein lassen sich die Gneisschuppen nicht entfernen. Bei vernachlässigten, dicken, trockenen Kopfschuppen trägt man für 1 oder 2 Tage Vaselin. flav. + Emplast. litharg. āā auf und schabt den Hauttalg, wenn er erweicht ist, mit dem Spatel oder Löffelstiel ab. Auf die dann bloßliegende, meist stark gerötete Kopfhaut wird für einige Tage Teerzinkpaste — oder wenn die Haut näßt — Tumenol-Naftalansalbe aufgetragen, bis sie abgeblaßt ist. Dann läßt man sie mit einem Hautcreme regelmäßig pflegen, wie oben angegeben ist. Ist der Gneis nässend, eitrig und borkig belegt, so muß der Schädel rasiert werden. Wo er näßt, wird er mit Arg. nitr. 1,0 + Spir. aether. ad 100,0 gepinselt und mit Tumenolsalbe verbunden. Kleine Haarbalgabszesse werden mit der Pinzette geöffnet und mit Argentum verätzt. Sobald die Haut unter Tumenol trocken geworden ist, geht man zur Teerzinkpaste usw. über.

Die Gelenkbeugenausschläge in den Hand-, Ellenbogen-, Knie- und Schultergelenken sowie die Ausschläge in den Halsfalten und hinter den Ohren heilen sämtlich sehr schlecht, weil bei jeder Bewegung im Gelenk die frisch gebildete Narbe wieder einreißt. Die Kinder müssen deshalb zunächst wieder Zellhornstulpen an den Armen und Beinen tragen. Solange die Ausschläge nässen, sind sie feucht mit essigsaurer Tonerdelösung zu verbinden. Beginnt die Überhäutung, so kann zu Tumenol und schließlich wieder zu Teersalbe bzw. zu Pinselungen mit reinem Teer übergegangen werden, und zwar so lange, bis die Haut so weich geworden ist, wie sie es an den nicht erkrankten Hautstellen ist. Die lederartige Härte der Haut, die von Zeit zu Zeit Verschlimmerungen bedingt und vor allem stark juckt — woher der Name „Neurodermitis" für diese Art von chronischen Gelenkausschlägen stammt — kann oft nur durch wiederholte Röntgenbestrahlungen beseitigt werden. Eine Gefahr für die Epiphysenlinien der Knochen besteht bei den hierzu nötigen Strahlendosen nicht.

Am unangenehmsten sind die Ausschläge der Gesäß- und Schenkelbeugengegend, die auf der an sich schon empfindlichen Haut durch den Reiz von Kot, Harn, Schweiß und gleichzeitigem häufigem Waschen entstehen. Solange die Haut nur gerötet ist, läßt man die Kinder möglichst oft trocken legen und nicht mit Wasser, sondern mit Öl säubern, hinterher mit Zinkpaste bestreichen und auf diese noch pudern. Näßt die Haut, so wird sie mit Arg. nitr. betupft und danach erst mit Zinkpaste bestrichen. Bei stärkeren Graden von Intertrigo hört man mit den täglichen Bädern ganz auf und gibt dafür Eichenrindebäder.

2 Pfund Eichenrinde werden mit 4 Litern Wasser angesetzt und 1 Stunde lang gekocht; die Abkochung wird auf 4 Weinflaschen verteilt. Davon setzt man je eine dem Bade zu. Man gibt diese Bäder 2—3 mal in der Woche (Holzbadewanne).

Bei Erythrodermie werden die Borken und Krusten durch Einfetten mit Borsalbe oder Öl sowie durch Kleiebäder beseitigt und die dann freiliegende hochrot gefärbte Haut mit Eichenrindenbädern und Teerzinkpaste behandelt. Das muß viele Wochen lang geschehen, bis endlich die Haut zum Ablassen gebracht ist.

Wie oben schon angedeutet wurde, gehören Strophulus und Prurigo mehr in das Gebiet der Überempfindlichkeitserscheinungen und werden oftmals durch Ernährungsfehler (Milchüberfütterung, regelmäßigen Eiergenuß) ausgelöst und durch Abstellung dieser Fehler leicht oder wenigstens weitgehend beseitigt. Wo wirkliche Ernährungsfehler nicht erkennbar sind, sind die stark juckenden Quaddeln mit Ung. leniens, Dumexsalbe (frisch hergestellter!), β-Naphtholvaseline, durch Betupfen mit 5%igem Mentholspiritus oder Kalmitollösung, im Notfall durch Befeuchten mit Essigwasser oder Zitronenscheiben oder mit einem kühlenden Puder (Niveapuder) zu behandeln. Von Bädern gebraucht man solche mit Eichenrinde oder übermangansaurem Kali.

Bäder von übermangansaurem Kali: 10 g übermangansaures Kali werden in einer Flasche in Wasser aufgelöst, und davon wird so viel ins Badewasser geschüttet, daß dasselbe burgunderrot gefärbt ist. Das Kind wird ziemlich lange im Bade gelassen. Seine Haut färbt sich nach einigen Bädern dunkelbraun (Holzbadewanne).

Die innere Behandlung beschränkt sich auf Schlafmittel, durch die man stark vom Juckreiz geplagte Säuglinge in Schlaf bringen muß (Chloral, Brom). Unbedingt notwendig ist es, die Kinder am Kratzen zu hindern, ihre Fingernägel zu beschneiden, über die Hände Strümpfe oder kleine Fausthandschuhe zu ziehen, in die Jackenärmel Korsettstäbe oder gestärkte Manschetten einzunähen oder Zellhornstulpen über die Arme zu ziehen. Wenn die Kinder im Bett liegen, werden die Hände am Bettgeländer festgebunden.

Gute Erfolge haben wir in einzelnen Fällen mit einer vorsichtigen Bestrahlung der Hautausschläge mit künstlicher Höhensonne erzielt (60 cm Entfernung, Beginn mit je 1 Minute vorn und hinten, steigend um je 1 Minute an den nächsten Tagen). Zunächst steigert sich der Juckreiz etwas, nach 3—4 Tagen tritt aber die Besserung ein. Es eignen sich dazu vornehmlich stark juckende, pruriginöse Ausschläge, nächstdem die Erythrodermie und die übrigen juckenden, intertriginösen Ekzeme.

Eine unangenehme Begleiterscheinung der exsudativen Hautveränderungen bei Säuglingen sind Furunkulose und Pyodermien. Ihnen ist die größte Beachtung zu schenken. Wenn die Furunkel bloß vereinzelt auftreten, so bedeckt man sie mit essigsaure Tonerde- oder Quecksilberpflaster und läßt sie darunter aufgehen. Treten sie in Form der Pyodermie auf, so sind sämtliche durch Einstich zu eröffnen und durch kleine Gazestreifen offen zu halten. Die gesamte befallene Hautstelle ist im weiteren Umkreis mit Rivanoltrockenpinselung zu bestreichen (Rivanol 2,0, Zink. oxyd. + Talc. venet. + Glycer. + Aq. dest. āā ad 100.0).

Die nervöse Veranlagung

Die nervöse Veranlagung des Säuglings zeigt sich schon in der allerfrühesten Jugend und ist, da es sich um ein Erbleiden handelt und die Zahl der Erwachsenen, die an Nervosität leiden, bekanntlich sehr groß ist, ein ziemlich häufiges Vorkommnis. Sieht man sich die Sippe, aus der das Kind hervorgeht, an, so sind die Familienmitglieder entweder nur mit der leichteren Form der landläufigen Nervosität (Unruhe, Aufgeregtheit, Willensschwäche usw.) behaftet, oder aber sie zeigen die Erscheinungen schwerer familiärer Entartung mit funktionellen und organischen Nervenleiden, Geisteskrankheiten, Mißbildungen usw.

Die Kinder machen sich schon in den ersten Lebenstagen durch ihre Unruhe unangenehm bemerkbar. Normale Kinder schlafen — sofern sie nicht krank sind — in den ersten Lebensmonaten die meiste Zeit des Tages über. Aber die Neuropathen sind alle Augenblicke wach. Sie behalten auch späterhin ihre Unruhe bei, die von den Eltern dann oft als Hunger gedeutet wird, namentlich wenn sich zugleich herausstellt, daß die Körpergewichtszunahme (infolge der Unruhe des Kindes und des dadurch gesteigerten Nährstoffverbrauchs) hinter derjenigen anderer, normaler, Kinder zurückbleibt. Noch ein zweiter Umstand pflegt von den Eltern als ungenügendes Sättigungsgefühl ausgelegt zu werden: während normale Kinder nach den Mahlzeiten einschlafen, werden nervös veranlagte Säuglinge nach der Mahlzeit unruhig, schlafen nicht ein und beruhigen sich erst, wenn sie am Finger saugen können, oder wenn man ihnen einen Schnuller gibt, oder wenn sie aufgenommen, gewiegt oder herumgetragen werden. Schlafen sie dann endlich ein, so ist ihr Schlaf oft unterbrochen durch ausfahrende Bewegungen der Arme oder durch Aufwachen bei geringfügigen Geräuschen. Wenn ein normales Kind schläft, so können sich Erwachsene, die im Zimmer sind, laut unterhalten, ohne daß das Kind erwacht, aber ein nervöser Säugling ist sofort munter. Es fehlt diesen Kindern nicht bloß das Schlafbedürfnis, sondern auch die Schlaftiefe. Im wachen Zustand fällt ihre Schreckhaftigkeit auf: wenn jemand an ihr Bett tritt, so fahren sie zusammen. Im übrigen sind sie sehr empfänglich für Gesichts- und Gehörsempfindungen, rege, aufmerksam, frühreif, schnell gewöhnt an Unterhaltung und Gewartetwerden — auch stets darauf bedacht, auf kein Zugeständnis, das man ihnen in dieser Beziehung einmal gemacht hat, wieder gutwillig zu verzichten. Infolgedessen entwickeln sie sich schnell zu kleinen Haustyrannen, um die sich bald der ganze Haushalt dreht. Zu der fehlerhaften Anlage gesellt sich meist eine ebenso fehlerhafte Erziehung seitens der Eltern, die als nervöse Menschen ja auch nicht über viel zielbewußtes Handeln und Willensstärke verfügen.

Körperlich betrachtet, sind nervöse Säuglinge meist hagere Kinder, von guter Muskulatur, aber von mangelhaftem Fettpolster. Ihre Muskeln sind ständig in einer gewissen Spannung, so daß man z. B. die Umrisse der M. recti des Bauches oder die des Bizeps sich sehr gut abzeichnen sieht. Legt man ihnen einen Finger in die Hand, so umklammern sie denselben so fest, daß man sie hochheben und in der Schwebe halten kann, ohne daß sie sich los lassen. (Auch die jungen Affen klammern sich in dieser Weise an ihrer Mutter fest, woher der Name „Affeninstinkt" für die Erscheinung bei den Säuglingen stammt.) Ihre körperlichen Fähigkeiten entwickeln sich frühzeitig, sie heben bald den Kopf, lernen meist früher stehen als sitzen. Bei Erregungen angenehmer oder unangenehmer Art tritt häufig ein Röcheln, der „Laryngismus stridulus", auf. Viele zeigen gewohnheitsgemäßes Erbrechen. Vor allem zeigt sich bei ihnen — wie bei allen kindlichen Diathesen — ein Einschlag von seiten der übrigen Erbveranlagungen: sehr häufig ist die Vergesellschaftung mit exsudativ-diathetischen Hautausschlägen (Milchschorf) und mit Überempfindlichkeitserscheinungen auf der Haut und den Schleimhäuten, besonders des Darmkanals. Auch die lymphatische Veranlagung erhält ihren gefährlichen Charakter in der Regel erst durch die sie begleitende Nervosität.

Eine eigentliche Behandlung der Nervosität des Säuglings gibt es nicht. Nur die Lebensführung dieser Kinder ist nach bestimmten Gesichtspunkten zu regeln: Sie sind von Geburt auf an Regelmäßigkeit im Trinken und Schlafen zu gewöhnen. Namentlich darf ihnen nachts keine Nahrung gereicht werden, sonst melden sie sich alle Nächte. Bei ihrem Hang zur Frühreife ist ihre geistige Entwicklung eher etwas zu hemmen, als zu fördern, man halte absichtlich Gesichts- und Gehörsreize von ihnen fern. Sind sie allzu unruhig, so darf man ihnen gewisse, unschädliche Zugeständnisse machen, vorausgesetzt, daß dieselben tatsächlich bessernd auf die Unruhe wirken, so kann man ihnen z. B. den Schnuller gestatten. Aber dann nur solche mit Hornplatte und Ring, die ihnen nicht immer aus dem Munde fallen. Mit Zucker gestopfte Schnuller sind selbstverständlich ein Unfug. Gewöhnen sich die Kinder das Daumenlutschen an, so mache man die Eltern darauf aufmerksam, daß diese Angewohnheit sich manchmal bis in die Schulzeit hinein erhält und dann der Anlaß vieler Sorge für manche Eltern ist — daß es deshalb besser ist, die Kinder auf das Lutschen am Schnuller umzugewöhnen, von dem die Entwöhnung später leichter geht. Neigen die Kinder zu außergewöhnlich starken Reaktionen, z. B. im Schreien, so müssen die Eltern bemüht sein, die Gelegenheit zu solchen Schreianfällen möglichst zu umgehen, weil sich dieses Schreien bis zum

„Wegbleiben“ und zu „Wutkrämpfen“ steigern lann. In gesunden Tagen muß man den mannigfachen Erscheinungen, die nervöse Säuglinge bieten, mit einer gewissen Sorglosigkeit begegnen, also der Unruhe, dem Erbrechen, das sich nicht selten bei derartigen Kindern findet, der mangelhaften und sprunghaften Gewichtszunahme, der Verstopfung und den Durchfällen bei Brusternährung. Man vermeide jedenfalls ein allzuvieles Behandeln. Auch in Erkrankungsfällen darf man nicht in eine Überschätzung der Veränderungen, die man vorfindet, verfallen. Aber andererseits muß man sich gerade bei solchen „sensiblen“ Kindern der größten Sorgfalt befleißigen, sie genau untersuchen, auf alles gefaßt sein und die Voraussage immer etwas vorsichtiger stellen als bei erbgesunden Kindern.

Ist die vorsorgliche Erziehung eines nervösen Säuglings versäumt worden und wird man erst hinzugezogen, wenn sich seine Unruhe bis ins Unerträgliche gesteigert hat, so ist auf der einen Seite nunmehr die Lebensführung des Kindes auf unbedingte Regelmäßigkeit und Ruhe einzustellen und auf der anderen Seite mit einer leichten Wasserbehandlung zu beginnen, um sie an einen ausgiebigen Schlaf in der Nacht und an ein zeitweiliges Schlafen am Tag zu gewöhnen: man läßt das Kind 2mal am Tage (vor der 10-Uhr- und vor der 6-Uhr-Mahlzeit) 20 Minuten lang baden, wobei man von den im Volke gebräuchlichen aromatischen „nervenberuhigenden“ Badezusätzen Gebrauch machen kann (z. B. Kalmus-, Baldrian-, Fichtennadel-Extrakte der Li-il Werke Dresden). Bei manchen Säuglingen genügt es auch schon, wenn man ihnen eine von der Achselhöhle bis über die Fußspitzen reichende, feuchte Ganzeinwicklung mit stubenwarmem Wasser macht und ihnen hiernach die Flasche gibt — dann schlafen sie manchmal für mehrere Stunden lang ein. Bei anderen wieder genügt es schon, ihnen, sobald sie unruhig werden, einen feuchten Leibwickel zu machen, der in Abständen von 10 Minuten 2—3mal bzw. so oft erneuert wird, bis sie eingeschlafen sind. In schweren Fällen sind diese Wasseranwendungen noch durch eine abends spät verabfolgte, in die letzte Flasche geschüttete Gabe von $^1/_4$ g Chloralhydrat oder $^1/_4$—$^1/_2$ g Bromnatrium zu ergänzen. Nötigenfalls ist auch am Tage bei Gelegenheit des 2maligen Badens jeweils die gleiche Menge Chloralhydrat oder Bromnatrium zu geben, aber nur für die ersten Tage bzw. so lange, bis die Kinder sich gewöhnt haben, mit Hilfe des Bades oder der Dauerpackung einzuschlafen.

Bei dem oben erwähnten „Wegbleiben“ der Kinder (Wutkrämpfen, respiratorischen Affektkrämpfen) handelt es sich um einen durch seelische Erregung ausgelösten Atemstillstand mit hochgradigem Blauwerden, der schließlich in Krämpfe einmünden kann. Diese Anfälle treten am Übergang vom Säuglingsalter zur Kleinkinderzeit auf; sie neigen dazu, sich zu wiederholen und sich sogar zu steigern. Es handelt sich nicht um Epilepsie. Ein Tod im Anfall ist noch nie beobachtet. Trotzdem ist das ganze ein hochgradig beängstigendes Ereignis, dem am besten durch eine gleichmäßige, ruhige, allen Konflikten aus dem Wege gehende Erziehung der Kinder vorgebeugt wird, während im Anfall selbst eine mehr volkstümliche Behandlung: einige kräftige Hiebe auf das Gesäß oder grobes Anspritzen mit kaltem Wasser, wodurch ein Atemzug ausgelöst wird — üblich ist.

VI. Abschnitt

Innere Krankheiten des Säuglingsalters

Fötale Erkrankungen

Schon während seines fötalen Lebens kann ein Kind von einer ganzen Reihe von Erkrankungen befallen werden. So kommen z. B. Geschwülste jeder Art vor, ferner Infektionen wie Tuberkulose, Syphilis, Malaria, Pocken. Absonderheiten der äußeren Körperform wie Mongolismus, angeborenes Myxödem, „Kurzgliedrigkeit" (Mikromelie, Chondrodystrophia foet.) und „angeborene Knochenbrüchigkeit" (Osteogenesis imperf.) haben ihre zum Teil noch unbekannte Entstehung im fötalen Leben.

Am wichtigsten sind aber die fötalen Entzündungen und die Entwicklungshemmungen, weil sie zu Veränderungen führen, die im späteren Leben eine große klinische Bedeutung haben. Sie schaffen die Verschlüsse oder Verengerungen der Speiseröhre, des Darmes und des Afters, die Spaltbildungen am Schädel und an der Wirbelsäule, die Mißbildungen der Harnwege und der Blase. Fötale Peritonitis, die mit Verwachsungen und Strangbildungen ausgeheilt ist, kann beim Säugling der Grund chronischen Erbrechens sein. In den Lungen finden sich angeborene Bronchiektasen, im Gehirn fötale Enzephalitis, am Herzen schafft die fötale Endokarditis im Verein mit Entwicklungshemmungen die „angeborenen Herzfehler". In der Leber und den Gallenwegen führen fötale Erkrankungen dazu, daß schon beim Neugeborenen Gallensteinbildung auftritt, oder daß sich Verschlüsse oder Verengerungen der Gallengänge bilden (S. 152).

* * *

Wenn eine schwangere Frau in der irrtümlichen Annahme, daß es sich bei ihr um eine Geschwulstbildung in der Gebärmutter handele, während in Wirklichkeit eine Schwangerschaft besteht, bestrahlt wird, insbesondere innerhalb der ersten 3 Schwangerschaftsmonate, so kann es zu schwerer **Röntgenschädigung des Kindes** kommen. Die Kinder zeigen am ganzen Körper eine Wachstumshemmung und sind mit gewissen Mißbildungen behaftet. Am schwersten geschädigt sind die Augen (Linsentrübungen, Mikrophthalmie, Kolobome, Augenzittern, Schielstellung, Unterentwicklung der Sehnerven). Daneben besteht Mikrozephalie, mongoloides Aussehen, Mißbildung der Geschlechtsteile, Idiotie, symptomatische Epilepsie und dergleichen. (Näheres siehe Birk-Schall, Röntgenbehandlung von Kinderkrankheiten. Bei Urban und Schwarzenberg, Berlin; II. Auflage.)

Vergrößerung der Thymusdrüse

Die Thymusdrüse (Bries) füllt beim Säugling den Raum hinter dem Brustbeinhandgriff aus. Sie nimmt an den Freuden und Leiden des Körpers innigsten Anteil: sie vergrößert sich, wenn die Kinder gemästet werden, und schrumpft, wenn schwere Ernährungsstörungen und andere zehrende Erkrankungen mit dem Besitzstand des Körpers aufräumen.

Klinisch spielt sie in dreierlei Form eine Rolle:

1. bildet sie mit der Milz, den Solitärfollikeln und Peyerschen Platten des Darms, den Mandeln und den Zungengrundfollikeln die Gruppe der „lymphoiden Organe", deren allgemeine Vergrößerung den **Status thymico-lymphaticus** ausmacht. Die Vergrößerung der Thymusdrüse ist hierbei nicht so groß, daß sie im Leben feststellbar wäre, sie liefert aber die starke Lymphocytose, die dieses Zustandsbild auszeichnet. In einzelnen Fällen findet sich gleichzeitig eine Herzhypertrophie. Auch hat man das Herzfleisch von lymphoiden Zellen durchsetzt gefunden. Der Stat. thym.-lymphaticus besitzt insofern eine hohe praktische Bedeutung, als die damit behafteten Kinder an einem plötzlichen Tod durch Herzstillstand — Thymustod — zugrunde gehen können (s. S. 158).

2. Die 2. Form des Vorkommens der Vergrößerung der Drüse ist die **Thymus-Schilddrüsenvergrößerung,** die man in Kropfgegenden zuweilen sieht. Diese „Thymothyreohyperplasien" bilden sich in der Regel innerhalb des 1. Lebensmonates von allein weitgehend zurück. Wo sie Atembehinderungen machen, sind diese weniger durch die Thymus als durch die Schilddrüse bedingt (vgl. S. 40). Einreibungen des Kropfes mit Jodvasogen bringen diesen und auch die begleitende Thymusvergrößerung zu Verkleinerung.

3. Die 3. Form ist die **einfache Thymusvergrößerung** (ohne gleichzeitigen Stat. thymico-lymphaticus). Sie ist angeboren und macht zuweilen schon von Geburt an Erscheinungen. In anderen Fällen verläuft sie ganz ohne Erscheinungen und wird nur zufällig entdeckt oder bleibt während des Säuglingsalters ganz unerkannt. In wieder anderen Fällen fehlen ebenfalls zuerst alle Erscheinungen, bis sich dann nach und nach Beschwerden herausstellen. Die letzteren ergeben sich aus der Nachbarschaft mit der Luftröhre.

Der grundsätzliche Unterschied zwischen diesen Fällen und jenen mit Status thymicolymphaticus besteht darin, daß die einfache Thymusvergrößerung schon während des fötalen Lebens vorhanden ist und schon während dieser Zeit ungünstig auf die Luftröhre einwirkt. Die ganze Entwicklung der letzteren wird gestört, ihre Knorpelringe werden an der Stelle, wo ihr die Thymus aufliegt, abgeplattet, ihre Lichtung wird dadurch zu einer spaltförmigen Öffnung umgewandelt, die durch eine ungünstige Lagerung des Kopfes leicht einmal völlig verlegt werden kann.

Die Erscheinungen, mit denen die einfache Thymusvergrößerung — wenn sie überhaupt Erscheinungen macht — einhergeht, sind: der Thymusstridor, d.h. eine etwas heisere, röchelnde, von einem leisen Zischen begleitete Atmung, die Thymusdämpfung, die in der Regel den Winkel zwischen linkem Brustbeinrand, linkem Schlüsselbein und Herzgrenze ausfüllt, und der Thymusschatten im Röntgenbild. Außerdem besteht bei manchen Kindern eine Erschwerung der Nahrungsaufnahme. Auch das Fühlbarwerden einer Geschwulst in der Kehlgrube sowie eine sichtbare, kuglige Vorwölbung ebendort beim Ausatmen sind als Zeichen der Thymusvergrößerung beschrieben worden. In manchen schweren Fällen besteht dauernd eine leichte, bläuliche Blässe des Gesichts. Durch ungünstige Lagerung des Kopfes können Erstickungsanfälle und selbst der Erstickungstod hervorgerufen werden.

Bei der Unterscheidung der Erscheinungen einer Thymusvergrößerung von anderen, ähnlichen Erscheinungen ist bei Neugeborenen zuerst an Gehirnverletzungen insbesondere an Schädigungen oder Blutungen ins Halsmark zu denken, die auch zeitweilig zu Atemnotsanfällen führen und mit einer starken Stauung im Kreislauf — darunter auch in der Thymusdrüse, die dann im Röntgenbild als vergrößert erscheint — einhergehen. Die Fontanelle ist in solchen Fällen meist gespannt und die Lumbalflüssigkeit liefert gelblich gefärbte Gehirnflüssigkeit. In späteren Lebenswochen wird der Thymusstridor oft mit dem harmlosen Röcheln bei Laryngismus stridulus, das im Schlafe aufhört, verwechselt. Auch Geburtsverletzungen des Gehirns, die anfangs keine Atemstörungen machten, können später ein Röcheln hervorrufen; gleichzeitige spastische Lähmungen oder Idiotie werden hier die Herkunft des Stridors erklären. Eine andere Form von erschwerter Atmung — das sog. exspiratorische Keuchen — wird bei Lungenwurzeldrüsentuberkulose des Säuglings beobachtet. Hier kann die Unterscheidung von Thymusstridor schwieriger sein, weil sich auch in diesen Fällen eine Schallverkürzung neben dem Brustbein und ein verbreiteter Mittelschatten im Röntgenbild, beides verursacht durch die vergrößerten Lungenwurzeldrüsen, finden können. Die Entscheidung bringt die Pirquetsche Probe.

Behandlung der einfachen Thymusvergrößerung: Röntgenbestrahlung. Feldgröße 5 : 5 cm, Fokushautabstand von 40 cm, Aluminiumfilter von 3—4 mm, 60 r. Wiederholung — wenn nötig — in 4 Wochen.

Impfung

Die Impfung ist diejenige Krankheit, die jeder deutsche Säugling aus Gründen des Allgemeinwohls durchmachen muß. Sie ist bei vielen — gut behüteten — Kindern die erste Infektion, die sie überhaupt trifft, und ist aus diesem Grunde imstande, irgendeine im Kinde ruhende Veranlagung, z. B. exsudative Diathese, ans Tageslicht zu ziehen (s. S. 157).

Nach dem deutschen Impfgesetz von 1874 muß jeder Säugling bis zum Ablauf desjenigen Kalenderjahres geimpft sein, in dem er sein 1. Lebensjahr vollendet. Die derzeitigen Vorschriften sind aus der hier — auszugsweise — wiedergegebenen **Änderung des Impfgesetzes** (4. April 1934, Reichsgesundheitsblatt 1934, S. 348) zu entnehmen:

Vor der Impfung ist bei jedem Impfpflichtigen sorgfältig festzustellen, ob er geimpft werden kann, ohne daß er oder Personen seiner Umgebung durch die Impfung gefährdet werden. Die Angehörigen sind im besonderen nach folgenden Gesichtspunkten zu befragen:

1. Bestehen in der Wohnungsgemeinschaft des Impfpflichtigen übertragbare Krankheiten? 2. Leidet der Impfpflichtige an Hautausschlägen? 3. Bestehen Hautausschläge oder eitrige oder roseartige Entzündungen bei irgendwelchen anderen Personen derselben Wohnungsgemeinschaft, insbesondere aber bei nichtgeimpften Kindern? 4. Ist bei dem Impfpflichtigen oder einem seiner Familienangehörigen Neigung zu Krämpfen beobachtet worden?

Die Impfpflichtigen sind erforderlichenfalls auf das Vorhandensein von Krankheiten und körperlichen Schäden, die durch die Impfung ungünstig beeinflußt werden können, oder die ihrerseits den Verlauf der Impfung ungünstig zu beeinflussen vermögen, also auf Hautausschläge, Rhagaden, Ohrenfluß, Drüsenschwellungen erheblichen Grades, Lidrandentzündung, Hornhautentzündung, schwere Rachitis, Erkrankungen des Zentralnervensystems und deren Resterscheinungen — zu untersuchen.

Impfpflichtige, die an akuten oder chronischen, die Ernährung beeinträchtigenden oder die Säfte verändernden Krankheiten leiden, sollen für die Dauer dieses Zustandes von der Impfung zurückgestellt werden. Dies gilt besonders für Kinder, die mit Ekzem, Schuppenflechte, Impetigo contagiosa, Wundsein, Lidrandentzündung, Hornhautentzündung, Ohrenfluß, eitrigen Entzündungen der Haut oder des Unterhautzellgewebes behaftet sind oder bei denen Neigung zu Blutungen oder zu Krämpfen besteht. Insbesondere sind auch Impfpflichtige, die selbst oder deren Geschwister an entzündlichen Krankheiten des Zentralnervensystems gelitten haben, namentlich wenn sich noch Resterscheinungen einer solchen Erkrankung vorfinden, von der Impfung zurückzustellen. Ebenso sind impfpflichtige Kinder zurückzustellen, wenn und solange in der Wohnungsgemeinschaft nichtgeimpfte Kinder mit Ekzem oder überhaupt Personen mit eitrigen oder roseartigen Entzündungen vorhanden sind.

Die Frage der Gegenanzeige ist namentlich dann besonders sorgfältig zu prüfen, wenn die Eltern sich auf eine in der Familie bereits beobachtete Impfschädigung berufen, gleichgültig, ob dieser Schaden seitens der Behörde als solcher anerkannt worden ist oder nicht.

Zurückstellungen können von dem impfenden Arzt auf die Dauer eines Jahres auch dann ausgesprochen werden, wenn eine physische oder psychische Veranlagung in der Familie des Impfpflichtigen vorliegt, die einen abweichenden Verlauf der Impfung oder eine sonstige Schädigung des Impfpflichtigen oder seiner Eltern befürchten läßt.

Die Impfung wird bei Erstimpflingen in der Regel auf dem rechten, bei Wiederimpflingen auf dem linken Oberarm vorgenommen. Es sind nur 2 seichte Schnitte von 3 mm Länge anzulegen. Die einzelnen Impfschnitte sollen mindestens 2 cm voneinander entfernt liegen. Die Vornahme der Impfung an anderen Körperstellen als am Oberarm, z. B. am Oberschenkel, ist zulässig, doch ist der Impfarzt in solchen Fällen verpflichtet, die Pflegepersonen darauf aufmerksam zu machen, daß sie auf sorgfältige Reinhaltung der Impfstelle ganz besonders bedacht sein müssen.

Die Impfärzte haben, soweit tunlich, nicht nur bei der Impfung, sondern auch bei der Nachschau unter Hinweis auf die möglichen Folgen den Pflegepersonen die genaue Beobachtung der Verhaltungsvorschriften aufzugeben und ihnen bei regelwidrigem Verlauf der Schutzpocken die rechtzeitige Inanspruchnahme ärztlicher Hilfe dringend anzuraten. Die Eltern, Pflegeeltern oder Vormünder usw. können, falls sie nach dem Nachschautermin besondere Erscheinungen bei dem Impfling wahrnehmen, jederzeit den Impfarzt aufsuchen, um sich von ihm unentgeltlich beraten zu lassen. Falls Eltern, Pflegeeltern oder Vormünder dem Impfarzt gegenüber den Wunsch äußern, außerhalb der öffentlichen Impftermine ihre Kinder impfen zu lassen, ist der Impfarzt verpflichtet, diesem Wunsche, soweit angängig, nachzukommen.

Es liegt im Interesse der Volksgesundheit sowohl wie auch des guten Rufes der Impfung, wenn seitens der Ärzte so weitherzig wie möglich bei der Hinausschiebung der Impfung aus dem 1. ins 2. oder 3. Lebensjahr verfahren wird, was um so leichter geschehen kann, da ja zur Zeit keine Pockengefahr droht. (Nur in England und in der Schweiz pflegen Pockenfälle vorzukommen, meist leichte, mit dem Namen Alastrim bezeichnete Formen.) Die Impfschnitte sind mit einem Tupfer zu bedecken und mit einem großen, gänzlich abschließenden Heftpflaster zu bedecken, das bis zur Nachschau sitzen bleibt und nach dieser erneuert wird.

Die Entwicklung der Impfpusteln ist so, daß 2 oder 3 Tage nach der Impfung die Schnitte sich zu röten beginnen und an den nächsten Tagen eine Papel zeigen, die in der Mitte eine Delle trägt. Die Papel vergrößert sich etwa bis zum 9. Tage, sie ist anfangs weiß, wird dann immer mehr gelblich und beginnt, sobald sie am 9. Tage ihr größtes Wachstum erreicht hat, einzutrocknen. 3—4 Wochen nach der Impfung fällt sie als trockner Schorf ab und hinterläßt die Impfnarbe. Auf der Höhe ihres Wachstums ist sie von einem hochroten Hof umgeben (Aula), während die weitere Nachbarschaft in Handtellergröße ebenfalls noch etwas gerötet ist (Area). Im Bereich der letzteren entwickeln sich manchmal noch einige „Nebenpocken“. Die Achseldrüsen sind oft schmerzhaft geschwollen, die Körperwärme erhöht, das Allgemeinbefinden gestört, der Appetit liegt darnieder, der Stuhl ist angehalten oder dünn und häufig. Zuweilen erscheint ein scharlach- oder masern- oder nesselförmiger Ausschlag am ganzen Körper. Nach 2—3 Tagen tritt wieder Wohlbefinden ein.

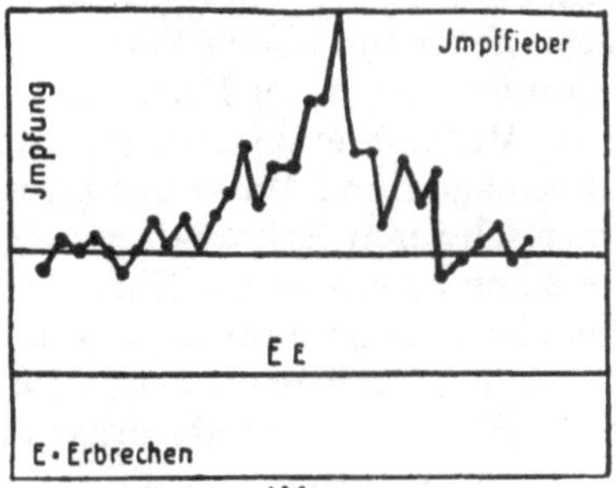

Abb. 42

Durch Zerkratzen der Impfschnitte und Übertragung des Impfstoffes auf andere Körperstellen oder auch auf andere (ungeimpfte) Kinder, namentlich solche mit Hautausschlägen, kommt es zum Ekzema vaccinatum, einem impetiginösen Ausschlag, dessen einzelne Bläschen wie Pockenpusteln aussehen. Durch Verschleppung des Impfstoffes auf dem Blutweg entsteht die „generalisierte Vakzine“.

Eine schwere, aber zum Glück sehr seltene Folgeerscheinung der Impfung ist die **Gehirnentzündung nach Impfung.** Sie ist auf die gleiche Stufe zu stellen mit den ebenfalls erst in den letzten 2 Jahrzehnten beobachteten Gehirnentzündungen im Verlauf von Mumps oder Windpocken. Früher hat man nach derartig ausgesprochen leichten Infektionen nie Gehirnschädigungen beobachtet — es ist, als sei nach dem ersten Weltkrieg das Nervensystem der Menschen anfälliger geworden, als es früher war.

Die Gehirnentzündung nach Impfung kommt auch bei Erwachsenen vor. Je jünger die Kinder bei der Impfung sind, um so weniger erkranken sie. Die meisten Fälle sind in Holland und England beobachtet worden, in Deutschland sind bisher nur verschwindend wenige Fälle vorgekommen. Sie tritt etwa 9—11 Tage nach der Impfung auf, verläuft mit Kopfschmerzen, Schwindelgefühl, Fieber, Bewußtseinsstörung, positivem Kernig und Babinski und mit mäßiger Meningitis serosa. Etwa die Hälfte der Kinder sterben, die andere Hälfte kommt zur völligen Heilung.

Irgendwelche sonstige Schädigungen durch die Lymphe, wie sie von den Impfgegnern behauptet werden, z. B. Übertragung von Syphilis oder Entstehung der Kinderlähmung, sind unmöglich.

Verläuft die Impfung mit starker örtlicher Entzündung, so sind Verbände mit Borlanolin oder essigsaurer Tonerde anzulegen. Besteht hohes Fieber, so lasse man die Kinder am Abend baden (35° C, abkühlen bis auf 28° C, 20 Minuten dauernd), wobei sie an dem Arm zu halten sind, an dem sie geimpft wurden, damit dieser nicht naß wird.

Die Dauer des durch die Impfung erlangten Schutzes vor Ansteckung mit echten Pocken währt etwa 5 Jahre. Eine nach dem Erlöschen des Impfschutzes erfolgte Pockenansteckung führt nicht zur Variola, sondern zur „Variolois“, einer abgeschwächten Form der Pocken.

Besonderheiten im Verlauf der Infektionskrankheiten bei Säuglingen

Während der ersten 4 Lebensmonate erkranken Säuglinge nicht an **Masern,** weil sie von ihrer Mutter her Schutzstoffe mit auf die Welt bekommen. Hat die Mutter jedoch keine Masern durchgemacht, verfügt sie also selber nicht über Schutzstoffe, so kann ihr Kind — wie jedes ältere Kind — sofort nach der Geburt Masern bekommen. Bei einzelnen Säuglingen erhalten sich anscheinend die Schutzstoffe noch länger als 4 Monate, denn man sieht, daß sie zwar erkranken, aber doch sehr leicht: nur mit einem undeutlichen, kurzwährenden Ausschlag, zuweilen sogar ohne einen solchen und nur mit Schnupfen und Husten. Diese Fälle sind nur dann richtig als Masern zu deuten, wenn sie im Rahmen gehäufter Fälle auftreten. Daß es sich bei ihnen tatsächlich um Masern handelt, ergibt sich daraus, daß sie, z. B. in einem Säuglingsheim, den Ausgangspunkt einer Masernendemie bilden können. Vom Ende des 1. Lebensjahres ab treten die Masern in bekannter typischer Form auf. Sie können mit schweren Begleiterscheinungen: Lungen- und Mittelohrentzündungen, parenteralen Ernährungsstörungen, schweren Körperausschlägen und Masernkrupp verlaufen. Dadurch gewinnen die Masern den Charakter einer schweren Erkrankung, und deshalb sind Säuglinge nach Möglichkeit vor der Ansteckung zu schützen. Nichts ist verkehrter als die früher viel geübte Sitte, alle Kinder einer Familie zusammenzulegen, damit alle die Masern auf einmal durchmachen. Gerade für solche Familienansteckungen, in denen der Tag der Ansteckung sich leicht bestimmen läßt, eignet sich die Masernschutzimpfung mit Erwachsenenserum (30 ccm Serum).

Säuglinge sind schlechte Schutzkörperbildner. Infolgedessen gewährt Genesendenserum, das von Säuglingen gewonnen und anderen Kindern eingespritzt wird, häufig keinen Schutz gegen die Erkrankung. Deshalb kommt es auch vor, daß Kinder, die im 1. Lebensjahr Masern durchgemacht haben, später noch mal daran erkranken, weil sie nach den Säuglingsmasern nicht genügend Schutzstoffe zurückbehalten haben.

An Erkrankungen durch **Diphtherie** ist das Säuglingsalter weniger beteiligt als die späteren Kinderjahre. Immerhin kommt die Diphtherie nicht gerade selten zur Beobachtung. Geschwüre am Nabel wie auch solche am Scheideneingang, die man auf Unsauberkeit zurückführen zu müssen glaubt, und die nicht heilen wollen, beruhen manchmal auf Diphtherie. Schnupfen bei Säuglingen, besonders bei Neugeborenen, der aller Behandlung trotzt, muß immer Verdacht auf **Nasendiphtherie** erwecken. Sie ist die häufigste Erkrankung des Säuglings an Diphtherie. Der Ausfluß ist schleimig-eitrig und rötet den Naseneingang oder macht ihn wund. Zuweilen ist er blutig gefärbt, wobei auch nur die eine Nasenhälfte befallen sein kann. In der Regel besteht nebenher dauernd geringes Fieber um 38° herum. Nasendiphtherie bei Säuglingen ist insofern unangenehm, als es oft schwer gelingt, die örtlichen Erscheinungen zu beseitigen und die Nase wieder durchgängig sowie die Kinder bazillenfrei zu machen; auch die Temperaturkurve wird durch das Serum nur langsam beeinflußt; schließlich bedeutet Nasendiphtherie immer, daß irgendein Keimträger in der Familie bzw. auf der Krankenabteilung vorhanden sein muß, der auch noch andere Kinder anzustecken imstande ist und deshalb durch wiederholte Abstriche ausfindig gemacht werden muß. Kehlkopfdiphtherie kündet sich durch Krupphusten an; sie ist häufiger als Rachendiphtherie, welch letztere allerdings bei Säuglingen keine ausgesprochenen Erscheinungen verursacht und daher vielleicht oft übersehen wird. In allen Fällen verabfolgt man Diphtherieserum in die Gesäßmuskeln: bei Haut- und Nasendiphtherie 3000 Einh., bei Kehlkopf- und Rachendiphtherie 6000—10000 Einh. Bei Nasendiphtherie leistet außerdem Serum (1 : 30 phys. Kochsalzlösung), tropfenweise in die Nasenlöcher gegeben, gute Dienste; hinterher durchspülen mit $^1/_3$%iger Zinklösung oder Kamillentee oder Adrenalin 1 : 1000. Erkrankt die Mutter eines Brustkindes an Diphtherie, so ist auch das Kind mit 1000 Einh. zu spritzen, der Mutter aber weiter anzulegen.

Die aktive Schutzimpfung der Kinder gegen spätere Diphtherieansteckungen wird, wenn man sie überhaupt machen will, am besten im Säuglingsalter vorgenommen. Die Schutzimpfung schützt aber nicht unbedingt vor dem Erkranken an Diphtherie. Dies muß den Eltern bei der Impfung ihrer Kinder in klarer Form gesagt werden. Zeigen sich bei einem schutzgeimpften Kind Diphtherieverdächtige Erscheinungen, so ist Serum zu spritzen.

Zur aktiven Diphtherieschutzimpfung gebraucht man den Diphtherieimpfstoff Behringwerke (Al. F. T) in Menge von 0,5 ccm; man impft 2mal im Abstand von 4 Wochen subkutan (nicht intramuskulär) in den Oberarm.

Windpocken (Wasserpocken, Schafblattern, Varizellen) verlaufen bei Säuglingen meist so harmlos wie bei älteren Kindern. Sie gehen bei dem einen Kind mit längerem Fieber einher, das manchmal schon 1 oder 2 Tage vor dem Herauskommen des Ausschlags vorhanden ist, bei dem anderen verlaufen sie ganz fieberlos. Sie sind in den ersten Lebenswochen selten, sollen aber schon bei neugeborenen Kindern beobachtet sein. Außer auf der Haut treten sie auch auf der Schleimhaut des Mundes und des Scheideneingangs auf und lassen sich dadurch von ähnlich aussehenden Prurigoausbrüchen unterscheiden. Ein eigentümliches, an schwarze Pocken erinnerndes Aussehen nehmen die Pusteln bei abgemagerten, widerstandslosen Kindern, besonders bei pastösen Mehlkindern an; sie werden hier hämorrhagisch und hinterlassen tiefe Geschwüre mit speckig belegtem Grund. Der erscheinungslose Erstabschnitt der Krankheit beträgt 13 Tage, manchmal auch mehr. Hinterher bleibt ein dauernder Schutz vor Neuansteckungen zurück.

Keuchhusten ist für einen Säugling eine außerordentlich schwere Erkrankung. Er befällt schon neugeborene Kinder. Der Keuchhusten des Säuglings unterscheidet sich von dem des älteren Kindes dadurch, daß — je jünger die Kinder, um so mehr — Inkubationszeit und Vorläuferabschnitt, die beide (zusammen) sonst etwa 4 Wochen betragen, so stark verkürzt sind, daß schon 8 Tage nach erfolgter Ansteckung die Hustenanfälle ausgebildet sein können. Außerdem fehlt dem Anfall des Säuglings die sog. Reprise, d. h. der 2. Teil des Hustenanfalls. Die Feststellung ist manchmal sehr schwierig, da ein heftiger, krampfhafter Husten sich auch bei Grippe wie bei Bronchialdrüsentuberkulose finden kann. Im Blutbild spricht eine Vermehrung der weißen Blutkörperchen und eine solche der Lymphozyten bei gleichzeitiger Verlangsamung der Blutsenkung für Keuchhusten. Zuweilen führt der Keuchhusten zu beängstigenden Nebenerscheinungen: bei Neugeborenen zu schweren, sich bei jedem Hustenanfall wiederholenden asphyktischen Anfällen, ferner zu Nasenbluten, Blutergüssen in die Augenbindehaut, Geschwürsbildung am Zungenbändchen, auch wenn die Kinder noch keine Zähne haben, zum Heraustreten von Nabel- und Leistenbrüchen, zu parenteralen Ernährungsstörungen, Lungenentzündungen und eitriger und seröser Gehirnhautentzündung. Bei spasmophil veranlagten Kindern kommt es zu Krämpfen und zu Stimmritzenkrampf mit schweren Asphyxien. Der Vorbeugung des Keuchhustens mit irgendwelchen Impfstoffen widerraten wir, da dieselben wirkungslos sind.

Solange Keuchhustenkinder keine schwereren Begleiterscheinungen zeigen, bringt man sie möglichst viel ins Freie. Wenn stärkere bronchitische oder gar bronchopneumonische Erscheinungen auftreten, werden die Kinder morgens und abends warm gebadet und mit kühlem Wasser übergossen. Tagsüber läßt man sie im Zimmer, wechselt es aber mehrmals, um es gründlich zu lüften. Die Kinder müssen vorsichtig gefüttert werden, alle krümeligen Sachen wie Zwiebäcke, Keks usw. müssen ausgeschaltet werden. Die Nahrung muß in kleinen Mengen und immer erst nach einem Hustenanfall verabreicht werden. Die arzneiliche Behandlung leistet am meisten, wenn sie gleich im Beginn des Stadium convulsivum einsetzt. Den besten Erfolg sahen wir vom Thymipin, morgens und abends je 1 Tropfen, bei sichtlicher Besserung je 2 Tropfen. Dadurch wird die Zahl der Anfälle ganz erheblich herabgesetzt. Wiederholen sich die Anfälle tagsüber derartig oft, daß die Kinder ganz erschöpft sind, auch die Nahrung verweigern, so gibt man Kodeinsirup (3mal täglich $^1/_2$—1 Teelöffel) hinzu. In manchen Fällen schaffen Räucherungen mit „Airosan" sichtliche Erleichterung. Bei Krämpfen sind Lumbalpunktionen, Brom (5mal 0,1—0,2 Bromnatrium) oder Chloralklistiere anzuwenden. Sind die Krämpfe sicher spasmophiler Natur, so helfen oft einige Tage reiner Schleimdiät mit gleichzeitiger Verabfolgung von Phosphorlebertran (zunächst 3mal, später 2mal 1 Teelöffel). Tritt der Keuchhusten im

Winter auf, so ist durch einen Vigantolstoß der Entstehung der Rachitis, die dem Säuglingskeuchhusten eine prognostisch ungünstige Wendung zu geben pflegt, vorzubeugen.

* * *

Röteln mitsamt den die Röteln kennzeichnenden Blutveränderungen (Plasmazellen, Radkernlymphozyten) und starken Nackendrüsenschwellungen kommen schon im Säuglingsalter vor.

Exanthema subitum, Dreitagefieberausschlag. Unregelmäßiges Fieber mit geringen katarrhalischen oder durchfälligen Erscheinungen. Am 3. Tag Fieberabfall, hiernach Herauskommen eines rötelnartigen Ausschlags, der nach 1—2 Tagen wieder verschwunden ist. Starke Leukopenie mit hochgradiger Lymphozytose.

Erythema infectiosum (Ringelröteln, „5. Krankheit"). Inkubation 7—14 Tage. Ausschlag auf Stirn und Wangen — schmetterlingsflügelartig — sowie auf den Rückseiten der Oberarme und Oberschenkel, rot, etwas erhaben, juckend, girlandenartig. Verschwinden nach 4—5 Tagen. Kein Fieber, keine Allgemeinerscheinungen.

Scharlach ist in seltenen Fällen beobachtet worden, z. B. bei Brustkindern, wenn die Mutter auch daran erkrankt war. Im allgemeinen bildet der 6. Lebensmonat die Grenze, unter der er nicht berücksichtigt zu werden braucht.

Kurzdauernde scharlachartige oder rötelnförmige Ausschläge kommen im Säuglingsalter öfter vor, z. B. nach dem Impfen oder bei hochfieberhaften Katarrhen der oberen Luftwege, ferner gehäuft bei manchen Grippeepidemien sowie vor dem Herauskommen des Windpockenausschlags.

Mit Typhus können Säuglinge schon geboren werden. In diesen Fällen ist immer auch die Mutter selbst krank. Erscheint das Kind als gesund, so kann doch die Widalsche Probe bei ihm positiv sein. Der Typhus ist meist keine schwere Erkrankung für Säuglinge.

Der Paratyphus hingegen kann gefährlich werden, wenn er nicht in der milden, typhösen Form, sondern als ruhrartige, mit blutig-eitrigen Durchfällen einhergehende Form in Erscheinung tritt. Behandlung: wie bei Ruhr (s. unten).

Ruhr und ruhrartige Durchfälle befallen mit besonderer Vorliebe das Säuglingsalter. Meist treten sie gehäuft in Form von kleinen Haus- oder Anstaltsepidemien auf. Die Übertragung geschieht durch Kot, durch Berührung von kranken Kindern, vielleicht auch durch Fliegen. Es handelt sich entweder um Shiga-Kruse-Ruhr oder um Pseudodysenterie (Flexner). In neuester Zeit kommen auch Fälle von — verhältnismäßig ungefährlicher — E-Ruhr vor. Die Verimpfung des Kotes auf die Kulturplatten muß am Krankenbett selbst vorgenommen werden. Schickt man den Stuhlgang erst in ein hygienisches Institut zur Verimpfung, so erhält man meist ergebnislose Befunde. Der Ausbruch der Erkrankung erfolgt plötzlich unter Entleerung von gehäuften diarrhoischen Stühlen mit blutigen oder blutig-eitrigen oder schleimig-gallertigen Beimengungen. Im Anfang besteht meist leichtes Fieber, das nach dem Aussetzen der Nahrung gewöhnlich — nicht immer — verschwindet. Die Blutbeimengungen bleiben oft tagelang im Stuhl, auch die Zahl der Stühle kann lange Zeit vermehrt bleiben. Nebenher bestehen alle Erscheinungen der schweren akuten Ernährungsstörung. Unterscheidung: Bei Invagination ist meist eine Geschwulst zu fühlen, außerdem enthalten die Stühle bald nichts anderes mehr als nur Blut, keine Stuhlreste, welch letztere bei Ruhr immer vorhanden sind. — Schwere kann die Unterscheidung gegenüber parenteralen Durchfällen sein. Bei diesen verschwindet das Fieber aber nicht beim Weglassen der Nahrung. Außerdem bleiben die Blutbeimengungen bei parenteraler Störung niemals so lange erhalten wie bei Ruhr. Behandlung: 2stündlich $^1/_4$ Tablette Albucid über 2—3 Wochen hin. Zunächst Reisschleim mit steigenden Mengen Buttermilch, dann bald Gemüse, Kartoffeln und Grießbrühe dazu. Bei starkem Stuhldrang hohe Einläufe mit Kamillentee oder mit Dermatol (1 Teelöffel auf 100 g Wasser) oder Tierkohle. Auch Tierkohle per os: jeden Morgen auf nüchternen Magen 1 Teelöffel Tierkohle in 200 g Tee, ist empfehlenswert. Alle Leibwäsche $^1/_2$ Tag in Sagrotan- oder Lysollösung aufbewahren und dann auskochen.

Malaria tritt angeboren und erworben auf, aber nur in Gegenden, wo Malaria herrscht bzw. bei Kindern, deren Mütter Malaria haben oder hatten. Die Krankheit wird außerordentlich sicher durch Chinin. hydrochloric., täglich 1mal 0,2 g, beeinflußt.

Wundrose findet sich schon bei Neugeborenen, bei denen sie von der Nabelwunde oder von Geburtsverletzungen ausgeht (vgl. S. 53). Bei älteren Säuglingen entsteht sie im Anschluß an zerkratzte Impfpusteln und dergleichen. Sie geht mit hohem Fieber einher, gibt aber meist eine gute Aussicht. An den Gliedern kann man ihr Fortschreiten durch ringförmig angelegtes Heftpflaster oder durch Aufpinseln von Kollodium aufhalten. Im übrigen beschränkt man sich auf feuchte Verbände mit essigsaurer Tonerde und Herzmittel. Wenn sie am Kopf auftritt, empfinden die Kinder einen Eisbeutel am angenehmsten. Vielfach ist Höhensonne empfohlen worden: 1mal täglich 3—6 Minuten aus 1 m Entfernung bis zur deutlichen Rötung der umgebenden, noch gesunden Haut. Prontosil: 4—6mal täglich $^1/_4$ Tablette, hinterher jeweils 6 Tropfen Acid. hydrochlor. dilut. für je 1 Tablette oder 2mal täglich 1 ccm Prontosillösung in die Muskeln.

Eitrige Gehirnhautentzündung entsteht im Anschluß an Mittelohrentzündung, Rachenkatarrhe, Lungenentzündungen usw. Bei Pneumokokkeninfektion 8mal $^1/_4$ Tablette Eubasin, über den Tag hin verteilt. Bei andersartigen Infektionen gibt man ebenfalls Eubasin oder Albucid. Kommt es zum Fieberabfall, so ist das meist ein Zeichen, daß das Mittel hilft; es erübrigen sich dann weitere Maßnahmen. Aber man gebe nach Fieberabfall noch 4 Tage die gleiche Menge des Arzneimittels weiter, um dann für die nächsten 4—6 Tage auf die Hälfte herunterzugehen. Versagen Eubasin und Albucid, so ist der Verlauf meist ungünstig. Man pflegt dann noch Lumbalpunktionen zu machen oder alle 2 Tage 5—10 ccm Elternserum in die Gesäßmuskeln zu spritzen.

Von epidemischer Genickstarre wird das Säuglingsalter vorzugsweise befallen. Die Eintrittspforte stellt wahrscheinlich der Rachen dar, in dessen Schleim die Kokken nachweisbar sind. Die Kinder erkranken immer ganz plötzlich mit Fieber und Erbrechen oder mit Krämpfen und Bewußtlosigkeit. Der Kopf wird nach hinten ins Genick gezogen, die Fontanelle erweist sich als gespannt, die Schädelnähte sind gelockert, die Lumbalpunktion liefert eine trübe Flüssigkeit, die unter erhöhtem Druck steht (über 150), auch dann, wenn nur einige dicke Tropfen hervorquellen, die Eiterkörperchen und intrazelluläre gramnegative, zuweilen recht spärlich vorhandene Meningokokken enthalten. Wird die Krankheit nicht mit Albucid oder einem entsprechenden Mittel behandelt, so führt sie innerhalb weniger Tage zum Tode, oder sie nimmt einen mehr chronischen Verlauf an, der mit zeitweiligen Besserungen und erneuten Verschlechterungen und unregelmäßigem Fieber einhergeht. Flüchtige Hautausschläge, auch Durchfälle, Gelenkschwellungen werden beobachtet. In manchen Fällen ist die Wirbelsäule hochgradig steif und der Opisthotonus so ausgesprochen, daß der Kopf des Kindes ganz im Nacken liegt. In anderen fehlt beides. Auch das Kernigsche Zeichen wird häufig vermißt, dagegen fehlt das Brudzinskische selten. (Bei ruckweisem Vorwärtsbiegen des Kopfes schnelles Anziehen der Beine.) Bei jedem längeren Bestande einer Genickstarre kommt es zur Vergrößerung des Schädelumfanges, die bei etwaiger Heilung bestehen bleibt. Sehr lange erhält sich immer ein Zittern der Hände. Auch diese schweren und langgezogenen Fälle können manchmal gut ausgehen; in der Regel aber bleiben geistige Störungen, spastische Lähmungen, völlige Ertaubung, ein Wasserkopf oder epileptiforme Erscheinungen zurück. Infolgedessen ist jeder Fall sofort und ausgiebig mit Albucid zu behandeln: 2—3—4 Tabletten in 24 Stunden. Diese Mengen gibt man 8—10 Tage weiter, um dann langsam damit zurückzugehen. Die Heilung erfolgt in vielen Fällen restlos.

Ob Parotitis und akuter Gelenkrheumatismus bei Säuglingen vorkommen, ist fraglich. Meist handelt es sich bei Gelenkerkrankungen im Säuglingsalter — sofern nicht Gonorrhoe oder Tuberkulose vorliegen — um eitrige. Oft sind die Gelenke symmetrisch erkrankt. Sobald die Probepunktion Eiter ergibt, ist einzuschneiden. Die Gebrauchsfähigkeit der Gelenke stellt sich immer wieder her.

Chronische Infektionen des Säuglings

Angeborene Syphilis

Die Syphilis kann vom Säugling vor der Geburt, in der Geburt und nach derselben erworben werden. In den ersten beiden Fällen spricht man von Lues congenita, im letzteren von Lues acquisita. Die Übertragung der Ansteckung von Mutter auf Kind geschieht durch den syphilitisch erkrankten Mutterkuchen und erfolgt vom 5. Schwangerschaftsmonat ab. Ein Teil der luetisch erkrankten Kinder stirbt in utero ab und wird nach dem 7. Schwangerschaftsmonat totfaul ausgestoßen. Ein zweiter Teil wird lebend geboren — teils zu früh, teils ausgetragen — und bringt luetische Erscheinungen: Milzvergrößerung, Schälblasen, vor allem Knochenerkrankungen mit auf die Welt. Ein dritter Teil erscheint zunächst als gesund, erkrankt aber im Laufe der zwei ersten Lebensmonate unter syphilitischen Erscheinungen. Ausnahmsweise kommt es vor, daß von syphilitischen Eltern ein gesundes Kind gezeugt wird. Es ist sogar beobachtet, daß von Zwillingen der eine gesund, der andere syphilitisch war. Wird die Mutter während der Schwangerschaft antiluetisch behandelt, so ist das Kind in der Regel gesund. Andererseits vererbt sich bei schlechter Behandlung der Syphilis die Krankheit bis in die 3. Geschlechterfolge fort (positiver Wassermann bei den Enkelkindern).

Die klinischen Erscheinungen, die die Kinder zum Arzt führen, sind: Veränderungen auf der äußeren Haut und den Schleimhäuten, so der syphilitische Schnupfen, der sich anfangs in einem trockenen Schnüffeln, später in einem Schnupfen mit blutiggefärbtem Ausfluß kundtut und ein schweres Saug- und Atemhindernis bildet. Durch Übergreifen auf den Nasenknorpel kommt es zur Sattelnase. An den Lippen bilden sich blutende, das Lippenrot überschreitende Einrisse (Rhagaden). Auf der Zunge entstehen linsengroße Flecke. An den Augenbrauen und auf dem Schädel tritt ein Haarausfall (Alopezie) ein. Um Mund und Nase herum und auf der Stirn kommt es zu ausgedehnten diffusen Hautinfiltrationen, bei denen die Haut eine lederartige Härte und eine eigentümliche fahlgelbe Färbung, wie „schwacher Milchkaffee oder wie die Finger des Zigarettenrauchers", annimmt. Man sieht diese Hautverdickungen besonders gut beim schreienden Kind. Später kommt es auch an anderen Körperstellen: an den Fußsohlen, an den Handtellern, an der Innenseite der Schenkel bis zum Gesäß hinauf, am

Kinn und an den Wangen zu gleichartigen entzündlichen Veränderungen, über denen die Haut fleischfarben, glatt und glänzend, „wie lackiert" aussieht. Daneben finden sich umschriebene Syphilide: Schälblasen, meist angeboren oder sehr frühzeitig sich entwickelnd, mit kennzeichnendem Sitz an den Handtellern und Fußsohlen, makulöse und papulöse Ausschläge von fahlgelber oder bräunlicher, oft wenig ausgesprochener Färbung, auch squamöse und pustulöse Formen kommen vor. An den Fingernägeln bilden sich Nagelbetteiterungen. Sind die Hautausschläge abgeklungen, so fällt eine starke Blässe der Hautdecken auf, die auf einer wirklichen Blutarmut beruht. — Die meisten dieser Hautveränderungen kommen — vom Pemphigus abgesehen — erst nach der Geburt zum Vorschein. Hingegen handelt es sich bei den Erkrankungen der Eingeweide und Knochen um Veränderungen, die meist schon zur Fötalzeit entstanden sind und nun noch in das extrauterine Leben hineinragen.

Im Bereich der Bauchhöhle ist eine wohl nie vermißte Erscheinung die Milzvergrößerung, ferner die Vergrößerung der Leber, die in fortgeschrittenen Fällen mit Gelbsucht und Bauchwassersucht einhergehen kann. Der Harn enthält fast immer Eiweiß, Zylinder und rote Blutkörperchen.

Luetische Veränderungen am Herzen kommen vor, sind klinisch aber nicht festzustellen. Lungensyphilis findet sich gewöhnlich nur bei lebensunfähigen Kindern (weiße Pneumonie).

Von den Veränderungen am Zentralnervensystem erwähnen wir den syphilitischen Wasserkopf, der sich aber immer in mäßigen Grenzen hält; er schafft die hohe „olympische" Stirn. Ferner kommt eine syphilitische Pachymeningitis haemorrh. und außerordentlich häufig auch eine Neuritis optica vor, während am Gehirn selbst die histologische Untersuchung bemerkenswerte Veränderungen, die im späteren Leben vielleicht nicht ganz ohne Bedeutung sind, erkennen läßt: man sieht an den Gehirnhäuten und, von diesen auf das Gehirn übergreifend, Veränderungen nach Art einer Meningo-Enzephalitis, ferner Schädigungen der Gefäße, umschriebene kleine enzephalitische Herde und diffuse Erkrankungen der Gehirnmasse, also Veränderungen, die der Ausgangspunkt weiterer krankhafter Erscheinungen werden können.

Erkrankungen der Knochen finden sich außerordentlich häufig; sie liefern sehr eindrucksvolle Röntgenbefunde, auch dann, wenn klinisch keine Erscheinungen von ihnen vorhanden sind. Die Osteochondritis luetica bevorzugt das untere Ende des Oberarmknochens und führt hier zur spindelförmigen Anschwellung des Ellenbogengelenks, zur Schonung des Arms bei Bewegungen und zur Vortäuschung einer Lähmung — der Parrotschen Paralyse. Der gleiche Zustand wird geschaffen durch Epiphysenlösungen am Schultergelenk oder durch Zerstörung und Zusammenbruch des Gelenkkopfes des Oberarms. Die Periostitis luetica zeigt sich am Schaft der langen Röhrenknochen und umgibt diese mantelartig mit einer dicken Schale neugebildeten Knochens. Die betreffenden Knochen fühlen sich daher walzenförmig verdickt an. An den kurzen Knochen der Finger kommt es zur Phalangitis. Am Schädel treten Aufsaugungsvorgänge ein und schaffen scharf begrenzte Löcher in den Schädelknochen. Häufiger noch kommt es zu Knochenauflagerungen, die sich vorzugsweise auf den Stirnhöckern einstellen. Tritt dann noch ein leichter Hydrozephalus hinzu, so bildet sich die schon genannte, abnorm hohe — „olympische" Stirn heraus.

Auf dem Röntgenbild zeigt sich bei Osteochondritis an der Epiphysenlinie ein dichter strichförmiger Schatten, der nach der Diaphyse hin glatt oder gewellt verläuft, aber nach der Epiphyse zu durch kleine Ausläufer gezackt erscheint. Neben dem genannten Schatten findet sich diaphysenwärts eine Aufhellung. Bei den sogenannten Epiphysenlösungen zeigt das Röntgenbild, daß es sich meistens weniger um solche als vielmehr um Brüche am Ende der Diaphyse handelt. Nicht selten sind die erkrankten langen Röhrenknochen verlängert. Bei Periostitis wird der Knochenschaft von einem dichten Mantel strukturlosen Knochens begleitet.

Der Ausbruch des luetischen Ausschlags geht häufig mit einem längerdauernden, remittierenden Fieber zwischen 37 und 38° einher (Abb. 43).

Die Erkennung einer Syphilis, deren Hauterscheinungen auf der Höhe stehen, ist leicht. Sie macht aber große Schwierigkeiten, wenn die Erscheinungen wenig ausgesprochen sind, wenn z. B. nur ein Schnüffeln oder nur eine etwas vergrößerte Milz festzustellen ist. Die Frage, ob nicht bei der Geburt oder bald nachher ein Ausschlag beim Kind bestanden habe, wird vielfach von den Eltern verneint, und zwar oft guten Glaubens. Denn es kommen in der Tat Fälle vor, in denen der Ausschlag so wenig ausgesprochen ist, daß er übersehen wird. Zur Unterscheidung von ähnlichen Erscheinungen nichtluetischer Herkunft dient, daß luetische Schrunden an den Lippen das Lippenrot überschreiten, und daß luetische Hautinfiltrate auch an solchen Stellen sitzen, an denen (wie z. B. an der Stirn) chemische u. dgl. Reize nicht einzuwirken pflegen, während chronische Ekzeme, die oft wie Kondylome aussehen, in der Aftergegend sitzen, wo sie unter dem Einfluß von Schweiß, Kot und Harn entstehen. Niemals darf eine Landkartenzunge als luetisch angesehen werden. Auch die Dermatitis exfoliativa und die Erythrodermie haben nichts mit Lues zu tun. Die Erbsche Lähmung des Armes beim Neugeborenen ist schon durch die Zeit ihres Auftretens von der Parrotschen Paralyse zu unterscheiden.

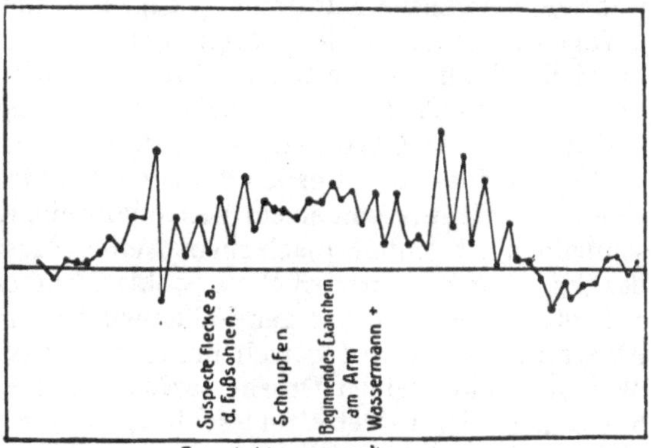

Fieber bei Lues conqenita.

Abb. 43

Die größte Sicherheit hinsichtlich der Diagnose gibt die Wassermannsche Probe, zu der man das Blut durch Punktion des Sinus sagittalis gewinnt. Bei Kindern mit geschlossener Fontanelle punktiere man eine der (durch Fingerdruck gestauten) äußeren Schädelvenen oder mache einen kleinen, tiefen Einstich mit dem Messer in die Ferse und lasse hieraus 2—3 ccm Blut in ein Zentrifugengläschen tropfen.

Die Aussichten für Leben und Heilung hängen von der Schwere der Erkrankung, der Zeit ihres Auftretens, vom Zustand des Kindes und auch von der elterlichen Infektion ab. Je frischer die Erkrankung der Eltern, desto schwerer die Erscheinungen bei den Kindern. Solche, die schon mit syphilitischen Erscheinungen geboren werden, oder bei denen sie sich mit großer Schnelligkeit entwickeln, frühgeborene oder ernährungsgestörte Kinder, selbstverständlich auch nachlässig behandelte, bieten eine schlechte Aussicht. Dasselbe gilt für Kinder mit schwerer Beteiligung der Bauchorgane. Im übrigen ist die Lues des Kindes ein dankbarer Gegenstand der Behandlung, wenigstens soweit die Beseitigung der klinischen Symptome in Frage kommt. Bei unzureichender Behandlung kommt es jedoch bereits im 1. Lebensjahre wieder zu Rückfällen.

Die Aussichten für das spätere Leben sind keineswegs schlecht. Sofern eine genügende Behandlung stattfindet, bleiben die meisten Kinder körperlich wie geistig gesund. Bei einzelnen allerdings finden sich frühzeitig Veränderungen der Gehirnflüssigkeit, von denen zwar noch nicht feststeht, ob sie als Frühzeichen zerebrospinaler Syphilis anzusehen sind, die aber gleichwohl zur Vorsicht bezüglich der Voraussage raten.

Bei der Behandlung sind künftighin die Vorschriften des Reichsgesetzes zur Bekämpfung der Geschlechtskrankheiten zu beachten, dessen wichtigste Vorschriften sich auszugsweise am Schluß dieses Abschnittes finden. Ein luetisches oder daraufhin verdächtiges neugeborenes Kind ist möglichst seiner Mutter anzulegen. Denn die Mutter ist auch immer selbst syphilitisch, auch wenn sie angeblich nie Erscheinungen dargeboten hat. Selbst ein ergebnisloser Ausfall der Wassermannschen Probe besagt nichts dagegen, denn erfahrungsgemäß genügt eine sog. provokatorische Salvarsaneinspritzung, um die Wassermannsche Probe bei ihr positiv zu gestalten. Das Stillen syphilitischer

Kinder ist auch deshalb nötig, weil bei gleichzeitiger Behandlung der Mutter mit Salvarsan oder Spirocid auch Arsen durch die Frauenmilch auf das Kind übergeht. Vor der Behandlung des Kindes ist der Harn zu untersuchen. Findet sich eine Nierenentzündung, so bildet sie keine Gegenanzeige gegen Quecksilber oder Salvarsan, pflegt vielmehr dabei zu heilen.

Die beste Behandlung ist die mit Spirocid (Tabletten zu 0,1 und 0,25). Es ist üblich, während der ganzen Kur immer 3 Tage lang die Arznei zu geben und dann eine Pause von 4 Tagen einzuhalten. Man beginnt mit einer Tablette zu 0,1 und steigt bei guter Verträglichkeit auf 2 Tabletten am Tag; dann geht man zu der höheren Dosis von 0,25 über und gibt schließlich bis zu 4mal 0,25. Solange die — erstmals nach einem Vierteljahr und danach alle 4 Wochen — angestellte Wassermannsche Reaktion positiv bleibt, ist das Spirocid weiter zu geben bis zur Gesamtmenge von 40—50 g Spirocid. Dann wird eine längere Pause von einem Vierteljahr eingeschaltet; alsdann folgt eine neue Kur und schließlich nötigenfalls (nach einer zweiten Pause) eine dritte. Als Nebenerscheinungen des Spirocids können vermehrte Stühle, Erbrechen und scharlachförmige Hautausschläge auftreten; in einigen wenigen Fällen wurde eine Spirocid-Enzephalitis beobachtet. Beim Auftreten solcher Nebenerscheinungen ist das Mittel auf 8 Tage ganz auszusetzen und dann mit sehr kleinen Dosen: zunächst mit $^1/_4$ Tablette von neuem anzufangen, nach 8 Tagen ist $^1/_2$ Tablette und schließlich eine ganze Tablette zu geben; und bei dieser kleinen Menge ist zu bleiben.

Von anderen Behandlungsmöglichkeiten seien erwähnt die mit Neosalvarsan: auf je 1 kg Körpergewicht verabfolgt man 0,015—0,03 Neosalvarsan, das 2 mal wöchentlich in die Vene zu geben ist (nicht in den Sinus); ferner die mit Wismut (Gefahr der Nierenreizungen): 3mal wöchentlich 0,1 Bisuspen, langsam steigern bis 1,0. Nach vierteljährlicher Behandlung Wassermannsche Probe; je nach dem Ausfall derselben Fortsetzung der Behandlung oder Pause von $^1/_4$ Jahr. Dann neue Wassermannsche Reaktion und nötigenfalls neue Kur.

Die althergebrachte Quecksilberbehandlung ist den oben genannten neueren Behandlungsformen unterlegen. Nur für die örtliche Behandlung des syphilitischen Schnupfens sowie der Rhagaden ist Quecksilber in Form der weißen Präzipitatsalbe zu gebrauchen.

Aus dem Gesetz zur Bekämpfung der Geschlechtskrankheiten

§ 2. ... Eltern, Vormünder und sonstige Erziehungsberechtigte sind verpflichtet, für die ärztliche Behandlung ihrer geschlechtskranken Pflegebefohlenen zu sorgen.

§ 3. Die Durchführung der aus diesem Gesetz erwachsenden gesundheitlichen Aufgaben ist Gesundheitsbehörden zu übertragen, die sich mit den Beratungsstellen für Geschlechtskranke[1]) ... möglichst im Einvernehmen zu halten haben.

§ 4. Die zuständige Gesundheitsbehörde kann Personen, die dringend verdächtig sind, geschlechtskrank zu sein, anhalten, ein ärztliches Zeugnis über ihren Gesundheitszustand vorzulegen. Personen, die geschlechtskrank und verdächtig sind, die Geschlechtskrankheit weiter zu verbreiten, können einem Heilverfahren unterworfen, auch in ein Krankenhaus verbracht werden, wenn dies zur Verhütung der Ausbreitung der Krankheit erforderlich erscheint.

§ 7. Die Behandlung von Geschlechtskrankheiten und Krankheiten oder Leiden der Geschlechtsorgane ist nur den für das Deutsche Reich approbierten Ärzten gestattet.

§ 9. Wer eine Person, die an einer mit Ansteckungsgefahr verbundenen Geschlechtskrankheit leidet, ärztlich behandelt, hat der im § 4 bezeichneten Gesundheitsbehörde Anzeige zu erstatten, wenn der Kranke sich der ärztlichen Behandlung oder Beobachtung entzieht oder wenn er andere gefährdet.

Säuglingstuberkulose

Sie kommt zustande:

1. durch plazentare Übertragung. Wenn der Mutterkuchen einer schwangeren schwindsüchtigen Frau tuberkulöse Veränderungen aufweist, können Tuberkelbazillen in den Körper des Kindes gelangen und in ihm zur angeborenen Tuberkulose führen;

---

[1]) Jeweils vom zuständigen Kreisarzt zu erfragen.

2. durch Tröpfchenübertragung von einem lungenkranken Menschen her;

3. durch Verfütterung tuberkelbazillenhaltiger Milch. In der Milch tuberkulöser Frauen sind nur ausnahmsweise mal Tuberkelbazillen gefunden worden. In der Kuhmilch kommen Bazillen hauptsächlich dann vor, wenn eine Eutertuberkulose besteht. Die Gefahr einer Fütterungstuberkulose durch bazillenhaltige Kuhmilch ist im Steigen begriffen!

4. durch Hineingelangen von Tuberkelbazillen in Wunden und in die äußere Haut und die sichtbaren Schleimhäute.

In den Fällen von **angeborener Tuberkulose,** die überaus seltene Vorkommnisse darstellen, gedeiht das Kind anfänglich gut, beginnt aber etwa 4—6 Wochen nach der Geburt krank zu werden: es wird ungewöhnlich blaß, die Leber vergrößert sich, der Bauchumfang nimmt zu, auch die Milz wird tastbar, auf der Bauchhaut bildet sich ein Netz erweiterter Blutgefäße nach der Art eines Caput medusae, später fühlt man ein Reiben auf der Leberoberfläche, von aufgelagerten Fibrinbelägen herrührend. Es bilden sich erst leichte, dann höhere Temperatursteigerungen heraus. Das Kind nimmt nicht mehr zu, schließlich treten Abnahmen ein; Lymphdrüsen werden überall tastbar usw. Die Frage ist dann immer: Tuberkulose oder Syphilis? Man stellt die Pirquet'sche Probe und auch die Wassermann'sche an. Letztere bleibt negativ, erstere dagegen fällt positiv aus. — Wenn das Kind dann nach einigen weiteren Wochen stirbt, finden sich bei der Leichenöffnung verkäste Drüsen an der Leberpforte und Tuberkelknötchen in den Organen der Brust- und Bauchhöhle. Jede Behandlung ist erfolglos.

Bei der nach der Geburt **erworbenen Tuberkulose** der Säuglinge bilden die Ansteckungsquellen (neben etwaiger tuberkelbazillenhaltiger Kuhmilch) einzelne Menschen, die an einer offenen — ihrem Träger bekannten oder aber auch oft unbekannten — Lungentuberkulose leiden. Zur Ansteckung genügt schon ein einmaliges Beisammensein. Jedoch muß die Übertragung aus allernächster Nähe heraus ($^1/_2$—1 m) erfolgen. Nach der Ansteckungsquelle ist in jedem Fall aufs sorgfältigste zu fahnden. Denn die erste Ansteckung kann ein Säugling überwinden; wenn er aber immer erneut angesteckt wird, erliegt er schließlich der Krankheit. Auch tuberkulöse Säuglinge können ihrerseits wieder für andere Kinder, mit denen sie z. B. zusammen auf dem Wickeltisch liegen, die Ansteckungsquelle darstellen.

Den Ansteckungsweg bilden bei der Übertragung von Mensch zu Mensch die Luftwege. Wie beim älteren Menschen geraten auch beim Säugling die Keime in einen der feinen Luftröhrenäste und rufen hier den „Erstherd" hervor. Von diesem aus gelangen die Keime und die Giftstoffe über die Lymphbahnen zu den Lungenwurzeldrüsen und schaffen hier den tuberkulösen „Drüsenherd". Beide — Erstherd und Drüsenherd — bilden den „Primärkomplex". Diese Entwicklung wird als der „Erstabschnitt der Tuberkulose" bezeichnet. In vielen Fällen ist die Krankheit damit zu Ende und der ganze Primärkomplex fällt der Heilung, Vernarbung und Verkalkung anheim. Das einzige, klinisch nachweisbare Überbleibsel ist die — nunmehr für alle Zeiten positive — Tuberkulinprobe.

Macht die Tuberkulose aber mit dem Primärkomplex nicht halt, sondern entwickelt sie sich weiter, so kommt es zum Übergang in den „Zweitabschnitt", den der Ausstreuung, mit seinen verschiedenen Möglichkeiten der Ausbreitung: 1. kann der Primärherd in die Nachbarschaft hinein weiterwachsen, er kann ferner in einen Luftröhrenast durchbrechen und auf „intrakanalikulärem" Wege zur Aussaat der Keime auf den benachbarten Lungenabschnitt führen, oder er kann durch Einbruch in die Blutbahn zur Verschleppung von Bazillen in entferntere Körpergegenden: in die äußere Haut, auf das Bauchfell, die Gehirnhäute, die Gelenke, Drüsen, Knochen, Hoden usw. führen. 2. kann die Fortentwicklung aber auch von dem Drüsenherd ausgehen: es können die übrigen, an der Lungenwurzel sitzenden bronchialen Drüsen, ferner die entlang der Luftröhre gelegenen paratrachealen angesteckt werden. All das kommt, wie beim älteren Kind, so auch schon beim Säugling vor.

Nur dem „dritten Abschnitt der Tuberkulose" — der Lungenschwindsucht — begegnet man beim Säugling nicht.

* * *

Die **Lungen- und Lungenwurzeldrüsentuberkulose** des Säuglings verläuft mit wechselnden klinischen Erscheinungen:

1. Wo eine gute Tuberkulosefürsorge besteht, kennt man die tuberkulösen Menschen und bekümmert sich auch um deren Kinder, bemüht sich also sehr bald um das Neugeborene einer tuberkulösen Frau, macht die Hautprobe bei ihm, fertigt ein Röntgenbild an und entdeckt so — gewissermaßen veranlaßt durch die Tuberkulose des Erwachsenen — die Erkrankung des Kindes. Und zwar geschieht dies meist schon zu einer Zeit, wo dieses sich noch in sehr gutem Ernährungszustand befindet und keinerlei krankhafte Erscheinungen aufweist.

Daneben gibt es aber andere Fälle, wo die Familie angeblich frei von Tuberkulose ist, wo dann aber ein Kind an Husten, Fieber, Röcheln und Abmagerung erkrankt, wo der Arzt den Verdacht auf Tuberkulose schöpft, die Hautprobe anlegt und ein Röntgenbild anfertigen läßt und seine Diagnose nicht nur bestätigt findet, sondern wo zugleich — umgekehrt wie in den vorigen Fällen — durch die Tuberkulose des Säuglings herauskommt, daß doch ein Erwachsener eine Tuberkulose in sich trägt und das Kind angesteckt hat.

Der Allgemeinzustand ist ein sehr verschiedener, je nachdem der 1. oder 2. Fall vorliegt. Das gleiche gilt für die örtlichen Erscheinungen in der Lunge. Teils fehlen sie überhaupt, teils bestehen sie in gewöhnlichen, katarrhalischen, allerdings chronisch vorhandenen Erscheinungen, teils treten sie in einer Form auf, die dem Kundigen sofort verdächtig vorkommt: nämlich in Form des sog. Bronchialdrüsenhustens, worunter man einen sehr heftigen, fast an Keuchhusten erinnernden, aber ohne die „Reprise“ verlaufenden Reizhusten versteht. Ein anderer Befund ist das exspiratorische Keuchen, d. h. ein beim ruhig atmenden Kind sehr deutlich wahrnehmbares verlängertes und verschärftes Ausatmen, das sich manchmal bis zu Anfällen von Pseudoasthma steigert. Wenn die entlang der Luftröhre gelegenen sog. paratrachealen Drüsen stark geschwollen sind, kann es auch zum inspiratorischen Keuchen kommen. Daneben besteht eine positive Pirquetsche Probe. Vielleicht findet sich auch eine Folliclis tuberc., d. h. senfkorngroße, bräunliche, runde Stellen, die durch die Aussaat von Bazillen in die Haut verursacht sind. Vor allem finden sich im Röntgenbild Drüsenvergrößerungen in der Lungenwurzelgegend oder entlang der Luftröhre oder umschriebene haselnußgroße weiche Herde, in deren Mitte sich manchmal der Primärherd findet, was aber vorläufig nur vermutet werden kann, vor allem finden sich die später zu erwähnenden perifokalen Entzündungen. Freilich — zuweilen ist der Röntgenbefund sehr bescheiden, beinahe ergebnislos; aber wenn man 1—2 Jahre später wieder ein Röntgenbild macht, kommt irgendwo ein Kalkfleck als Überbleibsel der alten Ansteckung heraus.

2. Neben diesen Fällen mit greifbarem klinischem Befund gibt es eine zweite Art von Säuglingen, bei denen gewisse Allgemeinerscheinungen die Krankheit ausmachen, die eigentlichen tuberkulösen Veränderungen sich aber im Hintergrund halten. Es sind Säuglinge, die nicht gedeihen, manchmal Durchfälle haben, atrophisch werden, bei denen also die ganze Krankheit das Bild der chronischen Ernährungsstörung trägt, die zeitweilig von Katarrhen der oberen Luftwege begleitet wird, die schließlich sterben und bei der Leichenöffnung den Überraschungsbefund einer Lungentuberkulose und vor allem einer ausgedehnten Tuberkulose der Drüsen an der Lungenwurzel aufweisen. Wer Bescheid weiß, erkennt freilich auch diese getarnten Fälle oft schon frühzeitig, sei es daran, daß ihre katarrhalischen Erscheinungen vorzugsweise immer an der gleichen Stelle sitzen und nicht — wie sonst üblich — über der ganzen Lunge verbreitet sind, daß die Milz etwas tastbar ist, daß sich in der Haut vielleicht die schon genannte Folliclis tuberc. oder ein kleiner „kalter Abszeß“ findet, daß am Kieferwinkel oder wo anders eine Drüse sitzt, die in ihrer Größe über das Maß der üblichen katarrhalischen Drüsenschwellungen

hinausgeht usw. Wenn in solchen Fällen die Hautprobe angestellt wird, fällt sie positiv aus, und das Röntgenbild zeigt dann die verschiedensten Arten tuberkulöser Veränderungen, sei es eine umschriebene dichte gleichförmige oder wolkige Verschattung an

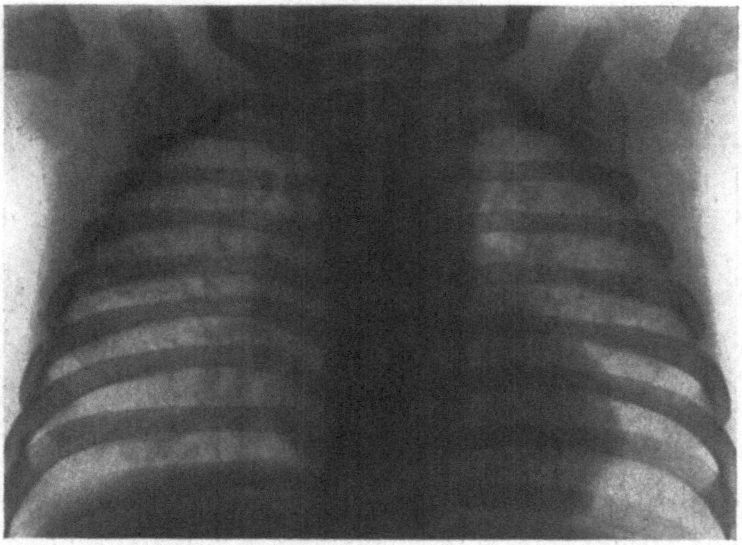

Abb. 44. **Tuberkulose der rechtsseitigen Lungenwurzeldrüsen beim Säugling**
Der dazugehörige Erstherd ist nicht zu erkennen

der Stelle, wo man immer die katarrhalischen Geräusche hörte, bedingt durch den Zustand der sog. „chronischen Verkäsung", also durch ein Weiterwachsen des Primärherdes in seiner Nachbarschaft (Abb. 45) — oder perifokale Entzündungsherde oder Drüsenvergrößerungen, manchmal auch miliare Aussaaten oder kleine Höhlenbildungen usw. — jedenfalls Veränderungen, die es erklären, daß der Allgemeinzustand sich so verschlechterte.

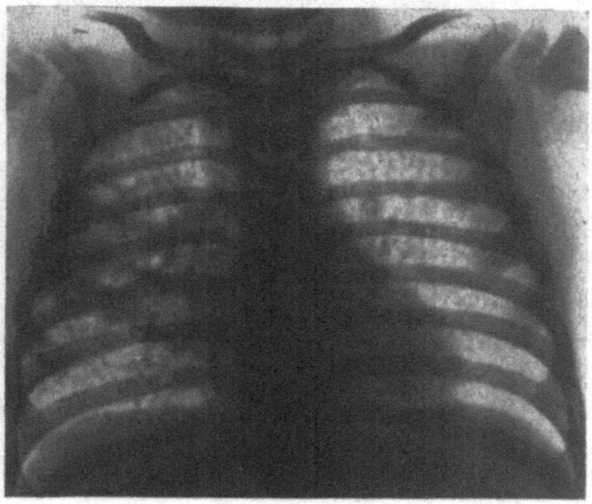

Abb. 45. **Tuberkulöse chronische Verkäsung der Lunge**

3. Bei der dritten Form der Säuglingstuberkulose kommt die Krankheit erst heraus, nachdem bereits eine Streuung erfolgt ist. Bei den Kindern zeigt sich also aus zunächst nicht erkennbarer Ursache öfteres Erbrechen, eine Teilnahmslosigkeit oder zeitweilige Benommenheit, dann kommt es zu unregelmäßigem Fieber und in schneller Steigerung zu Atemstörungen, umschriebenen oder allgemeinen Krämpfen, gespannter Fontanelle — also Erscheinungen, die eine tuberkulöse Gehirnhautentzündung oder eine Miliartuberkulose einleiten und schließlich mit einem letzten hohen Anstieg von Puls und Körperwärme tödlich enden.

4. Nicht selten sind bei der Säuglingstuberkulose die perifokalen Infiltrierungen des Lungengewebes, also jene Herdbildungen, die meist eine reine Röntgendiagnose sind, und die entweder auf einer wassersüchtigen entzündlichen Durchtränkung des Lungen-

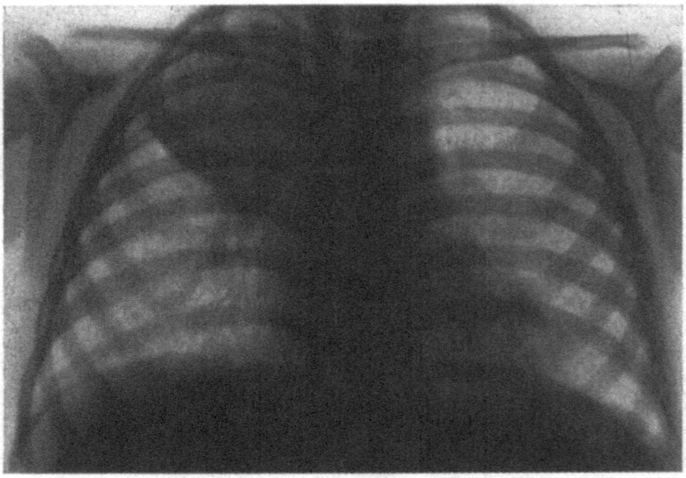

Abb. 46. **Atelektase des Lungengewebes, durch Bronchial- oder Paratrachealdrüsen-Tuberkulose verursacht**

gewebes — einer wirklichen Infiltrierung — oder auf einer Atelektase beruhen. Sie sind selbst keine spezifisch-tuberkulösen Gewebsveränderungen, aber letzten Endes werden sie natürlich doch durch die Tuberkulose veranlaßt (Abb. 46 u. 47).

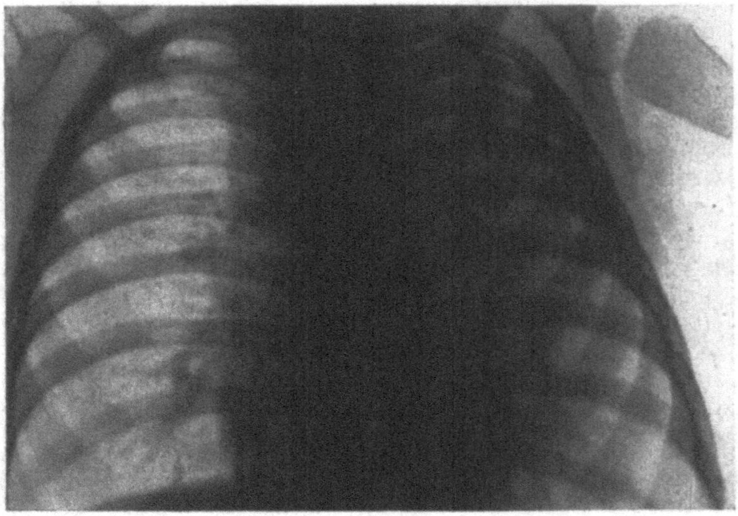

Abb. 47. **Perihiläre Infiltrierung links**
Verursacht durch eine linksseitige Tuberkulose der Lungenwurzeldrüsen

Wo es sich um Atelektasen handelt, wird durch den Druck tuberkulöser Drüsen der betreffende Luftröhrenast abgedrosselt, so daß in dem zugehörigen Lungenbezirk der Luftaustausch aufgehoben und die vorhandene Alveolarluft aufgesaugt wird. Wo es sich um eigentliche perifokale Entzündungen handelt, liegt in deren Mitte meist ein kleiner tuberkulöser Herd, entweder der Primärherd selbst oder ein Streuherd, dessen Giftwirkung das ganze benachbarte Lungengewebe zur begleitenden Entzündung bringt. In jedem Fall kann die Veränderung wochen- oder monatelang bestehen. Aber sie heilt schließlich aus.

Zur besseren Verständigung bezeichnet man die mitten im Lungengewebe gelegenen Verdichtungen als eigentliche „perifokale". Liegen sie um die beteiligten Lungenwurzeldrüsen herum, so heißen sie „perihiläre", liegen sie neben den entlang der Luftröhre sich findenden Drüsen, so heißen sie „paratracheale", and liefern sie die Verschattung eines ganzen Lungenlappens oder einer ganzen Lungenseite, so spricht man von „epituberkulösen" Infiltrierungen.

Wenn sie mit Fieber einhergehen und man wegen des etwas unklaren klinischen Befundes über den Lungen ein Röntgenbild macht, sind sie dem Kundigen meist schon aus der Eigenart ihrer Form und ihres Sitzes auf Tuberkulose verdächtig, so daß er sofort die Pirquetsche Probe anlegt. Wenn jemandem diese Veränderungen nicht genau bekannt sind, wird er sie zuerst wohl für Lungenentzündungsherde halten; aber gegen diese Annahme spricht, daß sie trotz ihrer Größe meist kein Bronchialatmen, sondern umgekehrt eher abgeschwächtes Atmen liefern. Mit den Infiltrierungen vergesellschaftet finden sich nicht selten Entzündungen des zwischen den einzelnen Lungenlappen gelegenen Rippenfells in Form der sog. interlobären Pleuritis. Auch das Mittelfell ist nicht selten in Mitleidenschaft gezogen.

Die Heilungs- und Lebensaussichten von Säuglingen mit Lungen- und Lungenwurzeldrüsentuberkulose hat man früher für ganz ungünstig angesehen. Das war ein Irrtum.

Wie die Verhältnisse in Wirklichkeit liegen, zeigen folgende Zahlen aus meiner eigenen Klinik (nach Schwenk):

Von Säuglingen mit nachgewiesener Bronchialdrüsentuberkulose (ohne im Röntgenbild erkennbaren Erstherd und ohne sonstige Lungenbeteiligung), die

im 1.	Lebensvierteljahr	in	Behandlung	kamen,	starben	5	und	blieben	am	Leben	3
im 2.	,,	,,	,,	,,	,,	4	,,	,,	,,	,,	2
im 3.	,,	,,	,,	,,	,,	5	,,	,,	,,		5
im 4.	,,	,,	,,	,,	,,	5	,,	,,	,,		12

Es starben also überhaupt nicht alle, sondern im 1. Lebensvierteljahr starben rund 62, im 4. nur noch 30%.

Von Säuglingen mit perifokalen Infiltrierungen starben 44% (7 starben, 9 blieben am Leben).

Hingegen von Säuglingen mit sogenannter chronischer Verkäsung, also mit umschriebener fortschreitender tuberkulöser Herdbildung, starben 14 und nur 2 blieben am Leben.

Wo sich also eine klinische Tuberkulose an umschriebener Stelle entwickelt und als sog. chronische Verkäsung — meist infolge Weiterwachsens des Primärherdes — verläuft, sind die Aussichten sehr schlecht. In den übrigen Fällen sind sie besser.

Auf diese — immerhin nicht ganz ungünstigen — Ergebnisse kann man die Eltern eines Säuglings stets hinweisen, freilich unter dem Hinzufügen, daß jeder günstig aussehende Fall sich von heut auf morgen zur tuberkulösen Gehirnhautentzündung oder Miliartuberkulose auswachsen könne. Gefährlich ist vor allem die Zeit des Frühjahrs, wo sich zu den mancherlei Schädigungen, die ein Kind von außen her treffen können (Grippe usw.), noch die an den Frühling geknüpfte hormonale Umstimmung im Innern gesellt, die zu Streuungen, Phlyktänen, Folliclis tub., vorübergehender starker Vergrößerung etwa vorhandener perifokaler Infiltrierungen u. dgl. führen kann.

Diagnose: Was beim Säugling den Verdacht auf Tuberkulose lenkt, ist vor allem seine Herkunft aus einer belasteten Familie. Der Verdacht nimmt festere Formen an durch den positiven Ausfall einer Tuberkulinprobe. Wenn sie negativ ausfällt, so spricht das nicht immer gegen Tuberkulose, denn es kann der schlechte Allgemeinzustand des Kindes daran schuld sein. Außerordentlich wertvolle Ergebnisse liefert die Röntgenuntersuchung, die unerläßlich ist. Der Nachweis der Tuberkelbazillen dagegen ist nicht erforderlich. Will man ihn aus irgendeinem Grunde führen, so hebere man morgens früh den Magen des Kindes aus und suche in dem dadurch gewonnenen, verschluckten Auswurf des Kindes die Bazillen. Ob die bloße mikroskopische Untersuchung hinreicht, oder ob der Tierversuch anzuschließen ist, ist bisher umstritten. Wahrscheinlich haben Bazillen, zu deren Nachweis erst der Tierversuch herangezogen werden muß, keine große klinische Wichtigkeit.

Eine Behandlung hat in den fortgeschrittenen Fällen von Miliartuberkulose, tuberkulöser Gehirnhautentzündung, bei miliarer Streuung über die ganze Lunge hin, bei chronischer Verkäsung und Höhlenbildung keinen Sinn. Es ist nur den Kindern die größtmögliche Erleichterung zu schaffen (Freiluft, Kodeinsirup, Sauerstoff usw.).

Erfolgreicher ist das ärztliche Handeln, wenn man die Kinder schon gleich nach der Geburt erfassen kann. Sie sind dann sofort von der tuberkulösen Mutter zu trennen, indem man sie in ein Säuglingsheim gibt, oder indem man die Mutter in einer Heilstätte unterbringt. Ist beides nicht möglich, so muß die Mutter, wenn sie sich dem Kinde nähert, sich wenigstens ein Tuch vor den Mund binden (vgl. Abb. 48). In den ersten Wochen nach der Geburt wird man das Kind stillen lassen, aber dann bald zur Zwiemilchernährung und schließlich zur künstlichen Ernährung übergehen. Von vornherein ist das Kind an die frische Luft zu gewöhnen und möglichst den ganzen Tag im Freien zu lassen. Die Erfahrung hat gelehrt, daß es bei großer Vorsicht gelingt, auf diese Weise lange Zeit über die tuberkulöse Ansteckung von dem Kinde fernzuhalten.

Die **äußere Tuberkulose** hat im Gegensatz zu der inneren stets und mit Recht als die günstigere gegolten. Deswegen — und weil sie manchmal zu der bekannten Veränderung des Aussehens der Kinder führt — hat man früher bei ihr nicht von Tuberkulose, sondern von Skrofulose gesprochen. Sie tritt beim Säugling als Teilerscheinung des Zweitabschnittes auf und entsteht durch Verstreuung der Bazillen auf dem Blutwege in die Haut (kalte Abszesse, Folliclis tuberculosa, Skrofuloderma, Lichen scrophulosorum), in die Knochen (Spina ventosa, Tuberkulose der platten Schädelknochen, des Felsenbeins und des Mittelohres, der Kiefer), in die Gelenke, Hoden und Nebenhoden und Drüsen. Die Aussichten auf eine Heilung sind an sich gut, hängen aber weitgehend vom Verlauf des gleichzeitigen Lungen- und Bronchialdrüsenherdes ab.

Zum kleineren Teil kommen diese Formen durch Eindringen der Bazillen in Wunden oder in die Haut und die sichtbaren Schleimhäute zustande, so die Tuberkulose der Leistendrüsen nach der Beschneidung jüdischer Kinder durch einen schwindsüchtigen Beschneider, das Skrofuloderma der Ohrläppchen nach dem Ohrringstechen, tuberkulöse Gaumengeschwüre nach dem Mundauswischen oder nach dem Lutschen an einem Sauger, der von der schwindsüchtigen Mutter mit ihrem Speichel befeuchtet wurde und anderes mehr. Auch bei diesen Formen sind die Heilungsaussichten nicht schlecht.

Die Behandlung der äußeren Tuberkulose besteht in der Ausschaltung der Ansteckungsquelle, in vernünftiger gemischter Ernährung, in der Zulage von Kreosotlebertan (Kreosot 1,0, Ol. jec. aselli ad 100,0. 2mal tägl. 1 Teelöffel nach dem Essen), in der Freiluftliegekur, im Winter in Höhensonnenbestrahlung und bei Knochen- und Drüsentuberkulosen in Röntgenbestrahlungen.

Ein gewisser Teil von Kindern erweist sich durch den positiven Ausfall der Pirquetschen Probe als tuberkulös angesteckt, läßt aber keinerlei Erscheinungen von klinischer Tuberkuloseerkrankung erkennen. Das sind die früher erwähnten Fälle, in denen die Tuberkulose nach der Ausbildung des Primärkomplexes haltmachte. Einer Behandlung bedürfen diese Kinder nicht, aber sie sind mit besonderer Sorgfalt vor Masern, Keuchhusten und Grippe und vor allem vor der erneuten Ansteckung mit Tuberkulose zu schützen.

Erkrankungen der Luftwege

Der anatomische Bau der Atmungswege zeigt beim Säugling gewisse Unterschiede gegenüber dem beim älteren Kind und noch mehr gegenüber dem bei Erwachsenen: Nasenhöhle und Nasenrachenraum sind enger, daher wird viel leichter die Nasenatmung verlegt. Die Ohrtrompete mündet breiter und begünstigt das Übergreifen entzündlicher Vorgänge vom Rachen auf das Mittelohr. Der Kehlkopf steht höher als späterhin. Der Brustkorb befindet sich schon normalerweise in einer gewissen Einatmungsstellung: die Rippen verlaufen von der Wirbelsäule her horizontal nach vorn, während sie später schräg nach vorn und unten verlaufen. Die Atmung ist eine ausgesprochene Zwerchfellatmung. Die Zahl der Atemzüge beträgt 30—60 in der Minute. Wenn Atemnot eintritt, ist sie oft nicht so sehr von der Beteiligung der Lungen als vom Zustand des Herzens abhängig.

Zur Untersuchung setzt man das Kind auf einen Tisch, läßt die Arme von der Mutter nach vorn halten und den Kopf etwas beugen, so daß ein runder Rücken entsteht. Man klopft dann wie beim Erwachsenen, nur entsprechend schwächer und ohne Zuhilfenahme von Plessimeter und Hammer. Um die vordere Brustwand zu beklopfen, wird das Kind auf den Rücken gelegt. Will man feinere Schallunterschiede herauskriegen, so klopft man nur mit einem Finger.

In derselben Stellung auskultiert man auch. Sind aber die Kinder sehr unruhig, so läßt man sie von der Mutter auf den Arm nehmen, wo sie sich leichter untersuchen lassen. Zur Auskultation benutzt man ein Schlauchhörrohr von etwa 40 cm Länge. Die untere Lungengrenze liegt beim Säugling vorn in der Brustwarzenlinie am oberen Rand der 6. Rippe, hinten in Höhe des 10. Brustwirbeldorns. Die Ergebnisse des Beklopfens und Behorchens sind im übrigen wie beim Erwachsenen zu deuten.

Am Schluß der Untersuchung besichtigt man den Rachen. Dazu nimmt die Mutter das Kind wieder auf den Arm und hält ihm mit ihrer freien Hand die Hände. Der Arzt faßt mit seiner linken Hand den Schädel des Kindes, wobei der Daumen vorn, die anderen Finger auf dem Hinterkopf liegen, und dreht ihn so, daß das Licht in den Mund des Kindes fällt. Gleichzeitig schiebt er den Spatel so tief in den Mund hinein, daß derselbe die hintere Rachenwand berührt und den Würgreflex auslöst, wodurch dann für einen Augenblick die ganze hintere Hälfte der Mundhöhle übersehbar wird.

* * *

Den meisten Erkrankungen der Luftwege liegen Ansteckungen mit verschiedenartigen Keimen zugrunde: mit Influenzabazillen, Pneumokokken usw. Es kommen also keine bestimmten Erreger in Frage. Deshalb faßt man diese ganze Gruppe von Erkrankungen auch unter dem unverbindlichen Namen „**Grippe**" zusammen. Sie tritt in der schlechteren Jahreszeit gehäuft auf und geht als Hausinfektion oft durch die ganze Familie, kein Glied derselben verschonend. Die Übertragung geschieht in erster Linie durch Erwachsene, die an Schnupfen oder Rachenkatarrhen leiden, ohne dadurch selbst sehr belästigt zu sein. Auf Säuglingsabteilungen wird die Grippe gleichfalls hauptsächlich durch Erwachsene — Ärzte, Pflegerinnen und vor allem Besucher — verbreitet. Die Übertragung von Bett zu Bett spielt eine geringere Rolle. Eine besondere Veranlagung zur Erkrankung wird durch die exsudative Diathese und durch die Rachitis geschaffen. Vielfach handelt es sich aber nicht um Neuansteckungen, sondern um ein Wiederaufflackern bereits abgeklungen gewesener Katarrhe.

Die klinischen Erscheinungen hängen ab von der Giftigkeit der Erreger, dem Sitz der Entzündung, von der Körperverfassung des Kindes, nicht zum wenigsten auch von der Behandlung. Bei manchen Kindern bleiben die Erscheinungen gering und werden ohne erheblichere Beeinträchtigung des Allgemeinbefindens durchgemacht, bei anderen dagegen nimmt die Erkrankung ein tödliches Ende. Bei den einen beschränkt sich die Erkrankung auf einen umschriebenen kleinen Abschnitt der Atemwege, bei anderen verläuft sie fortschreitend: beginnt mit einem scheinbar unbedeutenden Schnupfen, greift aber schnell auf Kehlkopf und Luftröhren über, wird zur Bronchitis, dann zur Kapillärbronchitis und führt zum Tode. Welche Entwicklung eine Grippe nehmen wird, läßt sich selten vorausbestimmen. Deshalb ist sie in jeder Form, auch als harmloser Schnupfen, der ärztlichen Beachtung wert, namentlich aber bei frühgeborenen Kindern und bei Rachitikern.

* * *

Tritt die Erkrankung als **Nasenrachenkatarrh** (Nasopharyngitis) in Erscheinung, so erkrankt das Kind nach kurzer Inkubation mit Unruhe, leichtem Anstieg der Körperwärme, erschwerter Nasenatmung, Niesen. Am nächsten Tage sind die Drüsen hinter dem Kopfnicker als weiche Knoten vergrößert zu fühlen. Nach weiteren 2—3 Tagen fällt das Fieber wieder ab, der Nasenausfluß wird reichlicher und zugleich trüber, Oberlippe und Naseneingang röten sich und werden wund. Die Nasenatmung ist größtenteils verlegt, die Atmung infolgedessen hörbar und beschleunigt. Wieder ein paar Tage später ist die Absonderung im Rückgang begriffen, das Allgemeinbefinden gebessert und der Nasenrachenkatarrh in Heilung begriffen.

Von dem eigentlichen Sitz der Erkrankung ist nichts zu sehen. Es ist die Rachenmandel und ihre Umgebung, von der in diesen Fällen eine außerordentliche

Schleimabsonderung stattfindet. Ist der vordere Teil mehr befallen, so kommt es klinisch zum Schnupfen, ist der hintere Teil mehr betroffen, so fließt der Schleim auf der hinteren Rachenwand hernieder. Im letzten Fall, bei der eigentlichen Pharyngitis oder Angina pharyngea, ist die Nase selbst frei von Ausfluß und auch im Rachen ist zunächst wenig zu sehen, nur Gaumenbogen und Zäpfchen sind eine Spur gerötet, etwas stärker rot ist die hintere Rachenwand. Dagegen sind — wiederum ein für die Feststellung sehr wichtiger Befund — die Nackendrüsen des Kindes noch stärker geschwollen. Mit dem Nachlassen des Fiebers, also nach 2—3 Tagen, erscheint, von obenher herabfließend, grauer oder gelblicher, eitriger Schleim auf der hinteren Rachenwand. Zugleich tritt Husten auf.

Begleiterscheinungen: Häufig bestehen Nahrungsverweigerung, Erbrechen, Saugbeschwerden durch die verstopfte Nase, Gewichtsstillstand, auch stärkere Gewichtsabnahmen, sofern die Kinder mit kohlehydratreichen Nahrungsmischungen ernährt wurden. Gefürchtet sind schwere, gefährliche, parenterale Ernährungsstörungen, die an Schwere die katarrhalischen Erscheinungen im Nasenrachenraum weit übertreffen können (gastrointestinale Form der Grippe oder Darmgrippe). Gelegentlich sind dem, an sich unveränderten, Stuhlgang aber auch nur mal große Ballen eitrig-gallertigen oder blutigen Schleimes beigemischt, wahrscheinlich als Ausdruck einer umschriebenen Reizung des Dickdarms durch zur Ausscheidung kommende Gifte. Während bei der ausgesprochenen parenteralen Störung zu verfahren ist wie bei einer schweren akuten Ernährungsstörung, ist das bei den letztgenannten Fällen nicht immer nötig. Man braucht meist an der Nahrung nichts zu ändern, sondern kann sich mit Kamilleneinläufen, 2mal am Tag mit oder ohne Tierkohle, begnügen. Immerhin ist Vorsicht geboten (vgl. S. 127).

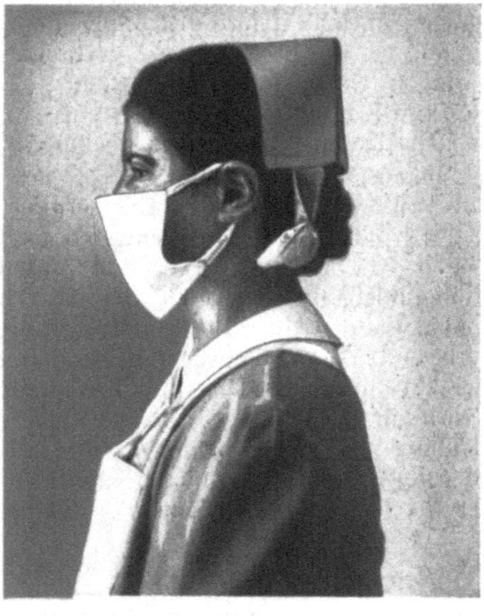

Abb. 48. **Mundbinde für — mit Erkältungen behaftete — Pflegerinnen**

Aus: Birk, Lehrbuch der Säuglings- und Kleinkinderpflege 4. Auflage. Verlag Enke, Stuttgart

Länger anhaltendes, unregelmäßiges Fieber wird durch zurückbleibende stärkere, sichtlich schmerzhafte Vergrößerung der Nackendrüsen bedingt, die auch einseitig auftreten kann (Drüsenfieber). Sehr häufig ist das Übergreifen auf das Mittelohr. Eine schlimme, jedoch seltene Begleiterscheinung ist die eitrige Gehirnhautentzündung. Bei frühgeborenen Kindern kommt es zu asphyktischen Anfällen.

Die Diagnose ist bei einiger Bekanntschaft mit dem Krankheitsbild nicht schwer. Man ist nur leicht geneigt, anzunehmen, daß die schwere Störung des Allgemeinbefindens und das oftmals hohe Fieber nicht von dem Rachenkatarrh allein herrührt, sondern daß noch irgendeine andere Erkrankung sich dahinter versteckt. Einen guten Hinweis auf den vermutlichen Sitz der Erkrankung geben die tastbaren Nackendrüsen ab. Bei besonders hartnäckigem Schnupfen, besonders mit einseitigem Ausfluß und Blutspuren im Nasenschleim, ist zu untersuchen, ob nicht Diphtheriebazillen die Erreger sind.

Die Aussichten sind, außer bei Frühgeburten, gut.

Vorbeugend sind Säuglinge vor dem Zusammenkommen mit erkälteten Personen zu schützen. Wenn stillende Mütter oder Ammen an Schnupfen erkranken, müssen sie beim Anlegen des Kindes ein Tuch vor Nase und Mund binden; wenn Pflegerinnen oder

Kindermädchen zu wiederkehrenden Rachenkatarrhen neigen, entläßt man sie am besten aus dem Dienst. Einen Schutz vor Erkältungen durch bewußte Abhärtung des Kindes mit Kaltwasseranwendung oder mit Nackt-Luftbädern zu treiben, ist ebenso unnütz wie gefährlich. Dagegen sollte man Säuglinge bei jedem Wetter, auch im Winter, ins Freie bringen; Gewöhnung an die frische Luft ist die beste Abhärtung.

Bei der Behandlung wirkt sich vor allem bei beginnender Nasopharyngitis die wiederholte **Schwitzpackung** günstig aus:

Das Kind bekommt ein Bad, dessen Wärme von 35° langsam bis auf 38° C gesteigert wird, wird kräftig gerieben und erhält vor dem Herausnehmen einen kurzen, kühlen Guß über die Brust, damit es tief Luft holt und abhustet. Dann wird es — unabgetrocknet — in ein warmes Badetuch gewickelt und in diesem kräftig abgerieben. Es bleibt darin liegen, wird außerdem noch in eine Wolldecke eingewickelt und wird so eingepackt ins Bett gelegt, mit Wärmflaschen vor den Füßen und an den Seiten. Während es in dieser Schwitzpackung liegt, reicht man ihm noch warmen Fliedertee durch die Flasche — was nie vergessen werden darf — und läßt es $^1/_2$—1 Stunde lang in der Schwitzpackung liegen. (Die meisten Kinder schlafen darin ein.) Spätestens nach 1 Stunde wird es herausgenommen, gründlich abgetrocknet und mit vorgewärmter Wäsche bekleidet. Solche Schwitzpackungen läßt man an den ersten 3 Tagen täglich morgens oder abends machen. — Ist das Fieber jedoch sehr hoch, über 39°, so läßt man die Schwitzpackung besser weg, weil es unter solchen Umständen leicht zur Überhitzung des Kindes durch Wärmestauung kommt. Man beschränkt sich dann auf das bloße Baden oder macht gar abkühlende Bäder oder kühle Packungen, um etwaigen unerwünschten Fiebererscheinungen wie Krämpfen vorzubeugen.

Ist das Fieber nur abends hoch, morgens aber niedrig, so läßt man die Kinder morgens schwitzen und gibt ihnen abends nur ein abkühlendes Bad.

Durch Schwitzmaßnahmen wird der Verlauf eines Rachenkatarrhs wesentlich abgekürzt und zugleich einem Weiterschreiten vorgebeugt. Gleichzeitig empfiehlt es sich, Eubasin oder Albucid zu geben: zuerst $^1/_2$ Tablette, nach 2 Stunden die gleiche Menge, von da ab 2stündlich $^1/_4$ Tablette. Fällt das Fieber ab, so ist bei der gleichen Dosis noch 3—4 Tage zu bleiben, dann für die nächsten 4 Tage auf die halbe Dosis zurückzugehen. Die Kinder vertragen beide Arzneien sehr gut, wenn sie zerdrückt in etwas dickem Schleim verrührt sind. Gegen einen zurückbleibenden Reizhusten, der namentlich nachts oder morgens früh sich einzustellen pflegt, gebraucht man Kodeinsirup, abends und nachts je 1 Teelöffel. Zugleich empfiehlt es sich, auch Nase und Rachen örtlich zu behandeln: man läßt bei Rückenlage des Kindes in jedes Nasenloch mit dem Tropfröhrchen reichlich Kamillentee oder erwärmte Zinklösung hineintropfen (Sol. zinc. sulfur. $^1/_3$%), durch die der im Rachen sitzende Schleim weggespült und die Schleimhaut etwas zum Abschwellen gebracht wird. Ist die Nase durch Borken verlegt, so streicht man essigsaure Tonerde-Salbe in die Nasenlöcher. (Liq. alum. acet. 2,0. Adip. lan. + Paraffin. liq. āā ad 20,0. M. D. S. Essigsaure Tonerde-Salbe.)

Als eine der häufigsten Begleitkrankheiten des Nasenrachenkatarrhs des Säuglings möge die **Mittelohrentzündung** hier Platz finden. Sie kommt als Otit. med. concomitans oder cachecticorum bei atrophischen Säuglingen vor und kann ohne Fieber oder Schmerzempfindungen verlaufen. Man entdeckt nur eines Morgens, daß ein oder beide Ohren laufen.

Wenn sie als selbständige Krankheit auftritt, so geschieht es oft so, daß das Kind eines Abends unruhiger als sonst ist, in der Nacht schlecht schläft, am Morgen wieder ganz munter ist, aber ein laufendes Ohr hat. Wenn sich im Verlauf einer Grippe eine Mittelohrentzündung vorbereitet, so kennzeichnet sich das meist — aber nicht immer — durch einen erneuten Fieberanstieg, durch Schmerz im Ohr und dementsprechende Unruhe, ferner durch Druckschmerz beim Berühren des Tragus während des Waschens und Untersuchens. Die Ohrenspiegeluntersuchung ergibt nur dem geübten Untersucher verläßliche Ergebnisse.

Bei Verdacht auf Mittelohrentzündung legt man auf das Ohr einen (kunstgerechten) feuchten Verband mit essigsaurer Tonerde. Wenn kein Fieber besteht, genügt es, einige Tropfen warmen 10%igen Karbolglyzerins in den Gehörgang hineinzugießen und denselben mit einem Wattepfropfen zu verstopfen. Bei hohem Fieber, starker Empfindlichkeit und deutlich vorgewölbtem Trommelfell macht man den Durchstich durch das Trommelfell oder sucht durch warme Kamillentee- oder Breiumschläge und Auflegen eines Heizkissens den Durchbruch des Eiters herbeizuführen. Ist derselbe erfolgt, so leitet man durch häufig gewechselte Gazestreifen im Gehörgang den Eiter nach außen. Nach 8 Tagen läßt man die Streifen weg und läßt durch die Mutter morgens und abends das Ohr vermittels einer Gummiballspritze mit Kamillentee ausspülen und setzt dies fort, bis die Absonderung aufgehört hat.

Sobald sich Rötung hinter dem Ohr, Druckschmerzhaftigkeit am Warzenfortsatz und ein Abstehen der Ohrmuschel zeigt, ist der Ohrenarzt hinzuzuziehen.

Mandelentzündungen kommen beim Säugling sehr selten und meist nur als „Angina punctata", d. h. mit vielen kleinen stecknadelkopfgroßen Stippchen auf der Mandel, vor.

Laryngitis acuta ist häufiger und äußert sich in Heiserkeit, bellendem, rauhem Husten und röchelnder Atmung. Dieselben Erscheinungen finden sich bei „falschem Krupp", bei Kehlkopfdiphtherie und in etwas abweichender Form auch bei Verengerungen der Luftröhre infolge Thymusvergrößerung sowie bei Kindern mit alten Gehirnschädigungen. Frischer Kehlkopfkatarrh ist immer verdächtig auf Diphtherie; es ist deshalb sofort Serum zu geben (5000 E.).

Als **Laryngismus stridulus** bezeichnet man ein harmloses Röcheln, das bei einzelnen Säuglingen sich einzustellen pflegt, wenn die Kinder freudig oder unangenehm erregt sind, im Schlafe aber stets schwindet, und einer Behandlung weder bedarf noch zugänglich ist.

Der **Luftröhrenkatarrh** beginnt akut mit 3—4tägigem Fieber, rauhem, reizendem Husten, etwas beschleunigter Atmung und oftmals hörbarem Giemen und Pfeifen auf der Brust.

Nur bei einzelnen Säuglingen setzt der Luftröhrenkatarrh plötzlich wie eine schwere Lungenerkrankung ein: mit hochgradiger Atemnot, Verlust der roten Hautfärbung und bläulicher Verfärbung des Gesichtes, ständigem Sich-Hin- und Herwerfen und unaufhörlichem Hustenreiz. Versucht man wegen der Atemnot etwa Lobelin zu geben, so verschlimmert sich der Zustand. Gibt man Belladonna oder ein Schlafmittel, so beruhigen sich die Kinder. Aber auch ohne Behandlung stellt sich in 1—2 Tagen Besserung ein, und es zeigt sich, daß nur ein verhältnismäßig leichter Luftröhrenkatarrh den schweren Anfangszustand ausgelöst hat. Das Röntgenbild zeigt in solchen Fällen nichts als eine hochgradige Lungenblähung mit tiefstehendem Zwerchfell und steilgestelltem Herz.

Bei der Untersuchung des Kindes erweist sich der Rachen stets etwas mit gerötet. Bei Hustenstößen erscheint grauweißer, zäher, späterhin lockerer und schaumiger Auswurf von unten her im Rachen. Über den Lungen ist der Klopfschall normal. Hingegen hört man zähes Giemen, entweder überall oder nur an einzelnen Teilen der Lunge. Am Zwerchfellansatz bestehen Einziehungen. Aber eigentlicher Luftmangel ist nicht vorhanden. Nach 3—4 Tagen fällt das Fieber ab, der Husten wird stärker und lockerer, über den Lungen erscheinen zahlreiche, gröbere und feinere Rasselgeräusche. Im Verlauf von weiteren 8 Tagen klingt die Erkrankung ab, der Appetit kehrt wieder, die Bronchien reinigen sich; nur in den unbehandelten Fällen und bei neuropathischen Kindern erhält sich ein stärkerer Husten, der oft einen deutlich krampfartigen Charakter — wie beim Keuchhusten — annimmt und vorzugsweise morgens und nachts sich einstellt.

Die Heilungsaussichten sind im allgemeinen gut. Nur nach einer Richtung hin zeigt die Bronchitis des Säuglings ein bedenkliches Verhalten, nämlich in ihrer Neigung, auf die feineren Bronchien oder auf das Lungengewebe überzugreifen.

Bei manchen Säuglingen nimmt jeder Luftröhrenkatarrh einen asthmatischen Einschlag an, d. h. er zeigt ein laut hörbares, giemendes, besonders sich beim Ausatmen findendes Atemgeräusch mit krampfhaftem Husten und Blässe des Kindes, verbunden mit Eosinophilie des Blutes oder Auswurfs. Häufig findet sich auch eine asthmatische bzw. allergische Familienbelastung und vor allem die Eigentümlichkeit, daß sich bei späteren Erkrankungen immer wieder dieses „**Säuglingsasthma**" herstellt, das weniger durch Nahrungs- als durch Witterungs- und Bakterienallergene bedingt ist. Namentlich die feuchtigkeitsgeschwängerte, schwüle Luft nach Gewittern im Hochsommer führt zum Säuglingsasthma.

Die Behandlung besteht während der ersten Tage in einer Verabreichung von Eubasin oder Albucid (s. S. 187). Wird das Fieber dadurch nicht beeinflußt, so gehe man am 3. oder 4. Tage zur Wasserbehandlung über: morgens oder abends erhält das Kind ein warmes Bad mit kühler Übergießung und nachfolgender Schwitzpackung (s. S. 187). Außerdem verordnet man eines der üblichen Hustenmittel: Liq. am. anis. 10,0; 2stündlich 5 Tropfen oder Primulat. fluid. (Tosse) 20,0; 2stündlich 5 Tropfen; Mixt. solvent. F. M. B. 1/2 Dosis; 2stündlich 1/2 Teelöffel in Tee. Bleibt ein Husten zurück, so läßt man abends vor dem Schlafengehen 1 Teelöffel Kodeinsirup nehmen. Später gibt man noch einige Wochen lang 2—3mal täglich 1 Teelöffel Kreosotlebertran (1%) zur Vorbeugung weiterer Katarrhe. In schweren Fällen ist die Behandlung die gleiche wie bei einer Lungenentzündung (vgl. S. 194). Während des Fiebers behält man die Kinder im allgemeinen im Zimmer, aber eine ständige Bettruhe ist weder erforderlich, noch wünschenswert. Man soll im Gegenteil durch regelmäßiges öfteres Herumtragen vermeiden, daß die Kinder ständig auf dem Rücken liegen, damit sich nicht Anschoppungen in der Lunge bilden. Bei schönem Wetter kann man sie auch während des akuten Zustandes zeitweise ins Freie bringen oder wenigstens bei geöffneten Fenstern liegen lassen. Im allgemeinen sei man aber vorsichtig, solange die Kinder noch einen Befund in den Luftröhren haben. Ist die Luft im Zimmer sehr trocken, so hängt man nasse Tücher über die Heizung oder an den Ofen oder läßt stundenweise einen der bekannten Dampfapparate gehen.

Greift der Katarrh auf die allerfeinsten Verästelungen des Bronchialbaumes über, wozu gerade das Säuglingsalter neigt, so kommt es zur **Kapillärbronchitis** — einem Krankheitsbild, dem sich an Schwere und Hoffnungslosigkeit eigentlich nur noch die alimentäre Intoxikation bei akuter Ernährungsstörung an die Seite stellt.

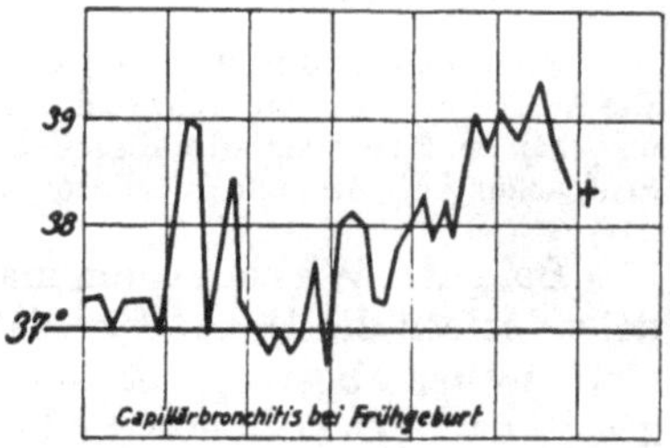

Abb. 49. Im Verlauf gehäufter Grippefälle erkrankte das Kind erst mit einem Rachenkatarrh, der gut durch die Behandlung beeinflußt wurde, aber dann plötzlich auf die tieferen Luftwege übergriff und zum Tode führte

Die Kapillärbronchitis oder Bronchiolitis entsteht selten aus sich allein heraus. Entweder ist sie das Ende eines fortschreitenden Katarrhs der oberen Luftwege, der mit einem Schnupfen begann und schrittweise sich nun bis zur Kapillärbronchitis fortentwickelte (Abb. 49), oder sie entsteht auf dem Boden einer mehr subakut verlaufenden oder vernachlässigten Tracheobronchitis. Das Übergreifen der Entzündung auf die Bronchiolen geht mit einer sehr augenfälligen Veränderung des Allgemeinzustandes des Kindes einher. Man sieht auf den ersten Blick, daß irgendetwas hinzugekommen ist: das Kind ist blasser als bisher, schwerkrank, es besteht Luftmangel, Nasenflügelatmen, der Husten ist krampfhaft und klingt, als ob die Brust „ganz voll“ wäre, zugleich stellt sich auch höheres Fieber ein. Am höchsten wächst die Not bei Rachitikern, deren weicher Brustkorb bei jedem Atemzuge nachgibt. Diese, ferner Säuglinge mit frischen oder eben überstandenen Masern und Keuchhusten, Frühgeburten und ganz junge Kinder sind besonders gefährdet durch Kapillärbronchitis.

Der Untersuchungsbefund ist oft gering: der Brustkorb steht in höchster Einatmungsstellung, er gibt aber überall vollen, lauten Lungenschall. Beim Behorchen findet man über der ganzen Lunge feinblasiges Rasseln, zuweilen aber hört man gar nichts, das Atemgeräusch erscheint im Gegenteil aufgehoben, und nur an den hinteren, unteren Lungenrändern besteht etwas feines Knisterrasseln. Bei der Besichtigung des Rachens erscheint schaumiger, grauweißer Auswurf, der sich bei häufigen Hustenanfällen und bei längerem Bestehen der Erkrankung auch im Rachen ansammelt und vor Mund und Naseneingang tritt.

Im Röntgenbild findet sich entweder eine allgemeine Verschleierung der ganzen Lunge oder wenigstens bestimmter Teile derselben, oder aber es finden sich kleine — an das Bild der Miliartuberkulose erinnernde — zahlreiche Herdchen auf beiden Lungen.

Bei der Leichenöffnung findet sich das Lungengewebe im allgemeinen lufthaltig, aber die allerfeinsten Bronchien sind durch eitriges Sekret gänzlich verstopft. Drückt man ein Stückchen Lunge zusammen, so treten auf der Schnittfläche überall kleine Eiterpfröpfchen hervor. Mehr nachfolgende Veränderungen sind kleine Lungenentzündungsherde und Atelektasen.

Die Lebensaussichten sind schlecht. Meist führt die Erkrankung im Laufe einer Woche, oft schon früher, zum Tod. Nur in verhältnismäßig seltenen Fällen hat die Behandlung Erfolg.

Die Unterscheidung von anderen Krankheiten ist meist nicht schwer. Bei älteren, besonders rachitischen Säuglingen ist die Verwechslung mit Keuchhusten oder mit einer tiefsitzenden Diphtherie möglich, während man bei Frühgeburten angesichts des Abblassens der Haut, des gehobenen Brustkorbs und der erschwerten Atmung zuweilen erst an eine schwere akute Ernährungsstörung denkt, bis die Untersuchung der Lungen den Befund der Bronchiolitis liefert.

Die Behandlung wird man in allen Fällen mit einer Senfeinwicklung beginnen, durch die sich beginnende Bronchiolitiden noch aufhalten lassen (s. S. 137). Nach der Senfpackung ist die Haut krebsrot gefärbt. Diese Blutfülle, die sich oft noch tagelang hält, wirkt wie ein Aderlaß, sie entzieht das Blut von dort, wo es krankhafterweise angeschoppt ist, nämlich von den Lungen.

Fängt das Kind in der Senfpackung nicht zu schreien an, so kann man es gleich wieder auswickeln. Die Aussichten sind dann sehr schlecht. Die Haut bleibt auch unter der Wirkung des Senfes blaß-bläulich, und man muß zu Herzmitteln greifen. Im übrigen muß bei schwerkranken Kindern stets schon vor der Senfpackung $^1/_2$ Ampulle Kardiazol oder Cormed verabfolgt werden.

Bei guter Wirkung kann man die Senfeinwicklungen täglich oder alle 2 Tage wiederholen, sofern die Haut nicht darunter leidet. Das Kind wird, wenn es gebadet ist, gar nicht weiter abgetrocknet, sondern in das warme Badelaken eingehüllt und ins Bett gelegt, damit es noch etwas schwitzt. Erst nach einer Stunde kleidet man es an. Greifen die Senfwickel die Haut an, so bediene man sich der etwas schwächer wirkenden Terpentinbäder: Ol. therebint., 2—3 Eßlöffel ins Badewasser. Dauer des Bades 5 bis 10 Minuten, hinterher Hautrötung. Auch der aromatischen Bäder (S. 137), sowie kurzer, heißer Bäder (35° C) mit kalten Übergießungen kann man sich mit Vorteil bedienen. All diese Maßnahmen haben den Zweck, das Kind anzuregen, es zu tiefen Atemzügen zu zwingen, um die erkrankten Lungenabschnitte zu durchlüften und das Blut von den Lungen auf die Haut „abzuleiten“. Man kann auch bereits bei jungen Säuglingen einen Aderlaß machen und 30 ccm Blut entnehmen; man schneidet hierzu bei Säuglingen nicht die Vene an, da diese sich schnell wieder verstopft, sondern die Speichenschlagader im Handgelenk (Arteriotomie), nötigenfalls beiderseits. Eine wesentliche Erleichterung bei schwerem Luftmangel bringen Sauerstoffeinatmungen vermittelst der leihbaren Sauerstoffbomben, durch deren Trichter man stündlich 10 Minuten lang — nötigenfalls noch länger — Sauerstoff in schwachem Strom gegen Mund und Nase des Säuglings leitet. Auch das Liegen in frischer Luft bei geöffneten Fenstern oder auf einem Balkon — auch im Winter — schafft den Kindern eine große Erleichterung. Als Arznei gibt man Liq. ammon. anis. oder Primulat. (2stündlich 5 Tropfen). Tritt nach letzterem Erbrechen auf, so ist das nicht schlimm — hat man doch früher überhaupt diese Zustände mit Brechmitteln behandelt. Vor allem aber sind von vornherein und tagelang Kardiazol und Cormed zu geben, beide im Wechsel: erst 5 Tropfen Cormed, nach 2 Stunden 5 Tropfen Kardiazol, dann wieder Cormed usw. Unerläßlich sind Schlafmittel, mit denen man den Kindern wenigstens zeitweilig etwas Ruhe in ihrem Lufthunger und ihrem Angstgefühl verschafft: Chloralhydrat (0,5) als Klistier oder Codeinsirup, 2—3mal täglich 1 Teelöffel. In vielen Fällen erreicht man Besserung auch durch Belladonna (Extract. Belladonnae 0,05—0,1:100,0, alle 3—4 Stunden 1 Teelöffel in gesüßtem Tee) oder durch Ephetonin (Tabletten zu 0,05), 2stündlich $^1/_4$ Tablette oder 2stündlich 2 Teilstriche der 1 ccm-Spritze (1 Ampulle zu 1 ccm = 0,05 Ephetonin). Ist eine Wirkung durch Ephetonin vorhanden, so kann man auch Ephetoninhustensaft (Ephetonin + Dionin + Thym. comp.), anfangs 2stündlich, später 3mal täglich ein Teelöffel, verwenden.

Im Winterhalbjahr als der Hauptzeit der Rachitis fügt man bei allen Säuglingen mit Erkrankungen der oberen Luftwege zu der üblichen Vigantolvorbeugung noch den Vigantolstoß hinzu.

Mit all diesen Maßnahmen muß man im Beginn der Erkrankung zu wirken suchen; sie bieten dann die besten Aussichten. Späterhin sind alle Eingriffe wenig wirkungsvoll. Ein großer Teil der Kinder kommt zum Tode, ein kleiner Teil bleibt am Leben und heilt aus, bei einer dritten Gruppe gehen die allgemeinen Erscheinungen zurück, und es bilden sich örtliche Herde, die lange Zeit, oft wochenlang, bestehen und den Verdacht auf Bronchiektasenbildung hervorrufen. Diese letztgenannten Fälle werden am günstigsten beeinflußt durch frische Luft, durch tägliche warme Bäder mit kühler Übergießung und Kreosotlebertran, 1%, 3mal täglich 1/2—1 Teelöffel.

Lungenentzündungen bei Säuglingen

Die dem Säuglingsalter eigentümliche Form der Lungenentzündung ist die Bronchopneumonie (katarrhal., lobulär.), die im 1. und auch noch im 2. und 3. Lebensjahr am häufigsten vorkommt, späterhin seltener wird.

An 2. Stelle kommt die paravertebrale (hypostatische) Pneumonie, eine häufige Begleiterscheinung der schweren Ernährungsstörungen der Säuglinge, die klinisch aber vor der Grundkrankheit ganz im Hintergrund bleibt und nur einen wenig besagenden Befund an der Leiche bildet.

Am seltensten, erst im letzten Viertel des 1. Lebensjahres auftretend, ist die kruppöse Lungenentzündung. Sie beginnt und verläuft bei Säuglingen so wie bei älteren Kindern, d. h. sie setzt als schwere Infektionskrankheit mit plötzlichem hohem Fieberanstieg, Atemnot, gerötetem und schweißgebadetem Gesicht und schwerer Erschöpfung oder umgekehrt mit großer Unruhe ein. Klinisch hat man also das Bild der kruppösen Lungenentzündung vor sich, wenn auch die Röntgenuntersuchung meist ergibt, daß es sich nicht eigentlich um „lobäre" Lungenentzündungen, sondern nur um sehr große und zusammenhängende Entzündungsbezirke handelt.

Die Bronchopneumonie

Die Bronchopneumonie ist gekennzeichnet durch das Auftreten zerstreuter, größerer oder kleinerer, zuweilen zusammenfließender Verdichtungen des Lungengewebes, die mit einem unregelmäßigen, bald höheren, bald niedrigeren, zeitlich nicht scharf begrenzten Fieber verlaufen. Sie geht nicht selten aus den früher geschilderten, katarrhalischen Erscheinungen der oberen Luftwege: der Nase und des Rachens wie auch der gröberen und feineren Luftröhrenäste, hervor. Der Boden wird ihr bereitet durch Masern und Keuchhusten, sowie durch die ungünstige Durchlüftung der Lunge rachitischer Kinder.

Entsprechend dieser Entstehungsart sind die ersten Erscheinungen der Bronchopneumonie ziemlich vieldeutig. Sie weisen nur auf eine Erkrankung der Luftwege im allgemeinen hin und beginnen häufig mit so geringen Begleiterscheinungen, daß man überrascht ist, bei der Lungenuntersuchung einen bronchopneumonischen Herd zu finden. Im anderen Falle wieder sind die Allgemeinerscheinungen sehr schwer, das Fieber hoch und das Gesamtbild so verdächtig auf Lungenentzündung, daß man nach einer solchen sucht, sie aber nicht findet. Nur bronchitische Erscheinungen lassen sich feststellen; nach 3—4 Tagen rechtfertigt sich dann endlich die ursprüngliche Annahme, und es lassen sich auch bronchopneumonische Herde nachweisen. Bald handelt es sich nur um einen einzigen, dann meist größeren Herd, bald um 2 oder 3 Herde — entweder auf der gleichen oder auf verschiedenen Lungenhälften — bald um eine Fülle von kleineren, nur etwa erbsgroßen Herdchen, die auf der Röntgenplatte ein Bild wie bei einer miliaren, tuberkulösen Aussaat hervorrufen, während klinisch meist nichts von ihnen feststellbar ist.

Hinsichtlich ihres Sitzes ist die Bronchopneumonie an keinerlei Gesetzmäßigkeit gebunden. Immerhin bevorzugt sie gewisse Bezirke in den Lungen, so vor allem das rechte Obergeschoß, in dem sie meist größere Verdichtungen bildet und dann oft von einer interlobären Rippenfellentzündung begleitet ist — was sich aber erst hinterher, nach der Abheilung, an der zurückbleibenden Rippenfellschwarte erkennen läßt. Diese Herde haben Dreiecksform: ihre Basis liegt am Brustrand, ihre Spitze zeigt zur Lungenwurzel hin. Trotz ihrer Größe sind sie oft tagelang nicht feststellbar; erst allmählich kommt in der Tiefe der Achselhöhle bronchiales Atmen und dann auch eine Dämpfung unterm Schlüsselbein heraus. Ein zweiter häufiger Sitz ist die Gegend der Lungenwurzel, wo sie ebenfalls zunächst noch vorn und hinten von gesundem, lufthaltigem Lungengewebe überlagert und deshalb nicht nachweisbar sind — daher der alte Name „zentrale" Pneumonie. Sie wachsen, wie das Röntgenbild zeigt, von Tag zu Tag mehr ins Lungengewebe hinein — hilifugal —, bis auch bei ihnen schließlich, diesmal hinten zwischen Wirbelsäule und Schulterblatt, bronchiales Atmen auftritt und die Vermutungsdiagnose bestätigt. Auch sie erreichen oft eine beträchtliche Größe. Geringere Ausdehnung zeigen die in den Untergeschossen auftretenden Herde, von denen sich die im rechten Untergeschoß ebenfalls fast immer mit interlobärer Rippenfellentzündung vergesellschaften. Tritt die Bronchopneumonie in Form kleiner, miliarer Herdchen auf, so ist ihr Sitz vorzugsweise die Basis der beiden Lungen.

Neben diesen ausgesprochenen Herdbildungen gibt es aber noch bronchopneumonische Zustände, bei denen es nur zu einer „Anschoppung", nicht zum wirklichen Lungenentzündungsherd kommt. Die Erkrankungen der Frühgeborenen und Neugeborenen spielen sich nicht selten in dieser Form ab. Es können große Lungenbezirke in dieser Art und Weise erkranken. Sie liefern eine Verschleierung auf der Röntgenplatte, bewirken dagegen klinisch meist gar keine Veränderungen, können aber trotzdem tödlich ausgehen.

Erstreckt sich eine solche Verschleierung auf dem Röntgenbilde über eine ganze Lungenseite und geht sie mit einer leichten Abschwächung des Atemgeräusches und des Klopfschalls einher, so bedeutet sie meist nicht Anschoppung im Lungengewebe, sondern einen pleuritischen „Mantelerguß", der im Röntgenbild dann meist noch einen, dem äußeren Brustkorbrand parallel laufenden „Begleitschatten" liefert und letzten Endes auch von einem, oft geringfügigen, Lungenentzündungsherd veranlaßt ist.

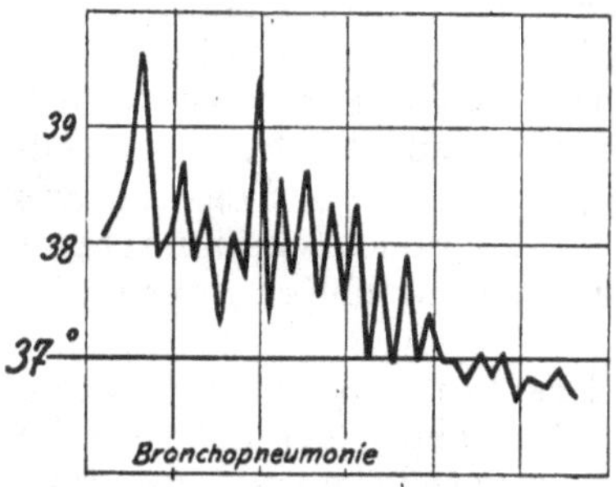

Abb. 50

So mannigfach wie das anatomische ist auch das klinische Bild: das Fieber ist hoch, erreicht am Abend oft Grade von 40 und mehr. Es zeigt ein steiles Auf und Ab der Kurve und neigt bei günstigem Verlauf zum allmählichen Absinken. Erneute Fieberanstiege sind stets verdächtig, entweder auf ein „Wandern" der Entzündung auf die bisher gesunde Seite hinüber oder auf ein stärkeres Befallenwerden des Rippenfells in Form des Empyems oder auf die schon erwähnte Einschmelzung eines Lungenherdes zum Lungenabszeß. Hiervon abgesehen wird das Bild der Bronchopneumonie bestimmt vom Verhalten der Herzkraft: solange das Herz gut ist, tritt weder ein stärkerer Luftmangel noch ein wirklich schweres Krankheitsgefühl ein.

Demgemäß liefern die Lungenentzündungen der Säuglinge sehr verschiedene Zustandsbilder:

Es gibt eine Art, bei der die Kinder hoch fiebern und einen großen Herd haben, ohne daß ihnen aber jemand dies ansähe, weil sie keine Atemnot haben, gut trinken, gut aussehen und gut enden, weil ihr Herz gut ist.

Eine zweite Art von Kindern wurde früher schon erwähnt: es sind die Frühgeborenen und Neugeborenen, die die sog. asthenische Form der Bronchopneumonie bekommen, d. h. gar kein oder nur geringes Fieber haben, hingegen schwer krank aussehen, innerhalb eines Tages völlig abblassen, die Nahrung verweigern und mehr den Eindruck einer schweren Ernährungsstörung machen, bis ihr Husten veranlaßt, sie abzuhorchen, und die klinische und röntgenologische Untersuchung der Lungen dann den Befund einer ausgedehnten Kapillärbronchitis mit bronchopneumonischen Herden liefert.

In wieder anderen Fällen hat man das Bild der „zerebralen“ Form vor sich: Nackensteifigkeit, fehlende Kniereflexe, Verdrießlichkeit, leichte Benommenheit, Flockenlesen, sehr hohes Fieber, Krämpfe und gespannte Fontanelle. Macht man die Lumbalpunktion, so ergibt sich der Befund einer leichten Meningitis serosa, also nur der einer Begleiterscheinung; untersucht man weiter, läßt man insbesondere ein Röntgenbild machen, so zeigt sich eine Bronchopneumonie, meist im rechten Obergeschoß.

Bei einer wieder anderen Gruppe von Kindern steht der Lufthunger und die Beschleunigung der Atmung im Vordergrund. Gemäß dem oben Gesagten deutet dies auf eine begleitende Herzschwäche hin, die sich denn auch schon im Äußeren des Kindes: in seiner Blässe, seiner bläulichen Verfärbung um Mund und Nase herum und an seinen Fingernägeln, weiter aber auch an dem raschen Wachstum der Leber ausdrückt. Diese Fälle bieten eine schlechte Heilungsaussicht, obwohl es häufig große, kräftige, bisher angeblich sehr gut gediehene Kinder sind. Ihr Zustand ist eben leider trügerisch; ihr gutes Gedeihen ist nicht selten durch Milchüberfütterung verursacht gewesen oder beruht auf lymphatischer Veranlagung. In der Regel zeigen sie im Blutbild eine lymphatische Reaktion im Fieber. Sie nehmen stark ab, infolgedessen bekommt ihre blasse Haut schnell eine teigige Beschaffenheit, woran sie leicht zu erkennen sind. Nicht selten kommt eine parenterale Ernährungsstörung hinzu.

Eine Art für sich sind die Wanderlungenentzündungen der Säuglinge, die sich wochenlang hinziehen können und dann einen Fieberverlauf zeigen, für den man den Namen „Sägefiebertyp“ geprägt hat (Abb. 51).

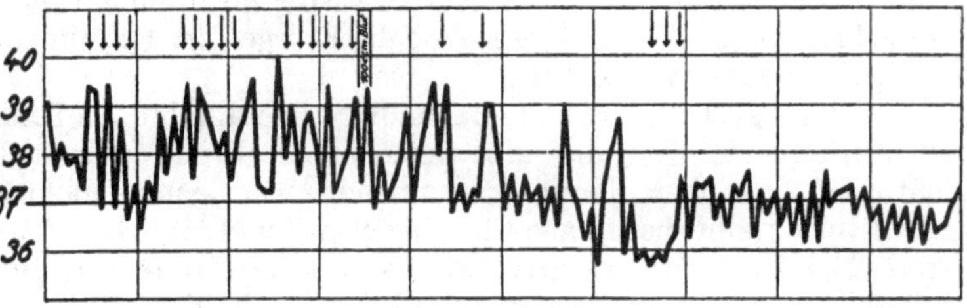

Abb. 51

Abb. 51. Bronchopneumonie

Wanderlungenentzündung von Sägefieber-Form, behandelt mit Einspritzungen elterlichen Serums und einer Blutüberpflanzung. Der Zustand hatte schon mehrere Wochen vor der Aufnahme in die Klinik bestanden

Abb. 52. Wanderlungenentzündung in frischem Zustand

Ebenfalls behandelt mit elterlichem Serum. Die Pfeile bezeichnen die Serumeinspritzungen

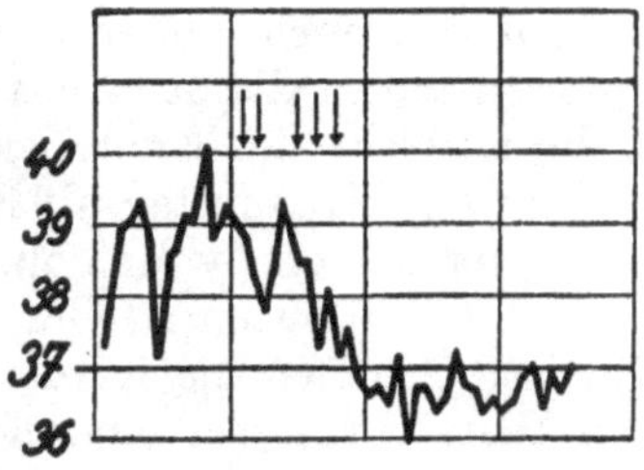

Abb. 52

Die Diagnose einer Säuglingslungenentzündung ist nicht an den Nachweis einer Dämpfung mit Bronchialatmen geknüpft, sondern es genügt schon, daß das klinisch auf Lungenentzündungsherd verdächtige Bild durch den Befund eines, an umschriebener Stelle irgendwie veränderten Atemgeräusches ergänzt wird, sei es, daß das Atmen etwas verschärft oder dem Ohre besonders nah ist oder etwas feuchter als an der entsprechenden Stelle der anderen Lungenseite klingt. Bestehen bronchitische Geräusche über den Lungen, so deutet ein „klingendes“ Rasseln darauf hin, daß sich nebenher auch Verdichtungen des Lungengewebes hergestellt haben. Auch beim Beklopfen des

Brustkorbs darf man nicht immer eine „Dämpfung“ erwarten. Es ist zu bedenken, daß die bronchopneumonischen Herde meist mitten in der Lunge sitzen und von lufthaltigem Gewebe umgeben sind. Man bekommt oft nur — namentlich wenn man mit einem einzigen Finger klopft — gewisse Schallunterschiede gegenüber der anderen Seite, aber das genügt bereits für die Diagnose. Stärkere Dämpfungen, besonders hinten, die bis zur unteren Lungengrenze herunterreichen, deuten auf Rippenfellbeteiligung hin.

Vielfach ist tagelang der Horch- und Klopfbefund ergebnislos. Trotzdem kann die Diagnose Lungenentzündung richtig sein. Wer viele solcher Säuglinge behandelt und sich daran gewöhnt hat, ihr Äußeres und ihr Gesamtverhalten mit zu verwerten, kann auch ohne Röntgenbild die Diagnose stellen und erhält am Ende der 1. Krankheitswoche die klinische Bestätigung. Freilich — wenn ihm die Eltern diese Diagnose glauben sollen, gehört dazu, daß er täglich das Kind sorgfältig untersucht — und sei es auch nur, um alle Tage aufs neue zu erklären, daß der Entzündungsherd immer noch nicht herausgekommen sei. Beginnt das Vertrauen der Eltern zur Kunst des Arztes ins Wanken zu geraten, so bleibt ihm nichts übrig, als den Säugling im Kraftwagen ins nächste Krankenhaus zu fahren und ihn dort durchleuchten zu lassen — was mit keiner besonderen Gefahr verbunden ist.

Im Röntgenbild können „zentrale“ Lungenentzündungsherde an die perihilären Infiltrierungen bei Bronchialdrüsentuberkulose erinnern. Mitten im Gewebe sitzende Herde sehen aus wie „perifokale“ Infiltrierungen, während die großen dreieckigen Entzündungsherde das Vorhandensein einer chronischen „Verkäsung“ eines tuberkulösen Primärherdes vortäuschen können. Im Zweifelsfall ist deshalb die Tuberkulinhautprobe zu machen.

Behandlung: Man wird in jedem dieser Fälle zuerst wohl Eubasin oder Albucid in der Form, wie auf S. 187 angegeben wurde, verordnen. Da, wo die Erkrankung durch Pneumokokken veranlaßt wurde, tritt nach 2—3 Tagen ein kritischer Fieberabfall und nach weiteren 3—4 Tagen auch röntgenologisch die Aufsaugung des Lungenherdes ein. Man geht dann mit dem Mittel stark zurück und läßt es nach weiteren 3—4 Tagen ganz weg — um beim erneuten Hochgehen der Körperwärme noch einmal die anfänglichen hohen Dosen zu geben. Sind andersartige Keime die Erreger der Krankheit, so versagen die genannten Medikamente manchmal.

Man verordnet dann die früher übliche Behandlung: verabfolgt den Kindern morgens und abends ein erfrischendes Bad und gibt ihnen neben ihren Mahlzeiten noch etwas mehr Flüssigkeit (Tee) zu trinken, damit sie ständig eine warme und feuchte Haut haben. Nach Fieberabfall verschreibt man ihnen für 4 Wochen 3mal täglich 1 Teelöffel 1%igen Kreosotlebertran. Bei den Kindern mit nervösen Reizerscheinungen pflegen die Lungenentzündungen meist ebenfalls gut auszugehen. Nützlich ist hier die Lumbalpunktion, die bei etwa vorhandenen Krämpfen schon aus Gründen der Diagnose gemacht werden sollte, sich aber auch immer als Behandlung günstig auswirkt. Im übrigen übt man auch in diesen Fällen die obengenannte Bäderbehandlung. Wenn am Abend oder in der Nacht die Unruhe des Kindes sich bedrohlich steigert, so ist es ferner erlaubt, schon vorsorglich vom Nachmittag ab Pyramidon in kleinen Dosen zu geben, um das Fieber etwas zu senken (Sol. pyramidon. 1,0:100,0 2stündlich 1 Teelöffel). Ferner gibt man abends gegen 6 und gegen 10 Uhr je $^1/_4$ g Chloralhydrat per os oder die doppelte Menge als Klistier. Schlafen die Kinder trotzdem nicht ein, so sind ihnen Wickel mit stubenwarmem Wasser von der Achselhöhle bis über die Füße zu machen, die alle 10 Minuten erneuert werden, bis die Kinder im Wickel eingeschlafen sind.

Bei den Kindern, die durch ihre Blässe und ihre Atemnot anzeigen, daß von vornherein der Kreislauf in Mitleidenschaft gezogen ist, ist morgens, wo das Fieber meist niedriger ist als abends, ein Terpentinbad oder ein Senfwickel zu machen, während man sich abends auf ein bloßes, langes, abkühlendes und erfrischendes Bad mit kühler Übergießung beschränkt. Außerdem ist 2stündlich Kardiazol oder Cormed — je 5 Tropfen — zu geben. Vergrößert sich die Leber, so ist rechtzeitig ein Aderlaß bzw. die Arteriotomie zu machen und sind 50—60 ccm Blut abzulassen. Gegen den Lufthunger ist nach Bedarf Sauerstoff zu geben. Manche Kinder werden unter dem Wasserdampfsprühapparat, andere unter der Trockenverdunstung von Airosan ruhiger. Vor allem ist ihnen in der Nacht durch Kodein oder Chloral ausgiebige Ruhe zu verschaffen. Von allen Einspritzungen (Chinin-Kalzium, Transpulmin usw.) raten wir ab. Nach Transpulmin gibt es Lungenembolien, nach Chinin-Kalzium schwere Nekrosen und Eiterungen in den Gesäßmuskeln, daß wir davor nur warnen können. Ausgezeichnet bewährt sind hingegen in diesen Fällen tägliche Einspritzungen von Elternserum in Menge von je 5—10 ccm. Auch bei den Wanderlungenentzündungen sind diese das Mittel der Wahl (s. Abb. 51 und 52).

Erkrankungen des Rippenfells

Das Rippenfell wird bei Säuglingen selten selbständig, meist nur im Verlauf oder nach Ablauf von Lungenerkrankungen befallen.

Befallen wird sowohl das zwischen Lunge und Brustwand gelegene Rippenfell wie auch das zwischen den einzelnen Lungenlappen sitzende. Im letzteren Fall spricht man von interlobärer Pleuritis. Diese ist nur vermittels Röntgenuntersuchung feststellbar. Am häufigsten wird die interlobäre Pleura der rechten Lunge befallen, sowohl die zwischen Oberlappen und Mittellappen wie auch die zwischen Mittellappen und Unterlappen. Sie liefert auf der Platte einen unscharf begrenzten, wolkigen Schatten, der von der Lungenwurzel sich seitwärts hin erstreckt und der den Eindruck eines bronchopneumonischen Herdes oder einer perifokalen tuberkulösen Entzündung erweckt. Bei der Durchleuchtung aber mit hochgestellter Röhre (also beim Strahlengang von hinten oben nach vorn unten) oder beim Zurückbeugen des Kopfes und Lordosierung des Rückens gibt der Herd das sogenannte Windfahnenzeichen, d. h. er bekommt scharfe Grenzen und wird zu einem spitzwinkeligen schmalen Dreieck, dessen Spitze nach außen gelegen ist. Nach Heilung hinterläßt er den sogenannten Interlobärstrich, d. h. einen haarscharfen, von der Lungenwurzel zum Rippenfell ziehenden Strichschatten.

Die klinisch wichtigste Rolle spielen die **eitrigen Rippenfellentzündungen,** die Empyeme. Sie kommen bei Säuglingen häufiger zur Beobachtung als bei älteren Kindern. Auch sie sitzen zuweilen „interlobär". Das Empyem tritt vorzugsweise „metapneumonisch" auf. Nur steigt bei Säuglingen die Körperwärme nicht stufenweise und langsam an, sondern sie geht auf einmal in die Höhe, und der Probeeinstich liefert dann gleich ein schon fertig gebildetes Empyem (Abb. 53). In anderen Fällen bildet sich die Rippenfellentzündung noch während des Bestehens der Lungenentzündung. Hier liefert der erste Einstich noch einen trübwäßrigen Erguß; wenige Tage später erweist sich dieser dann auch als eitrig umgewandelt. Die Erscheinungen sind dieselben wie im späteren Alter: dichte Dämpfung, vermehrtes Widerstandsgefühl, namentlich wenn man mit einem einzigen Finger tastend klopft, zuweilen leichtes Hautödem über dem Sitz des Ergusses, abgeschwächtes oder aufgehobenes Atmen, fehlendes Stimmschwirren beim Schreien, bei größeren Ergüssen auch das „Rauchfußsche Dreieck" auf der gesunden Seite, Verdrängung des Herzens nach der Seite, bei großen Ergüssen auch Verdrängung der Milz bzw. der Leber nach unten, Erweiterung der befallenen Brustkorbhälfte bei großen Ergüssen sowie Schonung bzw. Eingezogensein der erkrankten Seite bei kleinem Erguß, Verstrichensein der Zwischenrippenräume, an Stelle des abgeschwächten Atmens auch bronchialklingendes Kompressionsatmen. Bei längerem Bestehen tritt eine hochgradige Blässe der Kinder auf. Öfters finden sich mehrere kleinere, abge-

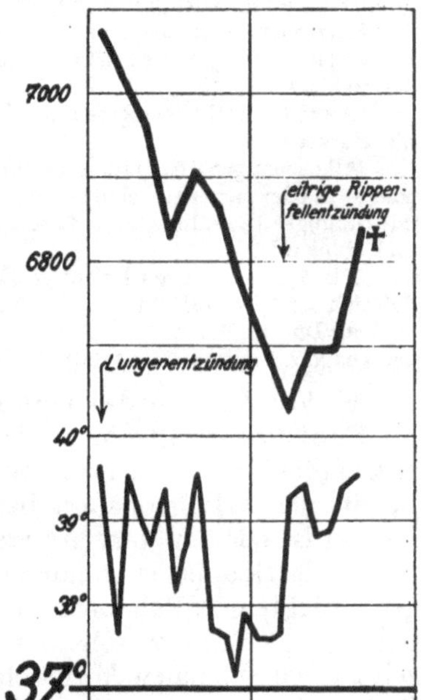

Abb. 53. **Metapneumonisches Empyem** Die obere Kurve ist die Gewichtskurve, ihr Anstieg ist durch die Eiteransammlung im Brustraum bedingt. Die untere Linie ist die Temperaturkurve, sie zeigt das plötzliche Hinzutreten der eitrigen Rippenfellentzündung

kapselte Empyeme, meistens jedoch einzelne, größere, eitergefüllte Höhlen. Letztere zeigen ihren höchsten Stand nicht neben der Wirbelsäule, sondern in der hinteren Achsellinie. In dieser sticht man auch ein, im 7. oder 8. Zwischenrippenraum in der Schulterblattlinie, mit dicker, kurzer Kanüle und großer, 10 ccm fassender Rekordspritze. Von Mantelexsudat spricht man dann, wenn der Eiter sich nicht eine Höhle schafft, sondern sich als dünne Schale über die ganze Lunge von oben bis unten legt (Begleitschatten entlang dem Brustkorbrand). Der Einstich liefert in ganz frischen Fällen eine trübwäßrige, gelbe Flüssigkeit; ein paar Tage später ist dann Eiter — entweder rahmiger, grünlicher Pneumokokkeneiter oder graugelber, sich im Meßglas absetzender und dann meist durch Staphylokokken oder Streptokokken bedingter Eiter vorhanden. Besonders dünnflüssig sind Grippeempyeme. Wird Eiter nachgewiesen, so muß er unbedingt entfernt werden. Kleinere Empyeme, vor allem durch Pneumokokken bedingte, lassen sich mit der Spritze entleeren. Bei den größeren stößt man einen Drachterschen Troikart ein, durch den sich vermittels der Bühlauschen Heberdrainage der Eiter nach und nach entleert. Im Laufe von 1—2 Monaten erfolgt die Heilung. Bis dahin können aber ständig Temperaturerhöhungen vorhanden sein.

Herzerkrankungen im Säuglingsalter

Die Herzfigur bildet beim Säugling ein liegendes Oval. Der höchste Punkt der (relativen) Dämpfung liegt am Brustbeinende der 2. Rippe. Von hier verläuft sie nach rechts, den Brustbeinrand überschreitend, bis zur Parasternallinie. Der Spitzenstoß liegt höher als später: im 4. Zwischenrippenraum, 1 Querfinger außerhalb der Brustwarzenlinie. Jenseits des Säuglingsalters, mit dem Übergang aus der waagerechten Körperhaltung in die vorwiegend senkrechte tritt ein Herabsinken der Brust- und Baucheingeweide ein, an dem sich auch das Herz beteiligt. Es rückt dann mit der Spitze nach unten und innen.

Die Zahl der Herzschläge beträgt im 1. Lebensjahr 130 in der Minute. Den Puls fühlt man an der Speichenschlagader. Seine Beschaffenheit zu schätzen, muß man bei Säuglingen meist verzichten und sich begnügen, festzustellen, ob er gut oder schlecht zu fühlen ist. Viele richten sich deshalb ausschließlich nach den Herztönen: wird der eine Herzton undeutlich oder verschwindet er ganz, so besteht Herzschwäche. Pulsverlangsamung findet man bei schwer ernährungsgestörten Säuglingen und bei Geburtsverletzungen des Gehirns.

Akzidentelle Herzgeräusche finden sich nur bei Säuglingen mit schwerer Blutarmut. Ihr Sitz ist die Herzbasis.

Alle sonstigen Herzgeräusche sind auf anatomische Veränderungen zu beziehen, sei es auf angeborene oder — in oder nach der Geburt — erworbene. Die angeborenen Herzveränderungen beruhen auf Hemmungsmißbildungen (Septumdefekte, falscher Ursprung der großen Gefäße) oder fötalen Entzündungen des Endo- und Myokards.

Die Möglichkeit, eine richtige Deutung der anatomischen Veränderungen zu geben, scheitert daran, daß sich häufig mehrfache Veränderungen gleichzeitig finden, z. B. Septumdefekte mit gleichzeitig offenem Ductus Botalli. Es ist daher bis zu einem gewissen Grade berechtigt, wenn manche Ärzte sich mit der Diagnose „vitium congenitum" begnügen.

a) Von den vor der Geburt entstehenden Herzveränderungen sind am häufigsten die Septumdefekte in der Herzkammerscheidewand, an die man denken muß, wenn sich ein rauhes, systolisches, mitten in der Herzdämpfung am lautesten hörbares Geräusch findet, der 2. Pulmonalton betont ist, Zyanose fehlt und das Röntgenbild entweder normal ist oder im ganzen vergrößert erscheint; ferner die Pulmonalstenose, durch fötale Herzklappenentzündung entstanden, die in der Regel mit Blausucht und abgeschwächtem 2. Pulmonalton einhergeht; außerdem findet sich meist — jedoch nicht immer — ein systolisches Geräusch über der Pulmonalis. Das Röntgenbild zeigt einen schmalen Mittelschatten, ein etwas nach links verbreitertes Herz, dessen Spitze nicht auf dem Zwerchfell ruht.

Der fehlerhafte Ursprung der großen Gefäße (Ursprung der Aorta aus beiden Herzkammern und dergleichen — sogenannte Transposition der Gefäße) führt zur Zyanose, meist auch zu Atemnot und Unruhe des Kindes, zu einem sehr lauten systolischen Geräusch mit dem Sitz mitten in der Herzfigur, zur Betonung des 2. Pulmonaltones und zu einem Röntgenbild mit ganz schmalem Gefäßstiel bei ballonartig erweitertem Herz.

Eine angeborene Herzvergrößerung — cor bovinum congenitum — wird als seltener Röntgenbefund bei Säuglingen entdeckt, die im Gedeihen zurückbleiben, ständig kurzluftig sind und meist am Ende des Säuglingsalters sterben.

b) In der Geburt selbst entsteht das Offenbleiben des Ductus Botalli. Erscheinungen: Dämpfungsstreifen entlang dem linken Brustbeinrand, stark betonter 2. Pulmonalton, systolisches Geräusch und fühlbares Schwirren an der Herzbasis, starke Verbreiterung des Pulmonalbogens im Röntgenbild durch Ausweitung der Lungenschlagader.

c) Nach der Geburt entstehende Herzveränderungen sind bei Säuglingen sehr selten. Bei Kindern, die nicht gedeihen wollen und schließlich zugrunde gehen, deckt die Leichenöffnung zuweilen eine völlige Verwachsung der Herzbeutelblätter auf, ohne daß man bei Lebzeiten etwas davon feststellen konnte. Bei septischen Erkrankungen der Säuglinge treten manchmal Geräusche am Herzen auf, die auf Herzklappen- oder wäßriger oder eitriger Herzbeutelentzündung beruhen. Unter den gleichen Verhältnissen kann es auch zu Thrombosen der großen Gefäße kommen: Sinusthrombose mit Ödem der entsprechenden Gesichtsseite, Nierenvenenthrombose mit Nierenblutungen usw.

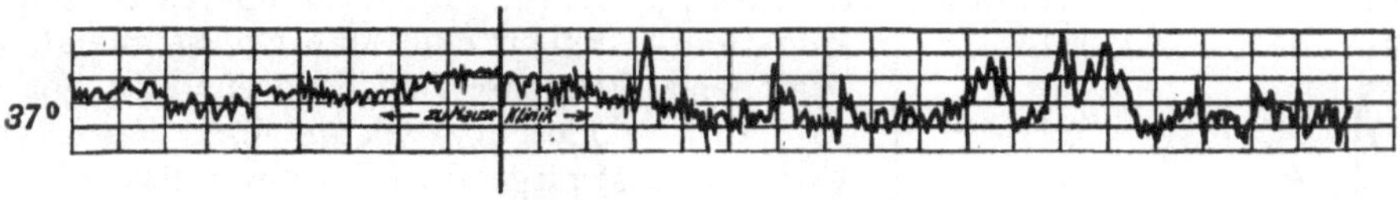

Abb. 54. **Frische Herzklappenentzündung beim Säugling**

d) Weit mehr als mit diesen anatomischen Veränderungen am Herzen hat der Arzt mit den funktionellen Störungen zu tun, die als sogenannte Herzschwäche bei Ernährungsstörungen und Infektionen die Entscheidung über Leben und Tod geben, aber nicht so sehr eine Schwäche des Herzmuskels als vielmehr eine solche des gesamten Kreislaufes darstellen, bedingt durch Schädigung des Vasomotorenzentrums in der Medulla oblongata. Auf Kreislaufschwäche deuten: Blässe der Hautdecken, die bisher gut durchblutet waren, Kühle der Nase und der Gliedmaßen, Schweißperlen auf der Stirne, Ängstlichkeit des Blickes, innere Unruhe, eintöniges, klägliches Schreien, Aufgetriebensein der Bauchdecken, Vergrößerung der Leber, Verschwinden oder Schwächerwerden des einen Herztones. Behandlung s. S. 194.

Erkrankungen der Harnwege

Erkrankungen der Harnwege werden bei Säuglingen deshalb so selten festgestellt, weil es Schwierigkeiten macht, bei jungen Kindern Harn zu gewinnen. Sie sind aber durchaus nicht selten. Eine physiologische Eiweißausscheidung findet sich bei neugeborenen Kindern. Ausscheidung von Eiweiß mit Zylindern und meist auch von roten Blutkörperchen tritt als Ausdruck der schweren allgemeinen Gewebsschädigung bei alimentärer Intoxikation und beim Mehlnährschaden, als Ausdruck einer Nephritis bei Sepsis neonat., Lues congenita und impetiginösen Hautausschlägen auf. Blutiger Harn ist oft eins der ersten Zeichen des Säuglingskorbuts. Schwere hämorrhagische Nephritis beobachtet man bei Anwendung gewisser Arzneimittel, z. B. ß-Naphthol. Eiweiß, Zylinder und Eiterkörperchen treten nach Darreichung von Wismut bei luetischen Kindern auf. Wassersucht gehört im allgemeinen nicht zu diesen verschiedenen Formen von Nierenschädigungen. Sie kann als angeborene Wassersucht vorkommen oder ist konstitutioneller Herkunft und kommt bei sogenannten hydrolabilen Kindern vor oder ist alimentärer Natur und wird durch den Salzgehalt der Nahrung veranlaßt, kommt also bei Ernährung mit Molke, Magermilch, Brühe, gesalzenem Haferschleim vor. Sie tritt zuerst an den Hand- und Fußrücken auf. Auch spasmophile Kinder mit Tetaniestellung der Hände und Füße weisen zuweilen wassersüchtige Schwellungen an Hand- und Fußrücken auf.

Die wichtigste Erkrankung im Bereich der Harnwege ist im Säuglingsalter die **Nierenbeckenentzündung** (Pyelitis, Pyelocystitis, Pyelonephritis, Pyurie). Sie kommt sowohl bei Brustkindern wie bei künstlich genährten Säuglingen häufig vor. Vorzugsweise werden Mädchen betroffen. Auf Knaben entfallen nur etwa 10% der Erkrankungen.

Ihre Entstehung ist auf eine Ansteckung mit Kolibazillen (Escherich), in selteneren Fällen mit anderen Keimarten zurückzuführen. Über den Weg der Ansteckung herrschen verschiedene Ansichten: Die Bevorzugung des weiblichen Geschlechtes läßt darauf schließen, daß der Bau der Harnwege, namentlich die Kürze der weiblichen Harnröhre, ein Aufsteigen der Keime entlang den Harnwegen begünstige. Andererseits ist Grund vorhanden, auch eine Übertragung der Kolibazillen vom Darm her auf dem Blut- und dem Lymphwege als möglich anzunehmen. In vielen Fällen handelt es sich zunächst um eine Besiedlung der Nierenbeckenschleimhaut mit irgendwelchen, aus Entzündungsherden im Körper stammenden Keimen, die die örtliche Abwehrkraft der Nierenbeckenschleimhaut herabsetzen, so daß hinterher Kolibazillen einwandern, die dann die ersten Keime überwuchern. Wo der Sitz der anatomischen Veränderungen gelegen ist, läßt sich klinisch nicht immer mit Sicherheit feststellen. Es kann die Niere selbst, das Nierenbecken, der Harnleiter und auch die Blase befallen sein.

Klinisch tritt die Krankheit in dreierlei Form in Erscheinung:

1. als selbständige, aus voller Gesundheit entstehende, meist sehr schwere, akute Nierenbeckenentzündung. Sie setzt als hochfieberhafte, schwere Infektionskrankheit ein. Man glaubt zuerst, eine beginnende kruppöse Lungenentzündung vor sich zu haben, findet aber nichts über den Lungen. Überhaupt ist nirgendwo ein einwandfreier Befund zu erheben, weder bei der ersten Untersuchung, noch an den folgenden Tagen. Man denkt an akute Knochenmarkentzündung, Mittelohrentzündung, Gehirnhautentzündung, aber läßt auch diesen Verdacht wieder fallen. Dem Kind geht es währenddessen immer schlechter, der Appetit liegt gänzlich darnieder, das Gesicht nimmt eine eigenartige, bei keiner anderen Krankheit sich findende fahlgelbe Blässe an — endlich wird auch mal der Harn untersucht, und nun lüftet sich das Geheimnis:

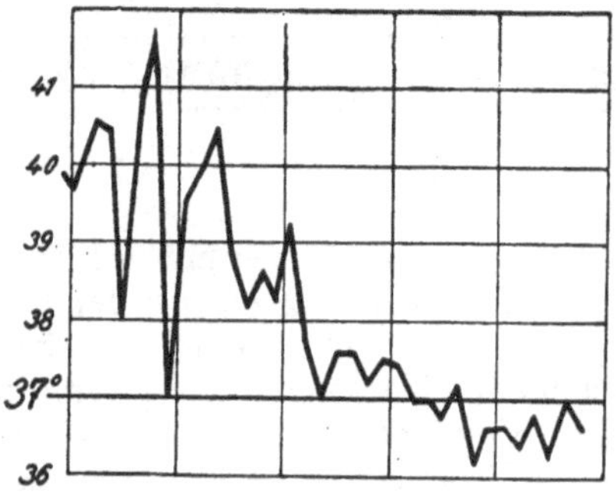

Abb. 55. Nierenbeckenentzündung

Der frisch gewonnene Harn ist getrübt, entweder durch mikroskopisch kleine Flöckchen oder durch zahllose, etwas größere Eiterflocken, die sich als Niederschlag im Reagenzglas absetzen. Er reagiert sauer. Filtriert, gibt er auf Zusatz von Essigsäure-Ferrozyankalium eine leichte Eiweißtrübung, mikroskopisch betrachtet, enthält er zahllose Eiterkörperchen, ganze Nester von Keimen, auch rote Blutkörperchen, große aus der Blase und der Harnröhre stammende Plattenepithelien, geschwänzte Nierenbeckenzellen, auch öfters Zylinder.

Wird nunmehr die entsprechende Behandlung eingeleitet, so fällt meist im Laufe einer Woche das Fieber ab, der Appetit kehrt wieder, das Befinden bessert sich, nur der Eitergehalt des Harns hält vorläufig noch an, oftmals wochenlang.

Wenn die Diagnose nicht gestellt wird, so bildet sich in einem Teil der Fälle das Bild der „Urosepsis" (mit wassersüchtigen Schwellungen, Hautblutungen, Gelbsucht) heraus; vor allem kommen parenterale Ernährungsstörungen hinzu und die Kinder gehen zugrunde. In einem anderen Teil mildert sich die Wucht der Erkrankung auch ohne Behandlung und geht in ein chronisches Siechtum über (s. S. 200).

In einem zweiten Teil der Fälle kommt die Nierenbeckenentzündung als Nachkrankheit nach einer Ernährungsstörung oder einer Infektion. Namentlich die Grippeerkrankungen der oberen Luftwege spielen eine Rolle als Wegbereiter (Abb. 56). Etwa so, wie an eine Lungenentzündung sich mit erneutem Fieberanstieg ein metapneumonisches Empyem anschließt, geht auch in diesen Fällen einige Zeit nach der Entfieberung von der ursprünglichen Krankheit die Körperwärme wieder hoch, und es zeigt sich, daß das Fieber dann von einer Nierenbeckenentzündung herrührt. Oft handelt es sich nur um leichte Erkrankungen mit mäßigem Eiter- und Keimgehalt des Harns, vielleicht um „Ausscheidungspyurien", d. h. um Schleimhautreizungen durch zur Ausscheidung kommende Erreger und Gifte. Aber zuweilen nehmen diese Formen auch einen schweren Verlauf an.

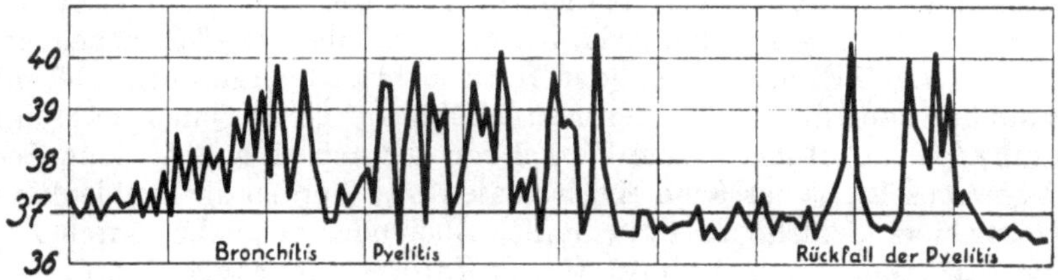

Abb. 56

Bei einer dritten Form bekommt man die Kinder immer erst in Behandlung, wenn die Nierenbeckenentzündung sich zur chronischen Krankheit entwickelt hat. Vermutlich handelt es sich um die Ausgänge der oben geschilderten Verlaufsformen. Die Kinder sind, wenn der Arzt zu ihnen geholt wird, stark abgemagert, sehr unruhig und machen zunächst den Eindruck, daß es sich um eine Ernährungsstörung handle. Meist hat im Lauf der Krankheit auch ein oder das andere Mal Erbrechen und Durchfall bestanden. Eine entsprechende Behandlung aber bleibt erfolglos; vor allem weisen die unruhige Temperatur und gelegentliche, eintägige, höhere Fieberzacken darauf hin, daß wahrscheinlich noch ein anderer Prozeß nebenher verläuft. Wenn man dann den Harn untersucht, so findet man Eiter (Abb. 57).

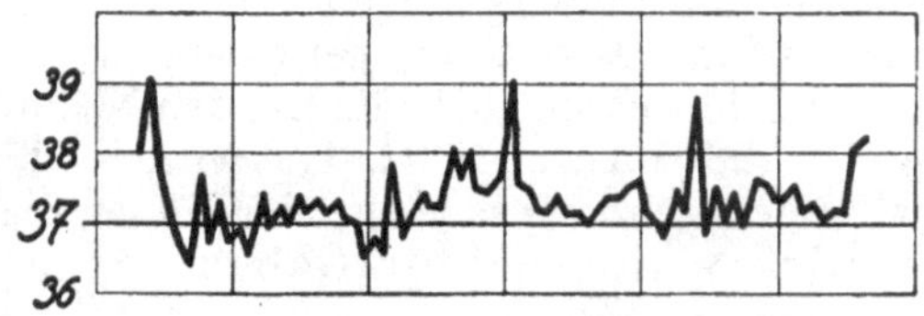

Abb. 57

In manchen dieser Fälle finden sich kleine Nierenabszesse, die von Zeit zu Zeit in das Nierenbecken oder die Harnkanälchen durchbrechen. Namentlich jene Fälle sind in erster Linie so zu deuten, bei denen in bestimmten Abständen plötzlich das Fieber für einen oder einige Tage hochgeht, die Kinder öfters erbrechen und der Harn hinterher einen stärkeren Eiter- und Eiweißgehalt aufweist. Auch diese Fälle können heilen.

Diagnose: Ein auffälliger Widerspruch zwischen schwerem Allgemeinbefinden und ergebnislosem Untersuchungsbefund muß beim Säugling immer an Nierenbeckenentzündung denken lassen — namentlich, wenn das befallene Kind ein Mädchen ist.

Um bei Säuglingen Harn zu gewinnen, klebt man bei Knaben ein dickwandiges Reagenzglas mit Heftpflaster an den Penis, während man bei Mädchen ein kleines Erlenmeyer-Kölbchen oder ein weithalsiges Medizinfläschchen mit Heftpflaster vor der Vulva befestigt, das Gesäß etwas hochgelagert und die Beine in gespreizter Haltung durch Tücher am Bettgeländer befestigt. Reicht man dem Kind dann etwas zu trinken, so läßt es meist schon während des Trinkens oder kurz danach Harn. Das Harnauffangen geht auch so, daß die Mutter das Kind auf den Schoß nimmt, ihm ein Nachtgeschirr unterschiebt und ihm die Flasche mit Tee gibt.

Will man sofort in der Sprechstunde Harn bekommen, so gebraucht man bei Mädchen kleine metallene Katheter, während man bei Knaben einen ganz dünnen, gut eingefetteten Gummikatheter durch die Harnröhre in die Blase schiebt.

Erhält man einen trüben Harn, der sauer reagiert, so ist die Wahrscheinlichkeit, daß es sich um Nierenbeckenentzündung handelt, sehr groß. Die sichere Diagnose liefert jedoch erst das mikroskopische Präparat. Um die Keime zur Darstellung zu bringen, färbt man mit Methylgrün-Pyronin (20 Minuten), womit man sehr schöne Bilder erhält.

Die Heilungsaussichten sind bei entsprechender Behandlung gut. Doch muß man zwischen klinischer und anatomischer Heilung unterscheiden. Die klinische Heilung tritt bald ein, sie erfolgt, wenn das Fieber und die übrigen Krankheitserscheinungen geschwunden sind. Von anatomischer Heilung aber kann man erst sprechen, wenn auch der Eitergehalt des Harns beseitigt ist, und das dauert oft wochen- und monatelang. Was die Aussichten für das spätere Leben anbetrifft, so sind sie nicht ohne jede Einschränkung als günstig zu bezeichnen. Es kommen hin und wieder Fälle vor, bei denen Rückfälle in späteren Jahren entstehen und sich öfter wiederholen.

Behandlung: Prontosil, 5mal täglich $^1/_2$ Tablette zu 0,1, aufgelöst in reichlich Wasser unter Zusatz von 3 Tropfen Acid. hydrochloric. dil. (12,5%), nebenher reichlich Lindenblütentee oder Zitronenwasser (der Harn färbt sich braunrot). Nebenher 2mal täglich ein abkühlendes Bad (35° C, heruntergekühlt auf 28° C, Dauer 20 Minuten). Bei starker Unruhe feuchte, stubenwarme Wickel von der Achselhöhle bis zum Becken, alle 10 Minuten gewechselt, bis das Kind eingeschlafen ist. Werden die Stühle dünn, so gehe man rechtzeitig über Schleim zu Frauenmilch über oder versuche, durch Zugabe von Buttermilch + 4% Mondamin + Süßstoff oder Karottensuppe (vgl. S. 116) die drohende Ernährungsstörung abzuwenden. Besteht ein starkes Erbrechen und Nahrungsverweigerung, so verwende man stundenlange Tropfeinläufe oder gebe Ringerlösung + 5% Traubenzucker in den Sinus oder unter die Haut. Selbst im besten Fall pflegt es etwa 5 Tage zu dauern, bis das Fieber abfällt.

Dauert es länger, so ist die Arznei zu wechseln: man gibt Cylotropin, 2 ccm in 50 ccm Ringerlösung aufgeschwemmt unter die Haut oder in den Sinus sagittalis. Ist man auf die Darreichung per os angewiesen, so ist am wirksamsten Salol, 5mal täglich 0,1 in Schleim verrührt. Es hat den Nachteil, daß es im Magen auskristallisiert und zuweilen zu Erbrechen führt. Gut wirkt auch das Hexal in der gleichen Menge. Am besten ist in den sich lang hinziehenden Fällen die Wirkung einer Blutüberpflanzung oder täglich verabreichter Gaben von Elternserum (5,0 ccm).

Sehr wichtig ist es, diesen Kindern reichlich Flüssigkeit zuzuführen. Eine gute Wirkung haben auch tägliche Blasenspülungen mit warmer 3%iger Borsäurelösung (trotz Sitzes der Erkrankung im Nierenbecken).

Vulvo-vaginitis gonorrh.

Wie die Pyelitis, ist auch die Gonorrhoe ausschließlich auf das weibliche Geschlecht beschränkt. Die Ansteckung erfolgt von der gonorrhoisch erkrankten Mutter aus während der Geburt beim Durchtritt durch die Scheide oder späterhin bei der Besorgung und Pflege des Kindes, hin und wieder auf dem Umweg über eine Conjunctivitis blennorrhoica.

Erscheinungen: Eitriger Ausfluß aus der Scheide, der zu Wundsein, Rötung und Schwellung des Scheideneinganges führt und, mikroskopisch betrachtet, Eiterkörperchen und Gonokokken enthält. In vielen Fällen ist auch die Mastdarmschleimhaut in ihrem untersten Abschnitt miterkrankt. Nachweis der Tripperzellen am besten durch Färbung mit Methylgrün-Pyronin. Sicherung des Befundes durch Gramfärbung. In einzelnen Fällen von verdächtigem Ausfluß finden sich zahllose feinste Stäbchen, aber keine Gonokokken.

Heilungsaussichten bei genügend langer Behandlung gut, andernfalls zweifelhaft.

Behandlung: Bei hochentzündlicher Reizung der äußeren Geschlechtsteile 3mal täglich Aufschläge von Watte, die mit Kal. hypermangan. getränkt und wieder ausgedrückt ist. Außerdem wiederholte Albucidstöße: Tabletten zu 0,5. Davon 3—4 Tage lang täglich 5mal 1 Tablette (= 2,5 g Albucid am Tag). Nebenwirkung: Erbrechen, etwas Blaufärbung der Haut, schnell vorübergehend. Bei guter Verträglichkeit nach 4 Tagen nochmaliger Stoß.

Arthritis gonorrhoica ist (neben der Conjunct. gon.) die einzige und unangenehmste Folgeerscheinung der Gonorrhoe, die hochfieberhaft und langdauernd verläuft, die Gebrauchsfähigkeit des befallenen Gelenks für späterhin aber nie beeinträchtigt. — Die besten Erfolge sahen wir bei Anwendung der Bierschen Staubinde, die wir stundenlang liegen ließen. Daneben Albucid.

* * *

Phimose ist bei Säuglingen physiologisch und bedarf keiner Behandlung. Die Ansicht, daß durch Phimosen Brüche veranlaßt werden, ist irrig.

Präputiale Adhäsionen, d. h. Verklebungen des inneren Vorhautblattes mit der Eichel, lösen sich von selber mit der Zeit. Führen sie eine Entzündung des Vorhautsackes herbei, so sind sie mit der Sonde stumpf zu lösen.

Wasserbrüche finden sich bei sehr vielen männlichen Säuglingen. Sie verschwinden größtenteils von selbst bis zum Ende des 1. Lebensjahres.

Balanitis und Vulvitis kommen bei Kindern mit exsudativer Diathese vor. Sie sind — sofern überhaupt eine Behandlung nötig ist — mit Einstreichen einer weichen Salbe (Lanolin, Niveacreme) zu behandeln. Bei stärkerer Vulvitis legt man mit Kal. hypermanganicum-Lösung getränkte Tupfer zwischen die Schamlippen.

Kryptorchismus findet sich besonders bei Frühgeburten häufig und bessert sich von selbst. Geschieht das nicht, so ist im Säuglingsalter noch kein Grund zum Eingreifen vorhanden. Später läßt er sich durch innersekretorische Mittel heilen (Anertan).

Auch Hypospadien und Epispadien sind erst nach dem 1. Lebensjahre zu behandeln. Starke Hypospadien, die auch das Skrotum spalten (Hypospadia peniscrotalis) können einen Pseudohermaphroditismus masculin. ext. vortäuschen.

Ein Verschluß der Scheide — Atresia vaginae hymenalis — kommt vor, wenn das Hymen den Scheideneingang verschließt. In diesem Falle wölbt sich an Stelle des Introitus vag. eine kirschgroße Geschwulst vor. Durchstößt man sie stumpf mit der Sonde, so entleert sich eine Menge Scheidensekret, und der normale Zustand ist hergestellt.

Die im Säuglingsalter vorkommenden Störungen des Zentralnervensystems

Die augenfälligste Begleiterscheinung der Erkrankungen des Zentralnervensystems im Säuglingsalter sind **Krämpfe.** Man teilt sie aus praktischen Rücksichten wie beim Erwachsenen ein in:

1. organische oder symptomatische, d.h. mit sicheren anatomischen Veränderungen einhergehende Krämpfe; dazu zählen alle diejenigen, die sich bei den verschiedenen Formen von Gehirn- und Gehirnhautentzündungen (seröser, epidemischer, eitriger, tuberkulöser), ferner bei Wasserkopf, bei Narben- und Höhlenbildung des Gehirns (Sklerosen-Porenzephalie), bei Lues und Geburtsverletzungen sowie bei den Restzuständen derartiger Erkrankungen finden. In Fällen, in denen das Grundleiden unerkannt oder im Hintergrund bleibt und die von ihm ausgelösten Krämpfe sich in den Vordergrund geschoben haben, pflegt man auch von symptomatischer Epilepsie zu sprechen.

2. funktionelle, d. h. in solche, für die man keine bzw. noch keine anatomischen Grundlagen hat: die spasmophilen und die epileptischen.

Außerdem werden als funktionell noch die Krämpfe sterbender Kinder und die Krämpfe bei ernährungsgestörten Säuglingen mit alimentärer Intoxikation angesehen.

Von allen — organischen sowohl wie funktionellen — sind am häufigsten die spasmophilen, auf die im Abschnitt „spasmophile Diathese", S. 88, ausführlich eingegangen ist.

Eine andere Eigentümlichkeit des Säuglingsalters ist die Neigung zu spastischen Zuständen der Muskeln. Wir begegnen ihr in ihrer leichtesten Form bei der „Hypertonie" der Kinder mit Mehlnährschaden oder der nervösen Kinder mit gewohnheitsgemäßem Erbrechen. Ferner gibt es Säuglinge, die vollkommen normal erscheinen, nur diese eigentümliche Spannung der Muskeln aufweisen. Wenn nicht vorher, so bemerkt man sie, wenn die Kinder zu laufen anfangen. Sie treten nicht mit der ganzen Sohle auf, sondern wollen immer auf den Fußspitzen laufen. Späterhin stellt sich häufig Schielen ein, auch Reflexsteigerungen sind nachweisbar und in der Schulzeit ergibt sich, daß bei einzelnen auch gewisse geistige Mängel bestehen. Diese Fälle leiten zu denjenigen über, bei welchen ausgesprochene Muskelspasmen vorhanden sind: Hydrozephalus, Mikrozephalie, Littlesche Krankheit und andere.

Säuglingsepilepsie

I.

Die genuine, erbbedingte Epilepsie kommt bereits im Säuglingsalter vor, aber sie ist unverhältnismäßig seltener als in späteren Jahren. Die Diagnose wird man dann stellen müssen, wenn sich einerseits kein Anhaltspunkt für eine anatomische Gehirnerkrankung feststellen läßt und andererseits die spasmophilen Erscheinungen, an die man bei Säuglingskrämpfen vor allem zu denken hat, dauernd fehlen. Eine Erbbedingtheit läßt sich häufig zunächst nicht feststellen, weil Erkrankungen in der näheren oder weiteren Verwandtschaft manchmal noch nicht herausgekommen sind, solange sich

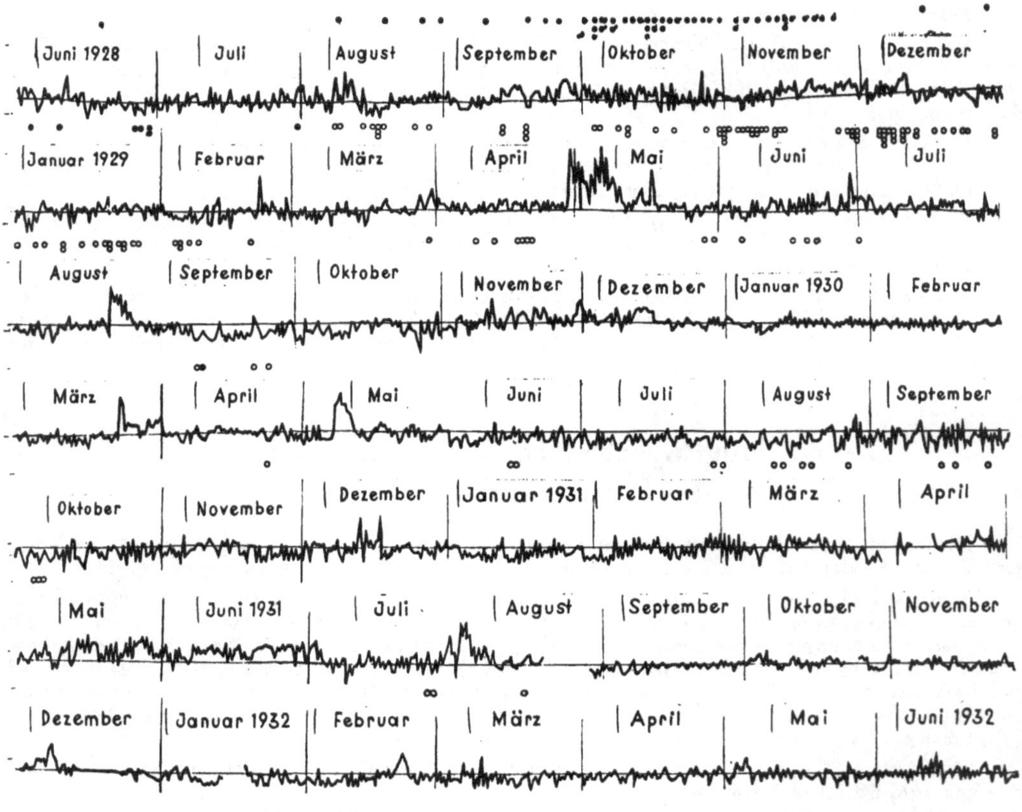

Abb. 58. **Verlauf einer Säuglingsepilepsie**

Säugling mit allgemeiner nervöser schwerer Belastung erkrankt im Alter von 4 Monaten—im Sommer—mit Krampfanfällen, die den Charakter der genuinen Epilepsie tragen, die zuerst in gewissen Zwischenräumen auftreten, dann sich häufen, unter der Behandlung mit Brom und Luminal sich wieder vermindern und schließlich sich zu „kleinen Anfällen" mildern. Sie bestanden bei zuletzt sehr seltenem Auftreten bis zum Alter von etwa 4 Jahren und sind seitdem (seit März 1931) völlig geschwunden. Das Kind ist geistig etwas zurück — Hilfsschüler.

die Kinder noch im Säuglingsalter befinden. Die endgültige Diagnose wird man also niemals schon beim ersten Krampfanfall des Kindes stellen können. Für die Abgrenzung von der Spasmophilie hat folgendes zu gelten:

1. Die epileptischen Anfälle treten unterschiedslos auf, sowohl bei Brustkindern wie bei künstlich genährten Säuglingen.

2. Sie binden sich weder an einen bestimmten Zeitraum des Säuglingsalters noch an eine bestimmte Jahreszeit. Sie befallen infolgedessen die Säuglinge bereits in den ersten zwei Lebensmonaten, in denen die spasmophilen Krämpfe bekanntlich noch nicht vorkommen, und sie treten auch im Sommer auf, wieder im Gegensatz zu den spasmophilen. Sie werden, wenn sie gehäuft auftreten, auch nicht, wie die spasmophilen, durch einen 24stündigen Hunger beeinflußt.

3. Sie erfolgen, ohne daß sich eine auslösende Ursache oder eine nebenherlaufende anderweitige Krankheit findet, wie es bei der Spasmophilie oft der Fall ist. Man kann im Gegenteil öfters beobachten, daß vorhandene Krämpfe vorübergehend ausbleiben, wenn schwere anderweitige Krankheiten — Masern, Ernährungsstörungen oder dergleichen — auftreten.

Der Verlauf der epileptischen Krämpfe ist im Säuglingsalter ein doppelter: bei dem einen Teil der Kinder treten in regelmäßigen Zwischenräumen Anfälle auf: alle Tage oder alle Monate oder alle Vierteljahre erfolgt ein Anfall, entweder immer von gleicher Art oder mit der Zeit sich mildernd zu „kleinen Anfällen". Frühzeitig beginnt das Zurückbleiben der geistigen Entwicklung. — In dieser Weise setzt sich die Epilepsie ununterbrochen fort und führt die befallenen Kinder noch im Verlauf der Kindheit in die Epileptikeranstalten. Sind sie in der Form von „kleinen Anfällen" vorhanden, so treten sie manchmal gehäuft auf, bis zu 20-oder 30mal am Tage und bestehen dann in einem kurzen Sich-Strecken des Körpers oder in einem schnellen Seitwärtsdrehen des Kopfes oder einem ruckartigen Nachvornbeugen des Oberkörpers.

Bei einem zweiten Teil aber erfolgt nach einigen wenigen Anfällen im Säuglingsalter eine jahrelange Pause, während der die Kinder den Eindruck ganz oder nahezu gesunder Menschen machen. Erst in der Schulzeit oder in den Entwicklungsjahren oder noch später bricht die Epilepsie von neuem aus, um nunmehr nicht wieder zu verschwinden. Die Voraussage einer Epilepsie ist also mit großer Vorsicht zu stellen.

Behandlung: Im Anfall selbst, wo das Kind nicht schlucken kann, gibt man ein Chloralklistier mit 0,5 Chloralhydrat, aufgelöst in warmem Wasser, oder spritzt Luminal ein (20% Lösung in Ampullen zu 1 ccm): 2—3 Teilstriche = 0,04—0,06 Luminal). Die Weiterbehandlung nach Aufhören des Anfalles zwecks Verhütung neuer Anfälle geschieht mit 4mal 0,25 Bromnatrium am Tag. Bei ungenügender Wirkung gibt man Luminal, 2mal 1/2 Tablette zu 0,1 oder 6—7mal (über den Tag hin verteilt) je 1 Luminalette (= je 0,015 Luminal). In manchen Fällen ist beides (Brom und Luminal) gleichzeitig zu verabfolgen. Bei starker Schlafsucht setzt man jeden 2. oder 3. Tag aus oder geht zu Prominaletten oder 2mal 1 Teelöffel Brosedan über — letzteres in der Suppe am Mittag und Abend oder in Schleim verabfolgt.

II.

Häufiger als die genuine ist die eingangs schon erwähnte symptomatische Epilepsie, die auf anatomischen Hirnveränderungen beruht. Wenn das Grundleiden, dessen Folge sie ist, ärztlich beobachtet wurde, ist ihre Deutung nicht schwer, ebenso wenn sie in Form von umschriebenen, auf einzelne Muskelgruppen oder einzelne Gliedmaßen beschränkten Krampfanfällen auftritt oder wenn Restzustände des Grundleidens, wie umschriebene Lähmungen oder Muskelsteifigkeiten oder Mikrozephalie vorhanden sind. Schwierig hingegen ist die Diagnose: genuine oder symptomatische — dann, wenn solche Restzustände nicht mehr nachweisbar sind und wenn außerdem vielleicht noch die von dem Hirnherd ausgehenden Reizerscheinungen in abgeänderter Form, z. B. als sogenannte kleine Anfälle auftreten. Die Entscheidung ist dann schwer. Im allgemeinen wird man nicht fehlgehen, wenn man da, wo epileptiforme Erscheinungen schon im Säuglingsalter auftreten und insbesondere da, wo sie zu einem schnellen Zurückbleiben der geistigen Entwicklung führen, annimmt, daß sie nicht genuin, sondern symptomatisch sind, also mit anatomischen Veränderungen einhergehen. Das gilt insbesondere für die sogenannten Blitzkrämpfe und für die Grußkrämpfe (Salaamkrämpfe); bei den ersteren handelt es sich um vereinzelte kurze Zuckungen, die manchmal bis zu 50- und 60mal am Tag auftreten, vor allem morgens, während die Grußkrämpfe darin bestehen, daß im Anfall das Kind sich mehrmals — grußartig — nach vorn verbeugt.

III.

In einem nicht geringen Teil der als symptomatische Epilepsie aufzufassenden Fälle zeigt sich dabei eine gleichzeitige Belastung nach der Art der bei genuiner Epilepsie vorkommenden. Man hat also eigentlich drei Arten von Epilepsie zu unterscheiden: 1. die reine erbliche Fallsucht des Erbgesetzes, 2. die rein erworbene (durch Geburtsschädigungen oder Entzündungen des Gehirns oder der Gehirnhäute bedingte) Epilepsie und 3. die erworbene Epilepsie bei gleichzeitiger erblicher Belastung.

Während bei den beiden ersten Arten die Stellungnahme hinsichtlich der Bestimmungen des Erbgesetzes klar ist, könnte sie bei der dritten Form zweifelhaft sein. Aber man hat hier zu bedenken, daß der Sinn des Erbgesetzes der ist: der Verschlechterung der Volksgüte durch das Sich-Fortpflanzen verderbter Familien einen Riegel vorzuschieben. Infolgedessen ist bei der dritten Form der Ton hauptsächlich auf die Familienentartung und weniger auf die äußere Form und die vermutliche Entstehung der Epilepsie zu legen. Wahrscheinlich handelt es sich bei diesen Kindern um solche, bei denen die ererbte, aber noch schlummernde Veranlagung frühzeitig durch die Gehirnschädigung ans Tageslicht gezogen wurde.

Idiotie

Die Frage: ob ein Säugling ein Zurückbleiben in geistiger Beziehung zeige, wird an den Arzt gerichtet, wenn schon andere Kinder der Familie derartige Störungen haben, oder wenn den Eltern auffällt, daß das Kind in seiner Entwicklung rückständig bleibt. Normalerweise bringen die Kinder gewisse Fähigkeiten mit auf die Welt: die Fähigkeit zu Bewegungen der Arme und Beine, die zunächst sinnlos sind und als „automatische“ Bewegungen bezeichnet werden, ferner die Fähigkeit zu Instinkthandlungen, vor allem zum Saugen u. a. m. Irgendwelche bewußten Handlungen sind aber zunächst nicht vorhanden, da den Kindern vorläufig noch das Verständnis dafür fehlt. Letzteres kommt erst im Laufe der beginnenden „Gehirnreifung“, also etwa nach Vollendung des ersten Lebensvierteljahres, zur Erscheinung. Die erste selbständige geistige Leistung ist das „Fixieren“, d. h. das Haften der Augen an einem vorgehaltenen Gegenstand (Uhr, brennendes Streichholz) und das Verfolgen desselben, wenn er bewegt wird. Diese Leistung ist der Beweis, daß das Kind jetzt über eine gewisse Aufmerksamkeit verfügt. Der nächste Fortschritt ist das Greifen nach dem Gegenstand, der dritte das Wiedererkennen (z. B. der Trinkflasche, die mit freudigem Gesichtsausdruck und mit zappelnden Händen begrüßt wird). Das Wiedererkennen beweist, daß sich „Erinnerungsbilder“ im Gehirn eingelagert haben — ein Vorgang, der in einem Alter von etwa $^1/_2$ Jahr vorhanden zu sein pflegt. Dieser Entwicklungsgang liefert den Maßstab für das Fortschreiten des Kindes in geistiger Beziehung wobei Verzögerungen um 3—4 Wochen im Vergleich zu anderen Säuglingen noch im Bereich der Fehlergrenzen liegen, also nicht bewertet zu werden brauchen. Idioten fixieren nicht, greifen auch nicht, wenn man ihnen etwas hinhält, und zeigen zunächst auch kein Wiedererkennen. Sie haben noch andere Mängel, auf die man zu untersuchen pflegt. Sie haben z. B. keine Geschmacksempfindung: sie schlucken — wenigstens die schweren Fälle — sowohl einen Teelöffel Sacharinlösung wie auch Chininlösung (1%), während ein normales Kind wohl das Sacharin, aber nicht das Chinin nimmt. Auch die Schmerzempfindung, durch Nadelstiche oder Kneifen in die Zehen geprüft, fehlt ihnen häufig. Gegen Ende des ersten Jahres fangen normale Kinder an, in Weiterentwicklung des „Lallens" Laute von sich zu geben, die als erste Anfänge des Sprechens zu deuten sind. Idioten lernen erst mit 3—4 Jahren sprechen und dann meist noch unvollkommen. (Bei ihnen findet sich wohl das Lallen; aber dieses ist eine Instinkthandlung und darf nicht als Ausdruck beginnenden geistigen Lebens gewertet werden. Auch das Lächeln idiotischer Kinder, auf das der Arzt oft hingewiesen wird als ein Zeichen beginnender seelischer Anteilnahme, ist nur eine instinktive Handlung; ein Lächeln zeigen auch blindgeborene Säuglinge.)

Normale Kinder lassen sich gegen Ende des ersten Lebensjahres auch bereits zur bewußten Entleerung von Stuhl und Harn „abhalten". Idioten werden erst sehr viel später sauber. Die Entwicklung ihres Gehens und Stehens ist stark verzögert, weil die Kinder kein Verständnis dafür besitzen, wozu die Beine da sind. Nur die wenigsten lernen im ersten Jahre sitzen und den Kopf halten. Sie zeigen einen weit über das Maß des physiologischen hinausgehenden und jahrelang währenden Speichelfluß. Viele haben eine zu große Zunge, halten den Mund stets offen und schnarchen infolge Vergrößerung des lymphatischen Rachenringes, die nur selten bei Idioten vermißt wird. Das mangelnde Wachstumsbestreben des Gehirns findet zuweilen — namentlich dann, wenn die Idiotie durch anatomische Gehirnschädigungen bedingt ist — seinen Ausdruck in einem zu frühen Schluß der Fontanelle; während sich diese normalerweise erst nach dem 1. Jahre schließt, ist sie bei vielen Idioten schon im 6. Monat zu. Dadurch kommt es zur Mikrozephalie (Aztekenschädel), auch zu der auf S. 206 genannten Mikro-Hydrozephalie. Ein Teil der Kinder, die ruhigen, „torpiden" Idioten, führen ein stilles, ruhiges Dasein. Sie trinken gut, und da sie ruhig sind, werden sie nicht überfüttert, erkranken infolgdessen auch nicht, und so sind sie körperlich meist in vorzüglichem Zustand. Das Gegenteil davon bilden die unruhigen, „agilen" Idioten: Kinder mit ständiger motorischer Unruhe, mit grundlosem, stundenlangem Geschrei, die eine Qual für die Umgebung sind. Bei ihnen finden sich häufig Muskelsteifigkeiten, Krampfanfälle, Schielen. Auch die Ernährung macht Schwierigkeiten: es ist oft unmöglich, ihnen irgend etwas anderes als Milch beizubringen. Aus diesem Grunde gesellt sich später zur Idiotie oft eine fälschlicherweise als „konstitutionell" aufgefaßte, in Wirklichkeit wohl „alimentäre" Blutarmut.

Die Feststellung der Idiotie ist bei dieser Fülle von Erscheinungen meist leicht. Die Aussicht auf Besserung ist ungünstig, die Behandlung besteht in dem Versuch, durch eine der Art der Kinder angepaßte Ernährung und Erziehung einen erträglichen Zustand herzustellen.

Aus dem Gesetz zur Verhütung erbkranken Nachwuchses vom 14. Juli 1933

§ 1. 1. Wer erbkrank ist, kann durch chirurgischen Eingriff unfruchtbar gemacht (sterilisiert) werden, wenn nach den Erfahrungen der ärztlichen Wissenschaft mit großer Wahrscheinlichkeit zu erwarten ist, daß seine Nachkommen an schweren körperlichen oder geistigen Erbschäden leiden werden. 2. Erbkrank im Sinne dieses Gesetzes ist, wer an einer der folgenden Krankheiten leidet: 1. angeborenem Schwachsinn, 2. Schizophrenie, 3. zirkulärem (manisch-depressivem) Irresein, 4. erblicher Fallsucht, 5. erblichem Veitstanz (Huntingtonscher Chorea), 6. erblicher Blindheit, 7. erblicher Taubheit, 8. schwerer erblicher körperlicher Mißbildung. 9. Ferner kann unfruchtbar gemacht werden, wer an schwerem Alkoholismus leidet.

§ 2. 1. Antragsberechtigt ist derjenige, der unfruchtbar gemacht werden soll. Ist dieser geschäftsunfähig oder wegen Geistesschwäche entmündigt oder hat er das 18. Lebensjahr noch nicht vollendet, so ist der gesetzliche Vertreter antragsberechtigt; er bedarf dazu der Genehmigung des Vormundschaftsgerichts.

§ 3. Die Unfruchtbarmachung können auch beantragen: 1. der beamtete Arzt, 2. für die Insassen einer Kranken-, Heil- oder Pflegeanstalt oder einer Strafanstalt der Anstaltsleiter.

§ 5. Zuständig für die Entscheidung ist das Erbgesundheitsgericht, in dessen Bezirk der Unfruchtbarzumachende seinen allgemeinen Gerichtsstand hat.

§ 6. Das Erbgesundheitsgericht . . . . besteht aus einem Amtsrichter als Vorsitzendem, einem beamteten Arzt und einem weiteren für das Deutsche Reich approbierten Arzt, der mit der Erbgesundheitslehre besonders vertraut ist.

Gegen die Entscheidung des Erbgesundheitsgerichts kann Beschwerde eingelegt werden, über die das Erbgesundheitsobergericht entscheidet.

§ 10 Das Erbgesundheitsobergericht wird einem Oberlandesgericht angegliedert... Es entscheidet endgültig.

§ 11. 1. Der zur Unfruchtbarmachung notwendige chirurgische Eingriff darf nur in einer Krankenanstalt von einem für das Deutsche Reich approbierten Arzt ausgeführt werden.

§ 12. Hat das Gericht die Unfruchtbarmachung endgültig beschlossen, so ist sie auch gegen den Willen des Unfruchtbarzumachenden auszuführen, sofern nicht dieser allein den Antrag gestellt hat.

§ 13. Die Kosten des gerichtlichen Verfahrens trägt die Staatskasse. Die Kosten des ärztlichen Eingriffes trägt bei den der Krankenversicherung angehörenden Personen die Krankenkasse, bei anderen Personen... der Fürsorgeverband, in allen anderen Fällen... die Staatskasse, darüber hinaus der Unfruchtbargemachte.

Sterilisieren heißt in diesem Zusammenhang: Unfruchtbarmachen durch Unterbindung des Samenstrangs bzw. (bei Mädchen) der Eileiter. Kastrieren ist das Entfernen der Hoden bzw. der Eierstöcke bei Verbrechern (besonders bei Sittlichkeitsverbrechern).

Für das Kindesalter wichtig sind noch die Vorschriften aus der „Verordnung zur Ausführung des Gesetzes zur Verhütung erbkranken Nachwuchses“, wonach da, wo freiwillig der Antrag auf Unfruchtbarmachung gestellt wird, letztere nicht vor Vollendung des 10. Lebensjahres ausgeführt werden soll (Art. 1), ferner daß da, wo zwangsweise der Eingriff vorgenommen werden muß, er nicht vor Vollendung des 14. Lebensjahres ausgeführt werden soll (Art. 6, Abs. 5). Näheres siehe bei Gütt-Rüdin-Ruttke, Erbgesetz und Erläuterungen, München, Lehmanns Verlag.

Zu beachten ist von jetzt ab weiter folgendes: Meldepflichtig sind gemäß RdErl. d. RMdI. v. 18. 8. 1939 — IVb 3088/39 — 1079 Mi — Kinder mit folgenden schweren Leiden bzw. Krankheitszuständen:

1. Idiotie sowie Mongolismus (besonders Fälle, die mit Blindheit und Taubheit verbunden sind), 2. Mikrozephalie (abnorme Kleinheit des Kopfes, besonders des Hirnschädels), 3. Hydrozephalus (Wasserkopf) schweren bzw. fortschreitenden Grades, 4. Mißbildungen schwerer Art, besonders Fehlen von ganzen Gliedern, schweren Spaltbildungen des Kopfes und der Wirbelsäule usw., 5. Lähmung einschließlich Littlescher Erkrankung.

Wasserkopf

Als **„Hydrocephalus externus“** wird die Ansammlung vermehrter Gehirnflüssigkeit zwischen Schädeldach und Gehirnoberfläche bezeichnet. Die Ursache sind Mißbildungen, fötale Gehirnentzündungen, auch Geburtsverletzungen, die mit Blutungen auf die Gehirnoberfläche einhergegangen sind. Im letzten Falle finden sich als Rest derselben oft Verdickungen der harten Hirnhaut mit rostbraunen Blutfarbstoffauflagerungen, die als „Pachymeningitis haemorrhagica“ bezeichnet werden. Je nach dieser verschiedenen Entstehung ist der Hydrocephalus ext. örtlich umschrieben bzw. ein- oder beidseitig. Er erreicht niemals höhere Grade und ist meist nur eine Begleiterscheinung der gleichzeitigen Gehirnschädigung, ohne selbst klinische Erscheinungen zu machen. Er wird am eindruckvollsten durch die Enzephalographie erkannt. Einer Behandlung bedarf er nicht. — Auch ein Hydrozephalus (d. h. eine Vermehrung der Gehirnflüssigkeit) bei gleichzeitig verkleinertem Schädel kommt (bei Idioten) vor und wird als Mikrohydrozephalie bezeichnet.

Was im folgenden unter „Wasserkopf“ gemeint ist, ist die 2. Form, der **Hydrocephalus internus.** Dieser kommt schon angeboren vor und beruht dann auf Entwicklungsstörungen oder vor der Geburt durchgemachten Entzündungen des Gehirns oder der Gehirnhäute. Häufiger als der angeborene ist der erworbene Wasserkopf, bei dessen Entstehung vor allem Geburtsschädigungen des Gehirns, in späteren Lebensmonaten Entzündungen wie epidemische Genickstarre oder Mißbildungen wie Spina bifida eine Rolle spielen. Auch englische Krankheit und Lues sind häufig, jedoch nur von leichten Graden, von Wasserkopf begleitet. Durch diese verschiedenen Ursachen oder ihre Folgeerscheinungen kommt es zur Reizung des Ependyms der Plex. chorioid. und zur gesteigerten Bildung von Zerebrospinalflüssigkeit. Es kommt aber auch vor, daß nicht die Menge der Gehirnflüssigkeit vermehrt ist, sondern daß ihre Aufsaugung gestört ist, wodurch sich ebenfalls ein Zuviel von Flüssigkeit im Schädelinnern ergibt (Verlegung ihrer Abflußwege, die über den Aquaeductus Sylvii und das Foramen Magendii und Luschkae gehen, und die durch Verwachsungen nach alten Blutungen gesperrt werden können). An diese letzte Möglichkeit muß man dann denken, wenn trotz großen Wasserkopfes die Lumbalpunktion nur geringe Mengen Flüssigkeit liefert.

Der Wasserkopf ist gekennzeichnet durch die fortschreitende Vergrößerung des Hirnschädels. Die Schädelknochen werden auseinander getrieben und das Gehirn selbst zu einer dünnen Schale ausgeweitet. Im Verhältnis zu der oft gewaltigen Vergrößerung des Hirnschädels erscheint der Gesichtsschädel auffallend klein. Die Augen nehmen eine eigentümliche Stellung ein: sie drehen sich nach unten, so daß die Regenbogenhaut zum Teil verschwindet und dafür unterm oberen Augenlid das Weiße der oberen Hälfte des Augapfels erscheint. Das geistige Verhalten der Kinder bleibt zunächst ungestört, sofern nicht nebenher die entsprechenden Bezirke des Gehirns geschädigt sind. Auch der übrige Körper braucht nicht mitbeteiligt zu sein. Auffallend ist nur eine starke Magerkeit der Kinder. Bei längerem Bestehen kommt es durch den von innen her wirkenden Druck zur ausgedehnten Erweichung der Schädelknochen an den Schädelnähten, so daß manchmal von den Schädelknochen nur „Knocheninseln" übrig bleiben. Ebenso führt der Druck des Gehirnwassers zu Steifigkeiten der Gliedmaßen und Reflexsteigerungen, die sich, wenn der Druck — z. B. nach ausgiebigen Lumbalpunktionen oder im Fieber — einmal akut stark zunimmt, zu Krämpfen, Starre des ganzen Körpers mit Überstreckung der Wirbelsäule, überkreuzten Armen und Beinen usw. steigern können.

Die Aussichten sind nicht immer schlecht. Sowohl von selbst wie auch unter dem Einfluß der Behandlung kann es zum Stillstand und zu einer Ausheilung kommen, die aber natürlich immer eine mehr oder weniger starke Vergrößerung des Schädels bestehen läßt. Trotzdem können die Kinder gute geistige Leistungen aufweisen (Helmholtz, Maler Menzel). Meldepflichtig s. S. 206.

Behandlung: Lumbalpunktionen, die je nach dem Wachsen des Schädelumfangs und der Spannung der Fontanelle in kurzen Abständen — manchmal bis zu 20 oder 30mal — wiederholt werden müssen. Man lasse nicht zu viel Flüssigkeit ablaufen, sondern wiederhole lieber die Punktion einmal öfter.

Lumbalpunktion: Man sticht mit möglichst dünner und am Ende ziemlich stumpf abgeschliffener Nadel in Höhe der Verbindungslinie der beiden Beckenschaufeln beim liegenden Kind, dessen Wirbelsäule möglichst stark nach hinten gekrümmt und dessen Kopf auf die Brust gebeugt ist, ein und läßt jedesmal $^1/_2$—1 Reagenzglas voll Hirnflüssigkeit langsam abtropfen.

Bilden sich nach einiger Zeit Verwachsungen im Rückenmarkskanal an der Stelle der Einstiche, so bleibt noch die Zysternenpunktion oder die **Ventrikelpunktion** zur Verfügung: Man sticht bei letzterer an der hinteren oberen Kante des Stirnbeins ein und gelangt schon in ganz geringer Tiefe in den Ventrikel.

Zysternenpunktion (Subokzipitalstich): Sie wird am sitzenden Kind vorgenommen. Der Kopf desselben wird von einer Pflegerin genau in der Mittellinie gehalten und etwas nach vorn gebeugt. Die Einstichgegend wird rasiert und mit Jodtinktur betupft. Als Nadel dient eine Lumbalnadel mit stumpfwinklig abgeschliffenem Ende. Man tastet sich den untersten Rand der Hinterhauptschuppe ab sowie den ersten Knochenvorsprung unterhalb derselben, der vom Epistropheusdorn gebildet wird. Etwa in der Mitte zwischen beiden Knochenpunkten, näher der Hinterhauptschuppe, sticht man ein, wobei man die Nadel etwas nach vorn und unten richtet. Man stößt dann zunächst gegen die Hinterhauptschuppe. Unter leichtem Zurückziehen der Nadelspitze tastet man sich zum unteren Rand der Hinterhauptschuppe. Sobald man die Knochenführung verliert, stößt man weiter in die Tiefe. Die Nadel geht mit einem knirschenden Gefühl durch die Membrana atlantooccipitalis. Man fühlt dann einen leichteren Widerstand: die Wand der Zysterne — und ist dann gleich in dieser drin. Die Entfernung von der äußeren Haut bis zur Zysterne beträgt beim Kind je nach dem Alter und dem Fettpolster $2^1/_2$—$3^1/_2$ cm. Erhält man nicht sofort Gehirnflüssigkeit, so genügt ein leichtes Drehen der Nadel, um sie hervortropfen zu lassen. Gefahren des Eingriffs: das Anstechen von Blutgefäßen und des Kleinhirns ist ungefährlich. Verletzungen der Medulla obl. dagegen können zu Erbrechen, Nystagmus und Fazialislähmungen führen.

Enzephalographie. Sie wird am sitzenden Kind ausgeführt. Man sticht wie bei der Lumbalpunktion die Nadel in den Rückenmarkskanal ein und läßt 10 ccm der Gehirnflüssigkeit abtropfen. Dann setzt man eine Rekordspritze auf die Nadel und spritzt langsam 10 ccm Luft ein. In der gleichen Weise ersetzt man weiter die Flüssigkeit durch die entsprechende Menge Luft. Beim Säugling und Kleinkind genügen 40 bis 60 ccm Luft zur Darstellung der Hirnhöhlen und der Gehirnoberfläche. Während der Füllung werden die

Kinder oft müde und schlafen sogar ein. Auch kommen manchmal Unregelmäßigkeiten des Pulses und Abblassen des Gesichts zur Beobachtung.

Nach beendeter Luftfüllung ist darauf zu achten, daß der Kopf des Kindes genau senkrecht gehalten wird. Es wird sofort eine Röntgendurchleuchtung vorgenommen und an diese die Röntgenaufnahme angeschlossen, und zwar eine Aufnahme von hinten nach vorn und eine Seitenaufnahme, bei welch letzterer die — bei der Durchleuchtung als krankhaft erkannte Seite — in Plattennähe gebracht wird. Bei der Deutung des Röntgenbefundes ist große Vorsicht geboten, besonders bei etwaigen Abplattungen der Hirnrinde, weil das Gehirn, auch das normale, leicht durch die Luft zusammengedrückt wird und auf diese Weise Schrumpfungen der Hirnrinde und dergleichen vorgetäuscht werden, die in Wirklichkeit nicht vorhanden sind.

Littlesche Krankheit

Unter Littlescher Krankheit versteht man die Gliederstarre der Kinder, die sich oft, jedoch nicht immer, mit einer Beeinträchtigung der geistigen Leistungsfähigkeit verbindet. Die Steifheit beginnt sich bald nach der Geburt zu zeigen, sie befällt vorzugsweise die Beine, namentlich die Adduktorenmuskulatur der Oberschenkel. Sie läßt sich am besten zeigen, wenn man das Kind in der Schwebe hält — dann überkreuzen sich die Beine. Fast regelmäßig bestehen Schielen, Reflexsteigerungen, häufig Krämpfe und geistiges Zurückbleiben. Meldepflichtig s. S. 206.

Für die Herkunft der Erkrankung macht man vielfach die Littlesche „Trias“: die schwere, die asphyktische und die zu frühe Geburt verantwortlich. Diese Entstehung war für Little — als Geburtshelfer — die augenfälligste. In der Tat erkrankten nicht selten Frühgeburten und Kinder mit Geburtsschädigungen an „Little“. Aber für alle Fälle paßt diese Herkunft nicht. Man hat vielmehr den Eindruck, daß sich diese Schädigungen vielfach erst dann auswirken, wenn außerdem noch in der betreffenden Familie eine mehr oder weniger starke erbliche Belastung mit Nervenkrankheiten vorhanden ist, wobei in manchen Fällen dieser letzte Umstand für sich schon genügen mag, eine Littlesche Erkrankung herbeizuführen.

Im späteren Alter pflegt die Gliederstarre meist etwas besser zu werden. Aber es gibt auch Kinder, bei denen der Zustand immer schlimmer wird, und die Muskelsteifigkeiten schließlich den Grad wie bei „diffuser Hirnsklerose“ erreichen. Hinsichtlich der Behandlung beschränkt man sich im Säuglingsalter auf häufige, heiße (38—40° warme) oder aromatische Bäder, durch welche die Steifigkeiten etwas gebessert werden, sowie auf vorsichtiges Massieren. In späteren Jahren gehören die Kinder dem Orthopäden.

Entwicklungsstörungen

Die Kinder mit angeborenem **Myxödem** sind an ihrem gedunsenen, stumpfen Gesicht, der dicken Zunge, der Sattelnase, der trockenen, abschilfernden Haut, dem myxödematösen Fett, dem dünnen, struppigen Haar, dem Nabelbruch, der Verstopfung, der tiefen Stimme und den früher genannten, mehr oder weniger ausgeprägten Erscheinungen geistiger Rückständigkeit zu erkennen. Zuweilen haben sie ein Herzgeräusch und eine Vergrößerung der Herzfigur im Röntgenbild, was sich beides unter der Behandlung mit Schilddrüsentabletten zurückbildet. Auch im ganzen werden die Kinder durch die ebengenannte Behandlung ausgezeichnet gebessert. Vor allem verändert sich ihr Äußeres, ihr Gesichtsausdruck und ihr geistiges Verhalten, auch fangen sie an zu wachsen. Freilich — ganz vollwertig werden die Kinder wohl niemals. Aber es ist ein großer Unterschied, ob die Behandlung gleich im ersten Lebensjahr begonnen wird, oder erst im 3. oder 4. Jahr, nachdem die Kinder solange falsch, vielleicht als „Rachitis“ mit Lebertran und Höhensonne, behandelt sind. Dosierung: täglich 1 Schilddrüsentablette (Thyraden Knoll zu 0,1). Keine Nebenwirkungen zu befürchten.

Auch die Kinder mit angeborenem Kretinismus sehen zunächst wie solche mit Myxödem aus. Aber sie zeigen meist schon als Säuglinge entweder eine tastbare Schilddrüse oder sogar schon einen wirklichen kleinen Kropf. In diesen Fällen, die nicht selten zudem noch aus Kropfgebieten oder Kretinenfamilien stammen, bleibt die bei wirklichem Myxödem so augenfällige und baldige Wirkung der Schilddrüsentabletten aus.

Häufiger als Myxödem ist **Mongolismus.** Auch hierbei findet sich eine Veränderung der äußeren Körperform: die Lidspalte ist eng, geschlitzt und steht schief, nach außen und oben zu verlaufend. Am inneren Augenwinkel zieht das obere Lid sichelförmig über das untere hinweg (Epikanthus). Außerdem finden sich Sattelnase, Verbildungen des Ohres, kurze, stumpfe Finger, häufig auch angeborene Mißbildungen am Herzen. Am auffallendsten für die Eltern, die die abweichende Körperformen oft gar nicht bemerken, ist die außerordentliche Schlaffheit der Muskulatur und der Gelenkbänder, vermöge deren die Kinder die Gelenke nach allen Richtungen hin verrenken können. Mongolen sind meist fröhlicher Stimmung, im späteren Kindesalter für die Umgebung sehr possierliche Kinder. Sie weisen immer einen leichteren oder schwereren Grad von geistiger Schwäche auf. Auch eine gewisse „Lebensschwäche" ist ihnen eigen; denn sie sterben zu einem großen Teil im Laufe der Kindheit, so daß nur wenige bis in die Entwicklungsjahre kommen. Die Ursache der Störung ist unbekannt, wahrscheinlich handelt es sich um eine innersekretorische Störung, da diese ja meist zu Verbildungen der äußeren Körperform führen. Die Behandlung mit Schilddrüsentabletten ist — nach der Meinung mancher Eltern — von einem gewissen Nutzen; die mit Röntgenstrahlen dagegen ist ein Unsinn. Meldepflichtig s. S. 206.

Myatonia cong. (Oppenheim). Völlige Schlaffheit des ganzen Körpers wie bei vollständiger poliomyelitischer Lähmung oder bei Geburtsverletzung des Rückenmarkes in dessen oberstem Teil. Nur die Arme können ein geringes bewegt werden. Fehlende Reflexe, normaler Verstand. Meist starke Fettsucht. Behandlung aussichtslos (Baden, Faradisieren, Massieren, Verabreichung von Prostigmin [tägl. $^1/_2$ Tabl.] oder Glykokoll).

Chondrodystrophie (Mikromelie). Kurzgliedrigkeit bei normaler Größe des Rumpfes und Kopfes. Letzterer mit starken Stirnhöckern und Sattelnase wegen zu früher Verknöcherung der Os tribasilare an der Schädelbasis. Entstehung unbekannt. Behandlung aussichtslos. Von Zwillingen ist manchmal nur der eine chondrodystrophisch.

Osteogenesis imperfecta. Kurzgliedrigkeit infolge mangelhafter Knochenverkalkung und darauf beruhender Knochenbrüchigkeit. Oft zahllose Brüche. Am Röntgenbild Einknickungen oder Umbauzonen der Knochen zu erkennen. Hinterschädel häutig, mit einzelnen Knocheninseln. Blaue Hornhaut. Behandlung, auch mit Vigantol, Höhensonne usw. aussichtslos. Oft familiäre Erkrankung, wobei einzelne Familienmitglieder nur blaue Hornhäute, aber keine Knochenerkrankung haben.

VII. Abschnitt

Mutterschutz und Säuglingsfürsorge

Weshalb unter den heutigen Verhältnissen die Fürsorge für bedürftige Mütter und Kinder notwendig ist, ergibt sich aus Abb. 59. Man sieht, wie seit dem Jahre 1876 — ähnlich wie in anderen Kulturländern — auch bei uns die Geburtenziffer in ständigem Absinken gewesen ist. Die Gründe dafür sind zu verschiedenen Zeiten verschiedener Art gewesen: Lockerung der Sitten, Übergang zum Einkindersystem, Abnahme der Ehe-

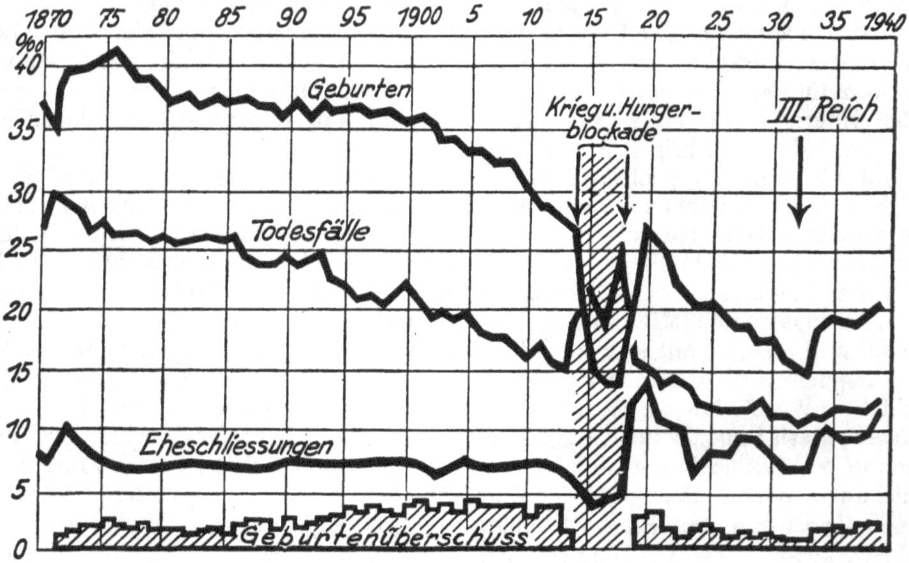

Abb. 59

schließungen („Kameradschaftsehe"), Zunahme der Abtreibungen usw. Wohl haben die Fortschritte der ärztlichen Kunst gleichzeitig ein Sinken der Sterbeziffern herbeigeführt, aber der Abfall der Geburtenkurve ist steiler als der der Sterblichkeitskurve gewesen, so daß schließlich, nach dem ersten Weltkrieg, der sog. Geburtenüberschuß immer mehr zurückging und erst seit der nationalen Erhebung wieder langsam zum Halten gebracht worden ist, ohne jedoch die früheren Zahlen schon erreicht zu haben.

So mußte denn eine erhöhte Fürsorge einsetzen, sowohl um die Geburtenziffer wieder zu heben wie auch um diejenigen Kinder, die geboren sind, am Leben zu erhalten. Dem ersten Ziel — der Geburtenförderung — dienen die vielfachen staatlichen Maßregeln; vor allem die zur Bekämpfung der Arbeitslosigkeit, damit die jungen Leute wieder genügend Geld verdienen, um eine Familie gründen zu können. Auch die Anlage von Siedlungen, die Urbarmachung von Ödland durch den Arbeitsdienst, die Ehestandsbeihilfen, die Begünstigung kinderreicher Familien und vieles andere mehr dienen, zum Teil wenigstens, dem Ziel der Hebung der Geburtenziffer.

Nebenher gehen die Bestrebungen, die Säuglingssterblichkeit zu vermindern, Bestrebungen, die größtenteils noch aus dem alten Staat übernommen sind und durch das Reichsjugendwohlfahrtsgesetz geregelt werden.

Gemäß den Bestimmungen des Gesetzes, sind in allen größeren Städten und in den einzelnen Kreisen Jugendämter errichtet worden, die für werdende Mütter, Kinder und Jugendliche bis zu 18 Jahren zuständig sind. Ihnen liegt die Schaffung von Einrichtungen des Mutterschutzes, der Säuglings- und Kleinkinderpflege (Beratungsstellen, Milchküchen, Krippen, Kleinkinderschulen usw.), ferner die Fürsorge für die Schulkinder außerhalb des Unterrichts und für die nicht schulfähigen Kinder (Taube, Blinde, Hilfsschüler, Verwahrloste), weiter die Pflege und der Schutz der schulentlassenen Jugend ob. Sie übernehmen ferner die Geschäfte des Gemeindewaisenrats, die Aufsicht über Kost- und Pflegekinder, die Berufsvormundschaft, die Fürsorgeerziehung usw.

Der Fürsorge für die Mutter dient das Mutterschutzgesetz (Gesetz zum Schutze der erwerbstätigen Mutter vom 17. Mai 1942), das nach § 1 für alle weiblichen Gefolgschaftsmitglieder, die in Betrieben oder Verwaltungen jeder Art beschäftigt werden, gilt.

Es bestimmt, daß eine werdende Mutter nicht beschäftigt werden darf, wenn nach ärztlichem Zeugnis Leben und Gesundheit der Mutter oder des Kindes gefährdet sind. Insbesondere dürfen werdende Mütter nicht mit schweren körperlichen Arbeiten, z. B. Heben und Tragen schwerer Lasten, auch nicht mit Arbeiten beschäftigt werden, bei denen sie schädlichen Einwirkungen von gesundheitsgefährlichen Stoffen und Strahlen, von Staub, Gasen oder Dämpfen, von Hitze, Kälte oder Nässe oder Erschütterungen ausgesetzt sind. — Werdende Mütter sind in den letzten 6 Wochen vor der Niederkunft auf ihr Verlangen von jeder Arbeit zu befreien. Wöchnerinnen dürfen bis zum Ablauf von 6 Wochen nach der Niederkunft nicht beschäftigt werden. Für stillende Mütter verlängert sich diese Frist auf 8 Wochen, für stillende Mütter nach Frühgeburten auf 12 Wochen. Werdende und stillende Mütter dürfen nicht mit Mehrarbeit, nicht in der Zeit zwischen 20 bis 6 Uhr und nicht an Sonn- und Feiertagen beschäftigt werden; in der Landwirtschaft ist außerdem jede Beschäftigung über neun Stunden am Tage hinaus verboten. Stillenden Müttern ist auf ihr Verlangen die zum Stillen erforderliche Zeit freizugeben. Frauen dürfen aus Anlaß ihrer Schwangerschaft nicht gegen ihren Willen entlassen werden. Frauen, die in der gesetzlichen Krankenversicherung versichert sind, erhalten während der letzten 6 Wochen vor und während der ersten 6 Wochen nach der Niederkunft ein Wochengeld in Höhe des Durchschnittsverdienstes der letzten 13 Wochen, jedoch mindestens 2 RM. täglich; stillende Mütter erhalten das Wochengeld nach der Niederkunft für 8 Wochen, nach Frühgeburten für 12 Wochen. Um eine ausreichende Betreuung von Kindern erwerbstätiger Mütter sicherzustellen, kann der Reichsarbeitsminister bestimmen, daß Betriebe und Verwaltungen zu den Kosten von Kindertagesstätten der NSV. oder der Gemeinden beitragen. (Näheres s. in der Zeitschrift „Arbeiterversorgung", Verlag Langewort, Berlin-Lichterfelde-West, Weddigenweg. 59. Jahrgang. Heft 20.)

Die Fürsorge für die Kinder erstreckt sich vor allem auf die unehelichen Kinder.

In den außerdeutschen Ländern erfolgt ihre Unterbringung in Anlehnung an das mittelalterliche Findelhauswesen in den Findelanstalten (Ungarn, Frankreich, Schweden usw.). Ihre Ernährung geschieht durch die eigene Mutter oder durch eine Amme. Später werden sie in Außenpflege gegeben.

In Deutschland kommen uneheliche Kinder, wenn die Trennung von der meist in einen bürgerlichen Beruf zurücktretenden Mutter sich als notwendig erweist, „in Pflege", entweder zu den Eltern der Mutter oder zu fremden Leuten (Zieh-, Pflege-, Kost-, Haltekinder). Die Mutter zahlt den Pflegeeltern dafür eine Geldentschädigung, doch bedarf die Aufnahme eines Pflegekindes einer polizeilichen Erlaubnis. Auf diese Weise wird der „Engelmacherei" vorgebeugt. Die Kinder selbst müssen, ehe sie in Pflege kommen, ärztlich untersucht sein, damit sie keine Krankheiten in die Familie der Pflegeeltern einschleppen. Die Pflegestellen werden regelmäßig durch „Fürsorgerinnen" besucht, die Entwicklung der Kinder wird durch ärztliche Untersuchungen in den „Fürsorgestellen" beobachtet und ihre Ernährung von hier aus geleitet. Das Recht des Kindes, namentlich gegenüber seinem Vater, wird von einem beamteten Vormund wahrgenommen. Diese Fürsorge währt bis zur Schulzeit und geht dann auf den Schularzt über.

Die Fürsorge für eheliche Kinder gipfelt in dem Bestreben, ihnen die Ernährung mit Muttermilch zu verschaffen. Diesem Zweck dient das früher erwähnte „Stillgeld". Der Genuß desselben wie auch der der Wochenhilfe ist an den regelmäßigen Besuch der „Mütterberatungs- und Säuglingsfürsorgestellen" geknüpft. Letztere sind die Hauptträger der Fürsorge. Sie stehen unter ärztlicher Leitung und werben durch besondere Fürsorgeschwestern für den Besuch ihrer Beratungsstunden im allgemeinen wie für das Stillen im besonderen. Sie beraten die Mutter in der Ernährung ihres Kindes und wirken durch mündliche Belehrung, Merkblätter und aufklärende Schriften für eine vernünftige Pflege und Erziehung des Kindes. Auch künstlich genährte Kinder werden in den Fürsorgestellen beraten. Zu diesem Zweck sind diese häufig mit „Milchküchen" verbunden, in denen für billiges Geld eine einwandfreie Milch geliefert wird. Eine Behandlung kranker Kinder sollte dagegen in den Fürsorgestellen nicht stattfinden.

Um auch Müttern, die im Erwerbsleben stehen, den Segen des Selbststillens ihres Kinder zu ermöglichen, gibt es Stillkrippen, in denen tagsüber die Säuglinge mit künstlicher Ernährung verpflegt werden, während sie morgens und abends von den Müttern gestillt werden. Vielfach sind diese Stillkrippen an große Fabrikbetriebe angeschlossen. Jenseits des Säuglingsalters werden die Kinder, die tagsüber der Beaufsichtigung durch die eigene Mutter entbehren, in Kleinkinderschulen und Kindergärten untergebracht.

Sachverzeichnis

VERLAG WALTER DE GRUYTER & CO. / BERLIN W 35